Götz Fabry

Medizindidaktik

Für eine kompetenzorientierte, praxisrelevante
und wissenschaftlich fundierte Ausbildung

2., vollständig überarbeitete und erweiterte Auflage

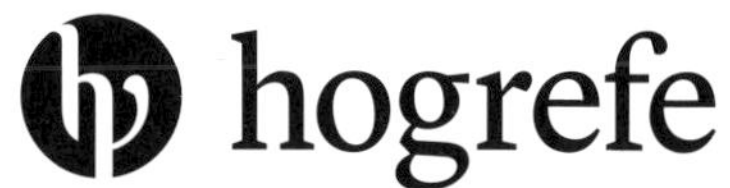
hogrefe

Dr. med. Götz Fabry, MHPE
Medizinische Fakultät der Albert-Ludwigs-Universität
Institut für Medizinische Psychologie & Medizinische Soziologie Rheinstraße 12
79104 Freiburg
www.mps.uni-freiburg.de

Bibliografische Information der Deutschen Nationalbibliothek
Die Deutsche Nationalbibliothek verzeichnet diese Publikation in der Deutschen Nationalbibliografie; detaillierte bibliografische Daten sind im Internet über http://www.dnb.de abrufbar.

Anregungen und Zuschriften bitte an:
Hogrefe AG
Lektorat Psychiatrie/Psychotherapie
Länggass-Strasse 76
3012 Bern
Schweiz
Tel. +41 31 300 45 00
info@hogrefe.ch
www.hogrefe.ch

Lektorat: Susanne Ristea
Redaktionelle Bearbeitung: Elisabeth Dominik, Allendorf/Lumda
Herstellung: René Tschirren
Umschlagabbildung: istockphoto/kali9
Umschlag: Claude Borer, Riehen
Satz: Claudia Wild, Konstanz
Druck und buchbinderische Verarbeitung: Multiprint Ltd., Kostinbrod
Printed in Bulgaria

2. Auflage 2023

(E-Book-ISBN_PDF 978-3-456-95852-1)
(E-Book-ISBN_EPUB 978-3-456-75852-7)
ISBN 978-3-456-85852-4
https://doi.org/10.1024/85852-000

Medizindidaktik

Medizindidaktik

Götz Fabry

Programmbereich Medizin

Inhaltsverzeichnis

Vorwort

Seit der ersten Auflage dieses Buches vor fast 15 Jahren hat sich das Feld der Medizindidaktik rasant entwickelt. Dabei geht es im Grunde seit vielen Jahrzehnten immer wieder um dieselbe Frage: Wie können zukünftige Ärztinnen und Ärzte am besten auf ihren Beruf vorbereitet werden? Auch wenn die ärztliche Tätigkeit schon immer wesentlich mehr erforderte als hochspezialisiertes Fachwissen, wächst durch verschiedene gesellschaftliche, wissenschaftliche und medizinische Entwicklungen weltweit der Druck auf die medizinischen Fakultäten, lange vernachlässigte Kompetenzen wie Kommunikation, Wissenschaftlichkeit und (Inter-)Professionalität systematisch und von Beginn an in die ärztliche Ausbildung zu integrieren. Dazu kommt, dass die Erkenntnisse zum Lehren und Lernen an der Universität im Allgemeinen und im Bereich der Gesundheitsberufe im Besonderen rasant angewachsen sind. Die Zahl medizindidaktischer Zeitschriften und damit auch die Zahl der wissenschaftlichen Veröffentlichungen hat erheblich zugenommen, so dass es kaum mehr möglich ist, das Gesamtgebiet auch nur einigermaßen zu überblicken. So hatte bereits die erste Auflage einige blinde Flecken (z. B. bezüglich der Auswahlverfahren) und auch in der zweiten Auflage sind diese aufgrund des gewachsenen Forschungsstandes naturgemäß nicht kleiner geworden. Dennoch haben mich die positiven Rückmeldungen und die zunehmenden Nachfragen nach einer Aktualisierung des Buches ermutigt, noch einmal zu versuchen, die aus meiner Sicht wichtigsten Erkenntnisse zusammenzutragen und in einer – hoffentlich – leicht lesbaren Form aufzubereiten.

Wie schon in der ersten Auflage habe ich sehr viel Wert auf die Darstellung der Grundlagen des Lernens (und Lehrens) gelegt. Das liegt nicht nur an meinem eigenen Interesse, sondern weil ich überzeugt bin, dass die Gestaltung guter Lernumgebungen vor allem dann gelingt, wenn wir uns bewusstmachen, wie Lernen überhaupt geschieht. Aus diesem Grundlagenwissen ergeben sich noch keine „Kochrezepte" für die Lehre, denn es zeichnet sich auch ab, dass es auf die jeweiligen Randbedingungen ankommt, ob ein – etwa in experimentellen Studien als überlegen erkanntes Lernprinzip – in einem konkreten institutionellen wie personellen Kontext mit nach bestimmten Kriterien ausgewählten Studierenden tatsächlich auch funktioniert. Da ergeht es der Medizindidaktik nicht anders als der Medizin generell: Es reicht nicht aus, die „beste" Therapie zu kennen, man muss auch in der Lage sein zu beurteilen, ob sie in einem individuellen Fall angemessen ist. Das wiederum wird aber nur gelingen, wenn Klarheit darüber herrscht, welche Ziele eigentlich erreicht werden sollen.

Diesbezüglich hat sich national wie international und trotz aller Kontroversen im Detail in den letzten Jahren die Kompetenzorientierung durchgesetzt, die sich daher auch wie ein roter Faden durch die zweite Auflage zieht. Die Entwicklung des Nationalen Kompetenzbasierten Lernzielkatalogs Medizin (NKLM) kann diesbezüglich als ein wichtiger Meilenstein betrachtet werden, weil er wie kaum eine andere Entwicklung zuvor dazu beigetragen hat, dass unter breiter Beteiligung eine intensive Diskussion über die Ziele der ärztlichen Ausbildung geführt wurde. Diese Diskussion ist – wie der NKLM selbst –

noch nicht abgeschlossen und wird uns noch Jahre begleiten. Dennoch oder gerade deshalb habe ich versucht, den Status quo für alle diejenigen darzustellen, die bislang noch keine Gelegenheit hatten, sich intensiver mit diesem Dokument auseinanderzusetzen, auch wenn insbesondere hier die Gefahr besteht, dass manche Inhalte sich sehr schnell verändern werden. Die grundlegenden Überlegungen zu Kompetenzen und den daraus ableitbaren Lernzielen bleiben davon meiner Ansicht nach aber unberührt.

Die Kompetenzorientierung hat tiefgreifende Folgen für die ärztliche Ausbildung. Das hat vor allem zwei Gründe: Zum einen wächst die Bedeutung von (horizontaler und vertikaler) Integration, wenn bereits während des Studiums die Befähigung, typische Anforderungen der späteren beruflichen Tätigkeit bewältigen zu können, grundgelegt werden soll. Zum anderen muss insbesondere über die Prüfungen im Studium neu nachgedacht werden. Und zwar nicht unbedingt deshalb, weil neue Prüfungsformate notwendig wären, sondern weil sich die Funktion von Prüfungen verändert. Stand bisher hauptsächlich deren Kontrollfunktion im Vordergrund, geht es jetzt eher darum, die individuelle Kompetenzentwicklung zu unterstützen und zwar dergestalt, dass die Studierenden auch über ihr Studium hinaus zu kritischen Begleiterinnen und Begleitern ihres eigenen Lernens werden. Schon diese beiden Aspekte verdeutlichen, dass die anstehenden Reformen insbesondere bei traditionell aufgebauten Curricula tiefgreifende Veränderungen erfordern. Vor diesem Hintergrund wird die neue Approbationsordnung mit großer Spannung erwartet, leider ist zum Zeitpunkt der Drucklegung dieses Buches aber immer noch nicht absehbar, wann und in welcher Form sie letztendlich in Kraft treten wird.

Ich hoffe, dass das Buch erneut seine Leserschaft findet und im zunehmend unübersichtlichen Feld der Medizindidaktik Orientierung bietet. Ich habe besonders viel Wert auf den Bezug zur wissenschaftlichen Literatur gelegt, weil diese aufgrund der starken Interdisziplinarität erfahrungsgemäß selbst für Fortgeschrittene nicht immer einfach zu finden ist. Auch wenn es aufgrund meiner eigenen Position unvermeidlich ist, dass das Buch primär die ärztliche Ausbildung in Deutschland in den Blick nimmt, so hoffe ich dennoch, dass es auch für Kolleginnen und Kollegen aus anderen Gesundheitsberufen und anderen Ländern nützlich ist. Denn viele der Herausforderungen, v.a. im Hinblick auf die Kompetenzentwicklung sind dieselben, auch wenn sich die Inhalte und Schwerpunkte der jeweiligen Berufsfelder unterscheiden.

Auch bei der Arbeit an der zweiten Auflage haben mich viele Personen unterstützt, bei denen ich mich herzlich bedanken möchte: An erster Stelle bei Susanne Ristea vom Hogrefe-Verlag, die den langwierigen Prozess der Überarbeitung mit unerschütterlichem Langmut und immer wohlwollend begleitet hat. Außerdem danke ich Elisabeth Dominik für die umfassende redaktionelle Bearbeitung des Manuskripts. Marianne Giesler und Sigrid Harendza haben große Teile des Manuskripts vorab gelesen und mir viele kritische und konstruktive Rückmeldungen gegeben, denen ich entscheidende Verbesserungen verdanke. Zahllose Hinweise, Ideen und Gedanken, die in das Buch eingeflossen sind verdanke ich Gesprächen mit Kolleginnen und Kollegen. Dafür bedanke ich mich besonders bei Claudia Kiessling, Anja Härtl, Henrike Hölzer, Martin Fischer, Katrin Schüttpelz-Brauns, Ursula Walkenhorst, Daniel Tolks, Christian Schirlo, Peter Tremp, Jan Schildmann, Susanne Michl, Pascal Berberat, Melanie Simon, Celina Proch-Trodler, Tobias Raupach, Christian Scheffer, Maria Lammerding-Köppel, Jan Griewatz, Erika Irniger, Ariane Zeuner, Petra Hahn, Martin Boeker, Friederike Kendel, Babette Stadler, Swetlana Philipp, Rolf Deubner, Janet Riddle (RIP), Alan Schwartz. Bei Josef Unterrainer und meinen Kolleginnen und Kollegen in Freiburg bedanke ich mich für die tolle Arbeitsatmosphäre und die Möglichkeit, in Ruhe an diesem Buch arbeiten zu können. Und schließlich danke ich ein weiteres Mal meiner Familie, meinen Freundinnen und Freunden und insbesondere Robert für die emotionale Unterstützung.

1 Problemaufriss: Welche Ausbildung brauchen Ärztinnen und Ärzte?

Die ärztliche Ausbildung findet in einem Spannungsfeld statt, das von verschiedenen Interessen bestimmt wird. Durch staatliche Vorgaben in Form der Approbationsordnung und anderer Gesetze werden die Rahmenbedingungen des Medizinstudiums definiert. Diese Vorgaben sind ihrerseits bereits Ausdruck eines Ausgleichs verschiedener partikularer Interessen, z. B. der Gesundheitspolitik, der Wissenschafts- und Bildungspolitik, der Universitäten sowie der Ärzteschaft, um nur einige Beispiele zu nennen. Weder diese Vorgaben noch die Inhalte der Ausbildung bestimmen sich ausschließlich nach didaktischen Überlegungen, vielmehr sind beide Ausdruck von historisch gewachsenen gesellschaftlichen Verhandlungsprozessen. Medizindidaktische Überlegungen finden also nicht im luftleeren Raum statt, sondern in einem bereits vielfach vorstrukturierten, teilweise recht unübersichtlichen Gelände. Diese Ausgangsbedingungen müssen bei der Frage, wie die ärztliche Ausbildung verbessert und reformiert werden kann, mitreflektiert werden, weil es gerade diese Faktoren sind, die den Erfolg von Veränderungsprozessen erheblich beeinflussen. Ausgehend von der Frage nach der Qualität der ärztlichen Ausbildung werden daher in den folgenden Abschnitten einige der Herausforderungen und Einflüsse diskutiert, die bei medizindidaktischen Überlegungen berücksichtigt werden müssen.

1.1 Die Qualität der ärztlichen Ausbildung

Die Frage nach der Qualität der ärztlichen Ausbildung in Deutschland ist nicht einfach zu beantworten. Tatsache ist jedoch, dass das Medizinstudium in Deutschland von verschiedenen Seiten immer wieder kritisiert worden ist. Im Grunde genommen gibt es in der Geschichte der modernen universitären Ärzteausbildung, das heißt etwa seit dem Beginn des 19. Jahrhunderts, keinen Zeitraum, in dem die Qualität und die Zweckmäßigkeit dieser Ausbildung nicht in Frage gestellt worden wäre. Auch inhaltlich weist die Kritik eine bemerkenswerte Kontinuität auf. Die Kontroverse entzündet sich in erster Linie immer wieder an der Frage, wie das Verhältnis von Theorie und Praxis aussehen soll ([8], [22], [57]).

1.1.1 Der internationale Vergleich

Der Ruhm des deutschen Medizinstudiums, das gegen Ende des 19. Jahrhunderts weltweites Ansehen genoss – wobei es selbst zu dieser Zeit kritische Stimmen gab –, gründete vor allem in der fundierten wissenschaftlichen Ausbildung, die als eine der zentralen Voraussetzungen dafür angesehen wurde, dass die deutschen Universitäten damals weltweit führend in der medizinischen Forschung werden konnten. Die Defizite in der praktischen Ausbildung dagegen blieben kritischen Beobachtern bereits zu diesem Zeitpunkt nicht verborgen und waren 1901 ein wichtiger Grund für die Einführung des Praktischen Jahres, das als nachgelagerte Praxisphase diese Mängel der universitären Ausbildung ausgleichen sollte ([44], [78]). Die Diskussion hat sich über 100 Jahre später kaum verändert. Auch wenn es dazu kaum belastbare Studienergebnisse gibt [2], gilt die systematische Ausbildung in den Grundlagenwissenschaften immer noch als eine Stärke des deutschen Medizinstudiums. Studierende, die zeitweise in den für ihre ärztliche Ausbildung immer wieder gelobten Ländern USA oder Großbritannien studieren, berichten davon, dass sie für ihr breites Grundlagenwissen und das darin gründende wissenschaftliche Verständnis Anerkennung finden, während ihnen ihre angloamerikanischen Peers in klinisch-praktischer Hinsicht überlegen seien. Auch die Tatsache, dass deutsche Ärzt:innen im Ausland, z. B. in den skandinavischen Ländern oder in Großbritannien, willkommen sind, um den dort bestehenden Ärztemangel auszugleichen, könnte als Argument für die Qualität der deutschen Ausbildung ins Feld geführt werden.

Trotz hoher Plausibilität sollten diese Indikatoren allerdings mit einiger Vorsicht behandelt werden, weil sie anfällig für verschiedenerlei Verzerrungen sind. So muss etwa bedacht werden, dass die Gruppe der im Ausland studierenden oder arbeitenden Mediziner:innen vermutlich nicht repräsentativ für die Gesamtheit aller Studierenden und Ärzt:innen ist. Naheliegend ist etwa, dass diejenigen, die im Ausland studieren, schon allein aufgrund der Noten, die beispielsweise für Stipendien notwendig sind, eine Elite darstellen, die unter anderem durch ein höheres Interesse und größere Motivation gekennzeichnet ist, sodass von ihren Erfahrungen und Studienleistungen nicht unbedingt auf die Qualität des Studiums insgesamt geschlossen werden kann. Auch die Ärzt:innen, die Deutschland verlassen, um im Ausland für längere Zeit oder sogar dauerhaft zu arbeiten, könnten sich durch besondere Eigenschaften, z. B. große Flexibilität und Risikobereitschaft, sowie ein besonders großes Interesse und Engagement für ihre Tätigkeit, auszeichnen und wären damit ebenfalls nicht unbedingt repräsentativ für die Gesamtheit der Medizinerinnen und Mediziner.

1.1.2 Was sagen die Studierenden und Absolvent:innen?

Aussagekräftiger als solche Erfahrungsberichte sind dagegen die Ergebnisse von Studierenden- und Absolventenbefragungen, denen große Stichproben zugrunde liegen, sodass hier in methodischer Hinsicht zuverlässigere Ergebnisse zu erwarten sind. Regelmäßige repräsentative Befragungen von Studierenden, wie sie z. B. für den Studienqualitätsmonitor des Deutschen Zentrums für Hochschul- und Wissenschaftsforschung (DZHW) durchgeführt werden zeigen, dass in vielen Bereichen des Medizinstudiums noch erhebliches Verbesserungspotenzial besteht [82]:

- Relativ gut fällt die Bewertung des **Praxisbezugs** aus; fast drei Viertel der Befragten finden diesen Aspekt gut bzw. sehr gut umgesetzt. Die Möglichkeit, im Studium selbst praktische Erfahrungen zu sammeln, finden etwa 60 % der Studierenden gut bis sehr gut und etwa die Hälfte der Teilnehmenden bewertet das Angebot an Lehrveranstaltungen, in denen Praxiswissen vermittelt wird, gleichermaßen positiv.
- Kritischer fällt die Bewertung dagegen aus, wenn danach gefragt wird, wie gut sich die Studierenden in bestimmten Kompetenzbereichen gefördert fühlen:
  - Am besten fällt die Bewertung für die **Vermittlung fachlicher Kenntnisse** aus, fast 90 % geben hier an, gut bis sehr gut gefördert zu werden.
  - Erstaunlich ist allerdings, dass trotz der positiven Bewertung des Praxisbezugs im Allgemeinen nur etwa 45 % der Befragten angeben, hinsichtlich **praktischer Fähigkeiten** gut bis sehr gut gefördert zu werden.
  - Noch deutlich schlechter fällt die dementsprechende Bewertung für die **Förde-**

rung von Autonomie und Selbständigkeit aus, hier erreichen die Medizinstudierenden mit knapp 30 % (gut bzw. sehr gut gefördert) den schlechtesten Wert im Vergleich zu Studierenden aus anderen Studienfächern.

- Ähnliches gilt für die **Förderung von Teamfähigkeit und Zusammenarbeit mit anderen**, hier fühlt sich nur etwa ein Viertel gut bis sehr gut gefördert, auch das ist einer der schlechtesten Werte im Fächervergleich.
- Besonders kritisch fällt auch die Bewertung für Kompetenzbereiche aus, die eng mit **Wissenschaft und Forschung** verbunden sind. So gibt nur ein Drittel der Befragten an, stark bzw. sehr stark in der Kenntnis wissenschaftlicher Methoden bzw. in fächerübergreifendem Denken gefördert zu werden. Ähnliche Ergebnisse zeigen sich auch im Hinblick auf die Fähigkeit, vorhandenes Wissen auf neue Fragen und Probleme anzuwenden und im Hinblick auf kritisches Denken. Im Fächervergleich bilden die Mediziner:innen hier das Schlusslicht, nur etwa ein Viertel fühlt sich diesbezüglich stark oder sehr stark gefördert. Außerdem gibt nur knapp ein Viertel der Studierenden an, während ihres Studiums stark bzw. sehr stark in der Fähigkeit, selbständig forschend tätig zu sein, gefördert zu werden.
- Nachdenklich muss schließlich auch die Tatsache stimmen, dass nur etwa 44 % der befragten Studierenden angeben, in **ethischem Verantwortungsbewusstsein** stark bzw. sehr stark gefördert zu werden und das, obwohl den Studierenden im Vergleich zu ihren Kommiliton:innen aus anderen Fächern dieser Aspekt deutlich wichtiger ist (93 % wichtig bzw. sehr wichtig).

Insgesamt bestehen also aus Sicht der Studierenden erhebliche Defizite im Medizinstudium, die sich vor allem in einer fehlenden Unterstützung bzw. Förderung des individuellen Kompetenzerwerbs manifestieren. Die meisten der hier untersuchten Kompetenzbereiche sind genau diejenigen, die im nationalen kompetenzbasierten Lernzielkatalog für die Medizin (NKLM) in den Rollenbeschreibungen für die ärztliche Tätigkeit als wichtig erachtet werden und an denen sich zukünftig das Medizinstudium orientieren soll (vgl. Kap. 3).

Ein ähnlich kritisches Bild der ärztlichen Ausbildung ergibt sich auch aus der Sicht von Absolvent:innen, die in verschiedenen Studien um eine rückblickende Bewertung ihres Studiums gebeten worden sind. Aufgrund der retrospektiven Betrachtung aus dem Abstand von teilweise mehreren Jahren müssen diese Ergebnisse zwar vorsichtig interpretiert werden, allerdings relativiert sich diese Einschränkung angesichts der über viele Jahre praktisch identisch reproduzierten Ergebnisse aus verschiedenen Befragungen. In einer Studie des Internationalen Instituts für Hochschulforschung (INCHER) wurden insgesamt 2781 Absolvent:innen der Humanmedizin der Jahrgänge 2007 und 2008 von 17 Universitäten aus 8 Bundeslandern einbezogen und etwa 1,5 Jahre nach Abschluss ihres Studiums befragt [46]: Im Vergleich mit Studierenden anderer Studiengänge bewerteten die Mediziner:innen den Zugang zu den Lehrveranstaltungen sowie die Möglichkeit, das Studium in der vorgesehenen Zeit abzuschließen positiver. Deutlich kritischer als ihre Kolleginnen und Kollegen aus anderen Fächern dagegen bewerten sie die Angebote zum Erwerb wissenschaftlicher Arbeitsweisen, zum Verfassen wissenschaftlicher Texte und das Training mündlicher Präsentationen. Besonders instruktiv sind die Einschätzungen zu den im Studium erworbenen Kompetenzen, die sowohl allgemein und im Fächervergleich als auch spezifisch für die Medizin bzw. die ärztliche Tätigkeit erhoben wurden. Letztere wurden mit dem Freiburger Fragebogen zur Erfassung von Kompetenzen in der Medizin (FKM) erfasst [37]. Tabelle 1-1 zeigt die Einschätzung der allgemeinen Kompetenzen im Fächervergleich.

Tabelle 1-1: Einschätzung allgemeiner, im Studium erworbener Kompetenzen [46].

Im Vergleich zu Absolvent:innen anderer Studienfächer schätzen sich Absolvent:innen der Medizin bei den folgenden Kompetenzen...	
... besser ein:	... schlechter ein:
• Teamfähigkeit • Zielstrebigkeit • Flexibilität • Fähigkeit, unter Druck zu arbeiten • Fähigkeit, Selbstlernprozesse effizient zu steuern	• Beherrschen des eigenen Fachs, der eigenen Disziplin • analytische Fähigkeiten • Fähigkeit, neue Ideen und Lösungen zu entwickeln • Fähigkeit, wissenschaftliche Methoden anzuwenden • Fähigkeit, Berichte, Protokolle oder ähnliche Texte zu verfassen • Fähigkeit, Produkte, Ideen oder Berichte, einem Publikum zu präsentieren • Fähigkeit, wirtschaftlich zu denken und zu handeln • Fähigkeit, das Können anderer zu mobilisieren

Diese Bewertung erscheint insofern plausibel, als in Befragungen zu Belastungen im Studium von Medizinstudierenden vor allem die große Stofffülle und der Prüfungsdruck angegeben werden [16]. Werden diese Herausforderungen erfolgreich bewältigt, so können daraus offensichtlich dementsprechende Kompetenzen bzw. Stärken erwachsen. Und auch was die Schwächen angeht, erscheint die Bewertung insofern plausibel, als an vielen Fakultäten weiterhin Lernumgebungen dominieren, in denen kooperative, problemorientierte Lernformen, die in einem Produkt (schriftliche Ausarbeitung, Präsentation etc.) münden und bei denen daher dementsprechende Kompetenzen erworben werden könnten, eher wenig verbreitet sind.

Im Hinblick auf die Berufsvorbereitung durch das Studium ist insbesondere die Einschätzung interessant, in welchen Kompetenzbereichen aus Sicht der Absolvent:innen die größten Defizite bestehen, d.h. in welchen Bereichen das zu Studienende erreichte Kompetenzniveau und das Niveau der im Beruf geforderten Kompetenzen am stärksten auseinanderklaffen. Bei den in Tabelle 1-1 genannten Kompetenzbereichen war das am stärksten bei „Beherrschen des eigenen Fachs, der eigenen Disziplin“ der Fall (Unterschied von 50 Prozentpunkten). Auch bei den medizinspezifischen Kompetenzen ergaben sich einige deutliche Diskrepanzen, die in Tabelle 1-2 aufgeführt sind.

Bestätigung finden diese Ergebnisse durch die Daten, die im Rahmen des HIS-Absolventenpanels erhoben wurden [76]. Seit 1989 wird dazu jeder vierte Absolventenjahrgang jeweils ein, fünf und zehn Jahre nach Abschluss des Studiums unter anderem zur Bewertung von Studienbedingungen und Qualifikationserwerb befragt. Hier fällt zunächst auf, dass – im Hinblick auf die Bewertung des Studiums – die Möglichkeit, einen interessanten Beruf zu ergreifen, den Absolventinnen und Absolventen der Medizin wichtiger ist als denen anderer Fächer. Dementsprechend liegt ihnen auch deutlich mehr an der Verwertbarkeit ihres Studiums für den beruflichen Aufstieg bzw. die berufliche Karriere. Dieser Aspekt hat für die Medizinerinnen und Mediziner seit Mitte der 1990er Jahre zudem im Vergleich zu anderen Studiengängen stärker an Bedeutung gewonnen. Insgesamt bewerten sie

Tabelle 1-2: Einschätzung der Diskrepanz zwischen dem bei Studienende verfügbaren Kompetenzniveau und dem beruflich geforderten Kompetenzniveau aus Sicht von Absolventinnen und Absolventen der Medizin [46].

In den folgenden Bereichen lagen die Einschätzungen mehr als 30 Prozentpunkte auseinander:

- allgemeine Kenntnisse und Fähigkeiten der ärztlichen Gesprächsführung in verschiedenen Situationen
- Fähigkeit, ein Stations-/Praxisteam anzuleiten/zu führen
- Fähigkeit zur Hilfe und Betreuung bei chronisch und unheilbarer Kranken sowie Sterbenden
- Fähigkeit, effektiv mit allen Mitgliedern des Behandlungsteams über die Versorgung der Patienten und Betreuung der Angehörigen zu kommunizieren
- allgemeine Kenntnisse, Fähigkeiten und Fertigkeiten in der grundlegenden apparativen Diagnostik
- Fähigkeit, vorhandene Patienteninformationen für Konsiliaranforderungen aufzuarbeiten und Konsilanforderungen zu formulieren
- allgemeine Kenntnisse, Fähigkeiten und Fertigkeiten bezüglich differenzialdiagnostischer Überlegungen
- Kenntnisse und Fähigkeiten über Strategien zum Zeitmanagement
- allgemeine Fähigkeiten zur konservativen individuellen Therapieplanung bei häufig vorkommenden Erkrankungen
- praktische Erfahrungen im Umgang mit Patienten
- allgemeine Fähigkeiten, Therapiepläne anhand von Leitlinien zu erstellen

die Vermittlung von Kenntnissen für den Beruf durch ihr Studium auch besser, als das noch Mitte der 1990er Jahre der Fall war: während 1993 nur 58 % dem Studium hier einen großen bzw. sehr großen Wert zubilligten, waren es 2009 70 %. Dennoch zeigen sich auch hier die bereits in der INCHER-Studie gefundenen Defizite hinsichtlich der vermittelten Kompetenzen: Fast die Hälfte der befragten Absolventen des Jahrgangs 2009 sieht bei sich große Defizite hinsichtlich des speziellen Fachwissens sowie bei der Fähigkeit, Verantwortung zu übernehmen. Jeweils etwa ein Drittel sieht große Defizite in den Bereichen Zeitmanagement, Organisationsfähigkeit und bei der Fähigkeit, Wissen auf neue Probleme anzuwenden. Diese Zahlen sind jeweils deutlich höher, als das bei Absolventinnen und Absolventen anderer Studienfächer der Fall ist.

Diese differenzierten Ergebnisse bestätigen damit die Befunde aus früheren Absolventenstudien. In einer Umfrage des Centrums für Hochschulentwicklung [25], in die 4720 Absolventen der Medizin aus den Jahren 1996 bis 2002 einbezogen wurden, fühlten sich nur 15 % der Befragten gut bis sehr gut auf das Berufsleben vorbereitetet, 20 % beurteilen diesen Punkt schlechter als mit der Schulnote 4 (von 6). Am schlechtesten bewertet wurden neben dem Berufs- und Praxisbezug des Studiums die interdisziplinären Bezüge, die Betreuung durch die Lehrenden, die inhaltliche Integration der Einzelfächer sowie der Forschungsbezug der Lehre. Hinsichtlich der Vermittlung von Kompetenzen wurde dementsprechend insbesondere die Vermittlung praktischer ärztlicher Fähigkeiten und psychosozialer Kompetenzen kritisiert. Gleichzeitig stuften die Befragten aber die Anforderungen des Berufs in diesen Bereichen am höchsten ein, sodass hier ein besonders markantes Defizit besteht. Interessant ist die Bewertung hinsichtlich der Vermittlung von Forschungskompetenz: Während diejenigen der Befragten, die in Praxen oder ausschließlich patientenversorgenden Krankenhäusern beschäftigt sind, hier sogar einen Kompetenzüberschuss (!) sahen, konstatierten die an Universitätskliniken beschäftigten Ärzte (27 % der Gesamtstichprobe), zu deren beruflichen Aufgaben in der Regel auch Forschung gehört, hier ebenfalls ein deutliches Kompetenzdefizit [25].

Auch eine im Auftrag des Bundesministeriums für Bildung und Forschung (BMBF) durchgeführte Studie mit Absolventinnen und Absolventen verschiedener Studienfächer zu Kompetenzen und beruflichen Anforderungen erbrachte ähnliche Ergebnisse [71]: Die dort befragten angehenden Ärztinnen und Ärzte (im Mittel 18 Monate Berufserfahrung) benannten im Vergleich zu allen anderen Gruppen in fast allen Kompetenzbereichen große, teilweise sogar die größten Defizite. So gaben 69 % der Befragten aus der Medizin an, dass ihnen ausreichende bereichsspezifische Fachkenntnisse fehlten, 75 % verfügten nach eigener Einschätzung nicht über genügend Rechtskenntnisse, 61 % klagten über unzureichende Methodenkompetenzen und jeweils 72 % über mangelnde Sozial- und (Selbst-) Organisationskompetenzen [71].

Zusammengefasst zeigen die Studierenden- und Absolventenbefragungen aus der Medizin, dass – nach Einschätzung der Befragten – die Erwartungen im Hinblick auf eine Berufsvorbereitung durch das Studium in vielen Bereichen nicht erfüllt werden. Markante Defizite bestehen sowohl hinsichtlich der speziellen Fachkenntnisse als auch in anderen Kompetenzbereichen, z. B. bei Kommunikation, Teamarbeit, professionellem Handeln und hinsichtlich wissenschaftlicher Fähigkeiten. Der Vergleich mit anderen Studienfächern legt zudem nahe, dass das Medizinstudium, das wie kein zweites Universitätsstudium auf eine konkrete berufliche Tätigkeit vorbereiten soll, dazu offensichtlich noch weniger in der Lage ist als andere universitäre Studiengänge.

1.1.3 Anforderungen an den Arztberuf

Schwachstellen der gegenwärtigen ärztlichen Ausbildung (und darüber hinaus auch der Fort- und Weiterbildung) werden auch durch Defizite in der medizinischen Versorgung sichtbar. Seit vielen Jahren wird etwa die Verbesserung der kommunikativen Kompetenzen von Ärzt:innen gefordert. Obwohl hier insbesondere in den letzten Jahren erhebliche Fortschritte erzielt worden sind, ist der curriculare Anteil, der im Medizinstudium auf den Erwerb dieser Kompetenzen entfällt, mit etwa 2–3 % noch sehr gering und vermutlich nicht ausreichend, um hier die notwendigen Grundlagen für eine darauf sinnvoll aufbauende Fort- und Weiterbildung zu schaffen, die derzeit zudem ebenfalls noch kaum etabliert ist [86]. Dabei wird immer deutlicher, dass neben der Arzt-Patienten-Beziehung noch weitere Bereiche der ärztlichen Tätigkeit systematisch ausgebildete kommunikative Kompetenzen erfordern. Dazu gehört insbesondere die Zusammenarbeit im Team, die für die medizinische Versorgung der Zukunft eine zentrale Rolle spielen wird. Die Zuständigkeiten und Tätigkeitsfelder der Gesundheitsberufe werden sich vor dem Hintergrund sich verändernder Anforderungen und Strukturen im Gesundheitssystem neu ordnen, wodurch eine intensivere Kooperation der verschiedenen Berufsgruppen notwendig wird. Die etablierten Ausbildungen in den Gesundheitsberufen tragen dem bisher allerdings nur unzureichend Rechnung [68]. Teamarbeit und Kommunikation sind darüber hinaus zentrale Faktoren bei der Entstehung bzw. der Verhinderung von medizinischen Fehlern und für die Patientensicherheit [74]. Auch vor diesem Hintergrund ist eine verbesserte Ausbildung kommunikativer Kompetenzen notwendig, zumal sich gezeigt hat, dass sich Behandlungsqualität und -sicherheit durch entsprechende Trainingsmaßnahmen verbessern lassen [85].

Weitere Kompetenzen, die in der letzten Zeit zunehmend in den Fokus der Aufmerksamkeit gerückt sind, sind die wissenschaftlichen Fähigkeiten von Ärzt:innen [95]. Hier wurden vor allem Defizite beim Umgang mit Zahlen festgestellt, z. B. bei der Interpretation wichtiger Testkennwerte, wie sie etwa für die Beurteilung von Screeningverfahren im Rahmen der Früherkennung von Krebserkrankungen notwendig sind [73]. Ähnliche Befunde ergaben sich auch für das Verständnis typischer Risikokennziffern, z.B. relatives vs. absolutes Risiko [38]. Aber auch bei der Suche und Verwendung geeigneter wissenschaftlicher Literatur im klinischen Alltag bestehen Kompetenzdefizite und Unsicherheiten, die entsprechende Anpassungen der Aus-, Weiter- und Fortbildung erfordern ([14], [15]).

Diese Beispiele aus der ärztlichen Praxis weisen somit in eine ähnliche Richtung, wie die oben dargestellten Befunde aus den Studierenden- und Absolventenbefragungen. Zusammengefasst verweist die Kritik am Medizinstudium darauf, dass es offensichtlich nur schwer gelingt, die Ausbildungsinhalte so mit den Anforderungen der Praxis abzustimmen, dass die angehenden Ärztinnen und Ärzte, wie es in der Approbationsordnung vorgesehen ist, zur „eigenverantwortlichen und selbständigen ärztlichen Berufsausübung, zur Weiterbildung und zu ständiger Fortbildung befähigt“ sind (§ 1,1 ÄApprO). Die im Studium vermittelten Grundlagen scheinen jedenfalls in vielen Bereichen nicht dem zu entsprechen, was aufgrund der praktischen Anforderungen an die ärztliche Tätigkeit eigentlich notwendig wäre. Die Ursachen für diese Abstimmungsprobleme sind auf verschiedenen Ebenen zu suchen. Sie hängen unter anderem davon ab, wie die Frage beantwortet wird, welches Wissen bzw. welche Kompetenzen für die ärztliche Tätigkeit eigentlich benötigt werden. Diese Frage ist weniger trivial, als es zunächst vielleicht scheinen mag, denn sie rührt nicht nur an wissenschaftstheoretische Grundprobleme, sondern auch an das professionelle Selbstverständnis der Ärzteschaft und wird überhaupt erst in jüngster Zeit empirisch untersucht. Aber auch die Art der Curriculumsentwicklung hat entscheidenden Einfluss darauf, ob das, was den Studierenden vermittelt wird, den Anforderungen ihrer späteren beruflichen Tätigkeit entspricht oder nicht. In den folgenden Abschnitten werden diese Aspekte, die den Rahmen für die medizinische Ausbildung abgeben, ausführlicher diskutiert.

1.2 Herausforderungen für die ärztliche Ausbildung

Die Kritik an der ärztlichen Ausbildung ist kein rein deutsches Phänomen. Vielmehr wird in vielen Ländern, ja weltweit kritisiert, dass die medizinische Ausbildung nicht Schritt halte mit den Herausforderungen, die sich durch demografische, epidemiologische, gesellschaftliche und gesundheitssystembezogene Veränderungen ergeben haben. Stellvertretend kann hier auf den umfassenden Bericht der Lancet Commission on the Education of Health Professionals for the 21st Century verwiesen werden [32]. Demnach seien die Gründe dafür vor allem in fragmentierten, veralteten und statischen Curricula zu suchen, die schlecht ausgestattete Absolventinnen und Absolventen hervorbrächten. Zu beklagen sei vor allem die fehlende Abstimmung der erworbenen Kompetenzen mit dem Bedarf der Patienten und der Gesellschaft, die schlechte Zusammenarbeit im Team, die anhaltende geschlechterbezogene Ungleichheit im Hinblick auf den beruflichen Status, eine zu enge, vor allem technisch geprägte Sichtweise ohne breiteres kontextuelles Verständnis, eine zu wenig kontinuierliche, langfristiger Patientenversorgung, eine zu starke Orientierung an der Krankenhausmedizin, die zu Lasten der allgemeinärztlichen Versorgung gehe, quantitative und qualitative Ungleichgewichte hinsichtlich des Arbeitsmarktes der Gesundheitsberufe sowie zu wenig Führung hinsichtlich der Verbesserung der Gesundheitssysteme.

Ähnlich lautende Kritik hatte wenige Jahre zuvor bereits die World Federation for Medical Education geübt und dementsprechende Standards für die ärztliche Ausbildung vorgeschlagen [88]. Einige der genannten Gründe für die Diskrepanz zwischen den sich offensichtlich zunehmend rascher verändernden beruflichen Anforderungen an Ärzt:innen auf der einen und ihrer Ausbildung auf der anderen Seite, sind sicherlich in verschiedenen Ländern bzw. Regionen unterschiedlich stark ausgeprägt. Darüber hinaus gibt es aber auch einige Ursachen, die die ärztliche Ausbildung bereits seit einiger Zeit und offensichtlich überall in gleicher Weise betreffen ([54], vgl. [94]).

1.2.1 Wissenszuwachs

Die Menge des medizinisch relevanten Wissens nimmt mit großer Geschwindigkeit zu [9]. Damit einher geht eine zunehmende Spezialisierung und Auffächerung des Medizinischen Gegenstandsbereichs, was eine immer größere Anzahl medizinischer Subdisziplinen zur Folge hat ([11], [18]). Diese Entwicklung hat auch Auswirkungen auf die Stundenpläne des Medizinstudiums, die in der Vergangenheit immer wieder um neue Fächer und Inhalte ergänzt wurden. Gefördert wurde dieser Prozess auch dadurch, dass die Aufnahme eines Fachs in das medizinische Curriculum von zentraler Bedeutung für die universitäre Institutionalisierung und die damit verbundene personelle und finanzielle Ausstattung der jeweiligen Abteilungen ist [62]. Aufgrund dieser ständigen Erweiterung der Stundenpläne für die ärztliche Ausbildung sind diese mittlerweile mit Inhalten überladen, deren Relevanz für das in der Approbationsordnung benannte Ausbildungsziel in vielen Fällen als fraglich erscheint, da dort immer wieder von „grundlegenden“ und „allgemeinen“ Kenntnissen die Rede ist. Zudem muss auch die Nachhaltigkeit des Gelernten bezweifelt werden, da durch die Stofffülle ein Tiefenlernen zumeist gar nicht möglich ist, sondern vielmehr ein eher oberflächliches Lernen vorherrscht, bei dem „träges“ Wissen, das heißt prüfungsgerecht abrufbares, aber nicht zur praktischen Problemlösung geeignetes Wissen angehäuft wird ([63], [64]). Damit besteht die Gefahr, dass auch zentral wichtige Inhalte im „Hintergrundrauschen“ der umfangreichen und vielfältigen Details verloren gehen. Um dieser Tendenz entgegenzuwirken, ist eine „Entrümpelung“ der medizinischen Curricula immer wieder gefordert worden, damit weniger Inhalte, diese dafür aber mit größerer Nachhaltigkeit vermittelt werden können ([33], [84]). Die bisherige Organisationsstruktur des Medizinstudiums erschwerte eine solche Stoffreduktion aber erheblich. Eine inhaltliche Koordination des Curriculums fand an den meisten Fakultäten kaum oder gar nicht statt [94]. Was in den einzelnen Fächer unterrichtet wurde, bestimmte sich zum einen nach den Gegenstandskatalogen und zum anderen nach den Entscheidungen der lokalen Ordinarien. Damit blieb es allerdings weitgehend dem Zufall überlassen, mit welchen Inhalten die Studierenden sich während ihrer universitären Ausbildung intensiver, aber auch mit welchen sie sich möglicherweise gar nicht auseinandersetzten. Dies ist vor dem Hintergrund des großen gesellschaftlichen Interesses an zuverlässig und gut ausgebildeten Ärztinnen und Ärzten sowie der dafür aufgewendeten Ressourcen allerdings kaum akzeptabel. Daher wird international zunehmend gefordert, konkrete Ausbildungsziele für die ärztliche Ausbildung zu benennen, an denen die Gestaltung des Curriculums orientiert wird. Mit der Entwicklung des nationalen kompetenzbasierten Lernzielkatalogs Medizin bzw. Zahnmedizin (NKLM, NKLZ) wurde diese Entwicklung aufgegriffen [26]. Erstmals wurde damit ein übergeordnetes Rahmenwerk erarbeitet, in dem konkrete, fächerübergreifende Lernziele formuliert sind, an denen die Inhalte des Medizinstudiums orientiert werden können (s. Kap. 3).

1.2.2 Wandel des Krankheitsspektrums und der Gesundheitssysteme

Eine weitere wichtige Herausforderung, auf die die ärztliche Ausbildung reagieren muss, ist der anhaltende Wandel des Krankheitsspektrums und die damit verbundenen Folgen für die Gesundheitssysteme. Eine große Rolle spielt dabei der demografische Wandel, der bei einer insgesamt schrumpfenden Bevölkerung mit einem größeren Anteil an älteren Personen einhergeht. Dadurch werden einerseits Erkrankungen mit deutlichem Altersbezug zunehmen, z. B. Hypertonie und Arthrose [61]. Andererseits wird insgesamt die Bedeutung von chronischen Erkrankungen vor allem des Herz-Kreislauf-Systems und von Malignomen weiter zunehmen, die bereits seit einiger Zeit die Mortalitätsstatistiken der westlichen Industrienationen anführen. Für die Entstehung und den Verlauf dieser Erkrankungen spielen Aspekte der Lebensführung (Ernährung, Genussmittelgebrauch, Bewegung u. a.) eine große Rolle [43]. Und auch bei ihrer Therapie sind neben den medizinischen Maßnahmen im engeren Sinn (medikamentöse, operative Interventionen) vor allem Verhaltensänderungen auf Seiten der Patient:innen notwendig, die aber häufig nur schwer zu erreichen sind und daher zu Frustrationen auf beiden Seiten führen können [65]. Diese Charakteristika wirken sich unmittelbar auf die ärztliche Tätigkeit aus, die neben kurativen zukünftig vermehrt präventive und damit auch beratende und unterstützende Maßnahmen umfassen wird [69]. Im Bereich der ambulanten Versorgung wird diese Tendenz durch die zunehmende Spezialisierung und Technisierung des Gesundheitswesens noch verstärkt: Weil immer mehr arztliche Fachpersonen und andere Gesundheitsberufe an der Behandlung einer erkrankten Person beteiligt sind, ist die sinnvolle Koordination dieser Maßnahmen besonders wichtig. Diese Funktion könnten beispielsweise Ärztinnen und Ärzte für Allgemeinmedizin übernehmen, die ihre Patientinnen und Patienten durch den komplexer werdenden Behandlungsprozess begleiten können [72].

Verschiedene medizinische und gesundheitsbezogene Maßnahmen noch besser aufeinander abzustimmen, wird aber auch deshalb wichtiger werden, weil durch die Zunahme chronischer Erkrankungen auch die Ko- und Multimorbidität steigt [4]. Dabei bestehen verschiedene Krankheiten nicht einfach nur nebeneinander, sodass eine medizinische Versorgung durch die jeweils dafür zuständigen Fachpersonen ausreichend wäre, sondern sie beeinflussen sich auch gegenseitig, mit Konsequenzen etwa für den Schweregrad oder den Verlauf. Zusätzlich werden diese Prozesse auch durch sozioökonomische Faktoren moderiert, etwa durch ungünstige Wohn- und Arbeitsverhältnisse, häusliche Gewalt oder ernährungsbedingte Faktoren ([45], [79]).

Weitere Einflüsse auf das Krankheitsspektrums haben Globalisierung und Migration. Aufgrund der beschleunigten internationalen Mobilität können sich einerseits Infektionskrankheiten rascher ausbreiten und dann international abgestimmte Maßnahmen erfordern, wie in jüngster Zeit vor allem die Corona-Pandemie gezeigt hat. Auf der anderen Seite muss die gesundheitliche Versorgung von Asylsuchenden und Flüchtlingen sichergestellt werden. Auch wenn dazu bislang belastbare Daten fehlen, zeichnet sich ab, dass hier vor allem Bedarf im Bereich psychischer Störungen – vor allem als Folge von Traumatisierungen –, bei chronischen Erkrankungen, im Bereich der Prävention (z. B. Impfungen, Verhütung, Zahnhygiene), sowie bei der medizinischen Versorgung von Kindern besteht [29]. Folgen für die Gesundheitsversorgung kann aber auch die Migration innerhalb eines Landes haben – z. B. in Deutschland von Ost nach West –, was gerade vor dem Hintergrund der Frage, wie eine bedarfsgerechte medizinische Versorgung in strukturschwachen Regionen aussehen kann, besondere Bedeutung hat [87]. Schließlich hat auch die Klimakrise massive direkte und indirekte Folgen für die Gesundheit und die Gesundheitsversorgung, z. B. durch die Zunahme an hitzebedingten Gesundheitsrisiken, Extremwetterereignissen, eine Verschlechterung der Luft- und Wasserqualität, die Veränderung der Ausbreitungsgebiete bestimmter Infektionskrankheiten, aber auch durch soziale Veränderungen, z. B. einer Zunahme an Migration [70].

Diese Entwicklungen legen eine von vornherein stark interdisziplinär und interprofessionell angelegte Ausbildung in der Medizin und den Gesundheitsberufen nah, denen die derzeitigen Strukturen und Inhalte vieler Curricula noch kaum gerecht werden [50]. Als besonders wichtig wird die Stärkung von interprofessionellen Kompetenzen angesehen, die die zukünftigen Ärztinnen und Ärzte bzw. die in anderen Gesundheitsberufen in Ausbildung befindlichen Personen befähigen sollen, mit allen anderen Gesundheitsberufen besser zusammenzuarbeiten. Dabei geht es insbesondere darum, die verschiedenen Rollen (angefangen bei der eigenen), die unterschiedliche Berufsgruppen in der Gesundheitsversorgung haben zu verstehen und wertzuschätzen, um die damit jeweils verbundenen Kompetenzen zum Wohl der Patient:innen und der Gesellschaft gemeinsam nutzen zu können [59]. Dazu gehört zunächst die Kenntnis der Tätigkeitsfelder anderer Berufsgruppen, aber auch eine auch außerhalb der eigenen Berufsgruppe verständliche Kommunikation, das gemeinsame Erarbeiten z. B. von Behandlungszielen sowie berufsgruppenübergreifendes Feedback. Einige dieser Kompetenzen sind bereits in Kapitel VIII.3 des Nationalen Kompetenzbasierten Lernzielkatalogs Medizin (NKLM) zu finden, sodass die Curricula an den Fakultäten diese Kompetenzen zukünftig stärker berücksichtigen können (und müssen). Zudem gibt es an einigen Fakultäten Lehrprojekte, in denen verschiedene Formen der interprofessionellen Zusammenarbeit bereits während der jeweiligen Ausbildungen erprobt werden, z.B. interprofessionelle Ausbildungsstationen ([56], [60]). Um diese Entwicklung voranzubringen und vor allem zu verstetigen und in die Breite der Curricula zu bringen, wird eine Weiterbildung der Lehrenden für notwendig erachtet, damit sie zum einen selbst über die notwendigen interprofessionellen Kompetenzen verfügen und zum anderen auch in der Lage sind, interprofessionelle Lernprozesse zu begleiten [67].

1.2.3 Lehren und Lernen an der Hochschule

Verändert haben sich allerdings nicht nur die medizinischen Rahmenbedingungen, sondern auch die Vorstellungen vom universitären Lehren und Lernen. Vor dem Hintergrund von Erkenntnissen der kognitiven und pädagogischen Psychologie sowie der medizinischen Ausbildungsforschung wird bereits seit geraumer Zeit immer wieder auf die folgenden Aspekte hingewiesen, die eine Veränderung der ärztlichen Ausbildung an den Hochschulen notwendig machen [41]:

Studierendenzentrierung

Nachhaltiger Wissenserwerb erfolgt vor allem durch selbstverantwortetes, eigenständiges Lernen. Nur so kann sichergestellt werden, dass individuelle Vorkenntnisse, Lernverhalten und Lernstrategien optimal aufeinander abgestimmt werden können [10]. Das Medizinstudium sollte demnach als eine Lernumgebung verstanden werden, die den Studierenden Erfahrungsmöglichkeiten bietet (z. B. wissenschaftlich-experimentelle oder klinische, d.h. Erfahrung mit Patient:innen), die zu intensiver Auseinandersetzung und damit zum Lernen anregen. Darüber hinaus müssen den Studierenden die dafür notwendigen Ressourcen zur Verfügung gestellt werden (z. B. Hilfsmittel wie Literatur, Modelle, Computer aber auch Expert:innen, Mentor:innen, Vorbilder), die sie für ihren Lernprozess nutzen können. Ein solches Verständnis verlangt ein Umdenken, nicht nur bei den Lehrenden, denen der dozentenzentrierte Unterricht vielleicht näher liegt, weil er einfacher vorzubereiten, weniger aufwendig und insgesamt vertrauter ist, sondern auch bei den Studierenden, denen von Anfang an sehr viel mehr Eigenaktivität und Eigenverantwortung zugemutet wird. Angesichts der Notwendigkeit des lebenslangen Lernens in der „Informationsgesellschaft“ und besonders in der Medizin, wo der Wissenszuwachs mit hohem Tempo fortschreitet, ist die Bereitschaft und Fähigkeit zum eigenverantwortlichen Lernen aber von zentraler Bedeutung (s. Kap. 2.4).

Problemorientierung

Im traditionellen Medizinstudium erfolgt die Wissensvermittlung überwiegend systematisch orientiert an den Gegenstandsbereichen der jeweiligen Fächer. Diese Struktur ist aus verschiedenen Gründen kritisiert worden. So konnte mehrfach gezeigt werden, dass insbesondere das während der ersten Semester erworbene naturwissenschaftliche Grundlagenwissen, das häufig losgelöst von klinischen Bezügen vermittelt wird, in späteren Semestern zum Großteil wieder vergessen ist [75]. Zudem leidet auch die Motivation der Studierenden während der ersten Semester, wenn sie den Bezug des theoretischen Wissens zu ihrer späteren Tätigkeit nicht erkennen können (s. Kap. 2.1). Als Alternative wurde daher vorgeschlagen, die Wissensvermittlung im Medizinstudium analog zur ärztlichen Tätigkeit an klinischen Problemen zu orientieren [58]. Problemorientierung kann aber nicht nur durch problemorientiertes Lernen im eigentlichen Sinn (also dem selbstverantworteten Lernen in kleinen Gruppen mit definiertem Vorgehen) erfolgen, sondern auch als eine grundsätzliche Haltung verstanden werden, die der Wissensvermittlung in allen Unterrichtsformen zugrunde gelegt wird (s. Kap. 4.3.2). So kann selbst eine Vorlesung, die traditionell als Form der systematischen Wissensvermittlung gilt, problemorientiert aufgebaut sein (s. Kap. 4.2).

Vertikale und horizontale Integration

Die bisherige Fächerstruktur bringt es mit sich, dass unterschiedliche Aspekte eines Themas oder Gegenstandes an verschiedenen Stellen des Curriculums vorkommen, ohne wirklich miteinander verbunden zu werden. Die sinnhafte, bedeutungserzeugende Verknüpfung von Wissensinhalten (Elaboration) ist aber eine der wesentlichsten Voraussetzungen für nachhaltiges und aktiv verfügbares Wissen (s. Kap. 2.2.2). Für die medizinische Ausbildung gilt dies umso mehr, als Ärztinnen und Ärzte bei der Behandlung von Kranken verschiedene Arten von Wissen zur Lösung eines individuellen Problems integrieren müssen. Klinische, biochemische, physiologische, psychologische und andere Aspekte treten bei der ärztlichen Tätigkeit nicht getrennt, sondern immer in komplexer Weise miteinander verbunden in Erscheinung [35]. Diesem spezifischen Charakter der Medizin als einer praktischen Wissenschaft (s. Kap. 1.3) muss bereits in der Ausbildung Rechnung getragen werden. Denn der häufig beschriebene „Praxisschock“ und die eingangs geschilderte Unzufriedenheit mit der Vorbereitung auf die Berufstätigkeit sind Indikatoren dafür, dass diese Integration erst in der Phase der beruflichen Tätigkeit und damit im Grunde zu spät einsetzt. Für eine solche vertikale Integration (sog. „Z-Curriculum“; s. Kap. 4.3.3 und Kap. 4.3.5) sprechen darüber hinaus auch motivationale Faktoren, da für die Studierenden die Bedeutung des Gelernten für ihre spätere Tätigkeit leichter ersichtlich ist, wenn Grundlagenwissen von Anfang an in klinische Bezüge eingebettet ist [17]. Sinnvollerweise sollte diese Integration in der Klinik fortgesetzt werden, wo wiederum die Grundlagenwissenschaften bislang kaum vertreten sind.

Praxisorientierung

Die medizinische Ausbildung bewegt sich seit ihrer Monopolisierung an den Universitäten in einem Spannungsfeld zwischen wissenschaftlichem Studium auf der einen und praxisbezogener Ausbildung auf der anderen Seite. Während die meisten Studierenden das Studium nach wie vor mit dem Ziel beginnen, später praktisch ärztlich tätig zu sein [42] und eine entsprechende berufsbezogene Vorbereitung erwarten – die im Übrigen auch mit dem in der Approbationsordnung niedergelegten staatlichen Auftrag übereinstimmt –, entspricht es dem universitären Selbstverständnis weit mehr, wissenschaftlichen Nachwuchs zu rekrutieren und die Studierenden an Forschungsfragen heranzuführen [22]. Allerdings wird nicht nur in der Medizin, sondern auch an der Universität insgesamt über das richtige Maß an Praxisorientierung kontrovers diskutiert. Gerade in jüngster Zeit hat sich diese Diskussion unter dem Stichwort der Kompetenzorientierung intensiviert. Dennoch ist diese Diskussion nicht neu, denn bereits in der ersten Fassung des Hochschulrahmengesetzes von 1976 wurde als Aufgabe der Universitäten definiert, ihre Absolvent:innen auf eine berufliche Tätigkeit vorzubereiten (HRG § 2, Abs. 1). Wie diese Berufsvorbereitung aussehen soll, die sich mit Sicherheit nicht darin erschöpfen kann, Fertigkeiten für Routinesituationen einzuüben, sondern die Absolvent:innen so auszustatten, dass sie mit neuen oder unbekannten Herausforderungen in ihrem späteren Tätigkeitsfeld umgehen können, ist damit zu einer Kernfrage akademischer Lehre geworden [89].

Stellenwert der Lehre

Die skizzierten Entwicklungen in der Medizin sowie die gewachsenen Erkenntnisse zum Lernen stellen die Lehre an den medizinischen Hochschulen vor große Herausforderungen. Denn für die Planung und Umsetzung entsprechender Curricula werden nicht nur fachlich, sondern vor allem auch didaktisch und methodisch versierte Fachleute benötigt. Die gibt es durchaus, weil sich mittlerweile Hunderte von Lehrenden aus unterschiedlichen Fachbereichen der Medizin durch einen postgradualen Masterstudiengang für medizinische Ausbildung (z. B. dem MME in Bern bzw. dem MME-D in Heidelberg) dementsprechend fortgebildet haben. Karriereförderlich wirkt sich diese zusätzliche Qualifikation allerdings meistens nicht aus. Zwar ist auch die Zahl der Professuren im Bereich der Medizindidaktik bzw. der medizinischen Ausbildungsforschung gewachsen (derzeit elf in Deutschland), neben diesen zwar prestigereichen aber raren Positionen gibt es aber kaum attraktive Stellen [27]. Das liegt auch am bisherigen universitären Anreizsystem, das die in Form von Publikationen und Drittmitteln dokumentierten wissenschaftlichen Leistungen zum entscheidenden Kriterium für das akademische Überleben der Lehrenden macht. In Konkurrenz zu karriereförderlicher Wissenschaft auf der einen und finanziell attraktiver Patientenversorgung auf der anderen Seite gerät die Lehre wie auch die Lehr- und Curriculumsplanung ins Hintertreffen, weil sie außer intrinsischen Anreizen kaum weitere Gratifikationen anzubieten hat.

Seit einigen Jahren wird versucht, Korrekturen an diesem System vorzunehmen, die den Stellenwert und die Attraktivität der Lehre verbessern sollen, z. B. durch eine lehrbezogene leistungsorientierte Mittelvergabe und niedrigschwellige Qualifikationsangebote für die Lehrenden oder Lehrpreise (s. Kap. 6). Dabei kam etwa der Wissenschaftsrat bereits 2004 zu dem Schluss, dass an den medizinischen Fakultäten „struktureller Entwicklungsbedarf“ für die Lehre bestehe, die gleichberechtigt neben Forschung und Krankversorgung treten und sich „für die Universitätskarriere förderlich“ auswirken müsse [92]. Es wird wohl noch weitere Zeit dauern, bis von einer wirklichen Gleichgewichtung der Lehr- und Forschungsleistungen für die akademische Karriere gesprochen werden kann. Über die Möglichkeiten und Ressourcen, sich hinsichtlich der Lehrtätigkeit zu qualifizieren, informiert Werkzeugkasten 1.

1.2.4 Strukturen und Verordnungen

Gerade an den äußerst langwierigen und komplizierten Gesetzgebungsverfahren bzw. Novellierungen der Ärztlichen Approbationsordnung zeigt sich der Konflikt zwischen den auf eine praxisnahe ärztliche Ausbildung gerichteten Interessen der Studierenden bzw. des Staates und der Gesellschaft auf der einen und dem universitären Selbstverständnis von Freiheit in Lehre und Forschung auf der anderen Seite ([21], [39]). Dass die Fakultäten in der Diskussion um

Werkzeugkasten 1

Medizindidaktische Qualifizierungsangebote und Ressourcen

Die didaktische Aus-, Weiter- und Fortbildung von Lehrenden in der Medizin (Faculty Development – Personal- und Organisationsentwicklung in der Lehre) gehört international seit Langem zum Standard ([80], [81]). Viele medizinische Fakultäten in Deutschland verfügen dazu mittlerweile über eigene Arbeitsgruppen oder Stabsstellen, die die Lehrenden qualifizieren können ([20], [51], [52]). Hier wird in erster Linie „Handwerkszeug" für die Lehre vermittelt, um die Lehrenden grundständig zu qualifizieren. Die Kurse richten sich in erster Linie an die Lehrenden der eigenen Fakultät oder des eigenen Bundeslandes, sind aber häufig auch für Externe zugänglich. Überregional sind diese Initiativen durch das Medizindidaktik-Netz (MDN), einer Arbeitsgruppe des Medizinischen Fakultätentages (MFT) miteinander vernetzt. Das MDN regelt vor allem die gegenseitige Anerkennung medizindidaktischer Qualifizierungsangebote.
Darüber hinaus gibt es im deutschsprachigen Raum zwei berufsbegleitende Masterstudiengänge (Master of Medical Education, MME/MME-D, ([28], [49]) – international gibt es noch wesentlich mehr Angebote [13] – mit denen die medizindidaktische Qualifikation weiter ausgebaut werden kann, z. B. um Führungsaufgaben im Zusammenhang mit Lehre zu übernehmen oder um einen Schwerpunkt in der lehrbezogenen Forschung zu legen.
Weitere Möglichkeiten der Information und des kollegialen Austauschs sind medizindidaktische Tagungen, z. B. die einmal jährlich stattfindenden Tagungen der Gesellschaft für Medizinische Ausbildung (GMA) und der Association for Medical Education in Europe (AMEE). Außerdem gibt es eine Reihe von Fachzeitschriften, die sich ausschließlich mit Forschungsfragen rund um die ärztliche Ausbildung befassen (Tabelle 1-3).

medizinische Studienreformen bislang vielfach strukturkonservativ argumentieren, hängt neben dem dominierenden Forschungsinteresse auch mit der unflexiblen Kopplung von personeller Ausstattung und Lehrdeputaten zusammen, die immer wieder die Diskussion über inhaltliche Reformen überlagert. Da der Anteil der Fächer am Stundenplan unmittelbare Konsequenzen für die Stellensituation an den entsprechenden Abteilungen hat, mündet jede Reformdiskussion fast zwangsläufig zugleich auch in eine strategische Auseinandersetzung um Ressourcen [62]. Zusätzlich werden durch das Kapazitätsrecht innovative Lernformen, vor allem Kleingruppenformate, die angesichts der großen Studierendenzahlen ohne den Einsatz von Tutoren kaum zu realisieren sind, insbesondere im ersten Studienabschnitt durch ständig drohende Studienplatzklagen regelrecht verhindert [40]. Gerade solche Lernformen wären aber notwendig, um vor allem die seit Jahrzehnten immer wieder für die ersten beiden Studienjahre geforderte stärkere Praxisorientierung in die Realität umzusetzen. Klinische Bezüge lassen sich zwar auch in der Vorlesung herstellen, aber wenn die Studierenden eigene Erfahrungen machen sollen, die sie zum weiteren Lernen motivieren und die als eine geeignete Elaborationsgrundlage für die folgenden Inhalte dienen können, dann ist es mit dem bloßen Verweis auf die klinische Relevanz nicht getan, dann werden Lernformen gebraucht, die eine intensivere Auseinandersetzung gestatten [17].

Aktuell ist erneut eine Änderung der ÄApprO geplant, ein vom Bundesgesundheitsministerium verfasster erster Arbeitsentwurf wurde Ende 2019 veröffentlicht und zur Kommentierung freigegeben. Ein diese Kommentare berücksichtigender Referentenentwurf steht noch aus, in Kraft treten soll die Verordnung voraussichtlich 2025/26. Mit dieser Überarbeitung der ÄApprO sollen vor allem die Weichenstellungen vorgenommen werden, die für eine Umsetzung des sogenannten Masterplans 2020 notwendig sind. Der Masterplan 2020 war bereits im Koalitionsvertrag von 2013 als Maßnahme

Tabelle 1-3: Medizindidaktische Qualifizierungsangebote und Ressourcen.

Organisation/Zeitschrift	Link
Körperschaften	
Gesellschaft für Medizinische Ausbildung (GMA)	gesellschaft-medizinische-ausbildung.org
Association for Medical Education in Europe (AMEE)	amee.org
Association for the Study of Medical Education (ASME)	asme.org.uk
International Association of Medical Science Educators	iamse.org
Best Evidence Medical and Health Professional Education	bemecollaboration.org
Zeitschriften	
GMS Journal for Medical Education (früher: GMS Zeitschrift für Medizinische Ausbildung)	egms.de/dynamic/en/journals/zma
Medical Teacher	tandfonline.com/journals/imte20
Medical Education	onlinelibrary.wiley.com/journal/13652923
Academic Medicine	journals.lww.com/academicmedicine
Advances in Health Science Education	springer.com/journal/10459
Perspectives on Medical Education	springer.com/journal/40037
Teaching and Learning in Medicine	tandfonline.com/journals/htlm20
Aus- und Weiterbildung	
MME-Studiengang in Bern (CH)	www.iml.unibe.ch/angebote/lehre/master-of-medical-education-mme
MME-D Studiengang	mme-de.net/
Medizindidaktik-Netz (MDN)	www.medidaktik.de/kompetenzzentrum/netzwerke/medizindidaktiknetz/hintergrund-und-ziele/
Kompetenzzentrum für Hochschuldidaktik in Medizin Baden-Württemberg	www.medidaktik.de

zur Reform des Medizinstudiums vereinbart worden und wurde ab 2015 von einer Bund-Länder-Arbeitsgruppe der Gesundheits- und Wissenschaftsminister erarbeitet. Verabschiedet wurde das Papier im März 2017 allerdings mit einem „Haushaltsvorbehalt", der besagt, dass der zusätzliche Finanzbedarf erst noch ermittelt werden muss, um dann gegebenenfalls die zusätzliche Finanzierung zu klären [53]. Sollte der Masterplan wie vorgesehen umgesetzt werden – der vorliegende Arbeitsentwurf der ÄApprO legt das nahe –, dann würden sich daraus weitgehende inhaltliche und strukturelle Veränderungen der medizinischen Curricula ergeben. Ein Großteil der vorgeschlagenen Maßnahmen zielt darauf ab, das Medizinstudium kompetenz- und praxisorientierter zu machen. Eine wichtige Grundlage dafür ist der Nationale Kompetenzbasierte Lernzielkatalog Medizin (NKLM) (s. Kap. 3.2.2). Der NKLM wird nach bisherigem Stand der Diskussion verbindliche inhaltliche Grundlage des zukünftigen Medizinstudiums werden. Für die Weiterentwicklung des Katalogs verantwortlich ist der Medizinische Fakultätentag (MFT). Verbindlich für die staatlichen Prüfungen wird weiterhin der Gegenstandskatalog (GK) sein, für den – wie bisher auch schon – das Institut für medizinische und pharmazeutische Prüfungsfragen (IMPP) verantwortlich ist. Allerdings hat sich das Verfahren der inhaltlichen Entwicklung stark verändert: Bisher haben in der Regel die Fachgesellschaften den für ihr Fachgebiet relevanten Teil des Gegenstandskatalogs entwickelt, der dann im Namen des IMPP veröffentlicht wurde. Zukünftig wird der GK eine Teilmenge des NKLM sein, in der die Lernziele zusammengefasst sind, für die im Abstimmungsprozess des NKLM Staatsexamensrelevanz festgestellt wurde. Wie dieser Abstimmungsprozess in Zukunft genau ablaufen wird und welchen Einfluss die verschiedenen Akteure – vor allem die Fakultäten, vertreten durch den MFT, und das IMPP – dabei nehmen können, lässt sich gegenwärtig noch nicht absehen.

Explizit gestärkt werden sollen darüber hinaus die kommunikativen Kompetenzen, wozu das „nationale longitudinale Kommunikationscurriculum in der Medizin" genutzt werden soll, welches parallel zur Entwicklung des NKLM von einer informellen, interdisziplinären Arbeitsgruppe erarbeitet worden ist [48]. Neu eingeführt werden soll darüber hinaus ein Leistungsnachweis für wissenschaftliche Kompetenzen; in diesem Zusammenhang wird auch auf die diesbezüglichen Ausführungen in der „Bestandsaufnahme" des Wissenschaftsrats zur den Reformstudiengängen verwiesen [93]. Strukturelle Veränderungen betreffen zum einen die Prüfungen: der schriftliche Teil der ersten Staatsprüfung soll künftig nach vier, der mündlich-praktische Teil nach sechs Semestern erfolgen. Ob hierfür objektivierte strukturierte klinische Prüfungen (Objective Structured Clinical Examination [OSCE], s. Kap. 5.4.6) entwickelt werden sollen, ist noch offen, allerdings soll diese Prüfungsform auch bei den universitätsinternen Prüfungen und in der dritten Staatsprüfung genutzt werden, wozu durch das IMPP verbindliche Vorgaben entwickelt werden sollen. Andere Maßnahmen beziehen sich auf die Zulassung zum Studium. Künftig sollen bei den hochschuleigenen Auswahlverfahren neben der Abiturnote mindestens zwei weitere Kriterien berücksichtigt werden, wobei soziale und kommunikative Fähigkeiten sowie berufliche Vorerfahrungen im medizinischen Feld besondere Berücksichtigung finden sollen. Darüber hinaus sollen 10 % der Studienplätze an solche Bewerber:innen vergeben werden, die sich verpflichten, nach Abschluss ihres Studiums und der fachärztlichen Weiterbildung in der Allgemeinmedizin für bis zu 10 Jahre in unterversorgten, ländlichen Regionen ärztlich tätig zu sein [53].

1.3 Exkurs I: Wissenschaftstheoretische Überlegungen

Welche Inhalte und Methoden Bestandteil des Medizinstudiums werden, bestimmt sich nicht zuletzt nach der vorherrschenden Überzeugung, was für eine Art von Wissenschaft die Medizin eigentlich ist. Aufgrund der großen Bedeutung, die naturwissenschaftliche Erkenntnisse für den medizinischen Fortschritt haben, ist immer wieder zu hören, die Medizin selbst sei auch eine Naturwissenschaft. Wie der folgende Abschnitt deutlich macht, ist die Medizin aber eine praktische Wissenschaft, die im Gegensatz zu theoretischen Wissenschaften wie z. B. Chemie, Biologie oder Physik andere Ziele verfolgt. In der Medizin sind daher auch andere Herangehensweisen an ihren Gegenstandsbereich notwendig, die unbedingt in der Ausbildung vermittelt werden müssen.

1.3.1 Das Ziel des Medizinstudiums: Vorbereitung auf die ärztliche Praxis

Die größte Besonderheit des Medizinstudiums, die in ähnlicher Form vielleicht noch im Lehramts- und Jurastudium zu finden ist, besteht in der Tatsache, dass es von vornherein auf eine berufliche Praxis ausgerichtet ist [23]. Auch wenn die medizinischen Fakultäten zu den ältesten universitären Fakultäten überhaupt gehören, ist das Medizinstudium aufgrund dieser Praxisorientierung an der Universität im Grunde ein „Fremdkörper", denn die eigentliche Domäne der universitären Wissenschaften ist die Theorie und nicht die Praxis. Entsprechend hatten noch zu Beginn des 19. Jahrhunderts die wenigsten der in der medizinischen Versorgung der Bevölkerung Tätigen ein Medizinstudium absolviert. Vielmehr wurde der Großteil der Bevölkerung durch Wundärzte, Barbiere, Chirurgen und andere Heilkundige versorgt, die handwerklich ausgebildet waren. Manche „Quacksalber" und „Heilkünstler", die vor allem die Landbevölkerung behandelten, hatten überhaupt keine institutionell geregelte Ausbildung erhalten [44]. Erst im weiteren Verlauf des 19. Jahrhunderts setzte sich das Universitätsstudium als Standard der Ärzteausbildung durch, weil jetzt die wissenschaftliche Universitätsmedizin erstmals mehr anzubieten hatte als gelehrige Diskurse mit wenig heilender Wirkung. Insbesondere von den in großem Tempo anwachsenden naturwissenschaftlichen Erkenntnissen und Methoden konnte (und kann) die Medizin enorm profitieren. Diese seither bestehende enge Verbindung von Medizin und Naturwissenschaft kann den Eindruck erwecken, dass auch die Medizin eine Naturwissenschaft ist, obwohl sie sich – wie die folgenden Überlegungen verdeutlichen sollen – von einer solchen in vielerlei Hinsicht grundsätzlich unterscheidet. Erkenntnis wird in der Medizin nicht um ihrer selbst willen gesucht, sondern dient – z. B. in Form einer Diagnose – von vornherein nur dem Zweck, ein praktisches „Problem" in Gestalt einer kranken Person zu lösen [90]. Aufgrund dieser Grundkonstellation ist die Medizin aus wissenschaftstheoretischer Sicht der Prototyp einer praktischen Wissenschaft und kann von theoretischen Wissenschaften unterschieden werden, deren Zielsetzung der Erkenntnisgewinn um seiner selbst willen ist (was selbstverständlich nicht bedeutet, dass diese Erkenntnisse keine praktische Relevanz haben können). Eine Vergegenwärtigung der Charakteristika von praktischen Wissenschaften kann also den Blick dafür schärfen, welcher Art die Anforderungen sind, die sich Ärzt:innen im Gegensatz etwa zu einer theoretisch arbeitenden Person beispielsweise in der naturwissenschaftlichen Forschung stellen. Eine solche Klärung – wie sie im Hinblick auf die Medizin vor allem Wolfgang Wieland ([90], [91]) und Carl-Friedrich Gethmann ([35], [36]) vorgenommen haben, deren Argumentation ich im Folgenden übernehme – ist nicht nur wichtig, um den immer wieder kontrovers diskutierten wissenschaftstheoretischen Status der Medizin zu verdeutlichen, sondern gerade für eine Didaktik der medizinischen Ausbildung unverzichtbar, deren eingangs geschilderte Schwierigkeiten insbesondere an der Schnittstelle von Theorie und Praxis liegen [22].

1.3.2 Theoretische und praktische Wissenschaften

Typisch für theoretische Wissenschaften ist es, dass sie die Gegenstände ihrer Forschung aus komplexen Problemzusammenhängen herauslösen und die so gewonnenen Detailfragen isoliert bearbeiten. Die dabei gefundenen wissenschaftlichen Aussagen haben eine hypothetische Struktur, sie sind nur unter bestimmten Voraussetzungen gültig („Wenn X ... dann Y") und ein wesentlicher Teil wissenschaftlicher Forschung entfällt darauf zu prüfen, ob diese Aussagen auch unter anderen Voraussetzungen gültig sind und inwieweit sie sich generalisieren lassen. Das so zustande gekommene Wissen ist ein Wissen darüber, was der Fall ist („Wissen, dass ..."). Es ist mittels Sprache objektivierbar und mitteilbar, es existiert in kodifizierter Form, z.B. in Lehrbüchern und wissenschaftlichen Fachartikeln, unabhängig von den Instanzen und Personen, durch die es geschaffen wurde. In diesem Sinne stellen die theoretischen Wissenschaften Wissen her, weshalb dieses Wissen, zurückgehend auf eine Unterscheidung von Aristoteles, auch als „poeitisches Wissen" (poiesis, griech.: werkbezogenes, herstellendes Handeln) bezeichnet wird [36]: Eine Person, die in einer theoretischen Wissenschaft forscht, kann „ihrem" Wissen wie einem Gegenstand gegenübertreten; es ist nicht an sie gebunden.

Ganz anders dagegen verhält es sich mit dem praktischen Wissen: Es lässt sich nicht von der handelnden Person lösen, weil es als Befähigung, als Kompetenz einer Person, etwas Bestimmtes zu tun, in dispositionaler Form vorliegt (im Gegensatz zum theoretischen Wissen, das in propositionaler Form, z.B. in Form von wissenschaftlichen Artikeln oder Büchern vorliegt) [91]. Zwar lassen sich auch Handlungen und Handlungsfolgen beschreiben, wenn etwa in einem Lehrbuch der Chirurgie Operationen beschrieben werden oder in einem Buch über Kommunikation die Gesprächsführung mit Kranken. Es ist aber schwierig bis unmöglich, auf diesem Weg praktisches Wissen zu erwerben, weil es dazu der Anleitung, Nachahmung und kontrollierten Übung in der Praxis bedarf. Das Ziel der praktischen Wissenschaften ist es auch nicht, Wissen herzustellen, sondern praktische Probleme zu lösen. Praxis bedeutet hier im ursprünglichen Sinn und in Abgrenzung zur oben benannten, werkbezogenen Poiesis menschenbezogenes Handeln (auf individueller wie auf kollektiver Ebene). Der Gegenstandsbezug der praktischen Wissenschaften ist daher nicht wie in den theoretischen Wissenschaften isolierend, sondern integrierend [36]: Das Problem einer kranken Person lässt sich nicht aus dem komplexen Gefüge des Individuums herauslösen und isoliert behandeln, sondern nur unter Berücksichtigung der gesamten Situation, was sich spätestens dann bewahrheitet, wenn eine Therapie, die zwar für Symptom und Krankheitsbild die „richtige" zu sein scheint, sich nicht mit den Lebensumständen der erkrankten Person vereinbaren lässt und daher insgesamt gesehen scheitert:

„Ein physikalisches Experiment ist gelungen, wenn die Messung ceteris paribus [unter sonst gleichen Bedingungen, G.F.] immer wieder zu dem gleichen Ergebnis führt. Ein Heilungsversuch ist gelungen, wenn er gerade bei diesem Patienten jetzt zum Erfolg führt. Selbstverständlich lassen sich für ähnliche Fälle von gelungenen Heilversuchen Regeln formulieren. Diese sind jedoch keine Naturgesetze, sondern Handlungsanleitungen. Ihre prognostische Leistungskraft ist daher begrenzt." ([35], S. 50)

Die praktischen Wissenschaften haben damit das Erbe des antiken Begriffs der „techne" (griech.: Kunst, Handwerk, Wissenschaft) angetreten, der bis heute im Sprachgebrauch nachwirkt, wenn die genannten Disziplinen als Künste bezeichnet werden und von der Heilkunst oder der ärztlichen Kunst, der Rechtskunst oder der Lehrkunst die Rede ist [90]. (Die Stifter des Preises für exzellente Hochschullehre hatten offensichtlich genau diese Tradition im Sinn, als sie die Auszeichnung mit dem Namen „ars-legendi"-Preis versahen.) Ziel der in dieser Tradition stehenden praktischen Wissenschaften ist es nicht in erster Linie, zutreffende Sätze über bestimmte Handlungen zu gewinnen (im Sinne einer Handlungstheorie), sondern „Handlungen selbst zu ermöglichen, zu begründen und zu rechtfertigen" [90]. Letzteres ist besonders wichtig: Während theoretische Wissenschaften vor allem dann besonders erfolgreich sind, wenn sie ethische Fragen, die sich mit Rechtfertigung beschäftigen, ausklammern (was auf gesellschaftlicher Ebene immer wieder zu Konflikten führt, z.B. hinsichtlich der Frage, ob embryonale Stammzellen zu Forschungszwecken verwendet werden dürfen), gilt dies für praktische Wissenschaften gerade nicht [91]: Ihre Zielsetzung beschränkt sich nicht darauf, zu wissen, was der Fall ist, sondern darüber hinaus, was zu tun ist. Während die in einer theoretischen Wissenschaft forschende Person ihre Ergebnisse nach den in dieser Disziplin anerkannten Regeln begründen muss, können sich Ärztinnen und Ärzte – wie im Übrigen auch Politikerinnen und Politiker oder Lehrerinnen und Lehrer – darauf nicht beschränken. Sie müssen zusätzlich ihre Handlungen auch rechtfertigen können. Dieser Unterschied ist deshalb so bedeutsam, weil wissenschaftliche Erkenntnisse grundsätzlich revidierbar sind, Handlungen im Gegensatz dazu aber nicht. Sie sind vielmehr definitiv getan und können nicht wieder rückgängig gemacht werden. Die Reflexion auf die Normen des ärztlichen Handelns ist daher immer als eine Aufgabe angesehen worden, die innerhalb der Medizin erfolgen muss (und als deren Ergebnis die ärztlichen Eide und Gelöbnisse gelten können, vgl. [83]), auch wenn heute durch die Etablierung von medizinischer Ethik als Disziplin bzw. von Ethikkommissionen als Gremien zunehmend der Eindruck entstehen kann, diese Reflexion könne arbeitsteilig an solche Institutionen abgetreten werden [91]. Dieses Missverständnis wurzelt darin, dass Probleme der ärztlichen Praxis, die durch den dort herrschenden Handlungsdruck unter verschiedenen, niemals restlos zu beseitigenden Unsicherheiten verursacht werden, als ethisches Problem missverstanden werden:

„Wenn man einmal von den seltenen echten, ethischen Konfliktsituationen absieht, reduziert sich das Ethische im Handeln des Arztes auf die Verpflichtung, die Regeln der ärztlichen Kunst stets gewissenhaft zu befolgen. Damit werden die ärztlichen Kunstregeln aber noch nicht unmittelbar selber zu inhaltlich bestimmten ethischen Pflichten." ([90], S. 10)

Ein wichtiger Grund für dieses Missverständnis liegt vor allem darin, dass aufgrund der großen Bedeutung, die naturwissenschaftliche Erkenntnisse für die Medizin haben, immer wieder angenommen wird, auch die Medizin sei eine Naturwissenschaft, wodurch ihre methodische Eigenständigkeit als eine mit der Begründung von Handlungen befasste praktische Wissenschaft verkannt wird. Mit anderen Worten: Ärztinnen und Ärzte müssen ständig normative Fragen („Was *soll* getan werden?") beantworten, sie sind aus ihrer Tätigkeit überhaupt nicht wegzudenken und können daher auch nicht delegiert werden [91].

Es ist naheliegend, dass diese Überlegungen zum wissenschaftstheoretischen Status der Medizin als einer praktischen Wissenschaft der wichtigste Ausgangspunkt einer Medizindidaktik sein müssen. Die Naturwissenschaften, deren grundsätzliche Bedeutung für die Medizin hier keinesfalls relativiert werden soll, müssen als Mittel verstanden werden, dessen sich die Medizin bei der Lösung der in ihren Gegenstandsbereich fallenden Probleme bedienen kann. Deshalb wird die Medizin, solange der Bezugspunkt die ärztliche Tätigkeit, bzw. die kranke Person bleibt, aber noch nicht selbst zu einer Naturwissenschaft oder auch nur zu einer angewandten Naturwissenschaft:

„Spricht man nämlich von einer angewandten Wissenschaft, dann spricht man vom Standpunkt jener Disziplin aus, die angewendet wird. Damit ist, ob man das will oder nicht, ein einseitiges Abhängigkeitsverhältnis unterstellt. Die reine Wissenschaft mag dann als selbständige, die angewandte Wissenschaft als unselbständige Disziplin erscheinen. […] Was Medizin ist oder sein kann, bestimmt sich von ihren eigenen Intentionen und Zielen her, aber nicht primär von den Mitteln her, derer sie bedarf. Die Auswahl der Mittel reguliert sich immer nur aus den Bedürfnissen des Handlungszusammenhangs, innerhalb dessen der Arzt zu agieren hat. Es ist der Handelnde, der über die auszuwählenden Mittel zu bestimmen hat, nicht aber die Mittel über den Handelnden." ([90], S. 7f.)

Damit keine Missverständnisse aufkommen, sei an dieser Stelle nochmals ausdrücklich betont, dass es nicht darum geht, die Bedeutung und den Nutzen naturwissenschaftlicher Erkenntnisse für die Medizin zu relativieren, sondern die unterschiedlichen Handlungsstrukturen und den unterschiedlichen Gegenstandsbezug von theoretischen und praktischen Wissenschaften herauszuarbeiten, der für das ärztliche Handeln von grundsätzlicher Bedeutung ist. Die auf lange Sicht möglicherweise lebensrettende Wirkung der von ihm/ihr erbrachten Erkenntnisse mag ein wichtiges persönliches Motiv für einen in der Forschung tätigen Chemiker oder eine Biologin sein. Die Frage des praktischen Nutzens geht aber der Forschung in den Naturwissenschaften nicht voraus, sondern erfolgt erst sekundär. Für die Medizin als praktische Wissenschaft ist es dagegen umgekehrt:

„Das Interesse an einer formalen Vervollkommnung des theoretischen Systems erlahmt oft, wenn ausreichende Klarheit besteht, um sachgerechtes und einsichtiges Handeln zu ermöglichen. Die Tugend der praktischen Wissenschaften ist die des Kompromisses, während die Tugend der theoretischen Wissenschaften Radikalität und Konsequenz bis an die Grenzen des Absurden ist." ([90], S. 89)

Die Charakteristika der Medizin als einer praktischen Wissenschaft, in der menschenbezogenes Handeln und nicht Erkenntnis um ihrer selbst willen das oberste Ziel ist, müssen in der ärztlichen Ausbildung von Anfang an verdeutlicht werden. Auch aus diesem Grund erscheint die traditionelle Struktur des Medizinstudiums, wo in den ersten zwei Jahren der Unterricht in den Naturwissenschaften dominiert, als ungünstig, zumal in diesen Fächern zunehmend Naturwissenschaftler und kaum mehr ärztlich ausgebildete Lehrpersonen tätig sind [1]. Ob es unter solchen Rahmenbedingungen möglich ist, den Unterschied zwischen der naturwissenschaftlichen und der medizinischen Herangehensweise herauszuarbeiten und damit die Grundlagen für die Entwicklung einer ärztlichen Identität zu legen, darf zumindest bezweifelt werden [55]. Diese Aufgabe den im ersten Studienabschnitt situierten psychosozialen Grundlagenfächern oder später der Medizingeschichte und Medizinethik als Korrektiv zu überlassen, ist angesichts der Gewichtung der Fächer im Stundenplan und in der Ärztlichen Prüfung wenig realistisch, zumal sich immer wieder zeigt, dass gerade die in den Bereich der Einstellungen fallenden Lernziele nur dann erreicht werden können, wenn sie nicht nur in einzelnen Fächern oder gar Veranstaltungen, sondern interdisziplinär und integrativ während der gesamten Ausbildung vermittelt werden [24]. Bereits hier zeigt sich also die Notwendigkeit eines gemeinsamen, an übergeordneten Ausbildungszielen orientierten Curriculums, das als Leitfaden für die Unterrichtsgestaltung in den einzelnen Fächern dienen kann.

1.4 Exkurs II: Einflüsse der Professionalisierung

Welche Inhalte Bestandteil einer bestimmten beruflichen Ausbildung sind und wie diese Inhalte gewichtet werden, bestimmt sich nicht nur nach inhaltlichen Kriterien. Genauso wie für die Fragen, wer Zugang zu dieser Ausbildung erhält (z. B. welche Schulbildung benötigt wird) oder wie der Übergang von der Ausbildung in den Beruf gestaltet wird (z. B. ob bzw. ab wann eine Person, die in den Beruf einsteigt, selbständig tätig sein darf), sind dafür auch politische und soziale Faktoren relevant. Die geschilderten Defizite der ärztlichen Ausbildung könnten also auch durch den Einfluss solcher Faktoren mitverursacht sein.

1.4.1 Professionen …

Aus soziologischer Sicht werden insbesondere der ärztliche Beruf, aber auch andere akademische Berufe (z. B. im juristischen Bereich) als Professionen bezeichnet, weil sie Merkmale aufweisen, die sie von anderen Berufen unterscheiden und ihnen eine gesellschaftlich privilegierte Stellung verleihen [7]. Professionen erbringen meist aus einer Monopolstellung heraus Leistungen, die zur Sicherung wichtiger gesellschaftlicher Güter (z. B. Gesundheit, Rechtsordnung) unverzichtbar sind. Für die Tätigkeit wird ein spezialisiertes Fachwissen benötigt, das typischerweise durch ein universitäres Studium erworben wird und das durch verschiedene integrierte oder nachgeschaltete Praxisphasen im Berufsfeld ergänzt wird. Professionen verfügen in ihrer idealtypischen Gestalt zudem über ein hohes Maß an beruflicher Autonomie und Selbstkontrolle (z. B. durch Standesrecht, berufsständische Kammern). Typischerweise existieren als Ausdruck einer Selbstverpflichtung ethische Codices, die Verhaltensnormen für die jeweilige Profession festlegen. Schließlich ist die Zugehörigkeit zu einer Profession häufig mit hohem Sozialprestige und auch einem entsprechenden Einkommen verbunden.

Der Ärztestand galt lange als der Prototyp einer Profession, auch wenn viele der professionstypischen Merkmale nicht in vollem Umfang, zu jeder Zeit und in allen Ländern gleichermaßen zutreffend waren, weil sie dem gesellschaftlichen Wandel unterliegen [30]. So ist im Hinblick auf den ärztlichen Beruf auch von einer Deprofessionalisierung die Rede, weil nicht nur andere Heilberufe den Ärztinnen und Ärzten Konkurrenz machen und damit das Heilmonopol in Frage stellen (z. B. im Bereich der Psychotherapie), sondern auch, weil Vorgaben des Gesundheitswesens, etwa die Budgetierung von kassenärztlichen Leistungen oder die Einführung von Fallpauschalen für die stationäre Behandlung, die berufliche Autonomie stark einschränken ([5], [6], [12], [66]). Anknüpfend an die Arbeiten von Talcott Parsons (1902–1979) dominierte in der (anglo-amerikanischen) Professionssoziologie zunächst eine funktionalistische Sichtweise, welche die Privilegien der Professionen in der besonderen Bedeutung begründet sah, die diese für Stabilität und Funktion von Staat und Gesellschaft haben [34]. Dem entgegen entwickelte sich seit den 1970er Jahren eine kritische Auffassung, nach der sich Professionen von anderen Berufen vor allem dadurch unterscheiden, dass es ihnen durch Missbrauch ihrer Expertenstellung gelungen ist, ein für Staat und Gesellschaft nicht nur unnötiges, sondern auch schädliches Monopol für ihren Bereich zu errichten und aufrechtzuerhalten [47]. Neuere Arbeiten fokussieren vor allem auf den Prozess der Professionalisierung, mit dem es Berufsgruppen gelingt, mehr Selbstkontrolle über ihren Tätigkeitsbereich zu gewinnen und ihren gesellschaftlichen Status und Einfluss zu vergrößern beziehungsweise zu erhalten [31].

1.4.2 ... und Professionalisierung

Für diesen Prozess der Professionalisierung spielt die Frage, welche Art von Wissen als Grundlage der jeweiligen Tätigkeit in Anspruch genommen wird und wie darauf aufbauend die Ausbildung organisiert wird, eine zentrale Rolle [19]. Denn durch eine geregelte und zertifizierte Ausbildung, die zur Bedingung gemacht wird, bevor eine bestimmte Tätigkeit ausgeführt werden darf, kann wirkungsvoll kontrolliert werden, wer diesen Beruf überhaupt ausüben darf. Je höher die Anforderungen an die Ausbildung sind, desto stärker eingeschränkt ist zugleich der Zugang zur Berufstätigkeit und umso geschützter ist damit auch die ökonomische Nische, in der die Leistungen erbracht werden. Im Hinblick auf den Status einer Profession ist die akademische Ausbildung aber auch deshalb wichtig, weil mit einem obligatorischen Hochschulstudium zugleich dokumentiert wird, dass die professionelle Tätigkeit auf wissenschaftlicher Grundlage erfolgt, die universale Gültigkeit beanspruchen kann, da mit dem Status einer universitären Disziplin auch der Anschluss an die Wissenschaftsgemeinschaft und deren Reputation erfolgt. Verstärkend kommt hinzu, dass auch die Universität von der Inanspruchnahme und der Verantwortung für die ärztliche Ausbildung profitiert, z. B. aufgrund der erheblichen finanziellen Mittel, mit denen die Hochschulmedizin gefördert wird. Wie wichtig solche Aspekte sind, lässt sich etwa daran ablesen, dass in der Vergangenheit Reformvorschläge, die das Medizinstudium praxisorientierter machen sollten, regelmäßig mit der Bemerkung pariert wurden, dann könne man die Ausbildung gleich an die Fachhochschulen verlagern (z.B. [77]). Es gibt sicherlich gute Gründe, das Medizinstudium an der Universität zu belassen. Der abwertend gemeinte Bezug auf die stärker praxisorientierte Fachhochschule macht aber deutlich, welches Prestige mit dem Anschluss an die universitäre Wissenschaft verbunden wird. Argyris und Schön [3] sprechen in ihrem grundlegenden Werk „Die lernende Organisation" in diesem Zusammenhang von nach außen vertretenen, offiziellen Theorien (espoused theories) auf der einen und instrumentalen handlungsleitenden Theorien (theories-in-use) auf der anderen Seite. Damit ist gemeint, dass die explizit als Grundlage für eine bestimmte Tätigkeit in Anspruch genommene Theorie nicht unbedingt mit dem Wissen identisch ist, das dem Handeln in der Praxis implizit zugrunde liegt. Es ist naheliegend, dass die gerade für die Professionen typische duale Ausbildung solche Diskrepanzen fördert, weil ihre beiden Teile – das universitäre Studium auf der einen und die diesem meist nachgelagerte praktische Schulung im Berufsfeld auf der anderen Seite – meist nur wenig aufeinander bezogen sind [19]. Jedenfalls wirkt die für den Professionalisierungsprozess wichtige Verlagerung wesentlicher Teile der Ausbildung an die Universität in vielerlei Hinsicht auf deren Form und Inhalt zurück [31]. Denn die Profession verliert damit im Vergleich zu einem Beruf, für den die Ausbildung ausschließlich in der Praxis erfolgt, einen Großteil der Kontrolle über ihre eigene Wissensbasis, die sich jetzt mehr nach den Gesetzmäßigkeiten des universitären Wissenschaftsbetriebs weiterentwickelt als nach den Erfordernissen der ärztlichen Praxis außerhalb der Universitäten. Wie diese Entwicklung verläuft, welche Schwerpunkte etwa in der Forschung gesetzt, welche Fragestellungen verfolgt werden, kann durch die Profession selbst nur noch wenig beeinflusst werden. Aufgrund der im vorangegangenen Abschnitt geschilderten Dominanz des theoretischen Paradigmas in der universitären Wissenschaft besteht dabei die Gefahr, dass die praktischen Aspekte der professionellen Wissensbasis vernachlässigt werden. Hierin liegt vermutlich ein wichtiger Grund für das bereits angesprochene Spannungsverhältnis von wissenschaftlicher Theorie auf der einen und professioneller, beruflicher Praxis auf der anderen Seite. Dieses Spannungsverhältnis besteht auch für die universitären Fachleute, die zwar im Fall der Medizin zumindest in den klinischen Fächern überwiegend selbst Mitglieder der ärztlichen Profession sind. Zugleich gehören sie als Forschende aber auch dem akademischen Wissenschaftsbetrieb an und unterliegen damit auch dem an der Universität herrschenden Handlungsdruck, sich in erster Linie durch wissenschaftliche Forschungsergebnisse zu legitimieren, die aufgrund der zunehmenden Spezialisierung immer weniger unmittelbar mit ihrer klinischen Tätigkeit in Verbindung stehen.

Verschiedene Aspekte des Professionalisierungsprozesses tragen also dazu bei, akademisches Wissen gegenüber dem in der praktischen Ausbildung erworbenen Wissen höher zu bewerten, was ein weiterer Grund dafür sein könnte, dass die Balance zwischen Praxis- und Forschungsorientierung in Bezug auf das Medizinstudium immer wieder neu hergestellt werden muss.

Fazit

Nimmt man die verschiedenen Hinweise ernst, dass das Medizinstudium bislang hinter den Anforderungen zurückbleibt, Studierenden gut auf die ärztliche Tätigkeit vorzubereiten, dann muss sich seine Qualität verbessern. Dass es dabei nicht mit einigen kosmetischen Änderungen getan sein wird, macht der Blick auf die Herausforderungen, denen sich die Medizin und damit auch das Medizinstudium gegenübersieht, sofort deutlich: Denn nicht nur die zukünftigen Anforderungen an den ärztlichen Beruf machen ein grundsätzliches Umdenken erforderlich, auch neue wissenschaftliche Erkenntnisse zum Lehren und Lernen können nicht mehr nur in den Grenzen des bereits Bestehenden in die Praxis umgesetzt werden. Gesetzliche Vorgaben, insbesondere das Kapazitätsrecht, erschweren allerdings weiterhin umfassende Reformen, obwohl bereits die letzte Novellierung der Approbationsordnung auch wichtige Impulse für Veränderungen gegeben hat. Vor diesem Hintergrund zeichnen sich wichtige Koordinaten für die Medizindidaktik ab: Auch wenn sie in erster Linie darauf abzielt, Lehren und Lernen zu verbessern, darf sie sich nicht auf methodische Optimierung beschränken, sondern muss sich mit zentralen Grundfragen der Medizin insgesamt auseinandersetzen. Die Frage, wie gute Ärztinnen und Ärzte ausgebildet werden sollen, lässt sich nämlich nicht trennen von der Frage, worin gutes ärztliches Handeln überhaupt besteht und welche Art von Medizin wir eigentlich wollen. Insofern muss Medizindidaktik auch eine kritische Wissenschaft sein, die gesellschaftliche, ökonomische und institutionelle Rahmenbedingungen nicht einfach als gegeben hinnimmt, sondern die darin bereits enthaltenen inhaltlichen, formalen und wertbezogenen Vorentscheidungen hinterfragt.

Weiterführende Literatur

Klinke S, Kadmon M, Hrsg. Ärztliche Tätigkeit im 21. Jahrhundert. Profession oder Dienstleistung. Berlin: Springer; 2018. https://doi.org/10.1007/978-3-662-56647-3

Montgomery K. How doctors think. Clinical Judgment and the practice of medicine. Oxford: Oxford University Press; 2006.

Wieland W. Diagnose – Überlegungen zur Medizintheorie. Berlin: De Gruyter; 1975. https://doi.org/10.1515/9783110845945

Literaturverzeichnis

1. Abrahamson S. The dominance of research in staffing of medical schools: time for a change? Lancet. 1991;337(8757):1586–8. https://doi.org/10.1016/0140-6736(91)93275-E
2. Adler G, von dem Knesebeck J, Hänle MM. Qualität der medizinischen Aus-, Fort- und Weiterbildung. ZEFQ. 2008;102(4),235–43.
3. Argyris C, Schön DA. Die lernende Organisation – Grundlagen, Methoden, Praxis. Stuttgart: Klett-Cotta; 1999.
4. Barnett K, Mercer SW, Norbury M, Watt G, Wyke S, Guthrie B. Epidemiology of multimorbidity and implications for health care, research, and medical education: a cross-sectional study. Lancet. 2012;380(9836):37–43. https://doi.org/10.1016/S0140-6736(12)60240-2
5. Bollinger H, Hohl J. Auf dem Weg von der Profession zum Beruf: Zur Deprofessionalisierung des Ärztestandes. Soziale Welt. 1981;32(4):440–64.
6. Bollinger H. Deprofessionalisierung des Ärztestandes revisited. In: Klinke S, Kadmon M, Hrsg. Ärztliche Tätigkeit im 21. Jahrhundert – Profession oder Dienstleistung. Berlin: Springer; 2018. S. 85–102. https://doi.org/10.1007/978-3-662-56647-3_6
7. Bollinger H. Die Definition von Profession und Beruf. Ein Überblick über das Arzt-Sein aus soziologischer Sicht. In: Klinke S, Kadmon M, Hrsg. Ärztliche Tätigkeit im 21. Jahrhundert – Profession oder Dienstleistung. Berlin: Springer; 2018. S. 21–37. https://doi.org/10.1007/978-3-662-56647-3_2
8. Bonner TN. Becoming a physician. Medical education in Great Britain, France, Germany and the United States 1750–1945. New York: Oxford University Press; 1995. https://doi.org/10.1093/oso/9780195062984.001.0001
9. Bornmann L, Mutz R. Growth rates of modern science: A bibliometric analysis based on the number of publications and cited references. J Assn Inf Sci Tec. 2015;66:2215–22. https://doi.org/10.1002/asi.23329
10. Bransford JD, Brown AL, Cocking RR. How people learn. Washington DC: National Academy Press; 2000.
11. Cassel CK, Reuben DB. Specialization, subspecialization, and subsubspecialization in internal medicine. N Engl J Med. 2011;364(12):1169–73. https://doi.org/10.1056/NEJMsb1012647

12. Coburn D, Willis E. The medical profession: Knowledge, power, an autonomy. In: Albrecht GL, Fitzpatrick R, Scrimshaw SC, editors. Handbook of social studies in health and medicine. London: Sage Publications; 2000. 377–93. https://doi.org/10.4135/9781848608412.n24
13. Cohen R, Murnaghan L, Collins J, Pratt D. An update on master's degrees in medical education. Med Teach. 2005;27(8):686–92. https://doi.org/10.1080/01421590500315170
14. Cook DA, Sorensen KJ, Wilkinson JM, Berger RA. Barriers and decisions when answering clinical questions at the point of care: a grounded theory study. JAMA Intern Med. 2013;173(21): 1962–9. https://doi.org/10.1001/jamainternmed.2013.10103
15. Cullen R, Clark M, Esson R. Evidence-based information-seeking skills of junior doctors entering the workforce: an evaluation of the impact of information literacy training during pre-clinical years. Health Info Libr J. 2011;28(2):119–29. https://doi.org/10.1111/j.1471-1842.2011.00933.x
16. Dinkel A, Berth H, Balck F. Belastungen und psychische Beschwerden von Medizinstudierenden: Ein Überblick. In: Brähler E, Alfermann D, Stiller J, Hrsg. Karriereentwicklung und berufliche Belastung im Arztberuf. Göttingen: Vandenhoeck & Ruprecht; 2008. S. 11–35.
17. Dornan T, Littlewood S, Margolis SA, Scherpbier A, Spencer J, Ypinazar V. How can experience in clinical and community settings contribute to early medical education? Med Teach. 2006;28 (1): 3–18.
18. Dornhorst AC. Information overload: why medical education needs a shake-up. Lancet. 1981;318(8245):513–514. https://doi.org/10.1016/S0140-6736(81)90894-1
19. Eraut M. Developing professional knowledge and competence. London: The Falmer Press; 1994.
20. Fabry G, Hofer M, Ochsendorf F, Schirlo C, Breckwoldt J, Lammerding-Köppel M. Hochschuldidaktische Qualifizierung in der Medizin III: Aspekte der erfolgreichen Implementierung von Qualifizierungsangeboten. GMS Z Med Ausbild. 2008;25(2):Doc84.
21. Fabry G, Schirlo C. Akademische Freiheit in professionsorientierten Studiengängen. Das Beispiel Humanmedizin. Die hochschule. 2016;25(2): 94–103.
22. Fabry G, Schirlo C. Das Studium der Humanmedizin im Spannungsfeld von Forschungsorientierung und Berufsbezug. In: Tremp P, Hrsg. Forschungsorientierung und Berufsbezug im Studium. Hochschulen als Orte der Wissensgenerierung und der Vorstrukturierung von Berufstätigkeit. Bielefeld: Bertelsmann; 2015. S. 13–39.
23. Fabry G. Warum Hochschuldidaktik? Die Perspektive der Humanmedizin. ZDRW Zeitschrift für Didaktik der Rechtswissenschaft. 2016;3(2): 136–51. https://doi.org/10.5771/2196-7261-2016-2-136
24. Fabry G. Wie lassen sich professionelle Kompetenzen im Medizinstudium vermitteln? Ethik Med. 2022; 34(3):287–299. https://doi.org/10.1007/s00481-022-00695-w
25. Federkeil G. CHE Alumni-Ranking Medizin. Ergebnisse einer vergleichenden Absolventenbefragung Humanmedizin des Centrums für Hochschulentwicklung (Arbeitspapier Nr. 57). Gütersloh: Centrum für Hochschulentwicklung (CHE); 2004.
26. Fischer MR, Bauer D, Mohn K; NKLM-Projektgruppe. Finally finished! National Competence Based Catalogues of Learning Objectives for Undergraduate Medical Education (NKLM) and Dental Education (NKLZ) ready for trial. GMS Z Med Ausbild. 2015;32(3):Doc35.
27. Fischer MR, Fabry G. Clinican Scientists? Medical Scientists? Clinician and Medical Science Educators! GMS J Med Educ. 2016; 33(5):Doc78.
28. Fischer MR, Jünger J, Duelli R, Putz R, Resch F. Konzeption und Erfahrungen mit dem deutschen Master of Medical Education (MME)-Studiengang des medizinischen Fakultätentages (MFT) an der Medizinischen Fakultät Heidelberg. GMS Z Med Ausbild. 2006;23(2): Doc26.
29. Frank L, Yesil-Jürgens R, Razum O, Bozorgmehr K, Schenk L, Gilsdorf A, et al. Gesundheit und gesundheitliche Versorgung von Asylsuchenden und Flüchtlingen in Deutschland. J Health Monit. 2017;2(1):24–47.
30. Freidson E. Der Ärztestand: berufs- und wissenschaftssoziologische Durchleuchtung einer Profession. Stuttgart: Enke; 1979.
31. Freidson E. Professionalism – The third logic. On the practice of knowledge. Chicago: The University of Chicago Press; 2001.
32. Frenk J, Chen L, Bhutta ZA, Cohen J, Crisp N, Evans T, et al. Health professionals for a new century: transforming education to strengthen health systems in an interdependent world. Lan-

cet. 2010;376(9756):1923–58. https://doi.org/10.1016/S0140-6736(10)61854-5
33. Gebert G. Naturwissenschaftliche Grundkenntnisse nach der Vorklinik. Dtsch Arzetbl. 2002; 99(5): A252-4.
34. Gerhardt U. Gesellschaft und Gesundheit: Begründung der Medizinsoziologie. Frankfurt am Main: Suhrkamp; 1991.
35. Gethmann CF, Gerok W, Helmchen H, Henke K-D, Mittelstraß J, Schmidt-Aßmann E, et al. Gesundheit nach Maß? Eine transdisziplinäre Studie zu den Grundlagen eines dauerhaften Gesundheitssystems. Berlin: Akademie Verlag, 2004.
36. Gethmann CF. Heilen: Können und Wissen. Zu den philosophischen Grundlagen der wissenschaftlichen Medizin. In: Beckmann JP, Hrsg. Fragen und Probleme einer medizinischen Ethik. Berlin: de Gruyter; 1996. S. 68–93.
37. Giesler M, Forster J, Biller S, Fabry G. Development of a questionnaire to assess medical competencies: Reliability and validity of the questionnaire. GMS Z Med Ausbild. 2011;28(2): Doc31.
38. Gigerenzer G, Rebitschek FG. Das Jahrhundert des Patienten: Zum Umgang mit Risiken und Chancen. ZFA. 2016;92(5):213–9.
39. Haage H. Reform des Medizinstudiums. Medizinrecht. 1998;16(5): 209–14. https://doi.org/10.1007/s003500050086
40. Handwerker HO. Ausbildung zum Arzt: Im Korsett des Zulassungsrechts. Dtsch Arztebl. 2004; 101(46): A3082-7.
41. Harden RM, Sowden S, Dunn WR. Educational strategies in curriculum development: the SPICES model. Med Educ. 1984;18(284):297. https://doi.org/10.1111/j.1365-2923.1984.tb01024.x
42. Heinz A, Jacob R. Medizinstudenten und ihre Berufsperspektiven. Bundesgesundheitsbl. 2012; 55:245–53. https://doi.org/10.1007/s00103-011-1413-z
43. Holman H. Chronic disease – The need for a new clinical education. JAMA. 2004;292(9):1057–9. https://doi.org/10.1001/jama.292.9.1057
44. Huerkamp C. Der Aufstieg der Ärzte im 19. Jahrhundert: Vom gelehrten Stand zum professionellen Experten – Das Beispiel Preussens. Göttingen: Vandenhoeck und Ruprecht; 1985.
45. Ingram E, Ledden S, Beardon S, Gomes M, Hogarth S, McDonald H, et al. Household and area-level social determinants of multimorbidity: a systematic review. J Epidemiol Community Health. 2021;75(3):232–41.
46. Janson K. Schonungslose Diagnose: eine Befragung junger Mediziner. Ergebnisse einer deutschlandweiten Absolventenbefragung der Abschlussjahrgänge 2007 und 2008. In: Fuchs C, Koch T, Scriba C, Hrsg. Perspektiven junger Ärztinnen und Ärzte in der Patientenversorgung. Köln: Deutscher Ärzte-Verlag; 2013. S. 29–41.
47. Johnson TJ. Professions and Power. London: Macmillan; 1972.
48. Jünger J, Mutschler A, Kröll K, Weiss C, Fellmer-Drüg E, Köllner V, et al. Ärztliche Gesprächsführung in der medizinischen Aus- und Weiterbildung – Das Nationale longitudinale Mustercurriculum Kommunikation. Med Welt. 2015;66(4):189–92.
49. Jünger J, Pante SV, Ackel-Eisnach K, Wagener S, Fischer MR. Do it together! Conception and long-term results of the trans-institutional Master of Medical Education (MME) program in Germany. GMS J Med Educ. 2020;37(3):Doc33.
50. Kaap-Fröhlich S, Ulrich G, Wershofen B, Ahles J, Behrend R, Handgraaf M, et al. Positionspapier GMA-Ausschuss Interprofessionelle Ausbildung in den Gesundheitsberufen – aktueller Stand und Zukunftsperspektiven. GMS J Med Educ. 2022;39(2):Doc17.
51. Lammerding-Köppel M, Fabry G, Hofer M, Ochsendorf F, Schirlo C. Hochschuldidaktische Qualifizierung in der Medizin: I. Bestandsaufnahme. GMS Z Med Ausbild. 2006a;23(4):Doc73.
52. Lammerding-Köppel M, Fabry G, Hofer M, Ochsendorf F, Schirlo C. Hochschuldidaktische Qualifizierung in der Medizin: II. Anforderungsprofil der Qualifizierungsangebote. GMS Z Med Ausbild. 2006b;23(4):Doc72.
53. Masterplan Medizinstudium 2020. [Internet, abgerufen am 03.05.2022]. Verfügbar unter: https://www.bmbf.de/bmbf/shareddocs/kurzmeldungen/de/masterplan-medizinstudium-2020.html
54. McGuire CH. An overview of medical education in the late twentieth century. In: Sajid AW, McGuire CH, Veach RM, Aziz LR, Gunzburger LK, editors. International handbook of medical education. Westport, Connecticut: Greenwood Press; 1994. 1–19.
55. Michalec B. Learning to cure, but learning to care? Adv Health Sci Educ Theory Pract. 2011;16(1):109–30. https://doi.org/10.1007/s10459-010-9249-0
56. Mink J, Mitzkat A, Krug K, Mihaljevic A, Trierweiler-Hauke B, Götsch B, et al. Impact of an in-

terprofessional training ward on interprofessional competencies – a quantitative longitudinal study. J Interprof Care. 2021;35(5):751–9. https://doi.org/10.1080/13561820.2020.1802240

57. Neuser J. Die ärztliche Ausbildung im Spannungsfeld von Theorie und Praxis. Bundesgesundheitsbl. 2009;52(8):841–4. https://doi.org/10.1007/s00103-009-0908-3
58. Neville AJ. Problem-based learning and medical education forty years on. A review of its effects on knowledge and clinical performance. Med Princ Pract. 2009;18(1):1–9.
59. O'Keefe M, Henderson A, Chick R. Defining a set of common interprofessional learning competencies for health profession students. Med Teach. 2017;39(5):463–8. https://doi.org/10.1080/0142159X.2017.1300246
60. Oosterom N, Floren LC, Ten Cate O, Westerveld HE. A review of interprofessional training wards: Enhancing student learning and patient outcomes. Med Teach. 2019;41(5):547–54. https://doi.org/10.1080/0142159X.2018.1503410
61. Peters E, Pritzkuleit R, Beske F, Katalinic A. Demografischer Wandel und Krankheitshäufigkeiten: Eine Projektion bis 2050. Bundesgesundheitsbl. 2010;53(5):417–26. https://doi.org/10.1007/s00103-010-1050-y
62. Pütter N. Arztausbildungsreform – Ein Ausschnitt bundesrepublikanischer Gesundheitspolitik. Frankfurt am Main: Peter Lang; 1988.
63. Renkl A, Mandl H, Gruber H. Inert knowledge: Analyses and remedies. Educ Psychol. 1996; 31(2):115–21. https://doi.org/10.1207/s15326985ep3102_3
64. Renkl A. Träges Wissen: Wenn Erlerntes nicht genutzt wird. Psychologische Rundschau. 1996: 7(1): 78–92.
65. Rice K, Ryu JE, Whitehead C, Katz J, Webster F. Medical Trainees' Experiences of Treating People With Chronic Pain: A Lost Opportunity for Medical Education. Acad Med. 2018;93(5):775–80. https://doi.org/10.1097/ACM.0000000000002053
66. Ritzer G, Walcak D. Rationalization and the deprofessionalization of physicians. Social Forces. 1988;67(1): 1–22. https://doi.org/10.2307/2579098
67. Robert-Bosch-Stiftung. Handbuch für Lernbegleiter auf interprofessionellen Ausbildungsstationen: Gemeinsam besser werden für Patienten. Stuttgart: Robert Bosch Stiftung; 2020 [Internet, abgerufen am 02.05.2022]. Verfügbar unter: https://www.bosch-stiftung.de/de/publikation/handbuch-fuer-lernbegleiter-auf-interprofessionellen-ausbildungsstationen
68. Sachverständigenrat für die Konzertierte Aktion im Gesundheitswesen. Gutachten 2007: Kooperation und Verantwortung – Voraussetzungen einer zielorientierten Gesundheitsversorgung. Deutscher Bundestag: Drucksache 16/6339; 2007.
69. Sachverständigenrat für die Konzertierte Aktion im Gesundheitswesen. Gutachten 2000/2001: Bedarfsgerechtigkeit und Wirtschaftlichkeit, Band III: Über-, Unter- und Fehlversorgung, III.1 Grundlagen, Übersichten, Versorgung psychisch Kranker. Deutscher Bundestag: Drucksache 14-6871; 2001.
70. Salas RN, Solomon CG. The Climate Crisis – Health and Care Delivery. N Engl J Med. 2019; 381(8):e13. https://doi.org/10.1056/NEJMp1906035
71. Schaeper H, Briedis K. Kompetenzen von Hochschulabsolventinnen und Hochschulabsolventen, berufliche Anforderungen und Folgerungen für die Hochschulreform. Hannover: HIS Hochschul-Informations-System; 2004.
72. Schmalstieg-Bahr K, Popert UW, Scherer M. The Role of General Practice in Complex Health Care Systems. Front Med (Lausanne). 2021;8: 680695. https://doi.org/10.3389/fmed.2021.680695
73. Schmidt R, Breyer M, Breyer-Kohansal R, Urban M, Funk GC. Do doctors understand the test characteristics of lung cancer screening? Wien Klin Wochenschr. 2018;130(7-8):238–46. https://doi.org/10.1007/s00508-017-1305-9
74. Schmutz J, Manser T. Do team processes really have an effect on clinical performance? A systematic literature review. Br J Anaesth. 2013;110 (4):529–44. https://doi.org/10.1093/bja/aes513
75. Schneid SD, Pashler H, Armour C. How much basic science content do second-year medical students remember from their first year? Med Teach. 2019;41(2):231–33. https://doi.org/10.1080/0142159X.2018.1426845
76. Schwarzer A, Fabian G. Medizinerreport 2012 – Berufsstart und Berufsverlauf von Humanmedizinerinnen und Humanmedizinern. Hannover: HIS Hochschul-Informations-System; 2012.
77. Silbernagl S. Stellungnahme zur Reform des Medizinstudiums. Mitteilungen des Hochschulverbandes. 1993;Heft 4:236–9.

78. Simmer HH. Principles and problems of medical undergraduate education in Germany during the nineteenth and early twentieth centuries. In: O'Malley CD, editor. The history of medical education. Berkeley: University of California Press; 1970. p. 173–200. https://doi.org/10.1525/9780520313446-008
79. Singer L, Green M, Rowe F, Ben-Shlomo Y, Morrissey K. Social determinants of multimorbidity and multiple functional limitations among the ageing population of England, 2002–2015. SSM Popul Health. 2019;8:100413. https://doi.org/10.1016/j.ssmph.2019.100413
80. Steinert Y, Mann K, Anderson B, Barnett BM, Centeno A, Naismith L, et al. A systematic review of faculty development initiatives designed to enhance teaching effectiveness: A 10-year update: BEME Guide No. 40. Med Teach. 2016; 38(8):769–86. https://doi.org/10.1080/0142159X.2016.1181851
81. Steinert Y. Faculty Development: From Program Design and Implementation to Scholarship. GMS J Med Educ. 2017;34(4):Doc49.
82. Studienqualitätsmonitor. Online-Befragung Studierender im Sommersemester 2017. Hannover: Deutsches Zentrum für Hochschul- und Wissenschaftsforschung; 2017.
83. Tröhler U, Reiter-Theil S, Hrsg. Ethik und Medizin 1947–1997. Was leistet die Kodifizierung von Ethik? Göttingen: Wallstein; 1997.
84. van de Loo J. Zur Reform des Medizinstudiums – Die Leitlinien des Wissenschaftsrates. Mitteilungen des Hochschulverbandes. 1993;Heft 4: 231–4.
85. Weaver SJ, Dy SM, Rosen MA. Team-training in healthcare: a narrative synthesis of the literature. BMJ Qual Saf. 2014;23(5):359–72. https://doi.org/10.1136/bmjqs-2013-001848
86. Weis J, Jünger J. Kommunikative Kompetenz der Leistungserbringer in der Onkologie. Forum. 2015;30:204–7. https://doi.org/10.1007/s12312-015-1302-8
87. Westphal C. Healthy Migrants? Health Selection of Internal Migrants in Germany. Eur J Popul. 2016 Sep 22;32(5):703–30. https://doi.org/10.1007/s10680-016-9397-x
88. WFME (World Federation for Medical Education). WFME-Global Standards for Quality Improvement: Basic Medical Education. Kopenhagen: WFME; 2003.
89. Wick A. Akademisch geprägte Kompetenzentwicklung: Kompetenzorientierung in Hochschulstudiengängen. Universität Heidelberg, Fakultät für Verhaltens- und Empirische Kulturwissenschaften, Institut für Bildungswissenschaft (2011). https://doi.org/10.11588/heidok.00012001
90. Wieland W. Diagnose – Überlegungen zur Medizintheorie. Berlin: de Gruyter; 1975.
91. Wieland W. Strukturwandel der Medizin und ärztliche Ethik: Philosophische Überlegungen zu Grundfragen einer praktischen Wissenschaft. Heidelberg (Winter); 1986.
92. Wissenschaftsrat. Empfehlungen zu forschungs- und lehrförderlichen Strukturen in der Universitätsmedizin. Drs 5913/04. Berlin; 2004.
93. Wissenschaftsrat. Empfehlungen zur Weiterentwicklung des Medizinstudiums in Deutschland auf Grundlage einer Bestandsaufnahme der humanmedizinischen Modellstudiengänge. Drs 4017–14. Dresden; 2014.
94. Wissenschaftsrat. Leitlinien zur Reform des Medizinstudiums. Köln: Wissenschaftsrat. 1992.
95. Baum C, Bruns C, Eckart WU, Fulda S, Gärtner J, Grüters-Kieslich A, Guthoff R, Krieg T, Kuhlmey A, Schlögl-Flierl K, Wiesemann C, Wiesing U, Wollenberg B. Ärztliche Aus-, Weiter- und Fortbildung – für eine lebenslange Wissenschaftskompetenz in der Medizin. Diskussion Nr. 28, Halle: Nationale Akademie der Wissenschaften Leopoldina; 2022.

2 Lernen im Medizinstudium: Voraussetzungen und Einflüsse

Wer in der ärztlichen Ausbildung tätig ist, stellt sich immer wieder die gleichen Grundfragen:

- Wie lassen sich Studierende zum Lernen motivieren?
- Wie beeinflusst die Lehre Motivation und Lernen der Studierenden?
- Wie müssen Inhalte präsentiert werden, damit sie möglichst gut und lange behalten werden?
- Was müssen die Studierenden lernen, damit sie möglichst gut auf die ärztliche Praxis vorbereitet sind?
- Was und wie lernen die Studierenden während Praktika und Famulaturen?

So naheliegend diese Fragen sind, so schwer sind sie auch zu beantworten. Schon eine Seminar- oder Kursstunde ist ein hochkomplexer Prozess, der von einer Vielzahl von Variablen beeinflusst wird, z.B. von der Gruppengröße und -zusammensetzung, von der Dynamik der Gruppe, den persönlichen und fachlichen Eigenschaften der Lehrenden, den Inhalten, der Tageszeit, dem Zeitpunkt im Curriculum und vielem anderen mehr. Dazu kommt, dass selbst im Medizinstudium mit seinen vollgepackten Stundenplänen das Selbststudium der Studierenden einen erheblichen Anteil des Lernens ausmacht. Die Frage, welchen Anteil die universitäre Lehre bzw. die Lernumgebung am Studienerfolg der Studierenden hat und ob es dabei nicht in erster Linie auf die individuellen Lernfähigkeiten beim Selbststudium ankommt, lässt sich bisher kaum befriedigend beantworten. Trotz dieser schwierigen Ausgangslage gibt es aber eine Vielzahl von Erkenntnissen zu den Voraussetzungen erfolgreichen Lernens, die zwar keine erschöpfende Antwort auf die eingangs skizzierten Fragen geben, die aber dennoch konkret genug sind, um daraus wichtige Grundprinzipien und Maximen für die Planung und Durchführung universitärer Lehre ableiten zu können. In den nachfolgenden Abschnitten werden die wichtigsten dieser Grundlagen dargestellt und Schlussfolgerungen für die medizinische Lehre diskutiert. Dieses Kapitel liefert somit Grundlagen-, Anwendungs- und Reflexionswissen für die nachfolgenden Inhalte des Buches.

2.1 Motivation

Motivation ist die zentrale Voraussetzung für jegliche zielgerichtete Aktivität und damit natürlich auch für das Lernen im Medizinstudium. Da die Studierenden der Medizin einen nach wie vor in vielerlei Hinsicht attraktiven Beruf anstreben und sich zudem auch noch in einem strengen Auswahlverfahren bewähren müssen, unterstellt man ihnen ohne Weiteres auch eine große Motivation für ihr Studium. Im Studienalltag zeigt sich aber, dass trotz dieser scheinbar optimalen Voraussetzungen fehlende oder zu geringe Motivation durchaus ein Thema ist: Lehrende beklagen sich darüber, dass Studierende in ihren Veranstaltungen anscheinend wenig motiviert sind, obwohl doch das Thema ihrer Veranstaltung so wichtig ist. Von den Studierenden wiederum ist zu hören, dass sie manche Lehrveranstaltung und erst recht manche Prüfung als eher demotivierend erleben, obwohl sie sich grundsätzlich für die entsprechenden Inhalte interessieren. Schließlich rückt angesichts der Notwendigkeit zum lebenslangen Lernen zunehmend die Frage in den Mittelpunkt, wie die Motivation zur selbständigen Fort- und Weiterbildung auch nach Abschluss des Studiums bzw. der Facharztausbildung gefördert werden kann. Motivationale Faktoren spielen also einerseits als Voraussetzung zum Lernen und andererseits auch als ein Ergebnis des Lernens in der ärztlichen Ausbildung eine zentrale Rolle [134]. Daher müssen motivationspsychologische Erkenntnisse in der Lehre, z. B. bei der Gestaltung von Curricula, berücksichtigt werden [133], [154]. Eine große Herausforderung in diesem Zusammenhang besteht allerdings darin, dass es eine Vielzahl an motivationspsychologischen Theorien und Konstrukten gibt, die jeweils verschiedene Aspekte von Motivation konzeptualisieren ([42], [218], [229]). Das lässt bereits den Schluss zu, dass Motivation offensichtlich ein komplexes Geschehen ist, bei dem individuelle Voraussetzungen, also Persönlichkeitseigenschaften, Kognitionen und Emotionen in vielschichtiger Weise mit situativen Faktoren, z. B. der Lernumgebung, interagieren. In den folgenden Abschnitten können daher nur exemplarisch einige motivationspsychologische Erkenntnisse dargestellt werden, wobei der Schwerpunkt auf solchen Aspekten liegt, die durch eine entsprechende Gestaltung des Lehr-Lernprozesses beeinflusst werden können.

2.1.1 Intrinsische und extrinsische Motivation

Unter Motivation versteht man die (momentane) Bereitschaft einer Person, ihr Verhalten im Hinblick auf ein bestimmtes, positiv bewertetes Ziel auszurichten [96]. Im allgemeinen Sprachgebrauch wird Motivation dabei meist nur quantitativ differenziert, ansonsten aber als eine einheitliche Größe behandelt. Eine Person kann demnach mehr oder weniger motiviert sein, etwas Bestimmtes zu tun. Insbesondere im Kontext von Lehren und Lernen ist es darüber hinaus allerdings sinnvoll, Motivation auch qualitativ zu differenzieren, weil damit zugleich auch deutlicher wird, wie sie sich gezielt fördern lässt. Fast schon Allgemeingut ist die Unterscheidung zwischen extrinsischer (folgenorientierter) auf der einen und intrinsischer (in der Handlung selbst liegender) Motivation auf der anderen Seite [193]. Ein Student, der lernt, weil er gute Noten in Klausuren und Examina erreichen will, da er sich davon spätere Karrierevorteile und bessere Verdienstmöglichkeiten verspricht, ist nach diesem Sprachgebrauch extrinsisch motiviert, während seine Kommilitonin, die lernt, weil sie die Inhalte interessant findet, intrinsisch motiviert ist; ihre Motivation entspringt dem Lernen selbst. Mit dieser Unterscheidung ist häufig auch die Bewertung verbunden, wonach extrinsische Motivation im Vergleich zu intrinsischer Motivation als weniger erwünscht angesehen wird. Und tatsächlich zeigt sich auch empirisch, dass intrinsische Lernmotivation nicht nur mit einer besseren Lernleistung einhergeht, sondern auch mit Lernstrategien (s. Kap. 2.4), die eine tiefergehende Verarbeitung des Stoffs zur Folge haben. Extrinsische Motivation korreliert dagegen eher mit oberflächlichem Lernen [198].

Sind Studierende immer intrinsisch motiviert?

Gerade an der Universität könnte die Annahme naheliegen, dass Studierende grundsätzlich intrinsisch motiviert sein müssten, immerhin studieren sie ja ein Fach, das sie sich selbst ausgesucht haben und warum sonst sollten sie studieren, wenn nicht um der Sache selbst willen? Diese Auffassung übersieht jedoch, dass selbst bei einer maximal interesseorientierten Wahl des Studienfachs nicht davon ausgegangen werden kann, dass auch ein Interesse für alle Inhalte des jeweiligen Curriculums bestehen muss. Studierende, die aus Interesse an der ärztlichen Tätigkeit ihr Studium beginnen, stellen sich vielleicht kaum vor, dass sie während der ersten Semester überwiegend naturwissenschaftliche Sachverhalte lernen müssen, deren Bezug zur späteren Praxis für sie vielfach nur schwer zu erkennen ist. Unter solchen Bedingungen kann daher eine intrinsische Motivation nicht ohne Weiteres auch für jede Lehrveranstaltung vorausgesetzt werden, sondern vielmehr ist von einer extrinsischen Motivation auszugehen, die sich z. B. an naheliegenden Zielen wie der nächsten Klausur festmacht, weil das eine entscheidende Voraussetzung dafür ist, überhaupt weiterstudieren zu können. Gerade für das Lernen Erwachsener, die durchaus auch aus Einsicht in die Notwendigkeit motiviert sein können, sich mit Dingen auseinander zu setzen, die ihren Lohn nicht bereits in sich selbst tragen, ist die einfache Gegenüberstellung von „guter" intrinsischer und „schlechter" extrinsischer Motivation daher zu einfach [163]. Zu überlegen ist vielmehr, unter welchen Bedingungen die von außen gesetzten Ziele zu eigenen werden können, um damit die Grundlage einer ausreichend guten Lernmotivation zu bilden.

Als besonders einflussreich für den Bereich des Lernens hat sich in diesem Zusammenhang die Selbstbestimmungstheorie (Self-determination Theory, SDT) erwiesen [173]. Ihre Autoren gehen davon aus, dass Motivation vor allem mit zwei menschlichen Grundbedürfnissen zusammenhängt: Mit dem Erleben von Selbstbestimmung (Autonomie) und dem Erleben von eigener Kompetenz. Zusätzlich spielt auch noch das Erleben von sozialer Einbindung eine Rolle. Vor dem Hintergrund der Alltagserfahrung ist diese Überlegung leicht nachvollziehbar: Fühlt sich eine Person in ihrer Selbstbestimmung eingeschränkt, weil ihr beim Ausüben einer Tätigkeit keine Spielräume gewährt werden oder weil sie dabei stark kontrolliert wird, und erlebt sie sich zudem noch als wenig kompetent, weil sie nur negative Rückmeldungen erhält, dann wird sie auch eine ursprünglich intrinsische Motivation kaum aufrechterhalten. Umgekehrt kann die Wahrnehmung von Autonomieunterstützung (z. B. durch Wahl- und Gestaltungsmöglichkeiten) in Verbindung mit Kompetenzunterstützung (z. B. durch konstruktives Feedback und individuelle Hilfestellung) dazu beitragen, dass sich eine Person mit von außen (extrinsisch) an sie herangetragenen Zielen identifiziert und sie wie ihre eigenen verfolgt. Daraus entsteht zwar noch keine intrinsische Motivation im eigentlichen Sinn, weil die Handlung immer noch wegen ihrer Folgen und nicht um ihrer selbst willen ausgeführt wird; die Person erlebt diese Handlung aber als in hohem Maße mit ihren eigenen Zielen und Werten übereinstimmend. Insofern lassen sich motivationale Zustände auf einem Kontinuum abbilden, das sich zwischen den Polen „unmotiviert" und „intrinsisch motiviert" aufspannt, wobei die qualitativen Unterschiede zwischen extrinsischer und intrinsischer Motivation bzw. zwischen motivierten und unmotivierten Zuständen erhalten bleiben (Tabelle 2-1).

Für diese Konzeption gibt es zahlreiche empirische Belege [193]: So zeigte sich, dass nicht nur Faktoren wie Bestrafungen, Zeitdruck oder Wettbewerb intrinsische Motivation verringern können, sondern dass auch extrinsisch gesetzte Anreize, z. B. bestimmte Formen von Belohnungen, intrinsische Motivation regelrecht korrumpieren können [141]. Gemeinsam ist allen diesen Faktoren, dass sie aus Sicht des handelnden Individuums den „Ort" der erlebten Verursachung von innen nach außen verlagern und damit das wahrgenommene Ausmaß von Selbstbestimmung verringern. Umgekehrt fand sich, dass autonomieunterstützendes Verhalten von Lehrenden intrinsische Motivation fördern kann und zu Neugier und dem Wunsch nach Herausforderungen führt:

- In einer Studie mit Medizinstudierenden aus den USA konnte z. B. gezeigt werden, dass die Entscheidung für eine Assistenzarztstelle in der Inneren Medizin bzw. der Chirurgie davon beeinflusst war, wie groß die von den Studierenden wahrgenommene Autonomieunterstützung durch die Lehrenden während der entsprechenden Praxisphase im Studium gewesen ist [248]. Die

Tabelle 2-1: Verschiedene Formen von Motivation [193].

Art der Motivation	Art der Regulation	„Ort" der Verursachung	Beispiel
unmotiviert	keine	keiner	Person lernt nicht, weil sie sich dazu weder in der Lage fühlt noch irgendeinen Sinn darin erkennen kann
extrinsisch motiviert	external	extern	Person lernt, um Sanktionen durch die Eltern zu vermeiden bzw. um Belohnung zu erhalten
	introjiziert	mehr extern als intern	Person lernt, um ein schlechtes Gewissen zu vermeiden bzw. um ihr Selbstgefühl zu stärken
	identifiziert	mehr intern als extern	Person lernt, um bestimmte Voraussetzungen für ihre eigenen Ziele zu erreichen (z. B. Grundlagenwissen)
	integriert	intern	Person lernt, weil das für sie zu ihrem Selbstbild als zukünftige Ärzt:in gehört
intrinsisch motiviert	intern	intern	Person lernt aus Interesse und Begeisterung für die Inhalte; das Lernen selbst macht ihr Spaß

Nach der Selbstbestimmungstheorie kann insbesondere die extrinsische Motivation danach differenziert werden, wie sehr sie mit den individuellen Zielen und Werten übereinstimmt und damit Ausdruck von Selbstbestimmung ist. Integrierte extrinsische Motivation unterscheidet sich von intrinsischer Motivation nur noch darin, dass sie im Gegensatz zu dieser auf ein Ziel gerichtet ist, das außerhalb der Handlung liegt.

Einschätzung der Autonomieunterstützung wirkte sich dabei sowohl auf die wahrgenommene eigene Kompetenz als auch auf das Interesse am jeweiligen Fach aus; letzteres erwies sich dann als der entscheidende Faktor für die Wahl des Fachgebiets.

- Auch eine deutsche Studie mit Medizinstudierenden in klinischen Kursen der Chirurgie bestätigte den Zusammenhang zwischen verschiedenen Unterrichtsmerkmalen und dem Ausmaß von intrinsischer Motivation [184]: In der Evaluation zeigte sich, dass die wahrgenommene Kompetenz- und Autonomieunterstützung sowie das Ausmaß der sozialen Einbindung (inwieweit wurden Vorwissen, spezifische Schwierigkeiten, Belastungen der Studierenden im Unterricht berücksichtigt) sowohl das Kompetenz- als auch das Autonomieerleben der Studierenden beeinflussten. Diese beiden Parameter wiederum hatten einen direkten Einfluss auf die Stärke der intrinsischen Motivation. Auch die wahrgenommene Lehrqualität wirkte sich zum einen direkt auf die intrinsische Motivation aus als auch indirekt, indem sie ebenfalls das Kompetenzerleben der Studierenden beeinflusste. Die Ergebnisse belegen somit den engen Zusammenhang zwischen Motivation und verschiedenen Aspekten der Unterrichtsgestaltung.
- Eine Studie aus den Niederlanden konnte darüber hinaus zeigen, dass eine stärker durch Autonomieerleben geprägte Lernmotivation bei Medizinstudierenden mit besse-

ren Studienleistungen einhergeht [135]: Vermittelt wird dieser Zusammenhang durch den Einsatz von Lernstrategien (s. auch Kap. 2.2): Die Studierenden mit einer überwiegend autonomen Lernmotivation zeigten einen stärkeren Einsatz von Tiefenlernstrategien, die zum einen direkt mit einer besseren Studienleistung assoziiert waren und zum anderen mit einem größeren Studieraufwand (gemessen als Lernzeit).

Was bedeuten diese Erkenntnisse für die medizinische Ausbildung?

Universitäre Lehre kann offensichtlich einerseits dazu beitragen, intrinsische Motivation zu erhalten, zu fördern und zu induzieren. Andererseits kann sie aber leider auch dazu führen, dass intrinsische Motivation abnimmt oder verloren geht. Extrinsische Motivation ist angesichts der inhaltlichen und methodischen Bandbreite beim Lernen im Medizinstudium offensichtlich unvermeidlich. Aber auch hier ist der Einfluss der Lernumgebung entscheidend: Je besser es den Studierenden gelingt, ihnen zunächst „fremde“ Zielen zu ihren eigenen zu machen, das heißt zu internalisieren, umso besser ist der erwartbare Lernerfolg. Vor dem Hintergrund der hier skizzierten psychologischen Konzepte von Motivation kommt es dabei besonders auf die Kompetenz- und Autonomieunterstützung an, für die sowohl die konkrete Gestaltung der Lehrveranstaltung als auch das Verhalten der Lehrenden eine zentrale Rolle spielt (Tabelle 2-2).

Leider gibt es Hinweise darauf, dass weder die Kompetenz- noch die Autonomieunterstützung im Medizinstudium bislang auch nur annähernd zufriedenstellend realisiert wird: So geben über 80 % der Medizinstudierenden an, dass es ihnen wichtig bzw. sehr wichtig ist, bezüglich ihrer Autonomie und Selbständigkeit gefördert zu werden. Allerdings sind nur etwa 22 % auch der Meinung, dass dies in ihrem Studium tatsächlich stark bzw. sehr stark geschieht. Im Vergleich zu anderen Studiengängen an der Universität liegt das Medizinstudium damit weit abgeschlagen auf dem letzten Platz. Ähnliches gilt auch für den Aspekt der Kompetenzun-

Tabelle 2-2: Formen der Kompetenz- und Autonomieunterstützung [199].

Kompetenzunterstützung:

- Konstruktives Feedback, Bekräftigung der Kompetenz der Studierenden (s. Kap. 4.4)
- Förderung aktiver Beteiligung und praxisbezogener Anwendung (reale und lebensnahe Beispiele, um das Anknüpfen an eigene Erfahrungen zu ermöglichen)
- Klare, strukturierte und anschauliche Präsentation, da fehlendes Verständnis die Erfahrung eigenen Könnens behindert
- Am Kompetenzniveau orientierte Unterstützung: Aufgaben sollten dem Kompetenzniveau angepasst sein, um Lerner weder zu unter- noch zu überfordern. Hilfestellung sollte nur dann gegeben werden, wenn sie erforderlich ist.

Autonomieunterstützung:

- Mitbestimmung ermöglichen: Lernende werden an der Auswahl von Lernstoff und Lernzielen beteiligt, können Einfluss auf die konkrete Ausgestaltung der Lehrveranstaltung nehmen
- Handlungsspielräume vergrößern: durch Lehrmethoden mit Möglichkeiten zur Selbststeuerung (Projektarbeit, kooperative Formen z. B. problemorientiertes Lernen, teambasiertes Lernen, s. Kap. 4.2.3)
- Selbstbewertung ermöglichen: durch selbständige Dokumentation und Reflexion der eigenen Lernfortschritte (z. B. mittels Portfolios s. Kap. 5.4.8)

terstützung: Hier bewertet fast die Hälfte der Studierenden (45 %) die Qualität der Rückmeldung zu Hausarbeiten, Klausuren und Übungen als schlecht bzw. sehr schlecht, während nur etwa 25 % sie als gut bzw. sehr gut empfinden. Auch diesbezüglich werden andere Studiengänge an der Universität deutlich besser bewertet [249]. Solche Befunde passen denkbar schlecht zum Konzept der Kompetenzorientierung, bei dem es unter anderem darum geht, die Selbständigkeit der Studierenden systematisch zu fördern und ihre Kompetenzen durch spezifisches Feedback kontinuierlich zu verbessern [133]. Insofern erscheint es als dringend notwendig, die in Tabelle 2-2 zusammengefassten Erkenntnisse bei der Gestaltung der medizinischen Curricula sowie der Lernumgebung insgesamt zu berücksichtigen.

2.1.2 Studien- und Lernmotivation

Außer der Unterscheidung nach dem „Ort" der Motivation (intrinsisch und extrinsisch) ist für die medizinische Ausbildung auch noch die Differenzierung von Studien- und Lernmotivation wichtig. Als Studienmotivation werden alle diejenigen Beweggründe zusammengefasst, die ein Individuum veranlassen, sich für ein Studium (und nicht etwa für einen anderen Weg der Berufsausbildung) bzw. für ein bestimmtes Studienfach (z. B. Medizin, Jura) zu entscheiden [82]. Demgegenüber lässt sich Lernmotivation als der Zustand des aktuellen Motiviertseins im Hinblick auf anstehende Lernaufgaben charakterisieren, etwa auf die aktive Mitarbeit im gerade stattfindenden Seminar oder auf das Selbststudium zu Hause [128]. Aus motivationspsychologischer Sicht ist diese Unterscheidung von Studien- und Lernmotivation auch deswegen sinnvoll, weil sich die dabei beteiligten psychischen Prozesse qualitativ unterscheiden: Während sich die Studienmotivation auf eine Auswahl aus verschiedenen Alternativen bezieht und es sich damit um einen Prozess der Intentionsbildung handelt, bezieht sich die Lernmotivation eher auf die Realisierung bestimmter Ziele, also die Umsetzung einer bestimmten Intention, z. B. das Bestehen der nächsten Klausur, gute Noten im Examen oder die Befriedigung von Bedürfnissen (Erkenntnisgewinn, Erleben von Kompetenz).

Die Trennung von Studien- und Lernmotivation ist allerdings keine absolute. Anzunehmen ist vielmehr, dass verschiedene Aspekte der Studienmotivation als Bedingungsvariable auch die Lernmotivation beeinflussen. So kann man sich leicht vorstellen, dass eine Studentin, die das Medizinstudium primär aus Interesse gewählt hat, eine andere Lernmotivation entwickelt, als ihre Kommilitonin, die hauptsächlich durch ihre Eltern dazu bewegt wurde, weil sie die elterliche Praxis übernehmen soll. Tatsächlich zeigte sich in einer Studie, dass Studierende, die sich vorwiegend aus berufsbezogenen Gründen für das Medizinstudium entschieden hatten, zufriedener mit den Inhalten waren als Studierende, die andere Gründe für ihre Wahl nannten [101]. Aber auch umgekehrte Einflüsse, von der Lernmotivation auf die Studienmotivation, die ebenfalls keine statische Größe ist, sind denkbar. So könnten etwa wiederholte Enttäuschungen durch Misserfolge oder Frustrationen im Studium zunächst zu einer nachlassenden Lernmotivation führen, im weiteren Verlauf aber auch zu einer geringeren Studienmotivation, mit der Folge, dass eine Studentin oder ein Student darüber nachdenkt, das Studienfach zu wechseln oder das Studium abzubrechen. Auch dafür gibt es empirische Belege: So sind die häufigsten Gründe, die zu einem Abbruch des Medizinstudiums führen, Leistungsprobleme auf der einen und die unzulängliche Studienbedingungen auf der anderen Seite, während eine berufliche Neuorientierung eher seltener genannt wird [207].

Die Studienmotivation von Medizinstudierenden

Zur Studienmotivation von Medizinstudierenden liegen auch einige empirische Studienergebnisse aus dem deutschsprachigen Raum vor.

Allgemein geben Studierende der Medizin im Vergleich zu Studierenden aus anderen Fächern häufiger ein großes fachliches Interesse und den Wunsch nach einem sicheren Arbeitsplatz als Gründe für ihre Studienwahl an [24]. Auch bei den spezifischen Gründen nennen sie vor allem berufsbezogene, inhaltliche und soziale Motive, z. B. vielfältige und abwechslungsreiche Arbeitsmöglichkeiten, gute Berufsaussichten, die Möglichkeit, Patient:innen helfen zu können und wissenschaftliches Interesse ([14], [97], [101], [121]). Das heißt, dass sich viele Studierende nach eigenen Angaben hauptsächlich deshalb für das Medizinstudium entscheiden, weil sie einerseits in ihrem künftigen Beruf mit anderen Menschen zu tun haben bzw. diesen helfen wollen und weil sie sich andererseits für medizinisch-wissenschaftliche Inhalte interessieren. Statusbezogene Motive dagegen sind ihnen weniger wichtig. Allerdings gibt es hier Unterschiede zwischen den Geschlechtern: Männer nennen häufiger als Frauen gute Verdienstmöglichkeiten, gesellschaftliches Ansehen, große Verantwortung und gute Berufsaussichten als Gründe für das Medizinstudium, außerdem wollen sie auch häufiger eine berufliche Führungsrolle übernehmen ([14], [112]). Frauen dagegen betonen die zuvor genannten sozialen und inhaltlichen Motive stärker als Männer [14]. Derzeit lässt sich noch nicht absehen, welche Auswirkungen die in den letzten Jahren zunehmend von kritischen Aspekten geprägte öffentliche Diskussion um die Arbeitsbedingungen für Ärztinnen und Ärzte auf die Studienmotivation hat. Bisherige empirische Ergebnisse zeigen, dass die Studierenden die Arbeitsbedingungen eher kritisch einschätzen, für sich selbst eine hohe Arbeitsbelastung erwarten und zudem meinen, dass Ärztinnen und Ärzte mit ihrer beruflichen Tätigkeit eher wenig zufrieden sind. Allerdings wirkt sich diese nüchterne Sicht der Dinge nicht unbedingt negativ auf die Studienmotivation aus und auch hinsichtlich ihrer zukünftigen ärztlichen Tätigkeit erwarten die Studierenden dennoch für sich selbst eine hohe Arbeitszufriedenheit ([73], [113]).

Der ausgeprägte Studierwille der Medizinstudierenden sowie ihre starke Ausrichtung auf die spätere ärztliche Berufstätigkeit sind vermutlich auch die wichtigsten Gründe dafür, dass sie im Vergleich zu ihren Kommiliton:innen aus anderen Fächern ihr Studium relativ selten abbrechen: Zwar sind in den verbliebenen Studiengängen mit Staatsexamen (Jura, Lehramt, Medizin) die Abbruchquoten insgesamt relativ gering (2012: Jura 22 %, Lehramt 12 %), in der Medizin liegen sie aber mit einem Wert von 8 % im Jahr 2012 (und auch im langfristigen Vergleich) noch deutlich niedriger [99]. Und auch der Anteil der Studierenden, der über einen Wechsel des Studienfachs oder einen Abbruch des Studiums nachdenkt, ist dementsprechend in der Medizin am kleinsten [249]. Im Hinblick auf die Studienmotivation sind die Gründe für den Abbruch allerdings aufschlussreich: Die Studierenden geben in erster Linie Prüfungsversagen und Leistungsprobleme als Grund an, weiter werden finanzielle Schwierigkeiten und schließlich auch eine mangelnde Studienmotivation genannt [100]. In fächervergleichenden Studien zeigt sich darüber hinaus, dass die Medizinstudierenden stärker als die Studierenden anderer Fächer von studienbezogenen Belastungen betroffen sind. Insbesondere die große Stoffmenge und den Zeitdruck durch häufige Prüfungen empfinden die Mehrzahl der Studierenden in der Medizin als belastend [125]. Als weitere Belastungsfaktoren, die insbesondere mit Blick auf die oben genannte motivationale Bedeutung von Autonomie- und Kompetenzerleben ungünstig sind, werden fehlende Rückmeldungen, Unterstützung und Bestärkung durch die Dozent:innen genannt [59].

Zusammenfassend zeigt sich also, dass Studierende der Medizin ihr Studium vorwiegend intrinsisch und hoch motiviert beginnen. Allerdings gibt es Hinweise darauf, dass dies im weiteren Studienverlauf aufgrund der Studienbedingungen nicht unbedingt so bleibt. Auch wenn diese Entwicklung nicht zu einer großen Zahl von Studienabbrüchen führt, ist sie im Hinblick auf einen nachhaltigen Lernerfolg ungünstig. Von daher stellt sich die Frage, wie einem Motivationsverlust im Studium entgegengewirkt werden kann. Dazu ist eine genauere Betrachtung der in der jeweiligen Lernsituation aktualisierten Lernmotivation erforderlich.

Lernmotivation

Lernmotivation lässt sich definieren, als „jene Strukturen und Prozesse, die das Zustandekommen und die Effekte des Lernens bzw. einer Lernhandlung erklären" [128]. Sie ist damit der wichtigste Einflussfaktor für das in den Lehrveranstaltungen aber auch beim Selbststudium gezeigte Verhalten der Studierenden, z. B. die Bereitschaft, sich aktiv zu beteiligen, Ablenkungen zu kontrollieren und sich auf das Lehr-Lern-Geschehen zu konzentrieren. Um das Zustandekommen von Lernmotivation zu erklären, müssen verschiedene Betrachtungsebenen zusammengeführt werden (Abbildung 2-1).

Zunächst gibt es Einflüsse, die in der lernenden Person liegen, ihre Interessen, Werte aber auch spezifische Begabungen und Fähigkeiten, die sich im Lauf der bisherigen Lebensgeschichte herausgebildet haben. Diese individuellen Voraussetzungen interagieren mit den verschiedenen Aspekten der Lernumgebung. Dazu gehören etwa

- die Form der Lehrveranstaltung (Seminar, Vorlesung, Kurs, etc.),
- die Art, wie die Inhalte dort dargeboten werden (systematisch, als Fälle, mit viel oder wenig Eigenarbeit),

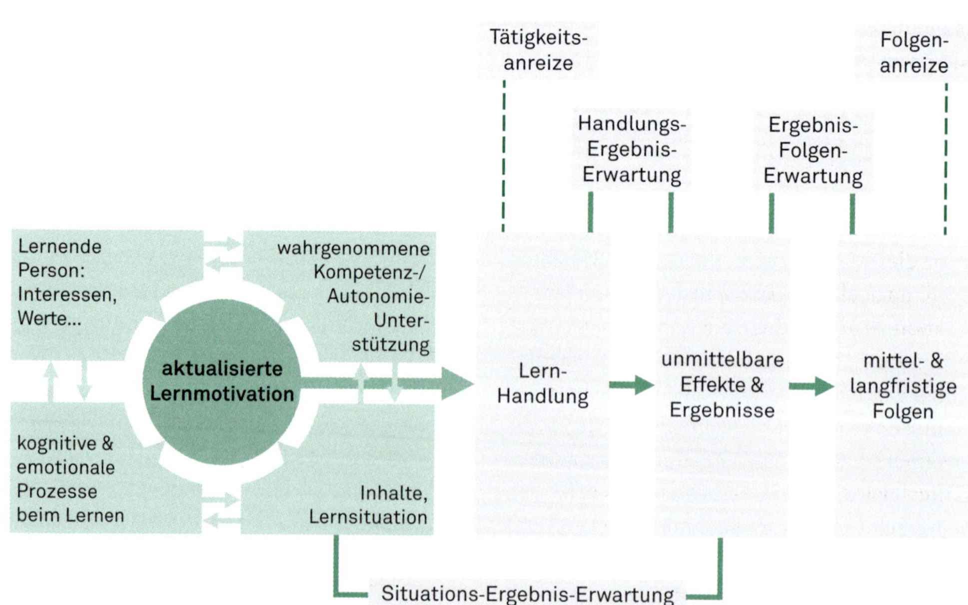

Abbildung 2-1: Modell zur Entstehung von Lernmotivation ([128], [186]). Neben Vorbedingungen, die in der lernenden Person liegen, beeinflussen die zu lernenden Inhalte, die Lernumgebung, die aktuell ablaufenden Gedanken und Gefühle sowie die wahrgenommene Kompetenz- und Autonomieunterstützung die zu einem bestimmten Zeitpunkt in einer gegebenen Situation aktualisierte Lernmotivation. Zusätzlich spielen bestimmte Erwartungen über die Ergebnisse bzw. Folgen der Lernhandlung eine Rolle sowie die Anreize, die im Lernen selbst bzw. in dessen Folgen liegen. Weitere Erläuterungen im Text.

- das Anforderungsniveau (Sind die Inhalte leicht- oder schwerverständlich? Sind einfache oder komplexe Tätigkeiten verlangt?),
- das soziale Klima, die Atmosphäre,
- aber auch solche Faktoren wie die Tageszeit und die räumlichen Bedingungen.

Die in dieser Situation ablaufenden kognitiven und emotionalen Prozesse wirken ihrerseits auf die Motivation zurück. Diese Prozesse beziehen sich nicht nur auf inhaltliche Aspekte, sondern können auch von diesen unabhängig sein, z. B. die Frage, ob man sich von den Kommilitonen anerkannt fühlt, ob einen Gedanken oder Sorgen aus dem Alltag beschäftigen. Eine weitere wichtige Einflussgröße ist das Verhalten der Lehrenden und hier, anknüpfend an die in Kap. 2.1.1 dargestellten Überlegungen, vor allem ihre Autonomie- und Kompetenzunterstützung, die sich etwa in konstruktivem Feedback ausdrückt (s. Kap. 4.4). Außer diesen im Vorfeld bzw. während der eigentlichen Lernhandlung ablaufenden Denk- und Bewertungsprozessen wirken noch verschiedene Erwartungen auf die Lernmotivation ein, die sich auf die vorweggenommenen Ergebnisse bzw. Folgen der Lernhandlung beziehen. Drei solcher Erwartungen lassen sich unterscheiden [186]:

- Inhalt der **Situations-Ergebnis-Erwartung** ist die Frage, ob sich ein angestrebtes Ergebnis auch ohne eigene Mitarbeit aus der Situation ergibt. Haben die Studierenden den Eindruck, dass es auf ihre Aktivität im Seminar gar nicht ankommt, weil die Lehrperson ihre Lehrveranstaltung im Zweifelsfall auch ohne studentische Beteiligung „durchziehen" wird, können sie sich möglicherweise nur schwer zur Mitarbeit motivieren und lassen sich stattdessen lieber „berieseln" („Lernen erscheint überflüssig").
- Bei der **Handlungs-Ergebnis-Erwartung** geht es darum, ob das eigene Handeln ein angestrebtes Ergebnis hinreichend beeinflussen kann. Wenn etwa das Ergebnis einer mündlichen Prüfung aus Sicht der Studierenden ohnehin mehr von der Laune der prüfenden Person abhängt als von ihrem Wissen, fällt ihnen das Lernen womöglich ebenfalls schwerer („Lernen erscheint wirkungslos").
- Die **Ergebnis-Folgen-Erwartung** schließlich bezieht sich auf die langfristigen Folgen, z. B. ob die Note in einem einzelnen Testat für die Gesamtnote in einem Fach oder im Abschlussexamen Folgen hat und ob eine Person damit wichtigen persönlichen Zielen näherkommt. Ist dies nicht der Fall, fehlt wiederum eine wesentliche Motivationsvoraussetzung („Lernen erscheint sinnlos").

Neben diesen Erwartungen, mit denen der eigene Einfluss auf den Lauf der Dinge und ihre mehr oder minder erwünschten Ergebnisse antizipiert werden, wird die Lernmotivation auch noch durch die Anreize beeinflusst, die in einer Tätigkeit selbst bzw. wiederum in ihren Folgen liegen [186]: Diese Parameter sind vor allem für die Entstehung von intrinsischer Motivation entscheidend. So mag einer Studentin trotz fehlender Handlungs-Ergebnis-Erwartung die Diskussion im Seminar so viel Spaß machen, dass sie dennoch ganz motiviert mitarbeitet. Umgekehrt mag ein Student zwar davon überzeugt sein, dass er durch Lernen sein Studium erfolgreich abschließen könnte, da ihm aber die damit möglichen Berufe (als Folge seines momentanen Handelns) alle nicht liegen, fehlt ihm ein wichtiger Anreiz zum Lernen („Lernen erscheint wertlos").

Die für den didaktischen Zugang wichtigste Erkenntnis dieses zugegebenermaßen komplexen Modells ist die, dass die zu einem bestimmten Zeitpunkt in einer gegebenen Situation aktualisierte Lernmotivation nicht als eine Persönlichkeitseigenschaft der lernenden Person verstanden werden darf, die vom Unterrichtsgeschehen weitgehend unbeeinflusst bleibt. Ganz im Gegenteil muss die Lernmotivation als ein Ergebnis der universitären Lehre angesehen werden und nicht lediglich als eine Voraussetzung, die nicht beeinflusst werden kann [134].

Veränderungsbereitschaft als motivationale Variable

Im Zusammenhang mit der Frage, wie die Lernmotivation gezielt gefördert werden kann bzw. überhaupt die Bereitschaft, an der Entwicklung der eigenen Kompetenz bzw. Persönlichkeit zu arbeiten, ist in jüngster Zeit ein motivationspsychologisches Konzept in den Fokus der Aufmerksamkeit gerückt, das sich mit den inneren Überzeugungen (Selbsttheorien) befasst, die eine Person hinsichtlich der Frage hat, ob ihre eigenen (intellektuellen) Fähigkeiten veränderbar sind. Demnach lassen sich Individuen vereinfacht gesagt danach unterscheiden, ob sie meinen, ihre Fähigkeiten bzw. Eigenschaften seien weitgehend unveränderlich („Fixed Mindset“) oder ob sie annehmen, diese Fähigkeiten ließen sich verändern und entwickeln („Growth Mindset“) [63]. Entstanden ist das Konzept seit den 1970er Jahren im Anschluss an Erkenntnisse der Attributionstheorie, insbesondere die Entdeckung, dass die Erfahrung von nicht beeinflussbaren Ereignissen dazu führen kann, auch in zukünftigen Situationen, die durch eigenes Handeln prinzipiell veränderbar wären, keine Handlungsinitiative mehr zu zeigen („erlernte Hilflosigkeit“) ([58], [88]).

In zahlreichen Studien konnte seither gezeigt werden, dass Personen, die der Überzeugung sind, ihre Fähigkeiten seien prinzipiell veränderbar, sich eher *Lern*ziele setzen, die darauf gerichtet sind, neues Wissen oder Kompetenzen zu erwerben bzw. diese(s) zu verbessern. Misserfolge werden von solchen Personen eher als Chance zur Weiterentwicklung gesehen. Im Gegensatz dazu setzen sich Personen, die ihre Fähigkeiten als unveränderlich ansehen eher *Leistungs*ziele, d.h. sie wollen ihre eigene Befähigung im Vergleich zu anderen unter Beweis stellen bzw. sie streben danach, Misserfolge zu vermeiden. Ein Scheitern wird eher als Beweis eigener Unfähigkeit verstanden und wiederholte Misserfolge können dazu führen, keine weiteren Anstrengungen mehr zu unternehmen.

Wie weitere Studienergebnisse belegen, können diese Selbsttheorien tatsächlich auch manifeste Unterschiede bei schulischen Leistungen erklären und zwar dergestalt, dass die Überzeugung, die eigenen Fähigkeiten seien veränderbar, mit besseren Leistungen einhergeht. Außerdem zeigte sich, dass einfache Interventionen, z.B. die Information darüber, dass sich das Gehirn wie ein Muskel trainieren lässt, die Entwicklung eines *Growth Mindset* fördern und damit auch zu besseren Leistungen führen kann. Analoges gilt auch für Lernsettings, in denen die Lernenden tatsächlich die Erfahrung machen, dass ihre Fähigkeiten veränderbar sind ([64], [181]). Die Studienergebnisse sind allerdings nicht eindeutig, z.B. im Hinblick auf die langfristigen Auswirkungen solcher Interventionen [211].

In jüngster Zeit wird zunehmend auch die Frage untersucht, inwiefern die vorherrschende Kultur innerhalb einer Institution oder eines Teams sich ebenfalls im Sinne solcher Überzeugungen verstehen lässt und es daher wichtig ist, durch entsprechende Interventionen und Praktiken eine Lern- und Arbeitsumgebung zu schaffen, die die Überzeugung der Veränderbarkeit individueller wie kollektiver Fähigkeiten bei allen Beteiligten fördert ([167], [168]). Als wichtige Aspekte gelten hier vor allem der Umgang mit Fehlern, die als Chance für Weiterentwicklung gesehen werden müssen sowie konstruktives Feedback, um die oben bereits angesprochene Kompetenzunterstützung zu gewährleisten.

Vor diesem Hintergrund ist es naheliegend, dass dieses Konzept gerade vor dem Hintergrund der Kompetenzorientierung in der medizinischen Ausbildung auf großes Interesse stößt [43]. Denn insbesondere für den Aspekt der individuellen Entwicklung von Kompetenzen könnte die Überzeugung der Veränderbarkeit eigener Fähigkeiten bzw. Persönlichkeitseigenschaften eine wichtige Variable sein. Die Tatsache, dass sie gezielt beeinflusst werden kann, hätte zudem wichtige Konsequenzen für die curriculare Gestaltung und das Verhalten der

Lehrenden, die dementsprechend geschult werden müssten. Bislang gibt es allerdings nur wenige Studien, die solche Fragen im Zusammenhang mit der Ausbildung in den Gesundheitsberufen näher untersucht haben. Daher ist noch offen, ob sich die Erkenntnisse, die in erster Linie an Kindern und Jugendlichen und im schulischen Kontext gewonnen wurden, auch auf den Kontext der medizinischen Ausbildung übertragen lassen [251].

Betrachtet man insgesamt die verschiedenen Variablen des skizzierten Modells der Lernmotivation, dann eröffnet sich eine Reihe von Ansatzpunkten für motivationsförderliche Interventionen: Manche Lehrmethoden haben im Vergleich zu anderen ein besseres „Motivationsprofil". So geht das problemorientierte Lernen (s. Kap. 4.3.2) beispielsweise mit einer hohen Situations-Ergebnis-Erwartung einher, da der Lernerfolg unmittelbar sowohl von der individuellen als auch von der kollektiven Beteiligung der Studierenden abhängt. Zudem ist hier die Autonomie der Studierenden sehr hoch, da sie selbst festlegen können, welche Lernziele sie bearbeiten wollen. Da sie damit zugleich auch das Anforderungsniveau bestimmen, können sie sich selbst auch als ausreichend kompetent erleben. Andere förderliche Einflüsse auf die Motivation können am ehesten auf Fakultätsebene realisiert werden. So lassen sich die Handlungs-Ergebnis-Erwartung sowie die Ergebnis-Folgen-Erwartung z. B. durch geeignete Prüfungsformen (bei denen ein eindeutiger Zusammenhang zwischen sinnvollem Lernen und Prüfungserfolg besteht) und deren curriculare Einbettung beeinflussen (s. Kap. 5).

2.2 Kognition

Lehrende müssen ständig didaktische Entscheidungen treffen, z. B. bezüglich der Curriculumsplanung (Welche Inhalte? Zu welchem Zeitpunkt? Wie oft, wie viel?); mit Blick auf methodische Aspekte (Passt der Stoff am besten in die Vorlesung, das Seminar, den Kurs, das Praktikum?); aber auch hinsichtlich ihres Verhaltens in der Lehrveranstaltung (Wie motiviere ich die Studierenden? Wie erkläre, frage ich? Wie baue ich die Lehrveranstaltung auf?). Bei allen diesen Fragen müssen auch Erkenntnisse zu kognitiven Prozessen berücksichtigt werden, damit die Studierenden effektiv, nachhaltig und praxisorientiert lernen können. Da das Medizinstudium zu den (mengenmäßig) wissensintensivsten Studiengängen gehört, ist die Frage, wie Wissen im Gedächtnis aufgebaut, organisiert und abgerufen wird, dabei besonders relevant. Die gerne wiederholte Karikatur, dass Medizinstudierende – falls man es von ihnen verlangen sollte – ohne großes Zögern auch bereit wären, das Telefonbuch auswendig zu lernen, hat leider einen ernsten Hintergrund. So wurde in verschiedenen Studien die Behaltensleistung insbesondere von Grundlagenwissen über den Zeitverlauf untersucht: Nach einem Jahr lag die Retentionsrate bei etwa 50 % des Ausgangsniveaus ([203], [239]), in älteren Studien lag sie etwas höher, nämlich bei etwa zwei Drittel bis drei Viertel [52]. Vor diesem Hintergrund stellt sich die Frage, wie diese Unterschiede zu erklären sind bzw. wie Wissen möglichst nachhaltig erworben werden kann. Aus der Fülle der potenziell für die Medizindidaktik interessanten kognitionspsychologischen Erkenntnisse werden nachfolgend einige Konzepte vorgestellt, die sich diesbezüglich als besonders wichtig erwiesen haben: Wiederholen, Elaboration, Transfer sowie die Cognitive Load Theory.

2.2.1 Effektives Wiederholen: Testen, Verschachteln, Verteilen

Die Tatsache, dass neu gelernte Inhalte wiederholt werden müssen, damit sie langfristig im Gedächtnis verankert werden, scheint uns aus dem Alltag bestens vertraut (vgl. [216]). Wenn wir z. B. die PIN für die Kreditkarte oder das Kennwort für den Computer lernen wollen, dann wiederholen wir diese Informationen so lange, bis sie wirklich „sitzt". Allerdings wissen wir aus dem Alltag auch, dass nicht alle neuen Inhalte wiederholt werden müssen, um dauerhaft gespeichert zu werden. Dazu gehören emotional hoch besetzte Erlebnisse (sogenannte Flashbulb Memories), die sich blitzlichtartig im Gedächtnis förmlich einbrennen, die aber auch das Verhalten dauerhaft verändern können [205], das sogenannte One-Trial-Learning (z.B. wenn man sich die Finger an der heißen Herdplatte verbrennt und daraus entsprechende Konsequenzen zieht oder wenn man eine dauerhafte Abneigung gegen bestimmte Lebensmittel entwickelt, von denen einem ein einziges Mal schlecht geworden ist) sowie manche Einsichten, die sich nur einmal erschließen müssen, um dann langfristig verfügbar zu sein. Zudem konnte in vielen Studien gezeigt werden, dass wiederholtes Lernen allein, z.B. das erneute Lesen eines Textes keine besonders effektive Methode ist, um neue Inhalte zu lernen. Vielmehr zeichnet sich auf der Grundlage empirischer Erkenntnisse ein einfacher Grundsatz ab, der wie eine wohlfeile Oberlehrerweisheit klingt: Wiederholen als Lernstrategie ist dann besonders effektiv, wenn es etwas mühsam ist, wenn es also „erwünschte Schwierigkeiten" für die Lernenden mit sich bringt [20], [257]. Drei Prinzipien haben sich dabei als zentral herausgestellt:

1) Wiederholtes Abfragen (Testing),
2) Verschachteln von Lerninhalten (Interleaving) und
3) Verteiltes Lernen (Spacing).

Wiederholtes Abfragen (Testing)

Dass der Abruf von zuvor gelerntem Material die Erinnerungsleistung in späteren Tests verbessern kann (sog. Testing-Effekt), ist in der Gedächtnisforschung seit Langem ein bekanntes Phänomen [110]. Welche Relevanz diese Einsicht für das Lehren und Lernen in Schule und Studium hat, wurde allerdings erst in jüngster Zeit systematisch untersucht [191]. So zeigte sich, dass die verbesserte Gedächtnisleistung nicht allein darauf zurückzuführen ist, dass ein Test das erneute Lernen der Inhalte ermöglicht, sondern dass der Abrufprozess selbst offensichtlich zu einer verbesserten Konsolidierung und Verfügbarkeit der Gedächtnisinhalte führt [190]. Mehrfaches, wiederholtes Testen hat sich dabei als besonders wirkungsvoll und nachhaltig erwiesen [83]. Abhängig von der Art der im Test verwendeten Aufgaben wirkt sich der Effekt dabei nicht nur auf die tatsächlich abgefragten Inhalte aus, sondern kann auch die Konsolidierung verwandter bzw. analoger Inhalte fördern [208]. Darüber hinaus wurden positive Effekte auch für höhere kognitive Leistungen wie den Transfer von Prinzipien in andere Inhaltsbereiche beschrieben [34].

Besonders interessant vor dem Hintergrund großer Studierendenzahlen ist die Tatsache, dass sich Antwortwahlaufgaben (Multiple-Choice, MC) entgegen einem weit verbreiteten Vorurteil offensichtlich ebenfalls eignen, um den Testing-Effekt hervorzubringen [145]. Dazu müssen die Distraktoren allerdings „kompetitiv" genug sein: Die richtige Lösung darf also nicht einfach nur durch Wiedererkennen gefunden werden, sondern indem die falschen Antwortmöglichkeiten aktiv ausgeschlossen werden müssen. Unter dieser Bedingung bleibt die Verbesserung der Lernleistung dann nicht auf die Reproduktion des jeweils abgefragten Wissens beschränkt, sondern führt auch zu besseren Leistungen bei nicht explizit abgefragten aber nahe verwandten Inhalten [21].

Ein wichtiger metakognitiver Aspekt des wiederholten Testens ist das Vermeiden der sogenannten „Flüssigkeitsillusion". Damit wird das Phänomen beschrieben, dass Lernende nach einer Vorlesung oder nach dem Lesen eines Textes der Meinung sind, sie hätten die darin beschriebenen Phänomene verstanden und behalten. Die Flüssigkeitsillusion, die erst ein Test als solche entlarvt, wird u.a. dadurch hervorgerufen, dass sich die Zuhörer oder Leser mit den verwendeten Begriffen vertraut fühlen und diese Vertrautheit mit eigenem Wissen und Verstehen verwechseln [117].

Verschachteln (Interleaving)

Ein weiteres wichtiges, ebenfalls empirisch gut belegtes Prinzip für erwünschte Schwierigkeiten beim Lernen ist das Verschachteln. Intuitiv lernen viele Menschen so, dass sie die Bausteine, die sie zum Verständnis eines bestimmten Themas brauchen oder die Handgriffe, die eine bestimmte Fertigkeit ausmachen, zunächst einzeln so lange lernen oder üben, bis sie diese perfekt beherrschen. Dieses geblockte Üben führt zwar dazu, dass man relativ schnell Fortschritte erzielt, allerdings ist das so erworbene Wissen bzw. die so erworbene Fertigkeit weder besonders nachhaltig verankert noch hinreichend flexibel, um etwa komplexe Probleme zu lösen. Um dieses Ziel zu erreichen, muss das Lernen von Anfang an verschachtelt, also abwechslungsreich gestaltet werden. Das bedeutet, dass ein Wechsel des Inhalts oder des Handlungsbausteins bereits erfolgt, bevor man den zunächst gelernten Baustein vollständig beherrscht. Bei der nächsten Wiederholung erfordert der Abruf der auf diese Weise gelernten Inhalte bzw. Bewegungen erheblich mehr Mühen, als das beim geblockten Lernen der Fall wäre.

Diese eigentlich erwünschte Schwierigkeit ist vermutlich der wichtigste Grund dafür, dass intuitiv – um Anstrengung zu vermeiden – eher geblockt und nicht verschachtelt gelernt wird. Gerade diese zusätzliche Anstrengung, die als Ausdruck einer umfassenderen kognitiven Leistung und Aktivierung verstanden wird, führt aber langfristig dazu, dass die Lerninhalte nicht nur nachhaltiger verankert werden, sondern auch flexibler einsetzbar sind [223].

Ein weiterer wichtiger Grund für die Vorteile des verschachtelten Lernens liegt vermutlich in der Diskrimination, also darin, dass es schneller gelingt, die definierenden bzw. typischen Charakteristika eines bestimmten Phänomens zu erkennen [192]. Insofern eignet sich das verschachtelte Lernen vor allem für solche Inhalte, bei denen es auf die Differenzierung zwischen verschiedenen Entitäten ankommt, wie das in der Medizin z. B. bei der Auswertung von EKGs der Fall ist oder bei anderen differenzialdiagnostischen Entscheidungen [95]. Für das Lernen motorischer Aufgaben konnte gezeigt werden, dass geblocktes bzw. verschachteltes Lernen zur Aktivierung jeweils anderer kortikaler Hirnareale führt, die gut zu den Charakteristika der daraus jeweils resultierenden Lernergebnisse passt [116].

Verteilen (Spacing)

Außer dem wiederholten Testen und der Verschachtelung spielt auch die zeitliche Struktur des Wiederholens eine entscheidende Rolle für die Nachhaltigkeit des Gelernten. Bereits Hermann Ebbinghaus (1850–1909), ein Pionier der experimentellen Gedächtnisforschung, beschrieb den sogenannten Spacing-Effekt: Wird das Lernen statt in einer langen Sitzung in mehreren, über die Zeit verteilten Sitzungen durchgeführt, dann sind weniger Wiederholungen notwendig, um das gleiche Lernergebnis zu erzielen.

Eine sehr bekannte praktische Anwendung dieses Prinzips ist die sogenannte „Leitner-Box" – benannt nach dem Wissenschaftsjournalisten Sebastian Leitner, dessen Buch „So lernt man Lernen" 1972 erstmals erschien –, in der Karteikarten mit Lerninhalten in unterschiedlich große Fächer sortiert und damit in bestimmten, zeitlich zunehmend längeren Abständen wiederholt werden.

Für die Erkenntnis, dass verteiltes Lernen effektiver ist als geballtes Lernen, gibt es eine Fülle von Belegen aus empirischen Studien ([33], [132]), wie das folgende Beispiel aus der Medizin illustriert: In einer Studie mit Weiterbildungsassistenten in der Chirurgie lernten die Teilnehmenden an einem Modell, Gefäßanastomosen anzufertigen [166]. Dies geschah entweder durch wöchentliche Sitzungen verteilt über vier Wochen oder durch dieselbe Anzahl von Trainingseinheiten an einem einzigen Tag (mit Pausen). Die Trainings- und Übungszeit war in beiden Gruppen jeweils gleich. In beiden

Gruppen zeigte sich ein Lernzuwachs, der zudem in beiden Gruppen unmittelbar nach dem Training in etwa gleich groß war. Einen Monat nach dem Training zeigten die Teilnehmer, die verteilt gelernt hatten allerdings nicht nur eine bessere Leistung am Modell, sondern auch eine bessere Transferleistung, als sie die gelernten Techniken an lebenden Ratten anwenden mussten. In der Gruppe, die geballt gelernt hatte, beschädigten drei der Teilnehmer darüber hinaus bei diesem Transfertest die Gefäße so stark, dass sie die Operation abbrechen mussten, während alle Teilnehmer, die verteilt gelernt hatten, die Operation erfolgreich zu Ende brachten.

Erklärt wird die Überlegenheit des verteilten Lernens zum einen damit, dass die Konsolidierung von Gedächtnisinhalten im Langzeitgedächtnis Stunden oder gar Tage dauern kann. Während dieser Zeit werden die neu gelernten Inhalte mental weiter prozessiert, es findet dabei gewissermaßen ein „inneres" Üben statt. Zum anderen führt der wiederholte Abruf - durch den Testing-Effekt - zu einer verstärkten Aktivierung und damit Verankerung des Gelernten. Erneut zeigt sich, dass die größere Mühe, die notwendig ist, um nach einer Woche (im Gegensatz zu wenigen Minuten) die Bewegung wieder zu erinnern, langfristig zu einer besseren Leistung führt.

Diese grundlegenden Erkenntnisse zum nachhaltigen Lernen haben unmittelbare Konsequenzen für die Gestaltung der Lehre. Zwar könnte man einwenden, dass alle der hier beschriebenen Prinzipien in erster Linie das Lernen der Studierenden betreffen, das diese selbst gestalten können und müssen. Eine lernfreundlich gestaltete Lehre kann diesen Prozess allerdings erheblich erleichtern und unterstützen. Angesichts der Erkenntnisse zum Testing-Effekt könnte man z. B. die vielfach immer noch gängige Praxis in Frage stellen, Prüfungen selten - etwa am Ende des Semesters oder Studienjahrs -, dafür aber sehr umfangreich zu gestalten. Denn das führt bei den Studierenden in der Regel zu geballtem Lernen, mit den bekannten negativen Folgen. Für die Nachhaltigkeit, die Flexibilität und die Praxistauglichkeit des Wissens wäre es wesentlich besser, in regelmäßigen Abständen kleinere Prüfungen durchzuführen und diese - als weiteren Anreiz zum Lernen - auch zumindest anteilig in die Gesamtleistung miteinzubeziehen. Der Spacing-Effekt wiederum könnte Anlass sein zu überprüfen, inwieweit manche Praktika oder Kurse, die aus organisatorischen Gründen gerne in geblockter Form stattfinden, nicht besser in kleinere Einheiten aufgeteilt werden, weil sich damit auf lange Sicht aufgrund der größeren Nachhaltigkeit des Gelernten möglicherweise wieder Ressourcen einsparen lassen.

Werkzeugkasten 2 fasst die wichtigsten praktischen Aspekte nochmals zusammen.

Werkzeugkasten 2

Testen – Verschachteln – Verteilen: Die wichtigsten Prinzipien

- **Zunehmend längere Pausenintervalle zwischen den Wiederholungen einlegen:** Regelmäßiges Wiederholen ist umso effektiver, je länger die Pausenintervalle zwischen den Wiederholungsterminen sind. Zu lang dürfen die Pausen aber auch nicht sein, weil ansonsten bereits zu viele Inhalte wieder vergessen sind. Da mit jeder Wiederholung mehr Inhalte behalten werden können, folgt daraus, dass die Intervalle zwischen den Wiederholungen orientiert am Lernfortschritt immer weiter ausgedehnt werden sollten.
- **Längerdauernde Phasen intensiven (Prüfungs-)Lernens vermeiden:** Inhalte, die mit hoher Intensität in kurzer Zeit gelernt werden, bleiben schlechter hängen. Besser ist verteiltes Lernen und Wiederholen (z. B. regelmäßige Wiederholungen vorausgegangener Inhalte zu Beginn der Lehrveranstaltung). Daraus folgt auch, dass die Effektivität einer Lehrveranstaltung nicht am kurzfristig zu messenden Lernerfolg der Studierenden beurteilt werden sollte, sondern an der langfristig verfügbaren Kom-

petenz. Kurzfristig messbare Lernfortschritte können sogar ungünstige Folgen für die Langzeitverfügbarkeit von Wissen und Fertigkeiten haben (Übersicht bei [10]).

- **Wiederholungen abwechslungsreich gestalten:** Wiederholungen sind umso effektiver, je mehr Variation sie beinhalten. Hier gelten die gleichen Prinzipien wie für den Wissenstransfer (s. Kap. 2.2.3), d.h. Inhalte sollten in verschiedenen Kontexten, aus unterschiedlichen Perspektiven und unter wechselnden Aufgabenstellungen wiederholt werden.
- **Regelmäßige Lernerfolgskontrollen durchführen:** Mehrere, verteilte Prüfungen sind besser als eine umfassende Prüfung am Ende des Semesters, weil diese eher typisches und für die Nachhaltigkeit ungünstiges Prüfungslernen induziert. Ein Prüfungsformat, was diesem Prinzip folgt ist der Progress-Test (s. Kap. 5.4.8).

2.2.2 Elaborieren – Inhalte entwickeln

Eine weitere, für Lehren und Lernen wichtige Erkenntnis der Gedächtnispsychologie ist die, dass es vor allem die bedeutungsvolle Verarbeitung von Inhalten ist, die eine dauerhafte Speicherung ermöglicht (Übersicht bei [2]). Als besonders wichtig hat sich dabei die Verarbeitungstiefe herausgestellt. Je „tiefer“, d.h. bedeutungshaltiger Informationen aufgearbeitet werden, umso besser werden sie behalten.

Ein Beispiel [105]: In einem kognitionspsychologischen Experiment mussten Personen 24 Wörter lernen, die ihnen jeweils drei Sekunden lang dargeboten wurden. Während die eine Gruppe angewiesen wurde, darauf zu achten, ob in dem jeweiligen Wort die Buchstaben „e“ oder „g“ vorkommen, wurde die andere Gruppe gebeten zu entscheiden, ob ihnen das Wort angenehm oder unangenehm ist. In beiden Gruppen wurden jeweils noch zwei Untergruppen gebildet: Dabei wurde einer Gruppe gesagt, dass es das Ziel des Experiments sei, die dargebotenen Wörter zu lernen, die anderen Gruppe erhielt keine weiteren Informationen über den Hintergrund des Experiments. Schließlich wurden alle Gruppen im Hinblick auf ihre Leistung bei der Wiedergabe der dargebotenen Wörter getestet. Das Experiment erbrachte zwei wichtige Ergebnisse:

- Zum einen wurde festgestellt, dass die Personen, die entscheiden mussten, ob die Wörter angenehm oder unangenehm waren, fast doppelt so viele Wörter wiedergeben konnten wie die Personen, welche die Wörter auf „e“ und „g“ überprüft hatten.
- Zum anderen war dieses Ergebnis unabhängig davon, ob die Personen meinten, das Ziel des Experiments sei es, die Wörter zu lernen oder ob sie diese Informationen nicht bekommen hatten.

Das heißt: Für die dauerhafte Speicherung kommt es offenbar kaum darauf an, ob man die Absicht hat, etwas zu lernen, wohl aber darauf, wie intensiv man sich mit den jeweiligen Inhalten auseinandersetzt. Denn die Entscheidung, ob das Wort angenehm oder unangenehm ist, erfordert im Gegensatz zu der rein oberflächlichen Buchstabenprüfung eine elaboriertere Auseinandersetzung: Eine Person assoziiert dazu vielleicht ein Erlebnis, eine persönliche Erinnerung, eine andere malt sich in der Fantasie eine Szene aus, in der das betreffende Wort eine Rolle spielen könnte. Zahlreiche ähnliche Experimente haben seither diesen Zusammenhang bestätigt: Je tiefer die Elaboration eines neu zu lernenden Inhalts ist, desto besser wird er behalten [2].

Verknüpfen mit Vorwissen

Eines der wichtigsten Elaborations-Prinzipien, das für nachhaltiges Behalten ebenso bedeutsam ist wie für den effizienten Abruf von Gedächtnisinhalten, ist die Verknüpfung mit dem bereits vorhandenen Vorwissen. Der gängigen kognitionspsychologischen Vorstellung nach

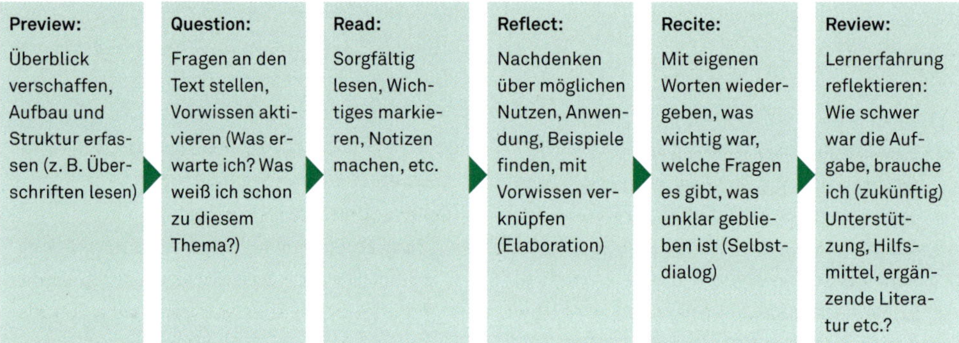

Abbildung 2-2: Die PQ4R-Technik (nach [224]).

werden dabei neue Informationen in bereits bestehende Wissensnetzwerke integriert, wo sie leichter zugänglich sind, als wenn sie ohne Verbindung einfach nur „abgelegt" würden.

Als Vergleich könnte man vielleicht die Suchmaschine Google heranziehen. Ein wichtiges Kriterium dafür, wie schnell eine Internet-Seite gefunden wird, bzw. wie weit oben sie unter den Suchergebnissen auftaucht, ist das Ausmaß ihrer „Verlinkung": Verweisen viele Links auf eine Seite, wird sie schneller gefunden und höher gerankt als Seiten, auf die nur wenig verwiesen wird. Entsprechend werden Wissensinhalte im Gedächtnis schneller gefunden und länger behalten, je stärker sie in verschiedene Wissensnetzwerke integriert sind.

Insgesamt gehören Vorwissen und Wissensaktivierung zu den wichtigsten Bedingungsfaktoren erfolgreichen Lernens; das konnte auch in empirischen Studien nachgewiesen werden ([56], vgl. auch [201]): Studierende der Medizin im ersten Semester sollten im Selbststudium einen Text über Blutdruckregulation lernen. Vor der Lektüre sollten sie einen Patientenfall für 30 Minuten in Kleingruppen diskutieren. Die eine Hälfte der Studierenden diskutierte einen Fall mit inhaltlichem Bezug zum Thema, die andere Gruppe einen Fall, der keinen inhaltlichen Bezug zum Thema des Textes aufwies. Nach der anschließenden Lektüre des Textes wurden die Studierenden gebeten, alles aufzuschreiben, was sie von dem Text behalten hatten. Das Ergebnis ist kaum verwunderlich: Die Gruppe, die zuvor einen entsprechenden Fall diskutiert und damit ihr Vorwissen aktiviert hatte, konnte signifikant mehr Inhalte reproduzieren als die Vergleichsgruppe.

Vorwissen aktivieren

Aus diesen Erkenntnissen lassen sich Maximen sowohl für das Lernen als auch für das Lehren ableiten. Egal, ob man sich neue Inhalte selbst erarbeitet oder ob einem solche, etwa in der Vorlesung, dargeboten werden – der erste Lernschritt sollte immer die Frage sein, welches Vorwissen dazu bereits vorhanden ist. Studierende können sich beim Lesen neuer Texte etwa mit Hilfe der PQ4R-Technik (Abbildung 2-2) ein Vorgehen aneignen, mit dem sie sich selbst zur Elaboration der Textinhalte und vor allem zur Aktivierung von Vorwissen anhalten.

Aber auch die Lehrenden sollten es sich zu eigen machen, unabhängig vom jeweiligen Veranstaltungsformat, die Aktivierung von Vorwissen als einen wesentlichen Lernschritt immer vorzusehen. Dazu können verschiedene Methoden verwendet werden, die sich danach unterscheiden lassen, wie offen bzw. spezifisch sie die jeweiligen Wissensbestände aktivieren (Werkzeugkasten 3).

Werkzeugkasten 3

Methoden, um Vorwissen zu aktivieren (nach [129])

Offene Aktivierung:

- *Brainstorming:* z.B. bei Einführung eines neuen Themas. Die Studierenden werden aufgefordert, spontane Ideen und vorhandenes Wissen zu einem Thema zu äußern. Die genannten Aspekte werden zunächst nur gesammelt und nicht weiter kommentiert. Eventuell können sie in einem zweiten Schritt zu Kategorien, Clustern, etc. geordnet werden, um daraus eine Struktur für den weiteren Verlauf der Veranstaltung zu gewinnen. Medien: Flipchart, Tafel, Pinnwand und Moderationskarten (v.a., wenn weiter mit den Ideen gearbeitet werden soll).
- *Mappingverfahren (z.B. Mind-Map):* im Grunde die strukturierte Variante des Brainstormings, da hier bereits während der Assoziationsphase Strukturen entstehen sollen (z.B. auf einer großen Schreibfläche an der Pinnwand), indem die Teilnehmer ihre Einfälle an bereits vorhandene Ideen anknüpfen. Dadurch entsteht zugleich auch eine strukturierte Visualisierung. Medien: Pinnwand oder Tafel.
- *Erfahrungen berichten lassen:* z.B. zum Einstieg in ein Thema. Hier werden insbesondere subjektive Konzepte und Überzeugungen aktiviert, die dann mit den zu lernenden wissenschaftlichen Aspekten verknüpft bzw. durch diese korrigiert und ergänzt werden können. Eignet sich auch zur Motivation der Studierenden, da gleich zu Anfang die Relevanz der Inhalte für ihren Alltag thematisiert wird. Medien: eventuell Pinnwand und Moderationskarten für Stichwörter.
- *Fragen, Hypothesen, Erklärungen, Beispiele generieren lassen:* Diese Technik wird z.B. beim problemorientierten Lernen als ein eigener Schritt umgesetzt (s. Kap. 4.3.2). Auch die PQ4R-Technik (Abbildung 2-2) zum Lesen neuer Texte macht davon Gebrauch. Insgesamt ist es bei dieser Methode besonders wichtig, dass falsche Hypothesen im Lauf des Lernprozesses bewusst und gezielt korrigiert werden. Medien: keine erforderlich, eventuell Pinnwand und Moderationskarten für Stichwörter.

Fokussiertere Aktivierung:

- *kognitive Vorstrukturierung:* Vor den eigentlichen Inhalten werden strukturierende Informationen gegeben, sogenannte Advance Organizer, die bei einem Text oder bei einem Vortrag auf das vorbereiten, was gleich folgen wird [156]. Der Advance Organizer sollte im Sinne einer Einführung oder auch nur Überschrift auf die folgenden Inhalte vorbereiten, für die er einen Rahmen oder ein Gerüst bietet. Er muss dazu auf einem höheren Abstraktionsniveau formuliert sein als die eigentlichen Inhalte, z.B.: „In den folgenden Abschnitten lernen Sie drei verschiedene Methoden für X kennen." Auch ein bereits bekanntes Modell oder ein Vergleich können als Advance Organizer verwendet werden, weil die Lernenden dann die folgenden Elemente analog dazu zusammensetzen und aufeinander beziehen können.
- *Fragen stellen:* Auch damit wird eine gezielte Aktivierung von Vorwissen geleistet, wobei durch die Art der Frage die Intensität der erforderlichen Aktivität beim Lernenden entscheidend beeinflusst werden kann (s. Kap. 4.3.1).
- *Fallbeispiele:* Insbesondere in der Medizin ist die Arbeit mit Fällen sehr gut geeignet, um an Erfahrungen oder Vorwissen der Studierenden anzuknüpfen. Wichtig dabei ist die Verwendung mehrerer, möglichst auch kontrastierender Fälle, weil insbesondere Neulinge dazu neigen, besonders auf die Oberflächenmerkmale eines Falles zu achten (s. Kap. 2.2.3).
- *Analogien:* Analogien werden meist benutzt, um strukturelle Gemeinsamkeiten von zwei ansonsten sehr unterschiedlichen Sachverhalten zu verdeutlichen. Damit kann z.B. Vorwissen aus einem Bereich ge-

nutzt werden, um einen anderen Themenbereich zu erschließen. Allerdings ist es für Studierende meist nicht leicht, die Analogie zu erkennen, sodass sie deutlich herausgearbeitet werden muss (Beispiel s. Kap. 2.2.3).

2.2.3 Transfer – Wissen flexibilisieren

Eines der wichtigsten Ziele der medizinischen Ausbildung ist es, Kenntnisse und Fähigkeiten zu vermitteln, die zur Problemlösung im ärztlichen Alltag eingesetzt werden können. Das gilt nicht nur für die klinischen Disziplinen, sondern auch für die Grundlagenfächer. So wird beispielsweise der große Stellenwert der Naturwissenschaften in der ärztlichen Ausbildung auch damit gerechtfertigt, dass das dort vermittelte methodische und schlussfolgernde Denken für die ärztliche Tätigkeit von großer Bedeutung sei (s. Kap. 4.3.3). Die Frage, ob ein solcher Transfer vom Labor an das Krankenbett tatsächlich stattfindet, ist allerdings gar nicht einfach zu beantworten. Denn selbst bei augenscheinlich naheliegenden Gegenstandsbereichen gelingt ein Transfer nicht immer zuverlässig, z.B. wenn es darum geht, während des chirurgischen Praktikums bei einer Operation das in der Vorklinik erworbene anatomische Wissen anzuwenden [25]. Auch in wissenschaftlichen Untersuchungen zum klinischen Denken, dessen Kern darin besteht, aus den Schilderungen eines Patienten und eventuell vorliegenden Untersuchungsergebnissen die richtigen Verdachtsdiagnosen abzuleiten, zeigt sich das Transferproblem: Bereits die ersten diesbezüglichen Studien erbrachten entgegen der Erwartung, man könne so etwas wie Problemlösekompetenz trainieren, den Befund, dass die Leistungen einer Person bei unterschiedlich gelagerten Fällen kaum korrelieren [65]. Das heißt: Lagen die Studierenden in einem Fall richtig mit der Diagnose, so konnte daraus typischerweise keine Voraussage über ihre Leistung bei anderen Fällen abgeleitet werden. Diese Ergebnisse können, so zeigten weitere Studien, nicht einfach auf fehlendes Wissen zurückgeführt werden, sondern sind tatsächlich darin begründet, dass offenbar nicht erkannt wird, dass ein bestimmtes Problem mit bereits vorhandenem Wissen und Strategien gelöst werden kann (Überblick bei [71]).

Die Transferproblematik ist aber nicht nur auf die medizinische Ausbildung beschränkt, sondern stellt ein ganz grundsätzliches Problem für alle Lern- und Trainingsmaßnahmen auch in Fort- und Weiterbildungskontexten dar [32]. Die grundlegende Frage ist dabei immer die, inwieweit bzw. in welchem Umfang Wissen oder Kompetenzen, die in einem Lern- bzw. Trainingszusammenhang erworben wurden, die spätere Leistung bzw. das Verhalten in der Praxis verbessern und beeinflussen können ([23], [54]).

Formal wird Transfer zum einen nach der Richtung unterschieden (vorwärts vs. rückwärts) und zum anderen nach der Distanz zwischen den betreffenden Gegenstandsbereichen (nah vs. fern) [194]:

- Naher Transfer findet zwischen sehr ähnlichen Situationen statt: Wenn man z.B. gelernt hat, Auto zu fahren, kommt man nach kurzer, kaum bewusst verlaufender Eingewöhnungszeit, in der Regel mit verschiedenen Modellen problemlos zurecht.
- Ferner Transfer dagegen findet dann statt, wenn in einer neuartigen Situation bewusst nach bereits bekannten Elementen gesucht werden muss, um zuvor erworbene Kenntnisse anwenden zu können, z.B. wenn man zusätzlich zum Auto- auch noch den Motorradführerschein macht [11].
- Von vorwärtsgerichtetem Transfer spricht man dann, wenn es darum geht, Wissen so zu lernen, dass es zu einem späteren Zeitpunkt anwendbar ist. Dabei geht es in erster Linie um die Frage, wie gelernt werden muss, damit das Wissen bereits entsprechend flexibel und möglichst wenig kontextgebunden zur Verfügung steht.

- Von rückwärtsgerichtetem Transfer spricht man dann, wenn es darum geht, in einer Anwendungssituation nach bereits vorhandenem Wissen und Lösungsstrategien zu suchen, die zur Lösung einer aktuellen Aufgabe eingesetzt werden können.

Neben der bisher dargestellten, klassischen Sichtweise von Transfer, als der Fähigkeit, die in einer Situation erworbenen Kenntnisse und Fertigkeiten zur Lösung von Problemen in einer anderen Situation einzusetzen, gibt es noch eine weitere Auffassung, die für das Lernen in der medizinischen Ausbildung besonders relevant ist. Demnach findet Transfer nicht nur dann statt, wenn Individuen ihr Wissen *aus* einer bestimmten Situation nutzen, um neuartige Probleme zu lösen, sondern auch dann, wenn sie ihr Wissen *in* einer neuartigen Situation benutzen, um etwas zu lernen. Insofern könnte man hier von Auswärts- (transfer out) und Einwärts-Transfer (transfer in) sprechen [206]. Einwärts-Transfer findet immer dann statt, wenn erworbene Kenntnisse und Fertigkeiten das Lernen in nachfolgenden Situationen erleichtern und effizienter machen, daher wird diese Form des Transfers in der Literatur auch als Vorbereitung für zukünftiges Lernen (Preparation for Future Learning, PFL) bezeichnet. Die Zielgröße, um erfolgreichen Transfer zu messen wäre hier somit der Lernerfolg und nicht erst das erfolgreiche Bewältigen von neuartigen Aufgaben.

Dieses Transferkonzept ist für die medizinische Ausbildung deshalb interessant, weil es z.B. neue Perspektiven auf das Problem der Verbindung von Grundlagenwissen und klinischem Wissen ermöglicht [35]. Denn die Frage, welchen Nutzen etwa das naturwissenschaftliche Grundlagenwissen für die ärztliche Tätigkeit hat, und in welchem Umfang und mit welcher Didaktik es daher in die medizinische Ausbildung integriert werden muss, wird immer wieder kontrovers diskutiert. Wie erste Befunde zeigen, trägt Grundlagenwissen vermutlich nicht direkt zu besseren klinischen Kompetenzen bei, es könnte aber das Lernen von klinischen Konzepten und damit von klinischen Kompetenzen erleichtern (s. Kap. 4.3.3) [169]: In einer Studie lernten Medizinstudierende während einer ersten Lernphase zunächst typische neurologische Syndrome. Eine Gruppe erhielt nur die klinische Beschreibung der Symptome, die andere Gruppe zusätzlich kurze grundlagenwissenschaftliche Erklärungen dazu. In einer zweiten Lernphase erhielten beide Gruppen identische, ausschließlich klinische Beschreibungen neurologischer Erkrankungen, bei denen die zuvor gelernten Syndrome typischerweise auftreten. Nach der ersten und zweiten Lernphase absolvierten beide Gruppen jeweils einen Wissenstest (MC-Fragen ausschließlich zu den klinischen Inhalten) und einen Diagnostiktest, bei dem zu jeweils 16 verschiedenen Fallbeschreibungen die vermutete Diagnose genannt werden musste. Während beide Gruppen nach der ersten Lernphase identische Ergebnisse erzielten, war nach der zweiten Lernphase die Gruppe, die in der ersten Lernphase zusätzlich die grundlagenwissenschaftlichen Erklärungen erhalten hatte, deutlich besser und zwar ausschließlich bei der Diagnostikaufgabe (beim Wissenstest gab es keine Unterschiede). Diese Ergebnisse, die Befunde aus nichtmedizinischen Studien replizieren, zeigen somit, dass das Grundlagenwissen offensichtlich das Lernen klinischer Inhalte erleichtert hat und dann sekundär auch zu einem Auswärts-Transfer, d.h. einem besseren klinischen Problemlösen führt.

Eine weitere wichtige kognitive Voraussetzung, damit ein Transfer der Fähigkeit, einen bestimmten Fall bzw. eine bestimmte Klasse von Problemen zu lösen, stattfinden kann, muss eine Person erst erkennen, dass zwei Probleme Gemeinsamkeiten aufweisen – und zwar nicht in erster Linie hinsichtlich ihrer oberflächlichen, offen zutage liegenden Merkmale, sondern vor allem im Hinblick auf ihre Tiefenstruktur, ihre inneren Prinzipien und Gesetzmäßigkeiten. Diese gedankliche Leistung ist vor allem für Neulinge in einem bestimmten Wissensbereich sehr schwer zu vollbringen, weil sie aufgrund der Vielzahl an potenziell wichtigen Informationen nicht wissen, worauf sie besonders achten müssen und sich daher in der Regel zu stark an oberflächlichen Ähnlichkeiten orientieren. Erst durch eine intensivere Auseinandersetzung mit zahlreichen Fällen eines bestimmten Typs entsteht ein von den konkreten Gegebenheiten losgelöstes Wissen, das es ermöglicht, strukturelle Gemeinsamkeiten zu erkennen.

Wichtig ist in diesem Zusammenhang die Unterscheidung zwischen abstraktem und abstrahiertem Wissen [1]. Abstraktes Wissen wird dadurch erworben, das Prinzipien und Gesetzmäßigkeiten direkt gelernt werden, während abstrahiertes Wissen durch den Vergleich verschiedener Beispiele entsteht, deren Gemeinsamkeiten nach und nach deutlicher hervortreten. Das Resultat des Lernens ist auf den ersten Blick dasselbe, nämlich Wissen über bestimmte Inhalte und Strukturen. Wenn es aber darum geht, dieses Wissen zur Problemlösung einzusetzen, dann zeigt sich, dass abstraktes Wissen häufig träge bleibt. Das heißt, es kann zwar in abstrakter Form wiedergegeben werden (z. B. in einer Klausur), jedoch kann es nur schwer mobilisiert werden, um neue Aufgaben zu lösen [91]. Das illustriert eine ältere Studie mit Assistenzärztinnen und -ärzten, in der diese zwar über das für die Diagnose einer Pyelonephritis notwendige Wissen verfügten (gemessen in einem Multiple-Choice-Test), dass sie aber nur bei der Hälfte aller Patient:innen, bei denen entsprechende Hinweise auf diese Erkrankung vorlagen, die richtigen diagnostischen Schlüsse zogen [86]. Diese Ergebnisse zeigen sehr deutlich, dass es beim Wissenserwerb offensichtlich nicht nur auf die Inhalte ankommt, sondern auch auf die Qualität des Lernprozesses selbst und die daraus resultierende Wissensorganisation.

Um den Erwerb transferfähigen Wissens zu fördern, sind aufbauend auf den Erkenntnissen der kognitiven und pädagogischen Psychologie die folgenden Aspekte wichtig, die auch als transfergemäße Verarbeitung (Transfer-appropriate Processing, TAP) bezeichnet werden [131].

Ausreichende Lernzeit

Je besser eine bestimmte gedankliche oder motorische Fertigkeit beherrscht wird, je tiefer das Wissen in einem bestimmten Bereich ist, desto leichter gelingt auch der Transfer. Wie zudem die Überlegungen zum abstrahierten Wissen zeigen, kommt es beim Erwerb von flexibel einsetzbarem Wissen auf die aktive Auseinandersetzung mit verschiedenen Aufgaben, Problemen und Fällen eines bestimmten Inhaltsbereichs an. Beide Bedingungen lassen sich nur dann erfüllen, wenn ausreichende Lernzeit zur Verfügung steht.

Kontrastierende Beispiele

Um Tiefenstrukturen und Prinzipien zu erkennen, eignet sich insbesondere das Lernen mit kontrastierenden Beispielen (Interleaving, s. Kap. 2.2.1, [95]): In einer Studie zur EKG-Diagnostik wurden Studierende im ersten Semester Medizin in zwei Gruppen aufgeteilt. Beide Gruppen erhielten zunächst eine identische Einführung in EKG-Veränderungen bei drei verschiedenen Erkrankungen. In einer daran anschließenden Praxisphase konnten sie diese Veränderungen an weiteren EKGs üben. In der einen Gruppe wurde diese Übungsphase so organisiert, dass jeweils nach der Darstellung eines bestimmten Krankheitsbildes an vier dazu passenden Beispielen geübt wurde. In der zweiten Gruppe wurden erst alle krankheitsbedingten Veränderungen vorgestellt, dann übten die Studierenden an den zwölf EKGs, die auch in der ersten Gruppe verwendet wurden, allerdings in gemischter Reihenfolge. Die Studierenden sollten dabei besonders auf die Unterschiede zwischen den verschiedenen infrage kommenden Diagnosen achten. Anschließend wurden alle Studierenden an sechs unbekannten EKGs auf ihre diagnostische Leistung getestet. Dabei waren die Studierenden, die mit den zwölf gemischten EKGs geübt hatten, signifikant besser als diejenigen, die kategorienspezifisch geübt hatten. Offensichtlich hilft der Vergleich von Ähnlichkeiten und Unterschieden dabei, die Tiefenstruktur eines bestimmten Problems zu erkennen.

Rückmeldungen zum Lernen

Lernende müssen eine Vorstellung davon entwickeln, wie weit beziehungsweise wie tief ihr Verständnis in einem bestimmten Bereich bereits ist. Neben dem Lernen an kontrastierenden Beispielen ist hier auch das Wissen über den Nutzen, den der Transfer des Wissens in einen anderen Kontext haben kann, ein wichtiges Lernprinzip. Die Realisierung kann allerdings in der Praxis bereits daran scheitern, dass die Lehrenden selbst nicht genau wissen, wie die Kenntnisse, die in ihren Lehrveranstaltungen erworben werden, später angewandt werden müssen. Dieses Problem besteht in der ärztlichen Ausbildung besonders während des „ersten Studienabschnitts" (der trotz dieser Umbenennung in vielen Fällen tatsächlich noch eine „Vorklinik" ist), weil die Lehrenden hier in aller Regel selbst keine medizinische Ausbildung haben, geschweige denn über klinische Erfahrung verfügen. Insofern ist fraglich, inwieweit sie selbst über eine genaue Kenntnis des Transferproblems und möglicher Lösungsstrategien verfügen. Aber auch im klinischen Studienabschnitt müssen die Lehrenden sich mit dem Transfer (hier vor allem dem rückwärtsgerichteten) und möglichen Lösungsstrategien auseinandersetzen. Dies setzt voraus, dass sie selbst über Kenntnisse verfügen, wie Grundlagenwissen aktiviert werden kann, um den Erwerb klinischer Konzepte zu fördern (vgl. [25]).

Dekontextualisierung

Ein weiteres Hindernis für Wissenstransfer ist die Tatsache, dass Inhalte nicht neutral gespeichert werden, sondern immer im Zusammenhang mit dem Kontext, in dem sie erworben wurden. Ein berühmtes Experiment der Gedächtnisforschung zeigt diesen Effekt recht drastisch: Taucher mussten Wortlisten auswendig lernen, und zwar einmal an Land und einmal unter Wasser; anschließend prüfte man ihre Behaltensleistung, und zwar ebenfalls einmal an Land und einmal unter Wasser. Interessanterweise waren die Ergebnisse dann am besten, wenn Lern- und Testumgebung übereinstimmte. Das heißt: Die Taucher, die an Land gelernt hatten, konnten dort mehr Wörter reproduzieren als unter Wasser und umgekehrt. Dieses Ergebnis ist einigermaßen verblüffend, denn die Vokabeln hatten mit dem Lernkontext inhaltlich nichts zu tun. Es zeigt aber, dass Menschen Informationen eben nicht neutral verarbeiten, sondern dass sie dabei von ihren Gefühlen, Wahrnehmungen, Fantasien und Vorstellungen beeinflusst werden.

Wissensinhalte werden also immer zusammen mit dem Kontext, in dem sie gelernt wurden, gespeichert. „Kontext" kann sich dabei wie im Beispiel auf die äußeren Umstände der Lernumgebung beziehen, er umfasst aber auch die inhaltlichen Aspekte, in die das Wissen eingebettet ist (z.B. die Fallgeschichte einer Patientin oder eines Patienten), die Form der Aufgabenstellung (ist ein Problem zu lösen oder wird der Stoff systematisch dargeboten?) sowie die Art der Aktivität, die von den Studierenden verlangt wird (z.B. sich in einer klinischen Situation angemessen zu verhalten oder in einer Kleingruppe etwas zu erarbeiten) (vgl. [124]).

Damit der Wissenstransfer trotzdem gelingt, muss das Wissen dekontextualisiert werden. Dazu können unterschiedliche Strategien eingesetzt werden, indem z.B. der gleiche Inhalt in unterschiedlichen Kontexten, etwa mittels verschiedener Fälle präsentiert wird. Ein weiteres hilfreiches Prinzip sind Fragen, die auf eine Veränderung des Kontextes abzielen, z.B. „Was wäre, wenn der Patient zehn Jahre älter wäre?", „Was wäre, wenn eine Frau (statt einem Mann) mit diesen Symptomen käme?", „Was wäre, wenn Sie diesen Patienten nicht hier in der Klinik, sondern in einer Hausarztpraxis sehen würden?". Solche verschiedenen Perspektiven lassen sich z. B. auch in parallelen Kleingruppen erarbeiten, deren Ergebnisse dann miteinander verglichen werden.

Analogien

Auch Analogien können helfen, die Tiefenstruktur eines bestimmten Problems zu erkennen. Ein bekanntes Beispiel ist das „Bestrahlungs-Problem" [81]. College-Studenten erhielten dabei zunächst die folgende militärische Fallgeschichte, die sie sich merken sollten: „Ein General möchte eine Festung erobern. Von dieser Festung führen mehrere Straßen sternförmig ins Umland. Alle diese Straßen sind vermint, sodass zwar kleinere Soldatengruppen sicher darüber marschieren könnten, größere Gewichte aber eine Detonation auslösen würden. Daher ist ein direkter Angriff in voller Truppenstärke ausgeschlossen. Der General löst das Problem damit, dass er seine Truppe auf mehrere kleine Gruppen verteilt, welche die Festung über die verschiedenen Zugangswege gleichzeitig angreifen."

Nachdem die Studierenden diesen Text bearbeitet hatten, erhielten sie die Aufgabe, das folgende Problem zu lösen: „Sie sind der Arzt eines Patienten mit einem bösartigen Tumor, der nicht operiert werden kann. Wenn aber der Tumor nicht zerstört wird, muss der Patient sterben. Es gibt die Möglichkeit, den Tumor mit Strahlen zu zerstören. Wenn die Strahlen direkt auf den Tumor gerichtet werden, wird der Tumor zerstört, allerdings wird auch das umgebende Gewebe geschädigt. Wenn die Strahlung schwächer ist, dann bleibt das umgebende Gewebe intakt aber auch der Tumor bleibt erhalten. Wie müsste man vorgehen, um den Tumor durch die Strahlen zu zerstören und gleichzeitig das umgebende Gewebe zu erhalten?"

Von den Studierenden konnten nur wenige dieses Problem spontan lösen. Erst als man sie explizit dazu aufforderte, das Festungs-Beispiel zu Hilfe zu nehmen, waren über 90 Prozent dazu in der Lage. Dieses Beispiel verdeutlicht somit zweierlei: Zum einen, dass Analogien hilfreich sein können, um den Transfer zu fördern. Zum anderen wird aber auch deutlich, dass dazu gezielte Hilfestellungen notwendig sind, um die Gemeinsamkeiten überhaupt erst zu entdecken.

Prüfen

Der in Kap. 2.2.1 dargestellte Testing-Effekt trägt offensichtlich nicht nur zu einer besseren und nachhaltigeren Behaltensleistung bei, sondern er kann auch den Transfer von Wissen erleichtern [179]. Das zeigte sich z. B. in einer Studie zum Lernen neurologischer Krankheitsbilder [137]: Studierende sollten dabei die wichtigsten Aspekte für die Anamnese, die fokussierte körperliche Untersuchung und die Beratung von Kranken bei drei Störungsbildern lernen (Migräne, Krampfanfälle, Myasthenia gravis). Alle Studierenden erhielten zunächst eine zweistündige einführende Lehrveranstaltung zu diesen Themen und hatten dann in wöchentlichem Abstand drei weitere Trainingseinheiten, bei denen sie

- zu den Krankheitsbildern ein Informationsblatt studieren konnten (Gruppe 1),
- einen schriftlichen Test mit Kurzantworten absolvieren mussten (Gruppe 2)
- oder eine praktische Prüfung an einem Simulationspatienten (SP) ablegten (Gruppe 3).

Die Studierenden wurden zufällig so auf die drei Bedingungen verteilt, dass sie jedes Krankheitsbild in einem jeweils anderen Modus lernten. In einem abschließenden Test wurden alle Studierenden zu jedem Thema zunächst an einem – nicht aus der Lernphase bekannten – SP geprüft und mussten dann noch einen schriftlichen Test ablegen. Dabei zeigte sich, dass die Studierenden, die das jeweilige Krankheitsbild zuvor durch wiederholtes Prüfen in der Simulation gelernt hatten, bei der SP-Prüfung besser abschnitten als diejenigen, die wiederholt schriftlich geprüft worden waren (mittlerer Effekt d=.55) und deutlich besser als diejenigen, die durch wiederholtes Lesen gelernt hatten (großer Effekt d=.84). Allerdings waren auch die Studierenden, die wiederholt schriftlich geprüft worden waren in der SP-Bedingung besser als diejenigen in der Lesebedingung (kleiner Effekt d=.33). Das wiederholte Prüfen führte hier also nicht nur zu einem inhaltlichen Transfer (im SP-Prüfungsmodus), sondern auch zu einem Transfer von einem Prüfungsmodus zum anderen (schriftlich – simuliert). Zusätzliche Befragungen der Studierenden ergaben, dass sie das wiederholte Testen insgesamt als deutlich anspruchsvoller empfanden als das wiederholte Lesen der Informationen und dass insbesondere das Reproduzieren des Wissens in Anwesenheit der SPs als eine Stresssituation empfunden wurde. Die schriftlichen Tests wurden im Vergleich zu den SP-Tests als leichter empfunden, weil durch die vorgegebenen Fragen die Erinnerung an die gelernten Inhalte leichter war, während die SP-Prüfung kaum solche Hinweise (Cues) enthielt. Beide Phänomene (mehr Stress durch die Prüfungssituation, freie Erinnerung) könnten die bessere Behaltens- bzw. Transferleistung erklären, weil sie zu einer umfassenderen kognitiven Aktivierung führen.

2.2.4 Ressourcenoptimiert Lernen – Cognitive Load Theory

Neben den bisher schon dargestellten kognitiven Mechanismen und Strategien für erfolgreiches Lernen ist noch ein weiterer Aspekt von Kognition wichtig, die Frage nämlich, in welcher Weise die individuell verfügbaren kognitiven Ressourcen beim Lernen ausgelastet bzw. überlastet werden. Diese Frage hängt unmittelbar mit der Architektur unseres Gedächtnisses zusammen. Die oben beschriebenen Mechanismen und Strategien wie etwa Wiederholen und Elaborieren sollen ja dazu führen, die zu lernenden Inhalte möglichst nachhaltig und flexibel im Langzeitgedächtnis zu verankern. Dazu müssen sie, nach aktuellen Erkenntnissen zur Gedächtnisbildung, zunächst im Arbeitsgedächtnis verarbeitet werden. Das Arbeitsgedächtnis gilt als die zentrale Schnittstelle zwischen unserem Wahrnehmungsapparat auf der einen und dem Langzeitgedächtnis auf der anderen Seite [9]. Während die Speicherkapazität des Langzeitgedächtnisses praktisch unbegrenzt ist und auch unsere sensorischen Kurzzeitspeicher sehr große Mengen an Informationen – wenn auch nur für einige Sekundenbruchteile – speichern können, ist die Kapazität des Arbeitsgedächtnisses klein. Lange Zeit war man der Ansicht, wir könnten dort etwa sieben Informationseinheiten (sogenannte „Chunks“, z.B. Worte, Ziffern) gleichzeitig verarbeiten. Neuere Erkenntnisse zeigen aber, dass die Kapazität eher noch kleiner ist und vermutlich bei drei bis fünf Chunks liegt [44]. Dass wir trotz dieser stark limitierten Kapazität unseres zentralen Arbeitsspeichers komplexe Aufgaben mit großer Effizienz lösen können, hat damit zu tun, dass unsere Informationsverarbeitung umso effizienter wird, je besser wir uns in einer bestimmten Domäne auskennen. Das heißt: Mit zunehmendem Training und größerer Expertise kann das Arbeitsgedächtnis auf bereits im Langzeitgedächtnis befindliche Wissensstrukturen zurückgreifen, wodurch der Informationsgehalt – nicht aber die Zahl – der gleichzeitig verarbeitbaren Chunks größer wird. Neue Informationen können dann schneller verarbeitet und nachhaltiger gespeichert werden.

Ein medizinisches Beispiel für solche komplexen Chunks sind klinische Syndrome, in denen typischerweise gemeinsam miteinander auftretende Symptome zusammengefasst werden. Ein erfahrener Kliniker, der mit den Syndromen in seinem Fachgebiet vertraut ist, muss etwa während des diagnostischen Prozesses daher nicht mehr einzelne Symptome präsent halten, sondern nur das Syndrom, womit sein Arbeitsgedächtnis erheblich entlastet wird (vgl. Kap. 2.5). Das Problem für Studierende besteht allerdings darin, dass sie solche Wissensstrukturen, die eine effizientere Informationsverarbeitung ermöglichen würden, erst noch aufbauen müssen, weshalb ihr Arbeitsgedächtnis schneller überlastet ist und Lernen damit erschwert oder sogar verhindert wird. Mit diesem Problem befasst sich die Cognitive Load Theory ([221], [222]). Eine ihrer zentralen Fragen ist die, wie die Auslastung des Arbeitsgedächtnisses so optimiert werden kann, dass ein möglichst gutes Lernergebnis resultiert [252]. Dabei unterscheidet die Cognitive Load Theory drei Arten von kognitiver Belastung:

1) Die **intrinsische Last (Intrinsic Load)** umfasst die Anforderungen, die von der Lernaufgabe selbst ausgehen. Um beispielsweise die Anatomie des Herzens zu lernen, müssen verschiedene Begriffe memoriert und den entsprechenden Strukturen zugeordnet werden. Wird dagegen ein physiologischer Vorgang gelernt, z.B. die Regulation der Auswurfleistung des Herzens, dann müssen verschiedene, miteinander interagierende Konzepte gelernt werden (Vorlast, Nachlast, Kontraktilität, etc.). Die kognitive Last dieser Aufgabe ist größer als die der anatomischen Aufgabe, weil es sich hier um dynamische Variablen handelt, die sich gegenseitig beeinflussen und die damit schwerer zu repräsentieren sind: sobald sich eine Variable verändert, hat das auch Auswirkungen auf die anderen Variablen [252].
2) **Aufgabenfremde Last (Extraneous Load)** umfasst solche Aspekte der Lernaufgabe und -umgebung, die das Arbeitsgedächtnis beanspruchen, aber nicht unbedingt zur Lösung der Aufgabe notwendig sind. Das ist z.B. dann der Fall, wenn die Aufgabenstellung zu kompliziert formuliert ist, sodass ein Teil der Kapazität des Arbeitsgedächtnisses allein schon für das Textverständnis benötigt wird. Aufgabenfremde Last entsteht aber auch dann, wenn etwa bei einer Simulation zu viele Umgebungsreize wahrgenommen werden (z.B. akustische und optische Reize). Studierende, die mit der Situation nicht vertraut sind, können dann nicht ohne Weiteres entscheiden, welche Reize wichtig sind und welche ausgeblendet werden können, sodass das Arbeitsgedächtnis der Studierenden mit der Situationsbewältigung schnell überlastet ist [225]. Diese Erkenntnisse haben vor allem für die Gestaltung von Simulationsumgebungen zentrale Bedeutung. Aufgabenfremde Last kann zu einem späteren Zeitpunkt in der Ausbildung aber auch durchaus erwünscht sein, weil sie gerade für klinische Situationen typisch ist, z.B. bei Patient:innen, deren Kommunikationsfähigkeit eingeschränkt ist oder in einer unübersichtlichen Notfallsituation.
3) **Relevante Last (Germane Load)** schließlich entsteht durch das Lernen selbst, d.h. durch die Regulation von Konzentration, Aufmerksamkeit, bewusstem Verknüpfen mit bereits gelernten Inhalten etc. Diese dritte Form der kognitiven Last macht darauf aufmerksam, dass Lernen in der Regel nicht schon bei der Bewältigung einer bestimmten Aufgabe eintritt, sondern erst dann, wenn dabei auch eine bewusste Verarbeitung stattfindet, die z.B. dazu führt, Erfahrungen zu reflektieren oder Feedback zu suchen. Allerdings nehmen auch diese Lernstrategien Ressourcen des Arbeitsgedächtnisses in Anspruch, z.B. wenn ein Studierender darüber nachdenkt, welches Anwendungsbeispiel ihm zu einem bestimmten grundlagenwissenschaftlichen Sachverhalt einfällt.

Um die kognitive Belastung bei Lernaufgaben zu messen, sind unterschiedliche Verfahren gebräuchlich [92]. Am häufigsten wird die subjektive Einschätzung der Lernenden erfragt, z.B. das Ausmaß der Anstrengung oder die wahrgenommene Schwierigkeit der Aufgabe. Es stehen auch Fragebögen zur Verfügung, mit denen die verschiedenen Arten der kognitiven Belastung erfasst werden können [143]. Weitere Möglichkeiten sind indirekte Messungen, indem z.B. die Reaktionszeit bei der gleichzeitigen Bewältigung zusätzlicher Aufgaben oder die Anzahl der Fehler pro Aufgabe gemessen wird.

Die praktischen Konsequenzen aus den Erkenntnissen der Cognitive Load Theory sind ebenso naheliegend wie anspruchsvoll: Lernaufgaben sollten so konstruiert werden, dass

- sie wenig aufgabenfremde Last für die Lernenden mit sich bringen,
- ihre intrinsische Last möglichst optimal auf das Expertiseniveau der Lernenden abgestimmt ist,
- ihre relevante Last im Gebrauch sinnvoller Lernstrategien besteht.

Ein zentrales Prinzip, um diesen Anforderungen gerecht zu werden, ist ein abgestuftes Vorgehen im Hinblick auf die Realitätsnähe von Aufgaben (Low vs. High Fidelity), die Komplexität von Aufgaben (z. B. typische Fälle mit eindeutiger Symptomatik vs. atypische Fälle mit unklarer Symptomatik) und den Umfang an Unterstützung (umfangreiche Instruktion durch die Lehrenden vs. selbstgesteuertes Lernen) [142].

Vor diesem Hintergrund ist eine Reihe von konkreten Vorschlägen und Konzepten entstanden, mit denen die kognitive Belastung gezielt gesteuert werden kann ([220], [232], [252]). Eines der bekanntesten Beispiele sind sogenannte *Worked Examples* [7]. Damit werden ausgearbeitete Lösungsbeispiele bezeichnet, die transparent machen, wie eine Person mit großer Expertise ein bestimmtes Problem lösen würde. Insbesondere Lernende auf niedrigem Expertiseniveau profitieren von solchen Beispielen mehr, als wenn sie nach einer Lösung für ein Problem selbst suchen müssen, für das sie allerdings noch nicht über das nötige Hintergrundwissen verfügen. Bei der Lösungssuche müssten sie nämlich zu viele Inhalte in ihrem Arbeitsgedächtnis präsent halten, was schnell zu einer kognitiven Überlastung führen würde und damit auch zu keinem guten Lernerfolg. Ein ausgearbeitetes Lösungsbeispiel dagegen zeigt die einzelnen Schritte, die zu einer erfolgreichen Lösung notwendig sind und liefert auch die Erklärung, warum diese Schritte notwendig sind. Damit wird der Aufbau kognitiver Schemata, z. B. zum klinischen Problemlösen erleichtert (s. Kap. 2.5). Der Lernerfolg eines *Worked Example* kann weiter optimiert werden, indem z. B. die Lernenden aufgefordert werden, sich mittels Selbst-Erklärungen bzw. Selbst-Befragungen aktiv mit dem Beispiel auseinanderzusetzen (z. B. „Warum ist dieser Schritt notwendig?“, „In welcher Situation wäre dieses Vorgehen angemessen?“). Eine weitere Möglichkeit, das Lernen zu intensivieren und den Transfer zu fördern, ist das wechselnde Bearbeiten von *Worked Examples* mit analogen Problemen, für die die Lernenden selbst Lösungen finden müssen. Für Lernende, die bereits über gute Kenntnisse in einer Domäne verfügen, eignen sich auch *Worked Examples*, die Fehler enthalten in Verbindung mit einem detaillierten Feedback, das Fehler identifiziert und erläutert [215].

Über eine Reihe weitere Prinzipien, die kognitive Last zu optimieren, informiert Tabelle 2-3. Wichtig bei der Anwendung dieser Prinzipien ist es, immer auch das Expertiseniveau der Lernenden zu berücksichtigen. Während z. B. Anfänger von der Auseinandersetzung mit *Worked Examples* stark profitieren, gilt das für fortgeschrittene Lernende nicht. Diese profitieren mehr, wenn sie selbst Lösungen erarbeiten müssen; *Worked Examples* können dagegen sogar zu Irritationen führen, weil sie zu viel redundante Informationen enthalten, die wiederum die irrelevante kognitive Belastung vergrößern. Dieser sogenannte Expertise-Umkehr-Effekt (Expertise Reversal Effect) gilt – teils mit unterschiedlichen Vorzeichen – für alle in der Tabelle aufgeführten Prinzipien.

2.3 Metakognitionen – Dem eigenen Lernen auf der Spur

2.3.1 Was ist Metakognition?

Der vielleicht etwas ungewohnte und sperrige Begriff „Metakognition“ lässt sich am besten anhand eines Beispiels veranschaulichen:

Ein Student will sich auf das Physiologie-Praktikum vorbereiten und liest dazu einen Ab-

Tabelle 2-3: Prinzipien, um kognitive Last optimieren (vgl. [220]).

Prinzip	Beschreibung	Beispiel
Ausgearbeitete Lösungen *(Worked Examples)*	Die Studierenden setzen sich mit ausgearbeiteten Lösungen auseinander, statt selbst Lösungen zu suchen.	„Schauen Sie sich das folgende Beispiel zum diagnostischen Vorgehen an" statt „Wie würden Sie hier diagnostisch vorgehen?"
Variabilität/ Vergleich	Mehrere Varianten desselben Problems/Krankheitsbildes werden als *Worked Example* verwendet.	Fälle von Patient:innen mit derselben Diagnose aber unterschiedlichen Basisvariablen (Alter, Geschlecht, Beruf, etc.) oder anderen Begleiterkrankungen werden verwendet.
Unvollständige Lösungen	Die Studierenden vervollständigen eine teilweise ausgearbeitete Lösung.	Studierende erheben zunächst nur einen Teil der Anamnese selbständig/ führen nur einen Schritt einer Prozedur selbständig aus.
Offene, weite Arbeitsaufträge	Statt gezielter Fragen, bei denen eine richtige Lösung am Ende steht, werden offene Arbeitsaufträge formuliert.	„Benennen Sie alle Diagnosen, die Ihnen zu diesen Symptomen einfallen" statt: „Was ist hier die wahrscheinlichste Diagnose?"
Geteilte Aufmerksamkeit vermeiden	Alle notwendigen Informationen sind in enger räumlicher und zeitlicher Nähe verfügbar.	Instruktionen werden unmittelbar dann gegeben, wenn sie gebraucht werden; Beschreibungen und Legenden werden direkt in Abbildungen/Diagramme integriert.
Verschiedene Modalitäten	Informationen werden visuell und auditiv vermittelt, statt nur visuell.	Erklärender Text zu einer Abbildung wird gesprochen und nicht als Text dargestellt.
Flüchtige Informationen vermeiden	Längere gesprochene Texte werden in kleine Portionen aufgeteilt bzw. längere Texte in gedruckter Form verwendet.	Eine komplexe Animation mit längeren erklärenden Passagen wird in einzelne, weniger umfangreiche Elemente aufgeteilt.
Redundanz anpassen	Informationen auf das zum Verständnis Notwendige beschränken, unnötige Informationen eliminieren.	Der begleitende Text zu einer Animation wird bei erfahreneren Studierenden entfernt, weil die Visualisierung für sie selbsterklärend ist.
Anleitung ausblenden („Fading")	Die Unterstützung der Studierenden wird mit deren zunehmender Kompetenz zurückgenommen.	*Worked Examples* werden nach und nach durch unvollständige Lösungen und dann durch selbst auszuarbeitende Lösungen ersetzt.
Imagination	(Fortgeschrittene) Studierende stellen sich bestimmte Abläufe, Konzepte, Prozeduren (zunächst) vor, statt sie sich direkt aus Materialien zu erarbeiten.	„Bitte stellen Sie sich die verschiedenen Schritte einer Lumbalpunktion vor."
Komplexität anpassen	Die Anzahl der in einer Lernaufgabe miteinander interagierenden Inhalte wird auf den Lernstand angepasst.	Bei der Konstruktion von Fallvignetten werden Begleiterkrankungen oder andere komplizierende Faktoren für unerfahrene Studierende reduziert.

schnitt über den Frank-Starling-Mechanismus im Lehrbuch. Nach einer ersten Lektüre fühlt er sich zunächst verwirrt, weil er beim Versuch, das Gelesene mit eigenen Worten zusammenzufassen, merkt, dass er den Text nicht richtig verstanden hat. Einen kurzen Gedanken verschwendet er darauf, ob es nicht besser wäre, das schöne Wetter zu nutzen und das Lernen zu verschieben, doch er diagnostiziert diese Idee selbst als eine ihm bekannte Ausweichstrategie angesichts der schwierigen Lernaufgabe und beschließt, sich jetzt ganz auf das Lernen zu konzentrieren. Um diesen Entschluss zu unterstützen, schaltet er sein Smartphone aus, damit ihn niemand zu angenehmeren Alternativen verleiten kann. Er wendet sich wieder der Aufgabe zu. Er weiß aus Erfahrung, dass er am besten lernt, wenn er sich Notizen und Skizzen macht und er beginnt ein Druck-Volumen-Diagramm zu zeichnen. Um sein Verständnis zu überprüfen, stellt er sich selbst Fragen, die er mit Hilfe seines selbstgezeichneten Diagramms zu beantworten versucht, z. B. „was passiert, wenn man das Volumen erhöht?". Dabei hilft ihm die innere Überzeugung, dass er auf diese Art und Weise bisher eigentlich alle Physiologiethemen bewältigen konnte und die entsprechenden Testate bestanden hat.

Dieses Beispiel zeigt, dass erfolgreiches Lernen entscheidend davon abhängt, ob eine Person über ausreichende Fähigkeiten verfügt, sich selbst beim Lernen zu „managen", und zwar sowohl im Hinblick auf den Einsatz geeigneter Lernstrategien, um sich die zu lernenden Inhalte zu erschließen (s. Kap. 2.4) als auch hinsichtlich dabei auftretender Gefühle, etwaiger Motivationsprobleme oder auftauchender Zweifel über die eigenen Erfolgsaussichten [93]. Die dazu notwendigen Fähigkeiten werden als Metakognitionen („Denken über Denken") bezeichnet, weil sie sich nicht auf die inhaltliche Ebene des Lernens beziehen, sondern auf den Prozess des Lernens, die kognitive Tätigkeit also.

Das Konzept der Metakognitionen entstand Mitte der 1970er Jahre im Rahmen der Gedächtnisforschung, weswegen zunächst auch von Metagedächtnis die Rede war. Als Inhalt dieser Metakognitionen sah man zunächst vor allem das Wissen über die allgemeinen Funktionsweisen von Lernen und Gedächtnis an (z. B. „Wiederholen ist ein wichtiger Teil des Lernens") sowie die Kenntnis der Besonderheiten des eigenen Gedächtnissystems (z. B. „Ich kann mir Dinge visuell am besten einprägen"). Dieses Wissen wird ergänzt durch Fertigkeiten, die zur Planung, Steuerung, Überwachung und Bewertung des eigenen Verhaltens beim Lernen und Erinnern eingesetzt werden, um diese Vorgänge zu optimieren. In empirischen Studien konnte gezeigt werden, dass sich Gedächtnisleistungen anhand solcher metakognitiven Variablen am besten vorhersagen ließen [242]. Metakognitive Kenntnisse und Fähigkeiten sind also wichtige Voraussetzungen für erfolgreiches Lernen.

Es ist allerdings naheliegend, dass nicht nur Kognitionen und einzelne Fertigkeiten für die beschriebenen Leistungen verantwortlich sind, sondern dass es sich hier um komplexe psychische Vorgänge handelt, die zusätzlich motivationale und volitionale (d. h. auf die Willensbildung, die Umsetzung noch relativ unkonkreter Wünsche in konkrete Absichten bezogene) Aspekte umfassen [255]. Daher erscheint die Bezeichnung Metakompetenzen als angemessener (vgl. Tabelle 2-4 sowie zu Kompetenzen allgemein Kap. 3.2.1). Zudem sind Metakompetenzen nicht auf Lernen und Gedächtnis im engeren Sinn beschränkt, sondern können sich auch auf andere, im Prinzip auf alle psychischen Vorgänge beziehen, z. B. die motorische Kontrolle bei Geschicklichkeitsanforderungen [78]. Gegenstand der Metakompetenzen ist also ganz allgemein das eigene Denken und Handeln. Sie befähigen dazu, die Möglichkeiten und Grenzen der eigenen Kompetenzen bewusst wahrzunehmen, das eigene Erleben und Verhalten kritisch zu reflektieren, daraus Schlüsse zu ziehen, sich diesen entsprechend zu verhalten, dadurch neue Erfahrungen zu machen und darauf aufbauend das eigene Handlungsrepertoire ständig zu erweitern. Insofern sind Metakompeten-

Tabelle 2-4: Komponenten von Metakompetenzen (nach [93], [241], [242]).

Wissen ...	• was man weiß und was man nicht weiß (d.h. Inhalte und Grenzen des eigenen Wissens) • um die eigenen intellektuellen Stärken und Schwächen (Was fällt mir leicht, was nicht?) sowie die aktuelle Lernmotivation und Lernbereitschaft • wie man die eigenen Kenntnisse und Fähigkeiten einsetzen muss, um Aufgaben zu lösen, die das eigene Handlungsrepertoire erweitern (Wie werde ich besser, sicherer, schneller?) • über Lernanforderungen (Was wird von mir verlangt?) • über Lernstrategien (Wie kann man überhaupt lernen?)
Fähigkeit ...	• zur Introspektion und Reflexion (bewusstes „Gespür" für die aktuellen kognitiven Aktivitäten sowie die aktuelle Gefühlslage z.B. Verwirrung angesichts von Widersprüchen, Frustration aufgrund ausbleibender Erfolge) • zur Planung, Überwachung und Steuerung eigener Lernprozesse: eine Aufgabe in sinnvolle Bewältigungsschritte unterteilen, Störungen ausschalten, Frustrationen bewältigen, Schwierigkeiten gezielt angehen, etc. • Hilfsmittel zu benutzen, um sich Sachverhalte zu veranschaulichen
Motivationale und volitionale Faktoren	• Zuschreibung von Erfolg und Misserfolg: War die Prüfung zu schwer oder war ich zu schlecht vorbereitet? Ist meine gute Note Glück oder die Frucht guter Vorbereitung? • angepeiltes Niveau: Welches Schwierigkeits-/Leistungsniveau kann ich mit Aussicht auf Erfolg anstreben, um Frustrationen zu vermeiden? • Anstrengungskalkulation: Welche Anstrengung will ich angesichts meiner bisherigen Erfahrungen, meiner inneren Überzeugungen investieren?

zen nicht nur für das Lernen im Medizinstudium, sondern für die ärztliche Tätigkeit insgesamt von zentraler Bedeutung [69].

2.3.2 Reflexion – Nachdenken über sich selbst

Als eines der wichtigsten Elemente von Metakompetenzen gilt die Reflexion des eigenen Erlebens und Verhaltens [94]. Ihr wird sowohl in Überlegungen zum professionellen Handeln von Experten in der Praxis als auch in aktuellen Lerntheorien zunehmend Beachtung geschenkt. Häufig wird dabei auf die Überlegungen von Donald Schön (1930–1997, Professor für Stadtforschung am Massachusetts Institute of Technology in Boston, USA) zu reflektierenden Fachleuten (Reflective Practitioner) Bezug genommen. Schön [204] unterscheidet drei Typen professionellen Verhaltens, die beim problemlösenden Handeln von erfahrenen Fachleuten zu beobachten sind.

Bei der Lösung von typischen Routineproblemen und Standardsituationen wird hauptsächlich auf implizites Wissen zurückgegriffen [182]. Dieses Wissen bleibt unausgesprochen, es muss der Person noch nicht einmal wirklich bewusst werden, weil das Handeln vor einem reichen Erfahrungshintergrund weitgehend automatisiert verläuft. Schön charakterisiert diese Form des Wissens daher als Wissen in der Handlung (**Knowing-in-Action**). Solange ein Vorgang störungsfrei verläuft, wird bei dieser Form des Handelns kaum reflektiert.

Gerät der Routineprozess jedoch ins Stocken, weil unerwartete Ergebnisse oder ungewöhnliche Aspekte auftreten, verändert sich das Vorgehen (das subjektive Korrelat dieses Moments ist das Gefühl der Überraschung oder des Erstaunens): Die Handlung wird jetzt unter Kontrolle eines bewussten Reflexionsprozesses fortgesetzt, das heißt, das eigene Denken und Handeln wird selbst zum Gegenstand des Denkens auf der Metaebene. Dieser Reflexionsprozess setzt also noch während des Handelns ein und ist ein wichtiger Bestandteil von Problemlösungskompetenz. Schön charakterisiert ihn daher als Reflexion in der Handlung (**Reflection-in-Action**). Dabei wird zunächst das Problem neu definiert, und zwar sowohl im Hinblick auf die unerwartet aufgetretenen Aspekte als auch im Hinblick auf die fehlgeschlagene eigene Herangehensweise. Das primäre Verständnis, der erste Lösungsversuch wird einer kritischen Überprüfung unterzogen, sodass eine komplexere Problemrepräsentation entsteht, von der ausgehend neue Lösungsstrategien entwickelt werden können. Die Reflexion erfasst dabei nicht nur das Objekt, sondern auch das Subjekt und die ihm verfügbaren Lösungsmöglichkeiten. Die ausgehend von der so erarbeiteten Neudefinition des Problems entwickelten Lösungsstrategien werden erprobt und können, im Falle eines Erfolgs, dem eigenen Handlungsrepertoire eingegliedert werden, das damit eine Erweiterung erfährt. Dieser Handlungstyp wird daher auch als adaptive Expertise bezeichnet [130].

Schließlich sieht Schön noch einen dritten Handlungstyp vor, die Reflexion über die Handlung (**Reflection-on-Action**), die in der Rückschau, nach Abschluss des gesamten Problemlöseprozesses erfolgt und die es ermöglicht, das während der Reflexion in der Handlung neu erworbene Wissen zu ordnen, zu verbalisieren und somit auch anderen zugänglich zu machen. Dieser dritte Handlungstyp stellt auch eine Verbindung her zwischen der einzelnen Person und der Expertengemeinschaft, der er oder sie angehört und ist somit die Grundlage für die Weiterentwicklung des professionellen Wissens.

Empirische Studien zur Rolle der Reflexion in der medizinischen Ausbildung stützen das von Schön postulierte Modell. In einer Übersichtsarbeit, in die 29 empirische Studien unterschiedlicher Methodik aufgenommen wurden, konnten alle drei Reflexionstypen nachgewiesen werden, und zwar selbst dann, wenn die Studien sich nicht explizit auf Schöns theoretisches Konzept bezogen [153]. Das Modell der reflektierenden Fachleute lässt sich außerdem gut mit den in Kap. 2.5 geschilderten empirischen Ergebnissen der Expertiseforschung vereinbaren, die gezeigt haben, dass mit wachsender Erfahrung tatsächlich eine Umstrukturierung des Wissens erfolgt, die es erlaubt, Routineprobleme sehr effizient zu lösen, ohne dabei bewusst detaillierte und umfangreiche Wissensbestände aktivieren zu müssen. Das Wissen ist hier also – wie von Schön postuliert – in der Handlung enthalten [231]. Bei dem hier dargestellten Modell von Reflexion geht es also in erster Linie um die Frage, wie Reflexion dazu beitragen kann, die individuelle Expertise aufgrund von Erfahrung zu erweitern, was als ein zentraler Aspekt des lebenslangen Lernens gilt. Kritisch lässt sich einwenden, dass andere Aspekte, z. B. die Reflexion von sozialen, kulturellen, ökonomischen, systemischen und politischen Einflüssen auf die medizinische Ausbildung und das Gesundheitssystem dabei weitgehend ausgeklammert bleiben [171].

Neben dem Modell von Schön gibt es allerdings noch zahlreiche weitere Modelle, die teilweise ähnliche Aspekte, teilweise aber auch andere oder ergänzende Aspekte von Reflexion betonen [79]. Diese Vielfalt zeigt einerseits, dass Reflexion offensichtlich ein vielschichtiges Konstrukt ist, für das es keine allgemeingültige richtige oder falsche Definition geben kann, sondern nur eine mehr oder minder geeignete und angemessene. Befürchtet wird in diesem Zusammenhang auch, dass eine zu enge Definition bzw. eine zu starke Operationalisierung von Reflexion im Dienste der Messbarkeit – vor allem in Kombination mit der Verpflichtung, Reflexion regelmäßig zu dokumentieren – deren eigentlich Sinn verfehlen und dazu führen würde, dass Studierende nicht wirklich reflektieren, sondern nur so tun als ob, damit sie der Leistungsanforderung Genüge getan haben

[57]. Andererseits wird die definitorische Unschärfe aber auch als Nachteil empfunden, weil damit etwa die Frage, wie man Reflexion in der Ausbildung gezielt fördern und gegebenenfalls auch prüfen kann schwieriger wird [127]. So lassen sich Lehrformate, denen unterschiedliche Definitionen von Reflexion zugrunde liegen, nur bedingt miteinander vergleichen, was den wissenschaftlichen Austausch und die Weiterentwicklung der Lehre in diesem Bereich erschwert. Eine möglichst eindeutige Definition von Reflexion ist aber auch deshalb wichtig, damit Studierende überhaupt zur Reflexion angeleitet werden können bzw. damit die Lehrenden qualifiziert werden können, die Studierenden in diesem Prozess z. B. durch gezieltes Feedback zu unterstützen.

Vor diesem Hintergrund erscheint es als hilfreich und sinnvoll, auf Grundlage verschiedener, häufig zitierter Definitionen von Reflexion deren typische Merkmale herauszuarbeiten, sodass es möglich wird, durch eine Synthese dieser Merkmale einem gemeinsamen Verständnis von Reflexion näher zu kommen [172]: Demnach lässt sich Reflexion verstehen als Prozess der aufmerksamen, kritischen, forschenden und wiederholten Auseinandersetzung mit den eigenen Gedanken und Handlungen und den ihnen zugrunde liegenden konzeptuellen Annahmen mit dem Ziel, diese zu verändern und diese Veränderungen ihrerseits zu betrachten. In diesem Sinn ist Reflexion durch die in Tabelle 2-5 aufgeführten fünf Schlüsselelemente charakterisiert.

Tabelle 2-5: Schlüsselelemente von Reflexion (nach [172]).

1. Gegenstand: Denken, Handeln und Erleben	Reflexion kann sich auf kognitive Inhalte beziehen (z. B. Faktenwissen, prozedurales Wissen, Herangehensweisen, Knowing-in-Action), auf Verhalten, Handlungen und Erfahrungen und auch auf emotionales Erleben.
2. Art und Weise: aufmerksam, kritisch, forschend, iterativ	Reflexion zeichnet sich durch eine charakteristische gründliche und forschende Denkweise aus, die darauf gerichtet ist, bestimmte Aspekte des Denkens, Handelns und Erlebens zu analysieren und (besser) zu verstehen. Da immer wieder neue Erfahrungen gemacht werden, ist auch der Prozess des Reflektierens fortlaufend.
3. Fokus: Beweggründe des Denkens und Handelns	Reflexion ist darauf gerichtet, die dem eigenen Denken und Handeln zugrunde liegenden bewussten und – soweit das möglich ist – auch bislang unbewussten Annahmen, Theorien, Normen und Werte zu betrachten, zu hinterfragen und zu bewerten.
4. Zweck: Veränderung	Reflexion soll zu Veränderung führen, die z.B. darin bestehen kann, das eigene Verhalten in Zukunft zu verändern bzw. das individuelle Verhaltensrepertoire zu erweitern oder auch bewusst zu konsolidieren; die Annahmen, Konzepte, Theorien, die bestimmten Bewertungsmustern oder Handlungen zugrunde liegen zu differenzieren und weiterzuentwickeln; neue Denk- Bewertungs- und Verhaltensmuster zu erproben und über die damit gemachten Erfahrungen erneut zu reflektieren.
5. Ausgangs- und Bezugspunkt: das Selbst	Die eigene Person, das Selbst ist nicht nur Gegenstand, Objekt der Reflexion, sondern auch unmittelbar als Subjekt von ihr betroffen. Der Reflexionsprozess hat also nicht nur einen Gegenstand oder Inhalt, sondern verläuft individuell unterschiedlich und ist zugleich auch eine Erfahrung, die weiteres Denken, Handeln und Erleben auslöst.

Eng verknüpft mit diesen die Reflexion definierenden „intrinsischen" Elementen sind noch weitere typische Aspekte des Reflexionsprozesses, die man als „extrinsische" Elemente bezeichnen kann [172]. Dazu gehört etwa der Anlass oder Auslöser der Reflexion: In der medizinischen Ausbildung wird Reflexion – geplant oder ungeplant – häufig durch (klinische) Erfahrungen mit Patientinnen und Patienten ausgelöst, die meist ein Moment des Ungewohnten, Überraschenden, Irritierenden oder überhaupt Neuartigen enthalten. Außerdem ist der Kontext der Reflexion wichtig. Damit kann zum einen der Zeitpunkt der Reflexion gemeint sein: In der medizinischen Ausbildung wird die Reflexion am häufigsten auf zurückliegende Erfahrungen bezogen (Reflection-on-Action im Sinne Schöns, vgl. [230]). Eine weitere wichtige Kontextbedingung bezieht sich auf die Frage, ob Studierende eher für sich selbst und/ oder im Dialog mit einer mentorierenden Person oder ihren Peers reflektieren. Vor dem Hintergrund der in Kap. 5 beschriebenen Erfahrungen mit Portfolios, die sich besonders eignen, um Reflexionsprozesse zu dokumentieren, sowie den Erkenntnissen zu den Herausforderungen von Selbsteinschätzungen (s. Kap. 4.4) wird die durch eine mentorierende Person angeleitete Reflexion in der medizinischen Ausbildung als besonders wichtig angesehen ([115], [237]).

In der Literatur wird eine große Bandbreite an Methoden beschrieben, wie Reflexion curricular umgesetzt kann ([4], [153], [195], [230]). Am gebräuchlichsten sind schriftliche Formate (Reflective Writing), die allerdings sehr unterschiedliche Formen annehmen können ([209], [238]). Zur Bewertung von Reflexion sind verschiedene Instrumente entwickelt worden, mit denen z. B. die schriftlichen Ausarbeitungen im Hinblick auf verschiedene Aspekte (Tiefe der Reflexion, Einbeziehen auch emotionaler Reaktionen, etc.) beurteilt werden können (Übersicht in [230], [258]). Wie oben bereits angedeutet wurde, ist allerdings umstritten, ob und wenn ja in welcher Form Reflexion überhaupt „geprüft" werden sollte. Das in diesem Zusammenhang thematisierte Problem, dass eine zu starke Operationalisierung in Trivialisierung und „Als-ob"-Verhalten münden kann, besteht allerdings nicht nur, wenn Reflexion geprüft werden soll, sondern ist generell eine Herausforderung bei der Beurteilung komplexer, vielschichtiger Leistungen, die für kompetenzorientierte Curricula typisch ist. Daher wird auf diese Problematik in Kap. 5 noch näher eingegangen.

2.4 Lernen und Lehren im Studium

2.4.1 Wie lernen Studierende tatsächlich?

Wie in den vorangegangenen Abschnitten bereits deutlich geworden ist, gibt es eine Fülle von Erkenntnissen zum Lernen, das eines der zentralen Forschungsthemen der Psychologie ist und – mit den in rasantem Tempo wachsenden Erkenntnissen der Neurowissenschaften – auch weiterhin sein wird. Gegenüber den allgemeinen Gesetzmäßigkeiten und Prinzipien des Lernens wurde allerdings die aus didaktischer Sicht mindestens ebenso wichtige Frage, wie Studierende tatsächlich lernen, welche Strategien sie dabei einsetzen, welches Lernverhalten sie zeigen und wie sie dabei von den Lehrenden oder der Art und Weise des Unterrichts beeinflusst werden, erst vergleichsweise spät, nämlich seit Mitte der 1970er Jahre erforscht. In einer Studie wurde so z. B. untersucht, wie Studierende vorgehen, wenn sie einen Text bearbeiten, zu dem sie anschließend Fragen beantworten sollen [155]. Dabei fanden sich zwei grundsätzlich verschiedene Herangehensweisen:

- Ein Teil der Studierenden setzte sogenannte **Oberflächenstrategien** ein. Sie zielten darauf ab, sich die Fakten des Textes einzuprägen, sie auswendig zu lernen, um sie möglichst genau wiedergeben zu können. Diese Studierenden folgten also einer Reproduktions-Orientierung.

- Ein anderer Teil der Studierenden wandte dagegen sogenannte **Tiefenstrategien** an. Diese Studierenden versuchten, Verbindungen zwischen den verschiedenen Aspekten des Textes, aber auch zwischen den Inhalten des Textes und ihrem Vorwissen herzustellen, um sich ein umfassendes Verständnis des Textes zu erschließen. Diese Studierenden folgten also einer Bedeutungs-Orientierung.

Diese plausible Typologie von Oberflächenstrategien auf der einen und Tiefenstrategien auf der anderen Seite wurde von vielen Autoren übernommen und in verschiedenen Studien empirisch bestätigt, wie die folgenden Abschnitte zeigen werden.

Die Erkenntnisse, wie Studierende lernen bzw. wie Lernen aus psychologischer Sicht möglichst effektiv, nachhaltig und praxisrelevant erfolgen kann, führen unweigerlich auch zu der Frage, welche Konsequenzen sich daraus für die Lehre ableiten lassen. Darauf wird in Kap. 2.4.3 näher eingegangen.

2.4.2 Lernstrategien und Lernorientierungen der Studierenden

Die Erkenntnisse, wie Studierende lernen, standen zunächst allerdings für sich. Eine Verbindung mit den allgemeinen Erkenntnissen der Kognitiven Psychologie, wie sie in den vorangegangenen Abschnitten skizziert worden sind, erfolgte erst etwa zehn Jahre später [243]. Geht man von diesen motivationalen und (meta-)kognitiven Voraussetzungen des Lernens aus, dann lassen sich ebenfalls Strategien und Verhaltensweisen benennen, die erfolgreichem Lernen zugrunde liegen (sollten). Diese können in drei Gruppen zusammengefasst werden [247]:

1) **Kognitive Strategien,** mit denen die Lerninhalte bearbeitet und erschlossen werden. Dazu gehören Organisationsstrategien, um den Stoff z. B. mittels Exzerpten oder Tabellen zu gliedern und zu ordnen, Elaborationsstrategien, mit denen die Inhalte durch das Anknüpfen an Vorwissen oder anhand praktischer Fragestellungen angereichert werden, sowie Wiederholungsstrategien.
2) **Metakognitive Strategien,** die wichtig sind, um den Lernprozess sinnvoll zu planen, ihn bezüglich des Lernerfolgs zu überwachen und im Hinblick auf die eigene emotionale und motivationale Gestimmtheit zu regulieren.
3) **Ressourcenbezogene Strategien** schließlich, die benötigt werden, um interne und externe Faktoren zu regulieren, die den Lernprozess unterstützen bzw. beeinträchtigen können. Zu den internen Faktoren gehören z. B. die Bereitschaft, sich anzustrengen oder die Fähigkeit, sich nicht ablenken zu lassen sowie ein gutes Zeitmanagement. Zu den externen Faktoren gehört z. B., sich eine gute Lernumgebung zu schaffen, in der alle Hilfsmittel zum Lernen verfügbar sind oder sich zusätzliche Literatur zu beschaffen, um Inhalte zu vertiefen oder Verständnislücken zu beseitigen.

Solche Lernstrategien lassen sich am einfachsten mit Hilfe von Fragebögen erfassen, z. B. mit dem deutschsprachigen Inventar zur Erfassung von Lernstrategien im Studium (LIST [246]; vgl. auch [19], [66], [188]). Auf der Grundlage solcher Fragebogendaten kann mit Hilfe entsprechender statistischer Methoden (Faktorenanalyse) nach bestimmten Mustern der Lernstrategienutzung gesucht werden, die sich dann als Lernorientierung beschreiben lassen, wobei – je nach konzeptuellem Schwerpunkt – zusätzlich meist noch andere Variablen wie die Art der Motivation (intrinsisch vs. extrinsisch) mit einbezogen werden ([45], [53], [146], [235]). Mittlerweile ist diesbezüglich eine kaum mehr überschaubare Fülle von Literatur entstanden, die zudem noch besonders unübersichtlich ist, weil verschiedene Theorien und Konzepte im Umlauf sind, die zwar sehr ähnliche Sachverhalte beschreiben, deren Autoren dabei aber nur wenig aufeinander Bezug nehmen ([80], [247]). Dennoch finden sich auch Gemeinsamkeiten der gängigen Konzeptionen.

So wurden mittels des Inventory of Learning Styles (ILS) vier Lernorientierungen (zunächst „Learning Styles", später „Learning Patterns") identifiziert ([234], [235]):

- bedeutungsorientiert,
- reproduktionsorientiert,
- orientierungslos und
- anwendungsorientiert.

Mit Hilfe des Study Process Questionnaire (SPQ) konnte eine Oberflächen-, eine Tiefen-, und – wenn auch weniger eindeutig – eine Leistungsorientierung beschrieben werden ([17], [18]). Ganz ähnliche Muster fanden sich auf Grundlage von Daten, die mit dem Approaches to Studying Inventory (ASI) erhoben worden waren; sie werden als Bedeutungs-, Reproduktions- und Leistungsorientierung bezeichnet [67].

Trotz aller Unterschiede zeichnen sich also mindestens zwei bereits bekannte Muster ab: Oberflächen- und Tiefenlernen. Die ursprünglich beschreibend aus dem Verhalten der Studierenden gewonnenen Herangehensweisen können somit auch mit Hilfe der aus den Erkenntnissen der kognitionspsychologischen Grundlagenforschung entwickelten Instrumenten bestätigt werden, was – trotz aller Unterschiede im Detail – als ein Hinweis auf ihre Validität verstanden werden darf.

Einigkeit besteht zudem darin, dass die Studierenden während des (Medizin-)Studiums, aber auch darüber hinaus in der Fort- und Weiterbildung vor allen Dingen Tiefenlernstrategien einsetzen und ihre diesbezüglichen Kompetenzen ausbauen sollen. Von daher ist die Frage besonders relevant, welche Faktoren die Lernstrategienutzung günstig beeinflussen. Es ist naheliegend, dass der Gebrauch von Lernstrategien nicht nur durch persönliche Vorlieben und Eigenschaften der Studierenden beeinflusst wird, sondern auch durch die Art der Aufgaben und Anforderungen, denen sie sich im Studium gegenübersehen.

In einer frühen Studie von Entwistle und Ramsden [67] konnten entsprechende Zusammenhänge nachgewiesen werden:

- Die Wahrnehmung einer hohen Arbeitsbelastung bzw. von weniger Freiheiten beim Lernen aus Sicht der Studierenden stand im Zusammenhang mit einer Reproduktionsorientierung, also oberflächlichem Lernen.
- Dagegen ging die Bedeutungsorientierung, also Tiefenlernen mit der Wahrnehmung einer hohen Lehrqualität einher sowie mit der Wahrnehmung von mehr Freiheit beim Lernen.

Trigwell und Prosser [226] konnten in einer Studie den Zusammenhang zwischen wahrgenommener Lehrqualität und Lernorientierung weiter differenzieren: Bestimmte Aspekte guter Lehre (Verdeutlichen von Relevanz; Möglichkeit, Fragen zu stellen; klare Vermittlung von Prüfungsanforderungen) hingen in ihrer Studie mit dem Gebrauch von Oberflächenstrategien zusammen, gleichzeitig fand sich aber auch ein Zusammenhang zwischen einer insgesamt positiven Evaluation der Lehre und dem Gebrauch von Tiefenstrategien. Die Autoren interpretieren diese zunächst widersprüchlich erscheinenden Zusammenhänge dahingehend, dass nicht nur die Instruktion durch die Dozent:innen allein, sondern auch andere Aspekte der Lernumgebung den Gebrauch bestimmter Lernstrategien beeinflussen. Wird durch die verwendeten Prüfungsverfahren z. B. der Gebrauch von Oberflächenstrategien nahegelegt, dann führt gute Lehre möglicherweise nicht bei allen Studierenden zu einem grundsätzlich veränderten Lernverhalten, sondern „nur" zu einer Optimierung der Prüfungsleistung, was sich als strategisches Lernen charakterisieren lässt [5].

In einer weiteren Studie konnte auch einen Zusammenhang zwischen der Lehrkonzeption der Dozent:innen und dem Lernverhalten der Studierenden festgestellt werden [227]: Bei Lehrenden, in deren Lehrkonzept die dozentenzentrierte Wissensvermittlung im Vordergrund stand, setzten die Studierenden eher Oberflächenstrategien ein, während sie bei Lehrenden, die einen eher studentenzentrierten Ansatz verfolgten und mehr darauf bedacht

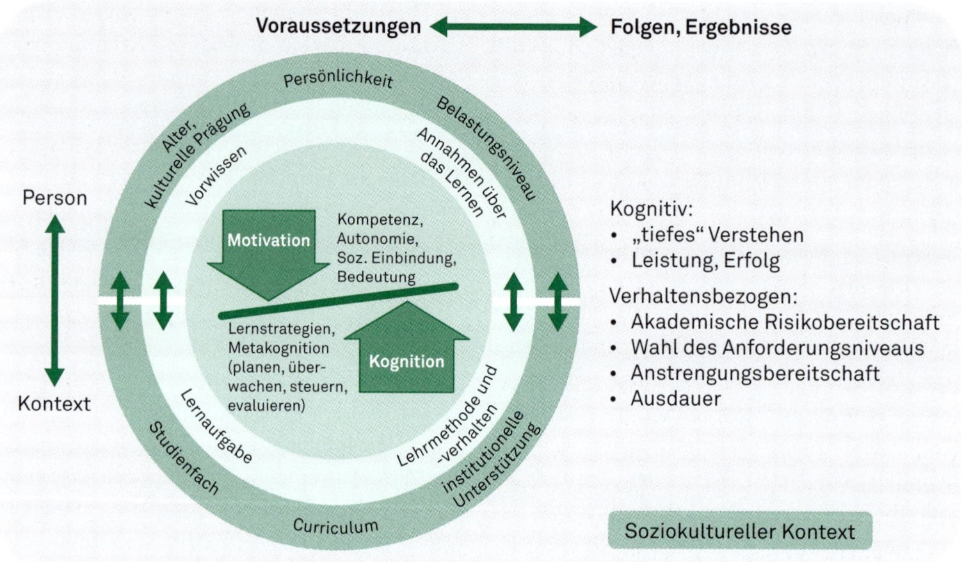

Abbildung 2-3: Einflüsse auf das Lernverhalten von Studierenden [256].

waren, dass die Studierenden ihr Wissen verändern, mehr Tiefenstrategien verwendeten.

Wierstra et al. [245] verglichen niederländische Studierende, die einige Zeit an einer ausländischen Universität studierten mit ausländischen Studierenden, die vorübergehend in den Niederlanden studierten, im Hinblick auf ihre Präferenzen für die Gestaltung der Lernumgebung, ihre Wahrnehmung der Lernumgebung sowie den Gebrauch von Lernstrategien. Der Gebrauch von Lernstrategien an der jeweiligen Heimatuniversität ließ sich am besten durch die wahrgenommenen Charakteristika der Lernumgebung vorhersagen: Konstruktives Lernen war mit einer Lernumgebung korreliert, in der aus Sicht der Studierenden auf die inhaltliche Verknüpfung von Konzepten Wert gelegt wurde und die insgesamt studentenorientiert gestaltet war. Umgekehrt fand sich ein Zusammenhang zwischen reproduktionsorientiertem Lernen und einer Lernumgebung, in der zum einen das Auswendiglernen von Fakten betont wurde und in der zum anderen nur wenig Anreize für aktives Lernen gesetzt wurden. Die Ergebnisse zu den Veränderungen durch den Wechsel in die jeweils fremde, ausländische Lernumgebung weisen in die gleiche Richtung: Wurde eine stärkere Studentenorientierung der Lehre wahrgenommen, dann lernten die Studierenden auch konstruktiver. Umgekehrt war eine stärkere Reproduktionsorientierung der Lernumgebung auch mit einem stärker auf Reproduktion ausgerichteten Lernen verbunden.

Diese Ergebnisse zeigen also recht deutlich, dass die Art und Weise, wie Studierende lernen, keine stabile Eigenschaft der Person ist (wie das etwa in den als obsolet angesehenen Theorien zu sogenannten Lerntypen oder Lernstilen der Fall ist). Vielmehr handelt es sich um das Ergebnis komplexer Wechselwirkungen zwischen individuellen personalen Eigenschaften, Kontextvariablen, der Art der Aufgabe, fachspezifischen Anforderungen usw. (Abbildung 2-3, [256]). Individuelle Eigenschaften, Neigungen und Vorlieben spielen dabei natürlich eine Rolle, allerdings nur als eine unter mehreren Variablen.

Die Abbildung 2-3 verdeutlicht die komplexen Wechselwirkungen unterschiedlicher Variablen, die das Lernen der Studierenden sowohl auf kognitiver als auch auf verhaltensbezogener Ebene beeinflussen. Im Zentrum stehen die Wechselwirkungen von Motivation und Kognition. Zu den motivational bedeutsamen Variablen gehören z.B. das Erleben von Kompetenz (z.B. die Selbstwirksamkeitserwartung als die innere Überzeugung, bestimmten Aufgaben gewachsen zu sein, [6]) aber auch von Bedeutung (z.B. im Hinblick auf die eigenen Interessen oder die angestrebten Ziele) (vgl. Kap. 2.1). Bedeutende kognitionsbezogene Variablen sind die beschriebenen Lernstrategien, sowie die individuellen metakognitiven Ressourcen (vgl. Kap. 2.3). Weitere „proximal" in der Person liegende Einflüsse sind zum einen das Vorwissen, aber auch Annahmen über das Lernen, z.B. im Hinblick auf günstige und effektive Lernstrategien. Weitere Einflüsse gehen von eher „distal" liegenden individuellen Faktoren wie Alter, Herkunft, Persönlichkeitseigenschaften (z.B. Offenheit oder Neurotizismus) sowie dem aktuellen allgemeinen Belastungsniveau (Stress) aus. Analog ergeben sich eher unmittelbare Einflüsse durch Kontextvariablen wie die Art der Lernaufgabe oder die Lehrmethode und das Verhalten der Lehrpersonen. Weniger direkt wirken sich fachspezifische Faktoren, das Curriculum insgesamt oder die von der Fakultät oder der Universität angebotene Unterstützung auf das Lernen aus. Die Doppelpfeile verdeutlichen, dass es zwischen den Variablen keine eindeutigen kausalen Beziehungen gibt, sondern dass sie sich vielmehr gegenseitig in komplexer Weise beeinflussen können.

Die Ergebnisse bzw. Folgen dieser Wechselwirkungen zeigen sich ihrerseits auf verschiedenen Ebenen: Zum einen kognitiv, z.B. als ein tiefes Durchdringen der Materie als Voraussetzung, komplexe Probleme lösen zu können, im Gegensatz zu reinem Faktenwissen, das lediglich reproduziert werden kann. Andererseits zeigen sie sich im Verhalten der Studierenden, z.B. in ihrer Bereitschaft, akademische Risiken einzugehen, d.h. keine Scheu davor zu haben, auch Fehler zu machen oder falsche Antworten zu geben. Sie wirken sich aber auch auf die Wahl von Anforderungen aus (z.B. eine anspruchsvolle Promotionsarbeit anzugehen) sowie ihre Ausdauer, z.B. bei schwierigen Lernaufgaben.

Konsequenzen für die medizinische Ausbildung

Was die medizinische Ausbildung angeht, so besteht angesichts der enormen Faktenfülle, die während der medizinischen Ausbildung zu bewältigen ist, eine besondere Gefahr von oberflächlichem Lernen und trägem Wissen. Nicht zuletzt deshalb wurden auch alternative Lernformen, wie das problemorientierte Lernen (POL, s. Kap. 4.3.2) entwickelt, mit denen solche Probleme vermieden werden sollen. Tatsächlich zeigt sich hier im direkten Vergleich, dass problemorientierte Lernumgebungen gegenüber traditionell gestalteten Lernumgebungen erwartungsgemäß eher mit selbstreguliertem, aktivem Lernen als mit Oberflächenstrategien einhergehen [147]. Gerade der Studienbeginn kann im Hinblick auf den Gebrauch von Lernstrategien als eine sensible Phase gelten, weil die Studierenden sich vor dem Hintergrund ihrer schulischen Erfahrungen auf die neue, universitäre Lernumgebung einstellen müssen. Die ersten Jahre der medizinischen Ausbildung in Deutschland sind vielerorts allerdings nach wie vor durch eine Dominanz von naturwissenschaftlichen Grundlagenfächern gekennzeichnet, in denen Lernformen, welche die Eigenverantwortung und Selbstregulation der Studierenden systematisch fördern, noch nicht flächendeckend verbreitet sind. Vor diesem Hintergrund besteht die Gefahr, dass Studierende weniger Gebrauch von typischen Tiefenlernstrategien (Elaborieren, kritisches Prüfen, Organisieren) machen [74].

2.4.3 Lehre lerngerecht gestalten: Das ICAP-Modell

Vor dem Hintergrund der in den vorangegangenen Abschnitten dargestellten vielfältigen Erkenntnisse zum Lernen und Lernverhalten stellt sich natürlich die Frage, wie Lehrende durch ihr Verhalten bzw. durch die Gestaltung ihrer Lehre zu einem möglichst effektiven Lernen der Studierenden beitragen können. Angesichts der Fülle an empirischen Erkenntnissen zum Lernen und der Vielfalt an Modellen, die versuchen diese Erkenntnisse zu integrieren, ist eine direkte Umsetzung nicht ganz einfach. Allerdings zeichnet sich bei allen Unterschieden im Detail zumindest ab, dass Lernen vor allem dann zu nachhaltigem und flexibel einsetzbaren Wissen bzw. Kompetenzen führt, wenn eine aktive und sinnhafte Auseinandersetzung mit den Inhalten erfolgt, wenn also ein „tiefes" Lernen stattfindet. Insofern wird oft gefordert, Lernen – ob in schulischen oder hochschulischen Zusammenhängen – aktiv bzw. interaktiv zu gestalten. Allerdings sind diese Begriffe maximal unscharf, denn ab wann kann Lernen als „aktiv" oder „interaktiv" gelten? Genau diese Frage ist Gegenstand des ICAP-Modells (ICAP = *Interactive Constructive Active Passive*), das auf den bereits dargestellten Erkenntnissen zu Lernen und Gedächtnis aufbaut, sie aber in eine einfache und leicht nachvollziehbare Form zu bringen versucht. Es kann z. B. für die konkrete Unterrichtsplanung herangezogen werden und Lehrende können erkennen, ob ihre Studierenden tatsächlich aktiv oder interaktiv lernen. Die Charakteristika, Annahmen und praktische Konsequenzen des Modells werden nachfolgend auf Grundlage der umfassenden Übersicht von Chi & Wylie dargestellt [40].

Das ICAP-Modell bezieht sich primär auf die verschiedenen Formen der kognitiven Auseinandersetzung mit den Gegenständen des Lernens, d. h. mit dem Erwerb von Wissen bzw. dem Auf-, Aus- und Umbau von komplexen Wissensstrukturen (Schemata), die Bewertungs- und Handlungsprozessen zugrunde liegen. Gerade für die ärztliche Tätigkeit haben solche Wissensstrukturen z. B. im Zusammenhang mit klinischem Denken und der Behandlung von Kranken eine zentrale Bedeutung (vgl. Kap. 2.5), denn sie bilden den Kern von Kompetenzen, die – worauf in Kap. 3.2 näher eingegangen wird – in ihrem Kern *kognitive* Fähigkeiten und Fertigkeiten sind, auch wenn sie die flexible und situationsgerechte Steuerung einer Vielzahl anderer individueller Ressourcen (Fertigkeiten, Einstellungen, Motivation etc.) erfordern.

Insgesamt lässt sich das ICAP-Modell als ein pragmatischer Versuch verstehen, den teilweise uneinheitlichen oder unscharfen Gebrauch von Begriffen wie „aktives Lernen" oder „konstruktives Lernen" durch vier Modi von Lernverhalten zu ersetzen (interaktiv, konstruktiv, aktiv, passiv), die durch beobachtbares Verhalten eindeutig definiert werden können und sich damit leicht voneinander unterschieden lassen. Abbildung 2-4 verdeutlicht, wie sich das ICAP-Modell zu anderen häufig verwendeten Begrifflichkeiten verhält, mit denen verschiedene Arten von Lernen charakterisiert werden. Wichtig ist dabei, dass die Begriffe im ICAP-Modell spezifisch definiert sind und sich damit von anderen, gleichlautenden Bezeichnungen abgrenzen lassen (z. B. „aktiv" als Modus des ICAP-Modells vs. „aktives Lernen" als eher unscharf definierter allgemeiner Begriff). Die Abbildung verdeutlicht auch, dass die Abstufung der Lernmodi nicht gleichmäßig oder linear gedacht werden darf: Zwischen interaktivem und konstruktivem Modus als Ausdruck von „tiefem" Lernen auf der einen und aktivem und passivem Modus als Ausdruck von „oberflächlichem" Lernen auf der anderen Seite gibt es einen deutlicheren Unterschied als zwischen aktiv und passiv bzw. konstruktiv und interaktiv für sich genommen. Das hängt damit zusammen, dass mit dem konstruktiven Modus eine andere kognitive Prozessqualität erreicht wird, weil die Lernenden sich aus den gegebenen Inhalten selbst etwas erschließen, d. h. dem Lerngegenstand etwas Eigenes hinzufügen (s. unten). Daher lassen sich diese beiden Modi auch als generatives Lernen beschreiben ([38], [77]).

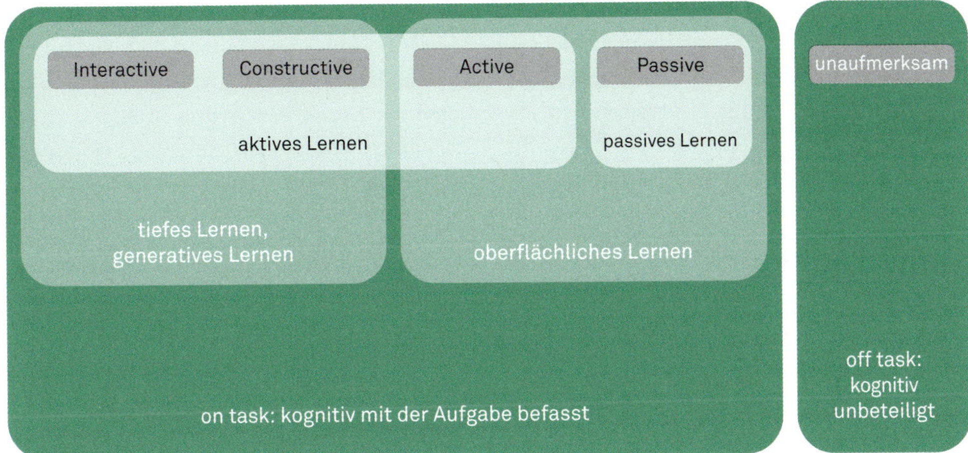

Abbildung 2-4: Die Modi des ICAP-Modells in Bezug zu anderen Begriffen, die verschiedene Lernarten charakterisieren (nach [38]).

Lernverhalten als definierendes Merkmal

Im *passiven* Modus sind die Studierenden den Inhalten zugewandt, indem sie beispielsweise einer Vorlesung oder einem Podcast zuhören oder einen Text lesen. Sie tun dabei aber nichts anderes, d.h. sie sind zwar aufmerksam, aber nicht aktiv im Sinne einer Tätigkeit. Dies geschieht erst im *aktiven* Modus, bei dem die Studierenden tatsächlich etwas mit dem Lerngegenstand tun. Das kann eine motorische Aktivität sein, z.B. wenn sie anatomische Modelle in die Hand nehmen und von verschiedenen Seiten betrachten, oder wenn sie in einem Praktikum einen Versuch durchführen. Beim Lernen mit Medien wären Beispiele für den aktiven Modus das Unterstreichen von Textpassagen, das Anfertigen von Exzerpten durch wörtliche Übernahmen aus einem Text oder das mehrfache Anschauen bestimmter Passagen eines Videos.

Der *konstruktive* Modus geht darüber hinaus, weil die Lernenden jetzt etwas produzieren, das den vorgegebenen Lerngegenständen etwas hinzufügt, sie bringen also ihre eigenen Ideen, Gedanken oder Bewertungen mit ein. Das kann z.B. dadurch geschehen, dass sie sich selbst in ihren eigenen Worten etwas erklären oder indem sie z.B. aus den Informationen eines Textes ein Schaubild anfertigen oder indem sie Informationen aus verschiedenen Texten und Medien miteinander zu einer übergreifenden Zusammenfassung verbinden (Übersicht bei [77]). Konstruktiv in diesem Sinne wäre es auch, das diagnostische und therapeutische Vorgehen ausgehend von einer Fallvignette zu beschreiben und zu begründen oder das anhand eines ausgearbeiteten Beispiels (Worked Example) demonstrierte Vorgehen auf einen anderen Patientenfall zu übertragen und anzuwenden [185].

Der *interaktive* Modus schließlich ist immer durch die Anwesenheit von anderen Personen charakterisiert, mit denen ein Austausch stattfindet [174]. Dieser Austausch muss zudem zwei Bedingungen erfüllen: Alle beteiligten Personen müssen in etwa gleichen Anteil daran haben und die Äußerungen in der Interaktion müssen weitgehend die Bedingungen des konstruktiven Modus erfüllen [39]. Das wäre beispielsweise dann der Fall, wenn zwei Studierenden gemeinsam an einer Fallvignette arbeiten und sich darüber austauschen, wie das diagnostische Vorgehen aussehen könnte bzw. welche Therapie aus welchem Grund hier am besten geeignet ist. Interaktiv in diesem Sinne wäre es auch, wenn die Studierenden sich gegenseitig Fragen stellen und beantworten. Ein Referat dagegen, das eine Studentin in einem Seminar hält, erfüllt diese Bedingung nicht. Dieses erfüllt für die Referentin die Bedingungen des konstruktiven Modus und die des passiven, aktiven oder ebenfalls konstruktiven Modus für die zuhörenden Studierenden, je nachdem in welcher Weise sie dem Vortrag folgen bzw. welche Aktivität sie dabei zeigen. Auch ein Dialog, bei dem einer der beiden Beteiligten nicht im konstruktiven Modus antwortet, sondern sich allenfalls durch bestätigendes Kopfnicken oder Bestätigungslaute wie „mhm" oder „ja" höchstens im aktiven Modus befindet erfüllt die Bedingungen des interaktiven Modus im Sinne dieses Modells nicht.

Tabelle 2-6 zeigt die vier Modi und die sie charakterisierende Art der Auseinandersetzung mit den Lerngegenständen im Überblick und in Bezug auf unterschiedliche Lernaufgaben bzw. Lernsettings. Aus dieser Übersicht lässt sich leicht erkennen, dass es keinen eindeutigen Zusammenhang zwischen Lehrform und Lernmodus gibt. Auch in einer Veranstaltung wie der Vorlesung, die vielleicht a priori mit passivem Lernen in Verbindung gebracht wird, können die Studierenden konstruktiv oder interaktiv lernen und umgekehrt schützt auch eine vermeintlich interaktive Lehrform wie etwa ein Praktikum nicht davor, dass Studierende überwiegend im passiven Modus lernen. Es kommt vielmehr auf die konkrete Ausgestaltung der Lernaufgaben bzw. die konkrete Instruktion der Studierenden an.

Unterschiede in der Effektivität und Intensität des Lernens

Eine zentrale Annahme des ICAP-Modells ist die, dass die Effektivität des Lernens im interaktiven Modus am größten ist und stufenweise hin zum passiven Modus abnimmt. Zudem ist das Modell hierarchisch aufgebaut, und zwar dergestalt, dass die unteren Stufen in den oberen Stufen enthalten sind, d.h. der konstruktive Modus setzt voraus, dass die Studierenden im Sinne des aktiven Modus etwas tun und der interaktive Modus setzt voraus, dass die Studierenden sich im Sinne des konstruktiven Modus verhalten. Die Grenzen zwischen den Modi sind dabei nicht immer ganz eindeutig und einfach zu ziehen, wie etwa das Beispiel des Notizenmachens zeigt: Hier kommt es sehr darauf an, was und wie die Studierenden notieren, um zu entscheiden, ob ihre Handlung eher dem aktiven oder bereits dem konstruktiven Modus zugeordnet werden kann [109]. Ähnliches gilt für das Problemlösen: Wird ein Algorithmus oder eine Formel lediglich benutzt, dann sind die Bedingungen für den konstruktiven Modus noch nicht erfüllt. Das wäre dann der Fall, wenn die Studierenden erst durch eigenes Zutun herausfinden müssen, dass ein bestimmter Algorithmus hier angewandt werden kann und dass sie dazu die gegebenen Informationen und Daten erst noch bearbeiten, d.h. in die richtige Form bringen müssen.

Es gibt noch weitere Bedingungen, die erfüllt sein müssen, damit die Annahmen des ICAP-Modells gerechtfertigt sind: Die Aktivitäten der Studierenden müssen *inhaltsrelevant* sein. D.h. allein aus der Tatsache, dass sich Studierende miteinander austauschen, kann noch nicht auf den interaktiven Modus geschlossen werden, dazu muss zusätzlich analysiert werden, worüber und in welcher Weise sie sich austauschen. Ähnliches gilt für Produkte der Studierenden: Die Zusammenfassung eines Textes oder die Beantwortung einer Frage kann erst dann als konstruktiv gelten, wenn sie in den eigenen Worten der Studierenden erfolgt und nicht lediglich aus auswendig gelernten Versatzstücken oder Zitaten des Lernmaterials. Um sicherzustellen, dass der von den Lehrenden intendierte Modus des Lernens tatsächlich auch der von den Studierenden gezeigten Aktivität entspricht, müssen daher sowohl das Verhalten als auch die Produkte der Studierenden analysiert werden. So kann z.B. allein aus der Tatsache, dass Studierende ein Experiment durchführen noch nicht auf den konstruktiven Modus geschlossen werden, es könnte sich auch um den

Tabelle 2-6: Die Modi des ICAP-Modells konkretisiert anhand verschiedener Lernaufgaben (nach [40]).

	Passiv (empfangend)	Aktiv (bearbeitend)	Konstruktiv (schaffend)	Interaktiv (dialogisierend)
Eine Vorlesung anhören	Zuhören, ohne etwas anderes zu tun aber der Darbietung zugewandt	Wiederholen, Üben; Lösungsschritte kopieren; wörtliches Mitschreiben	Lautes Reflektieren; Erstellen von Concept Maps; (Begriffsnetzen); Fragen stellen	In kleinen Gruppen oder zu zweit eine Position argumentativ vertreten, verteidigen
Einen Text lesen	Ganze Textpassagen still oder laut lesen, ohne etwas anderes zu tun	Unterstreichen oder Hervorheben; Zusammenfassen durch Kopieren und Auslassen unwichtiger Sätze (Copy-and-Delete)	Mit eigenen Worten zusammenfassen, sich selbst erklären; verschiedene Texte aufeinander beziehen	Verständnisfragen stellen und im Dialog mit anderen beantworten
Ein Video anschauen	Anschauen, ohne etwas anderes zu tun	Pausieren, Vor- und Zurückspulen des Videos, wiederholt anschauen	Inhalte des Videos erklären; mit anderen Quellen oder dem eigenen Vorwissen vergleichen, kontrastieren	Mit anderen über Ähnlichkeiten, Unterschiede, Begründungen diskutieren
An Praktika teilnehmen	Der Demonstration eines Experiments folgen	Ein Experiment nach genauer Anleitung durchführen	Die Ergebnisse eines Experiments erklären; begründen, warum bestimmte Schritte notwendig sind; Bedeutung für die Praxis erläutern	Wechselseitig Erklärungen, Begründungen für das experimentelle Vorgehen einfordern, gegenseitig Fragen zu den Ergebnissen stellen und beantworten
Am klinischen Unterricht teilnehmen	Beobachten, was die Lehrenden bzw. die anderen Studierenden tun	Demonstrierte Untersuchungsschritte benennen, nachmachen	Indikation für Untersuchungen erläutern, erhobene Befunde erklären und bewerten	Mit anderen die Ergebnisse der körperlichen Untersuchung, apparativen Diagnostik etc. diskutieren, bewerten

aktiven Modus handeln, wenn das Experiment nach einer genauen Vorgabe lediglich abgearbeitet wird (vgl. Kap. 4.3.3). Aus einer möglichen Diskrepanz zwischen intendiertem Verhalten und tatsächlich gezeigtem Verhalten bzw. daraus entstandenen Produkten lassen sich somit wichtige Rückschlüsse darauf ziehen, wie die Lernaufgabe von den Studierenden verstanden wurde bzw. wie sie angepasst werden muss, damit die Lernenden tatsächlich das intendierte

Verhalten zeigen. Daher ist es auch sinnvoll, die Lernergebnisse in Form von konkreten Produkten, z. B. schriftlichen Ausarbeitungen zu erfassen, damit eine Analyse im Hinblick auf den intendierten Modus möglich ist. Diese Produkte können und sollten aber nicht nur Kontroll-, Prüfungs- und Evaluationszwecken dienen, sondern zugleich auch direkt das Lernen der Studierenden unterstützen, indem sie im Sinne des konstruktiven Modus im weiteren Verlauf benutzt, ergänzt und verfeinert werden. Das sollte schon aus Motivationsgründen bei der Aufgabengestaltung berücksichtigt werden.

Lernverhalten als Ausdruck unterschiedlicher Verarbeitungsprozesse

Dass die verschiedenen Modi des Lernens im Sinne des ICAP-Modells unterschiedlich effektiv sind, stützt sich vor allem auf die Annahme, dass ihnen jeweils unterschiedliche kognitive Verarbeitungsprozesse zugrunde liegen, aus denen sich die unterschiedliche Qualität der Lernergebnisse erklären lässt. Hier wird Bezug auf die in den vorangegangenen Abschnitten dargestellten Erkenntnisse der kognitiven und pädagogischen Psychologie genommen. Tabelle 2-7 zeigt, wie diese Erkenntnisse im Rahmen des ICAP-Modells herangezogen werden, um die verschiedenen Modi zu charakterisieren bzw. Lernergebnisse aufgrund des vorherrschenden Modus vorauszusagen.

Das ICAP-Modell in der Praxis

In einer umfassenden Studie – die allerdings nicht im universitären Kontext stattfand – wurde untersucht, inwieweit die Translation des ICAP-Modells in die Lehrpraxis gelingt [38]. Dazu wurden Lehrkräfte an Schulen der Sekundarstufe zunächst mittels eines Online-Moduls über das ICAP-Modell informiert, anschließend bekamen sie den Auftrag, Unterrichtsentwürfe anzufertigen, die spezifisch auf die Modi zugeschnitten sein sollten. Die Umsetzung dieser Entwürfe im Unterricht wurde auf Video aufgezeichnet und die Lernergebnisse der Lernenden wurden erfasst.

Die Auswertung der Ergebnisse zeigte zunächst, dass die Lehrkräfte während des Online-Moduls Kenntnisse über das ICAP-Modell erworben hatten (wenn auch weniger intensiv als erwartet). Die Auswertung der Unterrichtsentwürfe ergab allerdings, dass sie sich eher schwer damit taten, spezifische Instruktionen für die Modi *Constructive* und *Interactive* zu formulieren. Hier benutzten sie fälschlicherweise überwiegend Verben, die dem aktiven Modus zuzurechnen sind und damit noch kein generatives Lernen erfordern. In der praktischen Umsetzung zeigte sich ein analoges Phänomen insofern, als die Lehrenden selbst dann, wenn sie in ihren Entwürfen Aufgaben formuliert hatten, die dem konstruktiven oder interaktiven Modus zuzurechnen waren, diese häufig mit Verben des aktiven Modus kommunizierten und damit die Intention der Aufgaben verfälschten. Das traf auch auf Prüfungsfragen zu, die durch den Gebrauch falscher Verben in der Unterrichtskommunikation häufig von Verständnisfragen zu reinen Wissensfragen degradiert wurden. Dementsprechend erfolgten auch die Beiträge der Lernenden mehrheitlich im aktiven Modus, selbst dann, wenn die Lehrkräfte mit ihren Unterrichtsentwürfen eigentlich den konstruktiven oder interaktiven Modus erreichen wollten. Interessanterweise zeigte sich aber auch, dass die Schülerantworten tatsächlich häufiger im konstruktiven Modus erfolgten, wenn ein entsprechend spezifischer Arbeitsauftrag gegeben worden war. Für diese Fälle konnte dann tatsächlich auch gezeigt werden, dass die Schülerinnen und Schüler einen größeren Lernerfolg erreichten.

Auch wenn sich diese Ergebnisse nicht direkt auf die medizinische Ausbildung übertragen lassen, zeigen sie dennoch, welche Herausforderungen mit der Umsetzung des ICAP-Modells verbunden sein können und welche kritischen Punkte z. B. in entsprechenden Qua-

Tabelle 2-7: Die Modi des ICAP-Modells, zugrundeliegende Lernmechanismen, erwartete Lernergebnisse (nach [40]).

	Passiv (empfangend)	Aktiv (bearbeitend)	Konstruktiv (schaffend)	Interaktiv (dialogisierend)
Beispiel-aktivität	Einer Vorlesung, einem Podcast folgen	Textpassagen hervorheben	Lösungen für neue Probleme finden	Wechselseitig Fragen stellen, diskutieren
Kognitiver Prozess	*Aufbewahren:* Information wird isoliert abgespeichert, keine Integration mit bestehendem Wissen	*Integrieren:* Hervorgehobene, wiederholte Information aktiviert Vorwissen, neues Wissen kann in bestehende Wissensschemata eingebaut werden (vgl. Kap. 2.2.2)	*Erschließen:* Vertiefte Integration durch Vergleichen und Kontrastieren von altem und neuem Wissen, Analogiebildung, Generalisierung, Erklärung, Rechtfertigen von Lösungen etc. (vgl. Kap. 2.2.2)	*Wechselseitiges Erschließen:* Interaktivität bewirkt vertiefte Vernetzung durch alternative, neue Perspektiven, Bewertungen, Ideen, Feedback, Kritik etc.
Erwartete Veränderung der Wissensbasis	Neue, aber voneinander isolierte Wissensbestände (träges Wissen, vgl. Kap. 2.2.3)	Wissensstrukturen (Schemata) werden gefestigt, ausgebaut (vgl. Kap. 2.5.3)	Neues Wissen, das intensiv mit bestehenden Schemata vernetzt wird Wissensstrukturen/Prozeduren werden durch neue Einsichten, Begründungen, Rechtfertigungen ergänzt, flexibilisiert (vgl. Kap. 2.2.3)	Neue Perspektiven und neue Einsichten, die dem individuellen Lernen verschlossen geblieben wären
Erwartete Lern-ergebnisse	Wiedergeben, wiederholen, aufzählen	Anwenden auf ähnlich gelagerte Probleme (naher Transfer, vgl. Kap. 2.2.3)	Anwenden auf neuartige, noch unbekannte Probleme (ferner Transfer, vgl. Kap. 2.2.3), Verstehen und Erklären neuer Konzepte	Gemeinsames (Er-) Finden neuer Lösungen, Ideen, Erklärungen, Konzepte
Ergebnis nach ICAP-Modell	Minimales Verstehen	Seichtes Verstehen	Tiefes Verstehen, Transfer möglich	Tiefstes Verstehen, innovative Ideen möglich

lifikationsmaßnahmen für Lehrende thematisiert werden sollten. Insbesondere die Charakteristika des generativen Lernens, ob im konstruktiven oder im interaktiven Modus, müssen spezifisch herausgearbeitet werden, da sie offensichtlich selbst pädagogisch vorgebildeten Lehrkräften nicht ohne Weiteres verständlich sind bzw. von ihnen in den Unterricht transferiert werden können.

Insgesamt erscheint das ICAP-Modell als vielversprechend, weil es zum einen auf einer soliden empirischen Grundlage aufgebaut ist und eine Vielzahl von Einzelerkenntnissen auf wenige, prinzipiell leicht verständliche Dimensionen reduziert. Zum anderen sind die Dimensionen verhaltensbezogen definiert, sodass sich – unter zusätzlicher Berücksichtigung der Lernergebnisse – relativ einfach feststellen lässt, ob die beabsichtigte Qualität des Lernens tatsächlich auch erreicht wurde. Schließlich ergeben sich Ähnlichkeiten bzw. Anknüpfungspunkte zu den in Kap. 3.3 dargestellten Lernzieltaxonomien [40]. Während sich diese allerdings primär mit den Ergebnissen des Lernens befassen, beschreibt das ICAP-Modell in erster Linie den Lernprozess, wobei Lernziele zumindest implizit mitgedacht sind (s. Tabelle 2-6). Gemeinsam ist beiden Modellen die Annahme, dass es unterschiedliche Qualitäten von Lernen bzw. von Lernzielen gibt, die sich anhand der Lerntiefe hierarchisch ordnen lassen. Dementsprechend lassen sich die in der revidierten Lernzieltaxonomie für kognitive Lernziele beschriebenen kognitiven Prozesse auch weitgehend den Modi des ICAP-Modells zuordnen: Erinnern (*Passive*), Anwenden (*Active*), Verstehen, Analysieren, Bewerten, Gestalten (*Constructive*). Für den interaktiven Modus des ICAP-Modells gibt es dagegen keine Entsprechung in der Lernzieltaxonomie, offensichtlich ist die Annahme, dass kollaboratives Lernen mit eigenen Qualitäten einhergeht kein Bestandteil dieses Modells. Das ICAP-Modell wiederum macht keine Unterscheidung zwischen verschiedenen Wissensformen, wie sie die Lernzieltaxonomie vorsieht.

2.5 Klinisches Denken – Clinical Reasoning

2.5.1 Definitionen und Kontext

In den vorangehenden Abschnitten wurden grundlegende Erkenntnisse zum Lernen dargestellt wurden, die nicht nur in der Medizin von Bedeutung sind. Im Folgenden werden diese ergänzt um Befunde, die spezifischere Anforderungen an das Lernen in der Medizin betreffen. Das ist vor dem Hintergrund der Kompetenzorientierung besonders wichtig, weil sich gezeigt hat, dass Kompetenzen in hohem Maße inhaltsspezifisch sind. Insofern ist es eine der zentralen Aufgaben der Medizindidaktik zu verstehen, worin die spezifischen Anforderungen der ärztlichen Tätigkeit bzw. der Tätigkeit in anderen Gesundheitsberufen bestehen, um dann die jeweilige Ausbildung konsequent und zielgenau danach ausrichten zu können. Eine Kompetenzdomäne, die in dieser Hinsicht besonders gut untersucht worden ist, ist das klinische Denken.

Klinisches Denken

Als klinisches Denken oder Problemlösen bezeichnet man die Kompetenz, anamnestisch erfasste Beschwerden und Symptome sowie erhobene Untersuchungsbefunde in medizinische Konzepte zu übersetzen und daraus eine kohärente Fallkonstruktion aufzubauen, die es ermöglicht, eine (Verdachts-)Diagnose zu stellen und auf dieser Grundlage – in Absprache mit den Kranken und gegebenenfalls ihren Angehörigen oder weiteren an der Behandlung beteiligten Personen – passende Behandlungsmaßnahmen zu finden. Insofern ist klinisches Denken eine der zentralen Voraussetzungen für erfolgreiches ärztliches Handeln. Von daher erstaunt es nicht, dass klinisches Denken vermutlich eines der am häufigsten untersuchten Konstrukte der medizinischen Ausbildungsforschung ist. Allerdings war der wissenschaftliche Fokus lange Zeit fast ausschließlich darauf gerichtet, aus einer vor allem kognitionspsychologischen Perspektive das *diagnostische* Denken zu verstehen, d. h. wie Ärztinnen und Ärzte auf Grundlage von Anamnese und Befunden die richtige Diagnose stellen. Tatsächlich zielt auch die ärztliche Ausbildung zu einem Großteil darauf ab, die diagnostischen Fähigkeiten zu schulen, zumal angesichts der zunehmenden Verbreitung von leitlinienorientierter Therapie der Eindruck entstehen kann, die Diagnosestellung sei der schwierigere Teil der ärztlichen Tätigkeit (grundsätzliche und kritische Erwägungen zu diesem Thema finden sich bereits bei Wieland [244] und Koch [123]). In den letzten Jahren hat sich das Verständnis von klinischem Denken allerdings erweitert. Zum einen setzt sich mehr und mehr die Erkenntnis durch, dass klinisches Denken kein einheitliches Konstrukt ist, sondern aus einer Vielzahl verschiedener, mehr oder minder voneinander abgrenzbarer Prozesse besteht, die vermutlich auch unterschiedliche kognitive Voraussetzungen haben [85]. Zum anderen wird zunehmend deutlich, dass klinisches Denken in hohem Maße inhalts- bzw. kontextabhängig ist, sodass Umgebungsvariablen und Interaktionsphänomene stärker berücksichtigt werden müssen ([60], [62]). Dennoch bleiben die Erkenntnisse der kognitionspsychologischen Forschung zum Aufbau grundlegender, handlungsleitender Krankheitsskripte als Voraussetzungen von ärztlicher Expertise von Bedeutung, weil sie eine wichtige Grundlage für didaktische Überlegungen bei der Gestaltung von medizinischen Curricula sind.

Diagnostisches Denken

Der Prozess des Diagnostizierens wird häufig idealisiert als induktives Schließen beschrieben [76]: Zunächst sollen möglichst viele Informationen, d. h. Symptome und Befunde zusammengetragen werden, aus denen dann durch sinnvolles Kombinieren und Abwägen auf die in Frage kommenden Verdachtsdiagnosen geschlossen werden kann:

„Der Patient berichtet die Symptome X, Y, und Z, das EKG zeigt ST-Hebungen, daher hat er vermutlich einen Herzinfarkt."

Folgerichtig werden Studierende in der Regel dazu angehalten, sich nicht vorschnell von einer diagnostischen Hypothese beeinflussen zu lassen, sondern erst alle Informationen zu sammeln und erst auf dieser Grundlage diagnostische Vermutungen anzustellen.

In empirischen Studien stellte sich allerdings heraus, dass diese idealisierte Vorstellung vom klinischen Denken nicht dem entspricht, was in der Praxis tatsächlich geschieht. Vielmehr zeigte sich, dass sowohl Medizinstudierende als auch erfahrene ärztliche Fachleute unmittelbar zu Beginn, tatsächlich in den ersten Sekunden des Patientenkontakts auf der Grundlage von nur sehr wenig Information bereits diagnostische Hypothesen generieren, die sie dann – deduktiv – zu bestätigen versuchen:

„Das sieht ganz nach einem Herzinfarkt aus, demnach müsste der Patient auch noch die Symptome X, Y, Z aufweisen." ([65], vgl. [176])

Dazu passen weitere Ergebnisse, die gezeigt haben, dass die Wahrscheinlichkeit, mit der Ärztinnen und Ärzte bzw. Medizinstudierende klinische Zeichen am Patienten entdecken, steigt, wenn sie eine entsprechende Verdachtsdiagnose haben ([15], [29]). Auch die Interpretation vieldeutiger Zeichen (z. B. dunkles Hautkolorit als Zeichen einer Gelbsucht vs. UV-induzierte Bräunung) wird von der Verdachtsdiagnose beeinflusst, im Zweifelsfall auch in die falsche Richtung [139]. Erkenntnistheoretisch handelt es sich bei dieser Form des Schließens um eine Abduktion, das heißt, aufgrund bestimmter Indizien wird eine Hypothese (oder mehrere) generiert, mit denen die vorliegenden Phänomene am besten erklärt werden könnten, ohne dass dies schon bewiesen wäre ([111], [233]). Auf Grundlage solcher initialer Hypothesen können dann Aussagen formuliert werden, mit denen überprüft werden kann, ob die Vermutung tatsächlich zutrifft. Daher wird dieses Vorgehen auch als *hypothetisch-deduktive Methode* bezeichnet (vgl. [65]).

Die Effektivität dieses Vorgehens, also des abduktiven Schließens hängt stark davon ab, wie gut es gelingt, aus der Menge der grundsätzlich infrage kommenden Hypothesen gleich zu Beginn „intuitiv" diejenige zu wählen, mit der die Symptome am besten erklärt werden können. Tatsächlich konnten gezeigt werden, dass die richtige Diagnose fast immer als solche identifiziert wird, wenn sie unter den anfänglich vermuteten Hypothesen ist; umgekehrt wird in etwa sechs von sieben Fällen die richtige Diagnose verfehlt, wenn sie nicht bereits als eine der anfänglichen Hypothesen formuliert wurde [12]. Genau hierin und nicht etwa in einer unterschiedlichen Herangehensweise zeigt sich im Übrigen die Überlegenheit von Personen mit großer Expertise gegenüber Medizinstudierenden oder angehenden Ärztinnen und Ärzten: Je größer die Expertise und Erfahrung einer Person ist, desto häufiger erweisen sich ihre anfänglichen diagnostischen Hypothesen als die letztendlich richtigen.

Das hypothetisch-deduktive Vorgehen besteht also aus zwei Komponenten: einem intuitiven „Einfall", eine bestimmte Diagnose in Betracht zu ziehen, und einer systematischen Überprüfung dieser Hypothese(n). Diesen Schritten liegen jeweils unterschiedliche Formen von Wissen und kognitiver Verarbeitung zugrunde. Bei dem hypothesengenerierenden Schritt handelt es sich um eine Kategorisierungsaufgabe, d.h. die Zuordnung eines Phänomens oder Objekts zu einer definierten Kategorie aufgrund bestimmter Schlüsselmerkmale. Die Fähigkeit, solche Zuordnungen mit großer Sicherheit automatisiert und ohne bewusstes Nachdenken vorzunehmen, wird vor allem durch die Auseinandersetzung mit vielen verschiedenen Objekten aus dieser Kategorie erworben. Eine Ärztin, die jahrelang als Kardiologin gearbeitet hat, hat eben sehr viele Patientinnen und Patienten mit Herzinfarkt gesehen, auch solche mit ungewöhnlichen oder untypischen Symptomkonstellationen, sodass sie sehr schnell und sicher in der Lage ist, einen Herzinfarkt bereits aufgrund rudimentärer Informationen als solchen zu erkennen. Insofern ist die klinische Intuition im Grunde ein Wiedererkennen bereits bekannter Muster. Der deduktive Teil dagegen ist durch ein analytisch-argumentatives Vorgehen gekennzeichnet und erfordert die Kenntnis der krankheitstypischen Beschwerden und Symptome bzw. der zugrundeliegenden pathophysiologischen Prozesse, die mehr oder minder kausal zueinander in Beziehung gesetzt werden müssen.

Die Suche nach einer Antwort auf die Frage, wie diese beiden Prozesse zusammenwirken, erbrachte zum einen wichtige Hinweise darauf, wie sich das im Medizinstudium erworbene Wissen unter dem Einfluss praktischer Erfahrung umorganisiert und somit neue Wissensstrukturen entstehen ([202], vgl. [16]). Zum anderen sind aber auch verschiedene Konzepte entstanden, wie sich klinisches Denken verbessern lässt und wie diagnostische Fehler vermieden werden können. Nachfolgend werden zunächst die Erkenntnisse zum Erwerb von Expertenwissen dargestellt, anschließend dann die Überlegungen, wie sich das hypothetisch-deduktive Vorgehen optimieren lässt.

2.5.2 Vom Grundlagenwissen zu klinischen Konzepten

Analysiert man die Erklärungen, die verschieden fortgeschrittene Medizinstudierende und ärztliche Fachleute zu klinischen Fallvignetten produzieren, bei denen sie die richtige Diagnose benennen und begründen sollen, dann zeigt sich, dass der Elaborationsgrad, das heißt der Umfang und die Detailfülle der Erklärungen, mit zunehmender Dauer des Studiums zunächst ansteigt. Dies kann als Ausdruck des zunehmenden Wissens verstanden werden, das nach und nach umfassendere und differenziertere Erklärungen ermöglicht. Nach Beendigung des Studiums setzt sich dieser Trend trotz weiter anwachsenden Wissens aber nicht fort, denn die Erklärungen von Ärztinnen und Ärzten sind typischerweise sehr viel kürzer als die der fortgeschrittenen Studierenden (Abbildung 2-5a), was in der Literatur als intermediärer Effekt beschrieben wird [189]. Trotzdem ist die diagnostische Genauigkeit mit wachsender Expertise größer (Abbildung 2-5b).

Ein Grund für die kürzeren Erklärungen bei fachkundigen Personen besteht offensichtlich darin, dass sie im Gegensatz zu den Studierenden kaum (patho-)physiologisches Grundlagenwissen enthalten, sondern hauptsächlich unter Rückgriff auf klinische Konzepte bzw. Syndrome (z. B. Sepsis, Schock) aufgebaut sind (Abbildung 2-5c). Interessant ist in diesem Zusammenhang der Einfluss der zur Verfügung stehenden Zeit (Abbildung 2-5d), die sich bei den Studierenden, nicht aber bei den Fachleuten auf die Qualität der Erklärungen auswirkt.

Diese Befunde legen nahe, dass den Fachkundigen ihr Wissen offensichtlich in einer effizienteren Art zur Verfügung steht als den Studierenden, die unter starkem Zeitdruck nur eine unzureichende kognitive Repräsentation des Falls aufbauen können. Aufgrund solcher empirischer Befunde lässt sich die Entwicklung vom systematischen Lehrbuchwissen hin zu einer praxisbezogenen Wissensbasis folgendermaßen verstehen: Das systematisch erworbene, in kausalen Beziehungen organisierte Grundlagenwissen wird durch klinische Erfahrung in übergeordnete Konzepte (Syndrome) integriert („enkapsuliert“, vgl. Abbildung 2-6). Verschiedene Symptome lassen sich dann, ohne auf detailliertere Begründungen zurückgreifen zu müssen, z. B. als Ausdruck einer „Herzinsuffizienz“ oder „Sepsis“ erklären ([55], [200]). Diese Konzepte höherer Ordnung sind nicht mehr auf Kausalketten aufgebaut, sondern assoziativ

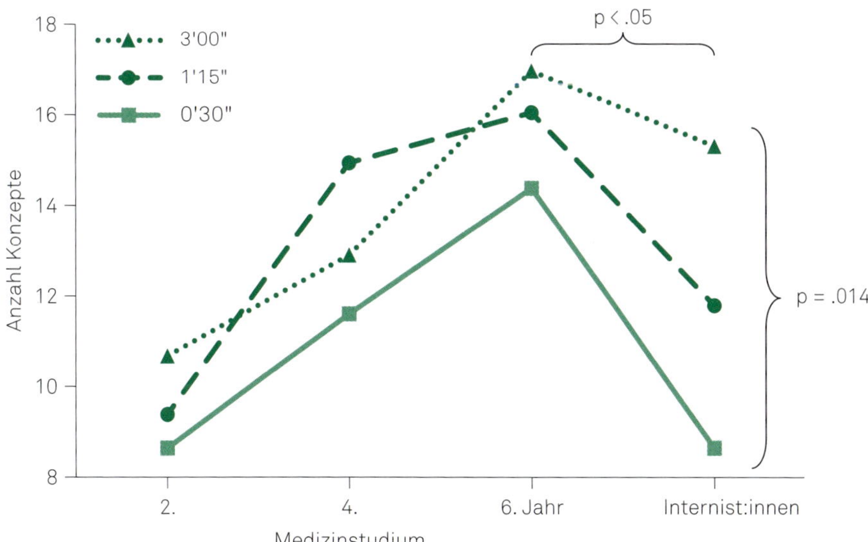

Abbildung 2-5a: Erklärungen klinischer Fallvignetten durch Medizinstudierende sowie durch internistische Fachärztinnen und Fachärzte (nach [231]).
Der Elaborationsgrad der Erklärungen (gemessen an der Anzahl von darin vorkommenden Konzepten) zeigt einen intermediären Effekt: Mit zunehmendem Wissen steigt der Umfang der Erklärungen zunächst an. Nach Abschluss des Studiums und mit zunehmender Berufserfahrung kehrt sich dieser Trend aber um: Die Erklärungen werden wieder kürzer und zwar umso deutlicher, je kürzer, die zur Verfügung stehende Zeit ist.

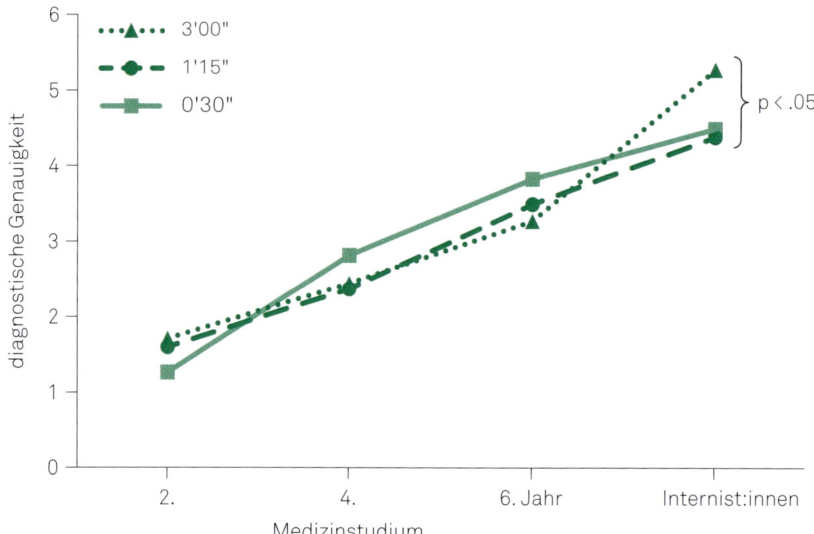

Abbildung 2-5b: Die diagnostische Genauigkeit (gemessen an der Anzahl richtiger diagnostischer Elemente, z. B. „links- und rechtsseitige Herzinsuffizienz aufgrund einer Mitralklappeninsuffizienz und Vorhofflimmern") steigt mit zunehmendem Wissen kontinuierlich an, und zwar auch nach Beendigung des Studiums.

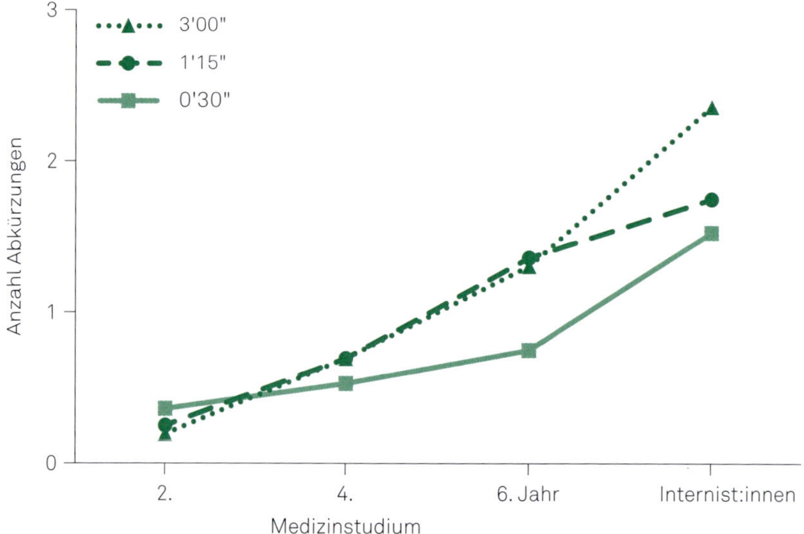

Abbildung 2-5c: Die Erklärungseffizienz (gemessen an der Zahl der „Abkürzungen", d. h. Auslassungen einzelner pathophysiologischer Erklärungsschritte zugunsten der Verwendung von umfassenderen klinischen Konzepten vgl. Abbildung 2-6) nimmt mit zunehmender Expertise zu.

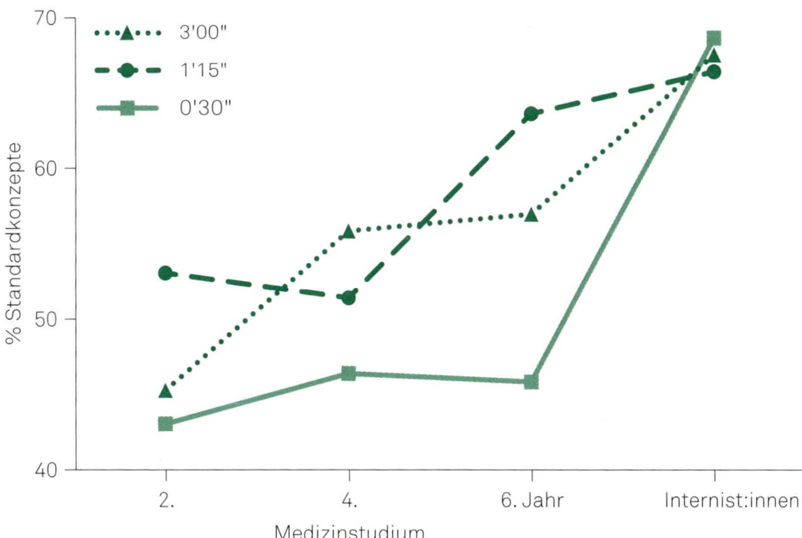

Abbildung 2-5d: Die Erklärungsqualität (gemessen als Anteil der genannten Konzepte an den Konzepten eines vorher definierten Standards) ist bei größerer Expertise im Gegensatz zu den Studierenden unabhängig von der verfügbaren Zeit.

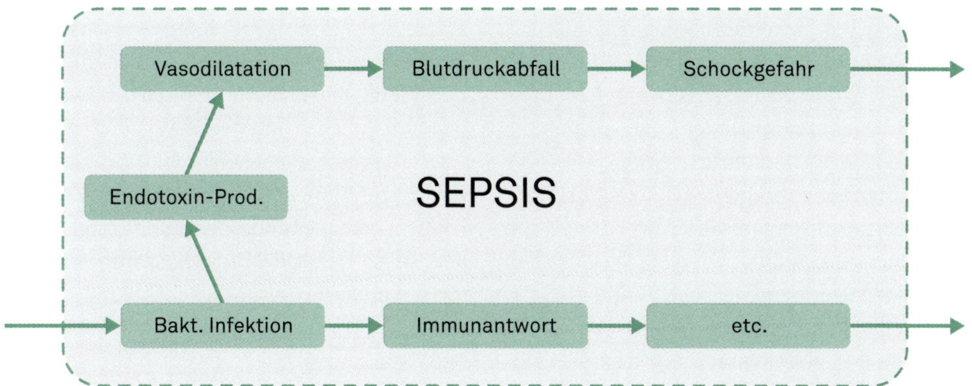

Abbildung 2-6: In klinische Konzepte „enkapsuliertes" biomedizinisches Grundlagenwissen am Beispiel der Sepsis (vgl. [200]).
Während klinische Fälle von erfahrenen Ärztinnen und Ärzten unter Rückgriff auf klinische Konzepte höherer Ordnung erklärt werden, bemühen Medizinstudierende dazu typischerweise pathophysiologisches Grundlagenwissen, das auf Kausalketten beruht. Dieses Wissen steht auch den Expert:innen zur Verfügung, wird aber für die Lösung von Routineproblemen nicht verwendet, weil die klinischen Konzepte effizienter sind.

organisiert („Krankheit X geht mit den Symptomen Y einher", „Krankheit A wird mit Therapie B behandelt") [180]. Kognitionspsychologisch lässt sich dieser Wissensumbau als Transfer (s. Kap. 2.2.3) beschreiben: Im ersten Schritt wird Grundlagenwissen in klinisches Wissen überführt, wobei das Grundlagenwissen natürlich weiter verfügbar bleibt. Allerdings wird es zur Lösung von Routineproblemen in der Regel nicht verwendet. Aus gedächtnispsychologischer Sicht lässt sich der Prozess der Enkapsulierung als ein Beispiel für erfolgreiches *Chunking* verstehen (vgl. Kap. 2.2.4): Anstatt mit einer Fülle von (patho-)physiologischen Details müssen nur wenige klinische Konzepte im Arbeitsgedächtnis behalten werden, wodurch die Effizienz der Informationsverarbeitung steigt.

2.5.3 Von klinischen Konzepten zu Krankheitsskripten

Das Skript-Konzept

Mit dem Aufbau klinischer Konzepte ist der Umbau der Wissensbasis für das ärztliche Handeln allerdings noch nicht beendet. In einem zweiten Transferschritt, der erfahrungsabhängig ist und daher Kontakt mit Patient:innen voraussetzt, wird dieses klinische Wissen noch weiter umorganisiert und ergänzt, indem sich sogenannte Krankheitsskripte entwickeln ([50], [36]). Das Skript-Konzept entstand in der kognitiven Psychologie, um die Organisation des Wissens von typischen Alltagssituationen zu beschreiben (z. B. einen Restaurantbesuch). Skripte sind dadurch charakterisiert, dass sie von Fall zu Fall zwar variable, aber dennoch typische Bestandteile und zeitliche Muster solcher Situationen beinhalten [197]. So ist ein Restaurantbesuch dadurch gekennzeichnet, dass man das Restaurant betritt, sich an einen Tisch setzt, die Karte gereicht bekommt, aus der man seine Speisen bestellt, die man nach dem Verzehr bezahlt, bevor man das Restaurant wieder verlässt. Solche Skripte erleichtern die Orientierung im Alltag ungemein. Wir finden uns selbst in einem Restaurant, das wir noch nie zuvor betreten haben, in der Regel sofort zurecht, da Skripte bestimmte Variablen aufweisen, die zwar unterschiedliche Werte annehmen können, die aber nicht beliebig sind, sondern in einem definierten Bereich liegen. So bleibt ein Restaurantbesuch auch dann typisch, wenn es sich um ein Selbstbedienungsrestaurant handelt oder um einen „Gourmettempel", in dem man zuvor einen Tisch reservieren muss. Außerdem gibt es für die Variablen bestimmte Standardwerte, die automatisch eingesetzt werden, wenn nicht explizit ein anderer Wert verlangt ist. Erzählt eine Person von ihrem letzten Restaurantbesuch, so muss sie nicht jedes Detail erwähnen, da die mit Restaurantbesuchen vertrauten Zuhörer die typischen Situationsvariablen mit ihren Standardwerten skriptkonform ergänzen. Im Gespräch müssen daher nur die Besonderheiten, die Abweichungen von der Regel erwähnt werden (z. B. dass es keine Karte gab, sondern dass das Angebot mündlich vorgetragen wurde). Solche Skripte erwerben wir nicht als abstraktes Wissen z. B. aus Büchern. Zwar könnte man im Prinzip das Wissen darüber, wie man sich in einem Restaurant verhält, auch aus einem Buch lernen (z. B. einem Reiseführer); allerdings verschafft ein solches Wissen gerade nicht die Sicherheit und Flexibilität, die für Skripte typisch ist. Diese enthalten nämlich abstrahiertes Wissen (vgl. Kap. 2.2.3), das sich aus wiederholten Erfahrungen mit bestimmten Situationen herausbildet. Je häufiger wir eine bestimmte Situation erlebt haben, umso robuster aber gleichzeitig auch flexibler wird unser diesbezügliches Skript und damit unser Wissen: wir werden zu Expertinnen und Experten.

Krankheitsskripte im diagnostischen Prozess

Auch das krankheitsbezogene Wissen kann man sich als in Skripten organisiert vorstellen; daher eignet sich das Konzept auch, um die

Wissensstrukturen für die ärztliche Tätigkeit zu charakterisieren ([37], [50]). Gegenüber ausgedehnten, auf kausale Beziehungen aufgebauten Wissensnetzwerken, wie sie etwa für das biomedizinische Grundlagenwissen postuliert werden, haben Krankheitsskripte deutliche Vorteile. Sie werden immer als Ganzes aktiviert, das heißt, Wissen, das zu einem Skript (z.B. „Gallensteine") gehört, muss nicht erst bewusst gesucht und kombiniert werden, sondern es steht unmittelbar zur Verfügung, sobald das Skript aufgerufen wird. Solange die zu verarbeitenden Informationen mit einem Skript kompatibel sind, werden dessen Variablen einfach aufgefüllt, womit sich das Skript als Interpretationsgrundlage stabilisiert. Aufgrund dieser Eigenschaften erlauben Skripte eine Vorhersage darüber, was typischerweise zu erwarten ist. In einem Skript ist zudem nicht nur das Wissen über die Krankheit organisiert, sondern auch das in diesem Zusammenhang notwendige Verhalten, sodass auch das weitere diagnostische und therapeutische Handeln skriptgesteuert und damit hinsichtlich des Einsatzes von kognitiven und anderen Ressourcen sehr effizient verläuft. Wie zuvor bereits dargestellt wurde, ist es für den diagnostischen Prozess entscheidend, gleich zu Beginn das „richtige" Krankheitsskript zu aktivieren, beziehungsweise – als Konsequenz daraus – die richtige(n) diagnostische(n) Hypothese(n) zu formulieren. Schon in den Untersuchungen von Elstein et al. [65] hatte sich gezeigt, dass dies bereits innerhalb der ersten Sekunden des Patientenkontakts geschieht. Da diese Aktivierung sehr schnell, automatisiert und weitgehend unbewusst erfolgt, kommt dafür in erster Linie das Wiedererkennen bestimmter, bereits bekannter Muster in Frage: Mit zunehmender Erfahrung hat man viele verschiedene Kranke mit einem bestimmten Krankheitsbild gesehen, sodass die Hypothese, dass es sich genau darum handeln könnte, gar nicht erst gedanklich entwickeln muss; sie fällt uns aufgrund der Ähnlichkeit des aktuellen mit früheren Fällen „einfach" ein [175].

Kontextbedingungen

In den ersten Sekunden des Patientenkontakts liegen außer den noch lückenhaften Beschwerdeschilderungen vor allem einige allgemeine Informationen über die erkrankte Person vor (Geschlecht, Alter, Körpergewicht, etc.), die bereits gestalthaft bei der Begrüßung beziehungsweise noch im Vorfeld durch entsprechende Unterlagen (Krankenakte, Arztbrief) wahrgenommen werden. Gerade diese Informationen sind für die Mustererkennung offensichtlich besonders wichtig, weil sie einige der potenziell in Frage kommenden Krankheitsbilder wahrscheinlicher oder unwahrscheinlicher machen (sie machen eine Aussage zur Basisrate, s. unten). Tatsächlich konnte auch empirisch gezeigt werden, dass Experten gerade diese Kontextinformationen zur frühen Hypothesenbildung heranziehen ([28], [102]). In einer Studie wurden erfahrene Hausärzte mit Berufsanfängern im Hinblick auf richtig gestellte Verdachtsdiagnosen verglichen. Dazu wurden ihnen entweder ein Patientenfoto, die Vorgeschichte und die aktuelle Beschwerdeschilderung vorgelegt oder nur die Beschwerdeschilderung allein. Während sich die Leistung der angehenden Ärztinnen und Ärzten bei beiden Bedingungen kaum unterschied, formulierten diejenigen mit mehr Berufserfahrung etwa doppelt so viele richtige Verdachtsdiagnosen, wenn ihnen zusätzlich die Kontextinformationen zur Verfügung standen (Abbildung 2-7). Das Wissen darüber, wie die Kontextbedingungen die Wahrscheinlichkeit der jeweiligen Erkrankungen beeinflussen, ist den Unerfahrenen dabei durchaus verfügbar wenn sie explizit danach gefragt werden, aber eben nur in abstrakter Form, und nicht, wie bei den langjährig ärztlich Tätigen als Bestandteil eines Krankheitsskripts, was wiederum darauf verweist, dass offensichtlich die Wissensorganisation (und nicht unterschiedliches Wissen per se) für die Unterschiede zwischen beiden Gruppen verantwortlich ist [51].

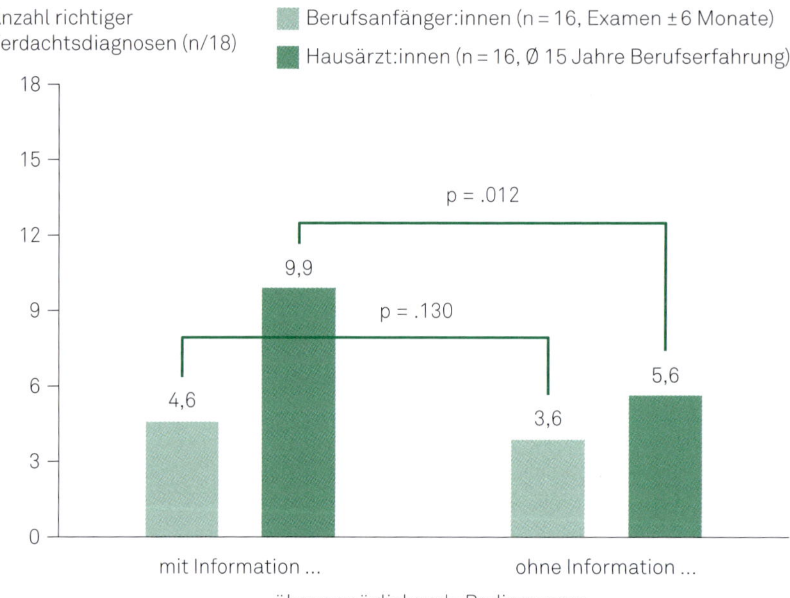

Abbildung 2-7: Anzahl richtiger Verdachtsdiagnosen in Abhängigkeit von verfügbarer Kontext-Information ([102], vgl. [28]).

Semantische Netzwerke

Die wesentlichste Erkenntnis aus den Studien zum Erwerb klinischer Konzepte und Krankheitsskripten ist, dass sich das Wissen von erfahrenen Personen gegenüber dem von Unerfahrenen vor allem durch eine elaboriertere zugleich aber auch effizientere Struktur auszeichnet. Aus einem einfachen Nebeneinander von Begriffen werden komplexe, durch vielfältige Verknüpfungen verdichtete Wissensnetzwerke. Diese Netzwerke ermöglichen es, aus den Schilderungen der Kranken und gegebenenfalls ergänzenden Befunden in kürzester Zeit die relevanten Informationen zu extrahieren und daraus eine klinische Fallrepräsentation aufzubauen. Das erfordert unter anderem eine Abstraktionsleistung, damit aus den individuellen Angaben der Kranken die typischen Charakteristika einer bestimmten Erkrankung erkannt werden.

In einigen Studien wurde genau dieser Abstraktionsprozess näher untersucht. Zugrunde gelegt wurde dabei ein Modell aus der Linguistik bzw. der Semiotik, das die Struktur von Wissen unter anderem als ein System verschiedener Achsen beschreibt, die jeweils durch gegensätzliche Eigenschaften definiert sind, z.B. „plötzlich“ vs. „schleichend“, „alt“ vs. „jung“, „kontinuierlich“ vs. „intermittierend“ [140]. Voneinander abgrenzbare Phänomene wie z.B. Erkrankungen weisen jeweils spezifische Eigenschaften auf, die sich auf diesen Achsen eindeutig abbilden lassen. So weist etwa ein plötzlich einsetzender Kopfschmerz auf andere Ursachen hin als ein schleichend einsetzender Kopfschmerz, Bauchschmerzen bei einem jungen Patienten machen andere Diagnosen wahrscheinlich als dieselben Symptome bei einer älteren Patientin. Wenn es gelingt, während des diagnostischen Denkens die anamnestischen Angaben in medizinische Aussagen zu übersetzen, die sich auf eine hinreichende Anzahl solcher semantischer Qualifikatoren (Semantic Qualifiers) beziehen, dann fällt die Diagnosestellung leichter und ist treffsicherer

Tabelle 2-8: Repräsentation einer klinischen Fallvignette durch vier verschiedene Versuchspersonen mit unterschiedlicher Expertise [26].

Fallvignette: Herr B., ein 63 Jahre alter Hafenarbeiter, klagt über Taubheitsgefühle im rechten Arm, vor allem in der Hand, die seit etwa drei bis vier Monaten bestehen und nachts schlimmer sind. Er raucht eineinhalb Schachteln Zigaretten am Tag und trinkt selten Alkohol. Auch in seiner linken Hand hat er seit etwa zwei Monaten Taubheitsgefühle bemerkt, die allerdings weniger stark sind als auf der rechten Seite. Er erfreute sich ansonsten immer bester Gesundheit. Die weitere Anamnese ist unauffällig. Die körperliche Untersuchung ist weitgehend unauffällig, abgesehen von einer Atrophie der kleinen Handmuskeln an der rechten Hand mit einer Schwäche der Fingerabduktion und einer verminderten Sensibilität am vierten und fünften Finger. Auch an der linken Hand besteht eine leichte Atrophie aber kein Sensibilitätsverlust. Der Brachioradialisreflex ist rechts nicht auslösbar. Lebhafte Reflexe in beiden Beinen, erschöpflicher Klonus in beiden Füßen.

Antwort 1	Antwort 2	Antwort 3	Antwort 4
„Ich weiß es nicht. Ich kann mich nicht erinnern, was lebhafte Reflexe und Klonus bedeuten, ich mache einfach weiter."	„Ja, obere und untere Extremität. Es sieht so aus, als seien die Extremitäten betroffen. Das kann Alkoholismus, Vitamin B12-Mangel, oder Polyneuritis sein."	„Es geht um einen **älteren** Mann mit einem **schleichenden** Beginn eines **beidseitigen**, **asymmetrisch** ausgeprägten **motorischen** und **sensorischen** Problems. Es besteht eine **periphere motorische** Beteiligung in der **oberen** und eine **medulläre pyramidale** Beteiligung in der **unteren** Extremität. Wahrscheinlich ist eine **zentrale** Ursache mit einer **zervikalen** Arthrose, die eine Myelopathie auf Höhe C8-T1 sowie **beidseitige** Radikulopathien bedingt."	„Der Befund lässt mich an eine subläsionale Störung denken als Folge einer zervikalen Myelopathie, die auch die beidseitige Radikulopathie auf Höhe C8 verursacht. Es ist erstaunlich, dass dieser Patient nicht über zervikale Schmerzen klagt."
Keine Verbindung zwischen Vorwissen und Patienteninformationen, keine Analyse oder Suche nach diagnoseweisenden Befunden.	Vorwissen wird reproduziert, Diagnosen werden einfach aufgezählt ohne spezifischen Bezug zum vorliegenden Fall.	Abstrahierende Zusammenfassung der wichtigen Symptome, verwendet zahlreiche semantische Qualifikatoren (hervorgehoben).	Verwendet enkapsuliertes Wissen in Form eines Krankheitsskripts („subläsionale Störung"), denkt auch über dazugehörige, hier aber fehlende Symptomatik nach.

[27]. So konnte gezeigt werden, dass Studierende aber auch Ärztinnen und Ärzte, die beim Diagnostizieren erfolgreicher sind, häufiger und differenzierter von semantischen Qualifikatoren Gebrauch machen. Diese bessere Leistung wird als Ergebnis eines elaborierteren und differenzierteren Wissens verstanden [26].

Tabelle 2-8 zeigt dies am Beispiel einer neurologischen Patientenvignette:
- Antworten 1 und 2 lassen keinerlei elaborierte Wissensbasis erkennen.
- In Antwort 2 kommt immerhin einiges Wissen zum Ausdruck, allerdings ist es ein träges Wissen (s. Kap. 2.2), das nicht zur Problemlösung genutzt werden kann.
- Antworten 3 und 4 hingegen zeigen eine hochgradig elaborierte Wissensbasis.
- In Antwort 3 werden zahlreiche semantische Quailifkatoren verwendet, die eine rasche Eingrenzung der in Frage kommenden Diagnosen ermöglichen und die Symptome pathophysiologisch erklären.
- Antwort 4 dagegen ist wesentlich kompakter aber ebenso präzise, weil hier auf das entsprechende Krankheitsskript Bezug genommen wird. Auf Nachfrage konnte hier eine ebenso umfangreiche Erklärung wie in Antwort 3 gegeben werden.

Die Fähigkeit, semantische Qualifikatoren zur Diskussion und Erklärung klinischer Fälle verwenden zu können lässt sich somit als Ausdruck einer gut entwickelten und elaborierten Wissensbasis verstehen, die eine notwendige Bedingung für klinisches Denken ist. Allerdings ist sie offenbar noch keine hinreichende Bedingung. So zeigte sich in einer Studie, dass Medizinstudierende, die instruiert wurden, bei der Aufarbeitung von Patientenfällen semantische Qualifikatoren zu verwenden, dies tatsächlich häufiger taten und sich auch Befunde besser merken konnten. Allerdings waren ihre diagnostische Genauigkeit und ihre pathophysiologischen Erklärungen nicht besser als die der Kontrollgruppe [170]. Dieser Befund könnte darauf hinweisen, dass die Verwendung semantischer Qualifikatoren nicht einfach im Sinne einer Technik isoliert gelehrt werden kann, sondern immer auch eingebettet sein muss in eine inhaltliche Diskussion der zugrundeliegenden klinischen Phänomene mit dem Ziel, die richtige Diagnose zu stellen.

Weitere Untersuchungen zeigen darüber hinaus, dass Störfaktoren, die die kognitive Belastung bei der Verarbeitung von Patienteninformationen erhöhen (z. B. Kommunikationsprobleme), zu einer geringeren oder fehlerhaften Verwendung semantischer Qualifikatoren führen können und damit auch zu einer schlechteren Diagnosequalität [61].

2.5.4 Fehldiagnosen und Strategien zu ihrer Vermeidung

Wie bereits angeklungen ist, determinieren die in den ersten Sekunden des Patientenkontakts entstehenden intuitiven Hypothesen über die vermutlich vorliegende Diagnose den weiteren, deduktiven Teil des klinischen Denkens ganz erheblich. Das ist dann ein großer Vorteil, wenn die letztendlich richtige Diagnose von Anfang an mit erwogen wird, weil der diagnostische Prozess dann sehr schnell und zielgerichtet verläuft. Das geschieht in der Regel dann, wenn es sich um typische Beschwerden und Symptome für ein bestimmtes Krankheitsbild handelt bzw. auch dann, wenn die ärztlich tätige Person über umfassende Expertise verfügt. Allerdings arbeitet auch die beste ärztliche Intuition nicht fehlerfrei und eine falsche diagnostische Hypothese kann sehr lange denk- und handlungsbestimmend sein, denn typischerweise wird sie aufgrund der automatisierten Denk- und Verhaltensroutinen gar nicht bemerkt und korrigiert. Vor diesem Hintergrund gibt es verschiedene Modelle, mit denen zum einen die Entstehung von Fehlern erklärt wird und die zum anderen konkrete Vorschläge machen, wie solche Fehler vermieden bzw. korrigiert werden können ([164], [177]).

Heuristics and Biases

Wichtige Einsichten, die das Entstehen von Denk- bzw. Beurteilungsfehlern erklären können, gehen auf die Arbeiten der Psychologen Daniel Kahneman und Amos Tversky zurück ([114], [228]). Ihre Erkenntnisse stehen im Kontext einer ganzen Reihe von sogenannten Zwei-Prozess-Theorien in der Psychologie [72]. Demnach können vereinfacht gesagt zwei Modi des Denkens oder Entscheidens voneinander unterschieden werden: Während das „schnelle" Denken (auch Typ 1 oder System 1 genannt) eher automatisiert, unbewusst und intuitiv geschieht, ereignet sich das „langsame" Denken (auch Typ 2 oder System 2 genannt) eher intentional, bewusst, berechnend und logisch. Aus Sicht neurokognitiver Modelle besteht ein wichtiger Unterschied zwischen den beiden Modi darin, dass das schnelle Denken ohne Beteiligung des Arbeitsgedächtnisses auskommt, weil es assoziativ, vor allem durch Wiedererkennen bekannter Muster erfolgt. Langsames Denken dagegen ist auf das Arbeitsgedächtnis angewiesen, dessen stark begrenzte Kapazität zur Folge hat, dass diese Form der kognitiven Aktivität als mühevoll empfunden wird und dazu führt, dass System 1 nicht nur im ärztlichen Alltag sehr viel häufiger zum Einsatz kommt als System 2. System 1 wäre demnach – bezogen auf das hypothetisch-deduktive Modell des klinischen Denkens – für die intuitiven diagnostischen Hypothesen und Lösungen zuständig, während System 2 vor allem dann eingesetzt wird, wenn es keine offensichtliche Lösung für ein Problem gibt bzw. wenn die intuitiven Lösungen nicht zum Erfolg führen. Erkennt die handelnde Person einen solchen Fall, dann wird sie versuchen, unter bewusstem Rückgriff auf Erfahrungen, klinisches Wissen, Grundlagenwissen und anderen Variablen, eine in sich schlüssige Fallrepräsentation aufzubauen, mit der die Symptome und Befunde erklärt werden können und aus der sich das weitere diagnostische Vorgehen bzw. therapeutische Optionen ableiten lassen.

Die zentrale Botschaft des Forschungsprogramms von Tversky und Kahneman ist die, dass das schnelle Denken einer ganzen Reihe von typischen Verzerrungen unterliegt und zwar selbst dann, wenn das Wissen bzw. die Regeln oder Algorithmen, mit denen sich genau diese Verzerrungen vermeiden ließen, der betreffenden Person prinzipiell vertraut und verfügbar sind. Auch wenn es durchaus wissenschaftliche Kritik an dieser Position gibt, wurde sie in der Medizin zu Erklärung und Vermeidung von Fehlern breit rezipiert. Analysiert man nämlich die Ursachen für Behandlungsfehler, dann zeigt sich, dass kognitive Verzerrungen offensichtlich bei einem Großteil dieser Fehler eine wichtige, möglicherweise sogar eine entscheidende Rolle spielen ([87], [122], [136], [196]). Um Fehler zu vermeiden bzw. korrigieren zu können, wird daher im Hinblick auf die Aus-, Fort- und Weiterbildung vorgeschlagen, diese explizit zum Thema zu machen und dagegen gerichtete Entzerrungsstrategien (De-Biasing) zu vermitteln ([46], [47]; Tabelle 2-9).

Ein in der Praxis schwer lösbares Problem besteht allerdings darin, dass die Entzerrungsstrategien nur dann eingesetzt werden können, wenn sich eine Person bewusst macht, dass sie möglicherweise gerade einer kognitiven Verzerrung oder einem Beurteilungsfehler unterliegen könnte. Die Entzerrungsstrategien beruhen also in erster Linie auf metakognitivem Monitoring des eigenen Denkens und Handelns. Allerdings ist es ein Charakteristikum gerade des Typ-1-Denkens, dass es weitgehend automatisiert verläuft und vor allem aus „denk-ökonomischen" Gründen eben nicht durch bewusst kontrollierte Prozesse bzw. deren Überwachung gekennzeichnet ist. Insofern ist bislang auch unklar, ob die Kenntnis der verschiedenen Verzerrungsmechanismen bzw. Entzerrungsstrategien in der Praxis tatsächlich dazu beiträgt, Diagnostik- und Behandlungsfehler zu reduzieren. Es erscheint zwar nicht unplausibel, dass die Kenntnis möglicher Fehlerquellen dazu beitragen kann, diese zu vermeiden, die Studienlage ist dazu allerdings nicht eindeutig [183].

Tabelle 2-9: Wichtige kognitive Verzerrungen und mögliche Entzerrungs-Strategien (nach [48], [162], [187]).

Kognitiver Fehler (Bias)	Definition	Beispiel	Entzerrungsstrategie (De-Biasing)
Selbstüberschätzung (Overconfidence)	Eigene Diagnose/ Hypothese wird als sicher angenommen	Ein Patient zeigt Kopfschmerzen, Fieber und Nackensteifigkeit. Der Arzt behandelt auf Meningitis, ohne eine Lumbalpunktion durchzuführen, da er die Diagnose als „typisch" empfindet.	• Unsicherheit ausdrücklich anerkennen bzw. für möglich halten • Wichtige Differenzialdiagnosen immer in Betracht ziehen • Diagnosen hinreichend begründen, rechtfertigen können • Fremd-Diagnosen hinterfragen
Ankereffekt/ Vorzeitiges Schließen (Premature Closure)	Diagnosen aufgrund erster Informationen werden im weiteren Verlauf nicht mehr hinterfragt	Eine Patientin mit neu aufgetretenem Kopfschmerz wird im Nachtdienst von einer Orthopädin gesehen, die ein „HWS-Syndrom" diagnostiziert; eine Untersuchung auf Meningismus erfolgt nicht. Später stellt sich als Ursache eine Subarachnoidalblutung heraus.	
Verfügbarkeit	Ähnliche Symptome bei kürzlich behandelten Patient:innen verleiten dazu, erneut die gleiche Diagnose zu stellen	Ein Arzt hatte in der Vorwoche bei drei Patient:innen eine akute Pankreatitis festgestellt. Aktuell stellt sich ein Patient mit Bauchschmerzen, Übelkeit und Erbrechen vor, die er sofort auf akute Pankreatitis behandelt, bevor die Diagnose gesichert ist.	
Rahmung (Framing)	Informationen werden so dargestellt, dass bestimmte Handlungsweisen näher liegen als andere	Eine Chirurgin wird um konsilarische Untersuchung eines Patienten mit akuten Bauchschmerzen gebeten. Der anfordernde Kollege hält die Beschwerden für harmlos und berichtet ihr, dass der Patient obdachlos sei und immer wieder in der Notaufnahme vorstellig werde. Daraufhin untersucht sie den Patienten eher oberflächlich.	
Diagnostische Eigendynamik (Diagnostic Momentum)	Einmal gestellte Diagnosen werden übernommen und nicht mehr hinterfragt	Eine Patientin mit Bauchschmerzen wird der nächsten Schicht mit der Diagnose Gastroenteritis übergeben; tatsächlich besteht eine rupturierte extrauterine Schwangerschaft.	
Bestätigung (Confirmation Bias)	Selektive Suche nach Informationen, die die vermutete Diagnose bestätigen; ausblenden widersprüchlicher Informationen	Eine adipöse Patientin klagt über Brustschmerzen, der Arzt vermutet aufgrund weiterer anamnestischer Angaben eine Refluxerkrankung. Im EKG zeigen sich ST-Senkungen, die der Arzt als Artefakte interpretiert.	

(Angeleitete) Reflexion

Eine weitere Strategie, um das klinische Denken zu verbessern, ist die der (angeleiteten) Reflexion. Auch dabei geht es wieder darum, das automatisierte, intuitive Typ-1-Denken einer bewussten Kontrolle zu unterziehen. Während die im vorigen Abschnitt geschilderten De-Biasing-Strategien darauf abzielen, typische Fehlerquellen zu berücksichtigen, geht es bei der (angeleiteten) Reflexion darum, die inhaltlichen Aspekte einer genaueren Prüfung zu unterziehen und mögliche alternative Diagnosen in Betracht zu ziehen [150]. In der Literatur sind dazu unterschiedlich stark strukturierte Vorgehensweisen beschrieben: Im einfachsten Fall werden die Lernenden dazu angehalten, von vornherein auch mögliche Alternativ- oder Differenzialdiagnosen mit zu berücksichtigen und zu überprüfen, welche Symptome jeweils dazu passen und welche nicht. Bei der angeleiteten Form wird die Reflexion für die Lernenden mit einer konkreten Aufgabenstellung versehen, z. B. wird vorgegeben, welche Diagnosen sie berücksichtigen sollen oder abzuwägen, wie sich ihre diagnostischen Überlegungen verändern, wenn bestimmte Symptome vorhanden bzw. nicht vorhanden sind [149]. In empirischen Studien konnte gezeigt werden, dass beide Instruktionen die diagnostische Genauigkeit verbessern können, wobei der Effekt bei der angeleiteten Reflexion größer ausfällt [183].

Evidenzbasierte Medizin

Weitere wichtige Impulse zur Verringerung von diagnostischen Verzerrungen, aber auch von therapeutischen Fehlentscheidungen kommen aus der Medizin selbst, genauer gesagt aus der evidenzbasierten Medizin. Denn eine der Grundideen dieser Herangehensweise an medizinische Probleme ist es, nicht nur der eigenen Intuition und Erfahrung zu vertrauen, sondern diese durch eine systematische wissenschaftliche Herangehensweise bzw. wissenschaftliche Evidenz systematisch gegen Fehler abzusichern [89]. In verschiedenen Studien konnte nämlich gezeigt werden, dass Ärztinnen und Ärzte – genauso wie grundsätzlich alle Menschen – im Umgang mit Zahlen typischen Fehlern unterliegen. Einschlägig sind z. B. die Studien, die belegen, dass bei der Einschätzung von Ergebnissen diagnostischer Tests (z. B. Mammografie) häufig die A-priori-Wahrscheinlichkeit, dass eine solche Erkrankung überhaupt vorliegt – also die Basisrate oder Prävalenz –, außer Acht gelassen wird [240]. Infolgedessen wird dann der positive Prädiktionswert des Tests, also die Wahrscheinlichkeit, dass ein positiver Test tatsächlich auf die entsprechende Erkrankung zurückzuführen ist und nicht etwa auf Zufallseffekte, teilweise massiv überschätzt [8]. Die Konsequenzen können erheblich sein, wie insbesondere am Beispiel von Krebsfrüherkennungsmaßnahmen gezeigt werden kann, weil massive Belastungen für die davon betroffenen Individuen z. B. durch Fehldiagnosen oder eine Übertherapie von eigentlich nicht behandlungsbedürftigen Zuständen resultieren können.

Eine zentrale Herausforderung besteht hier darin, dass für die Bewertung der Ergebnisse von diagnostischen Tests verschiedene Wahrscheinlichkeiten miteinander verrechnet werden müssen (nach dem Bayes-Theorem): Die A-priori-Wahrscheinlichkeit, dass die Erkrankung überhaupt vorliegt (Basisrate, Prävalenz) sowie die Sensitivität und die Spezifität des Tests. Die entsprechende mathematische Formel ist auf den ersten Blick komplex, allerdings kann die zugrundeliegende logische Operation durch Verwendung von natürlichen Zahlen, Likelihood-Ratios und Nomogrammen so stark vereinfacht werden, dass die Prädiktionswerte ohne technische Hilfsmittel eingeschätzt werden können ([104], [160]). Somit lässt sich vor der Durchführung eines Tests oder einer Untersuchung beurteilen, wann das Ergebnis im gegebenen klinischen Fall die diagnostische Sicherheit vergrößert oder gegebenenfalls auch verringert. Diese Information wiederum ist eine wichtige Entscheidungshilfe für die Frage, ob und wenn ja welche weiteren Tests bzw. Untersuchungen überhaupt durchgeführt werden sollten und damit für ein rationales und auch ökonomisches klinisches Vorgehen insgesamt [90].

Damit diese Herangehensweise zum Erfolg führt, müssen mindestens zwei Voraussetzungen erfüllt sein:

1) Es muss die individuelle A-priori-Wahrscheinlichkeit für die jeweilige Erkrankung bekannt sein. Dies erfordert nicht nur Wissen über die genaue Epidemiologie möglicher Krankheitsbilder (z. B. die Altersverteilung, Risikogruppen und -faktoren), sondern zusätzlich auch die Einschätzung des individuellen Erkrankungsrisikos. Das individuelle Risiko für eine bestimmte Erkrankung kann auf Grundlage einer gründlichen und umfassenden Anamnese und gegebenenfalls auch aufgrund von Vorbefunden erfolgen, dennoch bleibt diese Einschätzung im ungünstigen Fall mit Unsicherheit behaftet, was wiederum die Sicherheit reduziert, mit der der Stellenwert eines Test- oder Untersuchungsergebnisses beurteilt werden kann.
2) Sensitivität und Spezifität bzw. die Likelihood-Ratio der eingesetzten Tests und Untersuchungsmethoden müssen bekannt sein. Das betrifft alle diagnostischen Maßnahmen, also die körperliche Untersuchung genauso wie apparative Befunde oder Laborergebnisse. Diese Information kann wissenschaftlichen Studien entnommen werden, eine umfassende und für den praktischen Gebrauch aufgearbeitete Übersicht dazu findet man in den beiden allerdings nur in englischer Sprache erschienenen Standardwerken zum Thema ([159], [210]).

Obwohl diese Herangehensweise schon vor mehreren Jahrzehnten beschrieben wurde – die erste Auflage des Standardwerks „Evidence-based Physical Diagnosis“ von Steven McGee erschien im Jahr 2000 [159] – hat sie sich in der klinischen Praxis nicht wirklich durchgesetzt [98]. Und auch in den Standardlehrbüchern zur körperlichen Untersuchung findet man kaum Hinweise auf diese Zusammenhänge, sie vermitteln eher die Untersuchungstechnik und beschreiben typische Befunde bei verschiedenen Krankheitsbildern, ohne jedoch deren Stellenwert für diagnostische Abwägungen im hier geschilderten Sinne näher zu spezifizieren. Dennoch gibt es einige Publikationen und auch Übersichtsarbeiten dazu, wie eine evidenzbasierte Diagnostik in die medizinische Ausbildung integriert werden kann [165]. Aus wissenschaftlichen Studien gibt es zudem Hinweise darauf, dass bereits grundlegende Informationen über das evidenzbasierte Vorgehen zu besseren diagnostischen Fähigkeiten führen können [30].

2.5.5 Expertiseentwicklung in der ärztlichen Ausbildung

Welche Folgen haben diese Erkenntnisse für die ärztliche Ausbildung?

Zunächst kann man nicht davon ausgehen, dass sich klinisches Denken im hier dargestellten Sinn direkt als eine Fertigkeit vermitteln lässt, da sich die Unterschiede zwischen Erfahrenen und Unerfahrenen nicht auf den Gebrauch jeweils anderer diagnostischer Strategien zurückführen lassen. Vielmehr sind sie durch Unterschiede in der Wissensbasis und der Wissensorganisation bedingt, für deren Entwicklung vor allem zwei Transferschritte notwendig sind: Zunächst entstehen aus Grundlagenwissen klinische Konzepte und dann aus solchen Konzepten Krankheitsskripte.

Wissenserwerb reicht nicht

Wissenserwerb wie er typischerweise in einem Studium erfolgt reicht nicht aus, damit solche Wissensstrukturen entstehen können, vielmehr ist vor allem für den zweiten Transferschritt die Auseinandersetzung mit klinischen Fragestellungen und Problemen notwendig bzw. eigene ärztliche Erfahrungen im Kontakt mit Patientinnen und Patienten [175]. Aufgrund jeweils anderer spezifischer Eigenschaften der genannten Wissensformen sind für deren Entwicklung auch verschiedene Lernstrategien naheliegend: Für die Enkapsulierung von Grundlagenwissen in klinische Konzepte ist es notwendig, die Regelmäßigkeit bestimmter (pathophysiologischer) Abläufe (d.h. bestimmte Muster) zu erkennen und sie von anderen abgrenzen zu können, sodass sie als Einheiten höherer Ordnung (Chunks) wahrgenommen und verarbeitet werden (vgl. [84]). Dieser Vorgang erfordert nicht unbedingt bereits realen Patientenkontakt; im Gegenteil sind zu diesem Zeitpunkt – aufgrund der oben dargestellten Annahmen der Cognitive Load Theory (s. Kap. 2.2.4) – Simulationen z.B. durch schriftlich geschilderte Fälle (Worked Examples) vermutlich besser geeignet: zum einen, weil so die Auseinandersetzung mit typischen Fällen sichergestellt werden kann und zum anderen weil die inhaltliche Arbeit nicht durch andere Aspekte (z.B. die Fähigkeit, richtige Informationen zu erfragen) überlagert wird ([183], [185]). Besonders wichtig sind dabei die im Zusammenhang mit dem Problem des Wissenstransfers (s. Kap. 2.2.3) angesprochenen Prinzipien.

Für die Entwicklung von Krankheitsskripten dagegen ist Patientenkontakt in authentischen Anforderungssituationen unverzichtbar, weil diese Umorganisation des Wissens offensichtlich erfahrungsabhängig ist und daher nur durch Praxis entsteht [50]. Insofern richtet sich die Aufmerksamkeit hier auf die Gestaltung der entsprechenden Phasen des Studiums, die – rechnet man klinische Praktika, das Praktische Jahr und die Famulaturen zusammen – einen erheblichen Anteil der klinischen Ausbildung ausmachen. Große Bedeutung haben hier die Lehrenden ([118], vgl. Kap. 4.5). Sie können den Studierenden nicht nur zeigen, z.B. durch lautes Denken, wie sie selbst einen Fall lösen, worauf sie achten, welche Details – etwa im Sinne von semantischen Qualifikatoren – für sie besonders wichtig sind, in welcher Reihenfolge sie vorgehen (im Sinne von Worked Examples, vgl. Kap. 2.2.4) usw. Sondern sie können durch entsprechend gezielte Interventionen die beschriebenen Reflexionsprozesse anregen, die offensichtlich zu Festigung und Verfeinerung von Krankheitsskripten beitragen. Um die Entwicklung von Krankheitsskripten (formativ) zu prüfen, gibt es ein eigens dazu entwickeltes Verfahren, den sogenannten Skript-Konkordanz-Test (s. Kap. 5.4.4). Er kann auch in der Lehre eingesetzt werden, um den Studierenden die Organisation ihres Wissens transparent zu machen, als wichtige Voraussetzung von metakognitiver Kompetenz (vgl. Kap. 2.3).

Gezieltes, reflektiertes Üben (Deliberate Practice)

Wissensstrukturen in Form von Skripten und die dazu gehörenden praktischen Fertigkeiten, die zur flexiblen Problemlösung vielfältiger Situationen befähigen, sind zu einem wesentlichen Teil erfahrungsabhängig. Allerdings ist es nicht allein die Menge an Erfahrung, z.B. die Dauer der Berufstätigkeit, die hier entscheidend ist, sondern viel wichtiger ist die Qualität dieser Erfahrungen. Aus dem Alltag ist uns dieser Zusammenhang vertraut: Beginnt man etwa eine neue Sportart oder ein neues Instrument zu erlernen, so stellen sich anfangs rasche Fortschritte ein und man wird besser, die Bewegungsabläufe werden automatisiert. Ab einem bestimmten Niveau führt weitere Spielpraxis allein jedoch nicht zu kontinuierlichen Verbesserungen; das einmal erreichte Niveau bleibt bestenfalls erhalten. Analoges konnte in verschiedenen Studien auch für ärztliche Kompetenzen gezeigt werden: mit zunehmender klinischer Erfahrung verbessern diese sich nicht etwa „automatisch“, sondern in vielen Fällen bleiben sie auf einem bestimmten Niveau stehen (sog. Arrested Development) oder sie verschlechtern sich sogar trotz zunehmender beruflicher Praxis. In einer US-amerikanischen

Untersuchung zur Befundung von Mammografiebildern fand sich beispielsweise kein Zusammenhang zwischen der Anzahl von bisher befundeten Mammografien und der Qualität der Befundung bei den einzelnen Ärztinnen und Ärzten [13]. Außerdem befundeten Personen, die ihre fachärztliche Weiterbildung in der Radiologie erst kürzlich abgeschlossen hatten, die Mammografiebilder besser als Personen mit längerer Berufserfahrung (Abnahme der Sensitivität um 0,76 % pro Jahr nach Abschluss der Weiterbildung). In einer Studie zur Herzauskultation, die ebenfalls in den USA durchgeführt wurde, erkannten Personen in fachärztlicher internistischer und allgemeinmedizinischer Weiterbildung (N = 453) von zwölf grundlegenden kardialen Auskultationsphänomenen (z. B. gespaltener zweiter Herzton, dritter Herzton) durchschnittlich 20 %. Die diagnostische Qualität war bei denjenigen mit längerer Berufstätigkeit nur unwesentlich besser und beide ärztliche Gruppen waren trotz ihrer sehr viel größeren Erfahrung nicht signifikant besser als eine Vergleichsgruppe von Medizinstudierenden aus klinischen Semestern [151]. Dieselben Autoren führten auch eine Studie zur Auskultation von Lungengeräuschen durch (N = 656), bei der sie ähnliche Ergebnisse fanden: Die Erkennungsrate lag hier zwar mit immerhin 50 % deutlich höher als bei den Herzgeräuschen, aber erneut waren die erfahreneren Assistentinnen und Assistenten nicht besser als eine Vergleichsgruppe von Medizinstudierenden [152]. Auch eine Studie zur Qualität der Gesprächsführung weist in dieselbe Richtung [253]: Hier zeigte sich, dass mehr Erfahrung mit bestimmten Gesprächssituationen (z. B. Mitteilen schlechter Nachrichten) im klinischen Alltag die kommunikative Kompetenz nicht ohne Weiteres verbesserte. Zusätzlich ergab sich aber noch der beunruhigende Befund, dass mehr Erfahrung zu einem größeren Vertrauen in die (vermeintlichen!) eigenen Fähigkeiten führte, sodass hier die Gefahr von verminderter Selbstkritik besteht mit der Folge, eigene Defizite zu übersehen (vgl. [103]).

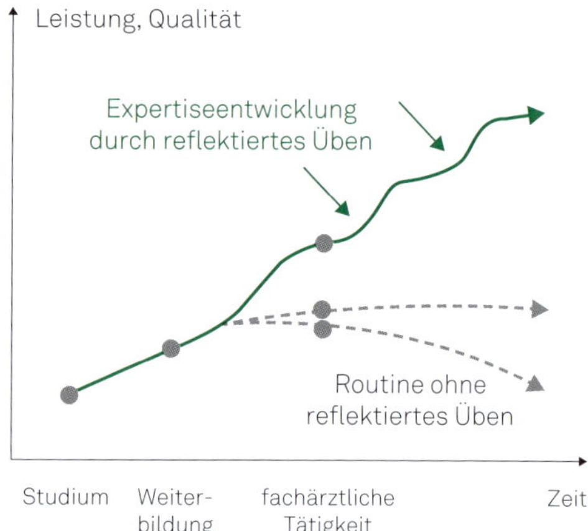

Abbildung 2-8: Entwicklung der Leistung mit zunehmender Tätigkeitsdauer (nach [70]).

Dennoch gibt es auch in der Medizin Personen, deren Erfahrung zu einer exzellenten und sich ständig verbessernden diagnostischen Treffsicherheit führt. Abbildung 2-8 verdeutlicht diese auf den ersten Blick widersprüchlichen Phänomene: Während manche Menschen ihre Fähigkeiten kontinuierlich verbessern, bleibt diese Entwicklung bei anderen aus oder verkehrt sich gar in ihr Gegenteil.

Praxis allein reicht nicht aus

Wie ist dieses Phänomen zu erklären?
Aufgrund von Befunden, die hauptsächlich im Zusammenhang mit Spitzenleistungen im Sport und im Bereich der Musik erhoben wurden, ist bekannt, dass der entscheidende Faktor für eine schließlich zum Expertentum führende Leistungssteigerung das Ausmaß des sogenannten gezielten, reflektierten Übens (Deliberate Practice) ist [70]. Im Gegensatz zum einfachen Ausführen einer Tätigkeit, die man bereits beherrscht, geht es beim reflektierten Üben darum, genau solche Bewegungsabläufe, Verhaltensweisen, Fertigkeiten oder auch kognitive Operationen zu üben, die an der

Grenze der eigenen Kompetenz liegen. Dazu müssen Situationen oder Szenarien gezielt gesucht oder geschaffen werden, die genau solche Herausforderungen enthalten. Ein weiteres wichtiges Element ist das unmittelbar verfügbare Feedback über die eigene Leistung sowie die Möglichkeit, die zu übende Aufgabe wiederholen zu können. Erst wenn alle diese Voraussetzungen gegeben sind, kann zuverlässig mit Leistungs- oder Qualitätssteigerungen gerechnet werden. Ein praktisches Problem, das eine Erklärung dafür liefert, warum die ärztliche Kompetenz mit zunehmender Berufsdauer stagnieren oder gar abnehmen kann, besteht daher genau darin, dass solche Situationen für reflektiertes Üben (z. B. ein bestimmter pathologischer Befund) im Alltag selten auftreten. Zudem wird während der täglichen Routine in der Regel kein Feedback gesucht, sodass Fehler, wenn sie nicht durch diagnostische Redundanz, z. B. aufgrund ergänzender Verfahren entdeckt werden, möglicherweise unbemerkt bleiben. In der Einzelpraxis ist zudem ein Feedback ohnehin gar nicht ohne Weiteres möglich. Ein weiteres praktisches Problem betrifft insbesondere das in der Medizin weitverbreitete Lernen am Modell z. B. während der Famulatur, im Praktischen Jahr oder auch während der Facharztweiterbildung. Denn die Entwicklung der eigenen Kompetenz, z. B. der diagnostischen Sicherheit bei der Interpretation apparativer Befunde, wird durch die Fähigkeiten desjenigen begrenzt, der einem genau diese Kompetenz vermitteln soll. Solche Probleme können nur dadurch vermieden werden, dass das Lernen in beruflichen Zusammenhängen ergänzt wird durch Übungsmöglichkeiten, bei der die individuellen Fähigkeiten anhand eines objektivierten Standards entwickelt werden können. Das könnten etwa Datenbanken mit apparativen Befunden aller Schwierigkeitsgrade sein (z. B. Mammografiebilder), bei denen das Ergebnis gesichert ist (z. B. durch Biopsie), sodass eine unmittelbare Rückmeldung über die eigene Leistung bei der diagnostischen Beurteilung möglich ist [70].

Reflektiertes Üben in der ärztlichen Ausbildung

Welche Konsequenzen ergeben sich aus diesen Erkenntnissen für die Medizinische Ausbildung?

Zunächst wird deutlich, dass von Praxisphasen, in denen die Studierenden ohne gezielte Anleitung oder Aufgaben im Alltag einfach nur „mitlaufen“, keine allzu großen Lerneffekte im Hinblick auf definierte klinische Fertigkeiten erwartet werden dürfen (s. Kap. 2.6). In der Tat zeigten sich in empirischen Studien nur geringe Zusammenhänge zwischen der Menge an klinischer Erfahrung durch Famulaturen, Praktika etc. und dem Abschneiden in entsprechenden Prüfungen oder Examina z. B. in Form von OSCEs. Wenn es jedoch solche Zusammenhänge gab, weisen sie darauf hin, dass tatsächlich die Qualität des Lernens entscheidend ist: So fanden zwar McManus et al. [161] in ihrer Untersuchung keinen direkten Zusammenhang zwischen klinischer Erfahrung und Examensergebnissen; allerdings hatten die Studierenden, die beim Lernen Tiefenstrategien einsetzten (s. Kap. 2.4), nicht nur die besseren Examensnoten, sondern sie hatten auch mehr klinische Erfahrung gemacht. Dies könnte ein Hinweis darauf sein, dass sich diese Studierenden z. B. während ihrer Praxisphasen intuitiv Aufgaben und Situationen gesucht haben, die für reflektiertes Üben geeignet sind und damit mehr von diesen Erfahrungen profitieren als ihre Kommiliton:innen. In einer Analyse von Logbüchern, die Studierende während klinischer Praktika führten zeigte sich ebenfalls, dass es nicht der Umfang an klinischer Erfahrung ist (also die Zahl der gesehenen Kranken), sondern die Qualität der Supervision, die darüber entscheidet, ob die Studierenden einen Kompetenzzuwachs zeigen [250]. Auch das könnte ein Hinweis auf die Bedeutung von reflektiertem Üben sein, bei dem es entscheidend auf das Feedback durch eine erfahrenere Person ankommt. An diese Erkenntnisse schließt sich die Frage an, wie Lernumgebungen beschaffen sein müssen, in denen reflektiertes Üben stattfinden kann.

Aufschlussreich sind in diesem Zusammenhang die Ergebnisse einer Studie von Issenberg et al. ([108], vgl. auch [107]), die an fünf Medical Schools in den USA durchgeführt wurde. Die Studierenden absolvierten dabei ein vierwöchiges Praktikum in der Kardiologie. Die eine Gruppe absolvierte das Praktikum in klassischer Form mit eigenen Patientenvorstellungen, Lehrvisiten, Unterricht am Krankenbett etc. Die andere Gruppe hatte dagegen einen zweiwöchigen multimedia-gestützten Kurs am Harvey-Simulator, bei dem Gelegenheit zum selbständigen reflektierten Üben von praktischen Fertigkeiten am Krankenbett bestand. Die Leistung der Studierenden im Hinblick auf ihre klinische Kompetenz wurde jeweils vor und nach dem Praktikum erfasst. Beide Gruppen verbesserten sich signifikant durch die Intervention, wobei die Verbesserung in der Simulator-Gruppe sehr viel größer ausfiel (von 47 % auf 80 % gegenüber 41 % auf 46 %) als in der Vergleichsgruppe, die mehr Patient:innen gesehen und doppelt so viel Zeit investiert hatte und zudem mit größerem Personalaufwand betreut werden musste. Diese Ergebnisse zeigen zweierlei: zum einen, dass effektivere Lehre nicht unbedingt mit einem größeren Ressourcenaufwand verbunden sein muss und zum anderen, dass es sich lohnt, bei der Lehre psychologische Erkenntnisse zum Lernen, in diesem Fall zum reflektierten Üben, zu berücksichtigen. Insbesondere die Kombination von klassischem Praktikum und gezieltem, reflektierten Üben z. B. in einem entsprechenden Übungszentrum mit Hilfe von Simulationen erscheint ein vielversprechender Ansatz (s. Kap. 4.5.4).

Mastery Learning

Im Zusammenhang mit dem reflektierten Üben wird zunehmend auch auf eine andere Instruktionsmethode, das sogenannte *Mastery Learning* Bezug genommen (engl. Mastery – das Können, die Meisterschaft), die im Hinblick auf die Kompetenzorientierung insofern besonders interessant ist, weil sie zum Ziel hat, alle Studierenden auf ein bestimmtes Kompetenzniveau zu bringen. Das kann zum Beispiel immer dann sinnvoll sein, wenn eine bestimmte Fertigkeit oder Befähigung die Voraussetzung dafür ist, dass Studierenden anspruchsvollere klinische Aufgaben anvertraut werden (vgl. Kap. 5.2.5). Das bedeutet aber auch, dass das Lernen für die individuellen Studierenden erst dann abgeschlossen ist, wenn sie die als Lernziel definierte Befähigung erworben haben. Insofern können die Intensität und die Dauer des Lernens individuell unterschiedlich sein. Auf den ersten Blick mag das Mastery Learning auf Studierende eher wenig motivierend wirken. Tatsächlich ist aber das Gegenteil zutreffend: Mastery Learning kann gerade deshalb als besonders motivierend erlebt werden, weil alle Studierenden sich am Ende tatsächlich sicher sein können, dass sie über eine bestimmte Befähigung verfügen und daraus auch eine größere Sicherheit im Umgang mit Herausforderungen in der Klinik entwickeln können. Abbildung 2-9 verdeutlicht das Prinzip des Mastery Learning schematisch.

Damit das Mastery Learning den gewünschten Effekt erreichen kann, sind einige Kernelemente unverzichtbar [158]: Der Eingangstest ist für die Studierenden eine Orientierung zu ihrem aktuellen Leistungsstand und gibt ihnen auch eine Orientierung, wieviel sie noch lernen bzw. üben müssen. Wichtig sind daher klar definierte und operationalisierte Lernziele, die gegebenenfalls nach ansteigendem Schwierigkeitsgrad angeordnet werden. An diesen Lernzielen orientieren sich auch die eingesetzten Lehr- und Lernmethoden. Auch wenn Mastery Learning vor allem bei praktischen Fertigkeiten eingesetzt wird, eignet es sich auch für andere Lernziele, z. B. Verständnis von bestimmten physiologischen, biochemischen, statistischen Zusammenhängen. Weniger geeignet ist es für solche Befähigungen, die sich nicht gut standardisieren lassen, z. B. bestimmte Formen der Gesprächsführung [106], wobei es auch hier schon Beispiele für entsprechende Lehrinterventionen gibt

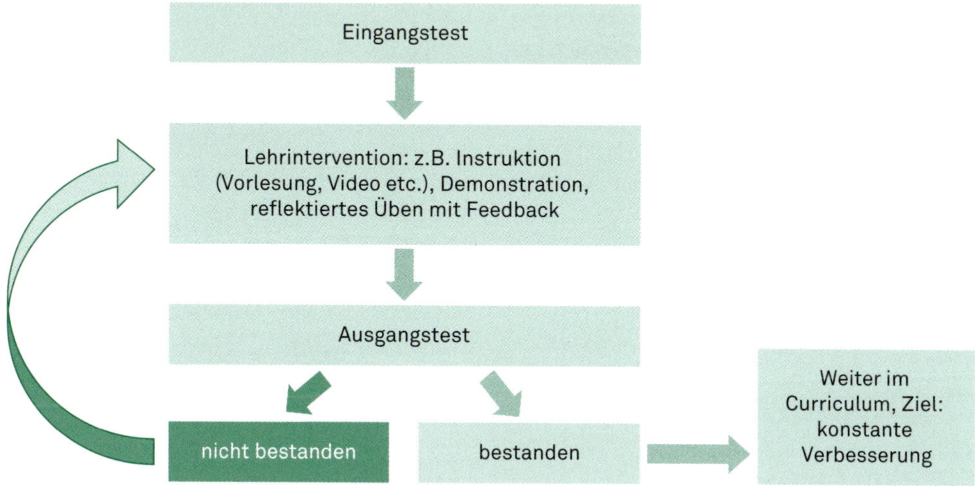

Abbildung 2-9: Mastery Learning (nach [157]). Alle Studierenden lernen bzw. üben so lange, bis sie eine bestimmte Fertigkeit oder Befähigung vollkommen beherrschen.

[236]. Für den Ausgangstest muss festgelegt werden, wo die Bestehensgrenze liegen soll, zudem müssen im Hinblick auf die in Kap. 5.3 dargestellten Überlegungen zu formalen Prüfungsanforderungen hier einige Besonderheiten beachtet werden ([144], [254]). Begleitende formative Tests sollen den Studierenden eine Orientierung geben, ob sie auf dem richtigen Weg sind und den Ausgangstest schaffen können [68], dessen Bestehen die Voraussetzung dafür ist, dass man an der darauf aufbauenden Lehrveranstaltung teilnehmen kann bzw. bestimmte Aufgaben übernehmen darf. Es kann notwendig sein, nach einiger Zeit die Fertigkeit erneut zu überprüfen und gegebenenfalls aufzufrischen, z.B. wenn zwischenzeitlich nicht genug Gelegenheit zur Anwendung bestand.

2.6 Situiertes Lernen

2.6.1 Die Lernsituation in den Praxisphasen

Die bisher dargestellten Voraussetzungen des Lernens an der Universität beziehen sich fast ausschließlich auf die individuelle Ebene, indem motivationale und (meta-)kognitive Bedingungen erfolgreichen Lernens benannt wurden, das zur Entwicklung von flexibel einsetzbarem Wissen, Problemlösestrategien und damit letztlich zu ärztlicher Expertise führen soll. Der Tatsache, dass ein wesentlicher Teil der ärztlichen Ausbildung während verschiedener Praxisphasen stattfindet, bei denen sich das Lernen in sozialen Beziehungen und eher implizit vollzieht, wurde dabei noch nicht ausreichend Rechnung getragen. Lernen im Krankenpflegepraktikum, während einer Famulatur, im Blockpraktikum und schließlich im Praktischen Jahr ist weit mehr als der individuelle Erwerb von definierten Kenntnissen und Fertigkeiten. Einzelne Lernsituationen mit definiertem Beginn und Ende sowie festgelegten Inhalten, wie sie sonst für das Curriculum typisch sind, gibt es hier zwar auch; weitaus umfangreicher ist allerdings die Zeit, die die Studierenden damit verbringen, im Routinealltag „mitzuschwimmen“. Bislang werden diese Erfahrungen allerdings kaum gezielt genutzt, sondern stehen eher unverbunden neben den strukturierten Lehrangeboten. Das hängt vermutlich zu einem Großteil damit zusammen, dass lange Zeit nur wenig genaue Vorstellungen darüber existierten, was dieses „situierte" Lernen im Zusammenhang mit beruflicher Praxis eigentlich bedeutet ([178], [219]). Dieses Problem betrifft nicht nur die Medizin, denn insgesamt ist in den letzten Jahren das Interesse für die spezifischen Wissensformen, die professionellem Handeln zugrunde liegen, gewachsen.

2.6.2 Die kognitive Lehrzeit – Cognitive Apprenticeship

Wer einen Handwerksberuf erlernt, geht für einige Zeit in die Lehre, die zu wesentlichen Teilen darin besteht, von einer oder mehreren erfahrenen Personen beigebracht zu bekommen, worauf es ankommt. Auch wenn das formelle Lernen in der Berufsschule zusätzlich eine Rolle spielt, ist das informelle Lernen im direkten Austausch von Lernenden und Lehrenden sehr viel wichtiger. Dabei geht es nicht nur um das handwerkliche Geschick, sondern vor allem darum zu lernen, wie Expertinnen und Experten Probleme auffassen, verstehen und wie sie dafür Herangehensweisen und Lösungen entwickeln. Vor diesem Hintergrund wurde angelehnt an die handwerkliche Lehrzeit das Modell der kognitiven Lehrzeit entwickelt (Cognitive Apprenticeship), mit dem beschrieben wird, wie Lernende im direkten Austausch mit erfahrenen Lehrpersonen die (meta-)kognitiven Fähigkeiten und Fertigkeiten erwerben können, die die wichtigste Grundlage von Kompetenz sind (vgl. Kap. 2.3). Im Kern geht es zum einen darum, das Denken der erfahrenen Fachpersonen sichtbar zu machen und zum anderen die Lernumgebung so zu gestalten, dass die Studierenden unterstützt werden, diese Art des Denkens zu übernehmen [148]. Nach den Annahmen der Cognitive-Apprenticeship-Theorie kommt es dabei auf die in Tabelle 2-10 aufgeführten vier Dimensionen an.

Wie leicht zu erkennen ist, greift das Modell der Cognitive Apprenticeship viele der in diesem Kapitel dargestellten Einzelaspekte wieder auf, z. B. die Bedeutung von metakognitiven Kontrollstrategien, Lernstrategien oder von Reflexion für den Aufbau von Kompetenzen. Zudem werden konkrete Hinweise zum methodischen Vorgehen der Lehrenden gegeben, die sich auch in anderen Modellen finden, z. B. Modelling und Articulation in der 4-Schritt-Methode nach Peyton (s. Kap. 4.5.4). Naheliegend ist, das Modell vor allem im klinischen Unterricht anzuwenden. Studienergebnisse zeigen, dass Medizinstudierende tatsächlich alle sechs der hier genannten Methoden in ihrem klinischen Unterricht erleben [214]. Am häufigsten trifft das auf Modeling, Coaching und Articulation zu, die anderen Methoden werden seltener genannt und dann vor allem im Kontext von längeren, über mehrere Wochen andauernden Praxisphasen, weil sie durch eine genauere Kenntnis der individuellen Entwicklung der Studierenden erleichtert werden. Als Problem zeigt sich, dass die Bandbreite und die Qualität, wie diese Methoden eingesetzt werden offensichtlich sehr stark schwankt, was vermutlich durch Unterschiede in der medizindidaktischen Expertise der Lehrenden verursacht ist, die sich allerdings durch gezielte Qualifikationsmaßnahmen verbessern lässt [126].

Das Modell konnte auch mit einem eigens dazu entwickelten Fragebogen im Kontext des klinischen Unterrichts im Wesentlichen empirisch bestätigt werden [213]. Dabei zeigte sich, dass Modeling und Articulation sowie eine sichere Lernumgebung, die in dieser Studie aufgrund konzeptueller Überlegungen zusätzlich als Variable mit aufgenommen wurde, die studentische Bewertung der Veranstaltung am stärksten beeinflussen. Modeling hat darüber hinaus einen starken Einfluss auf Coaching, das wiederum die Articulation beeinflusst und diese schließlich die Exploration. Insofern lässt sich klinischer Unterricht nach dem Cognitive-Apprenticeship-Modell als ein dreischrittiger Prozess verstehen:

1) Die Lehrenden müssen für eine sichere Lernumgebung sorgen, in der sich die Studierenden zutrauen, Fragen zu stellen und um Anleitung zu bitten.

Tabelle 2-10: Die vier Dimensionen der Cognitive Apprenticeship (nach [41]).

Inhalt	**Arten des Wissens, die Expertise ausmachen**
Domänenspezifisches Wissen	Fakten-, Handlungs- und Begründungswissen eines bestimmten Bereichs (z. B. in Lehrbüchern, wissenschaftlichen Artikeln).
Heuristiken	Vorgehensweisen, Techniken, um eine bestimmte Aufgabe bewältigen zu können (z. B. effizientes Vorgehen bei körperlicher Untersuchung oder bei bestimmten klinischen Prozeduren).
Kontrollstrategien	Vorgehensweisen, um den eingeschlagenen Lösungsweg zu kontrollieren und gegebenenfalls zu korrigieren (z. B. Verdachtsdiagnose passt nicht, therapeutische Strategie ist nicht erfolgreich).
Lernstrategien	Wissen darüber, wie man sich die oben genannten Wissensformen am besten aneignet, wie man die eigene Kompetenz weiterentwickelt, wie man besser wird (z. B. regelmäßiger Abgleich eigener Untersuchungsbefunde mit apparativer Diagnostik).
Methoden	**Möglichkeiten, die Expertiseentwicklung von Studierenden zu unterstützen**
Modeling	Lehrperson demonstriert, wie sie an Probleme herangehen. Die dabei ablaufenden kognitiven und metakognitiven Prozesse werden verbalisiert („lautes Denken"), um insbesondere den Einsatz der Heuristiken, Kontroll- und Lernstrategien transparent zu machen. Die Studierenden sollen dadurch eine umfassende Vorstellung des zu erlernenden Prozesses entwickeln.
Coaching	Lehrperson gibt Feedback, weist auf wichtige Aspekte hin, erinnert an Prinzipien und macht konkrete Verbesserungsvorschläge, während die Studierenden eine bestimmte Aufgabe selbständig bewältigen.
Scaffolding	Studierende werden durch Lehrende direkt bei Aufgaben unterstützt, die sie noch nicht allein bewältigen können. Das Ausmaß dieser direkten Unterstützung wird mit zunehmender Eigenständigkeit zurückgenommen (Fading).
Articulation	Studierende verbalisieren ihr Wissen und Denken, während sie eine Aufgabe bewältigen.
Reflection	Studierende werden aufgefordert, ihr Vorgehen/ihre Leistung gegen einen Standard (Peers, Musterlösung, etc.) zu vergleichen.
Exploration	Studierende sind aufgefordert, selbst mögliche Vorgehensweisen, Problemlösungen zu entwickeln und zu erproben.
Anordnung	**Mögliche Prinzipien zum Aufbau von Lernaktivitäten**
Zunehmende Komplexität	Die den Studierenden übertragenen Aufgaben werden immer schwieriger.
Zunehmende Vielfalt	Die Studierenden müssen Vorgehensweisen, Problemlösungen in vielen verschiedenen Kontexten demonstrieren (z. B. Anamnesegespräch in einer Notfallsituation, unter Beteiligung eines Dolmetschers, in einer Hausarztpraxis).

Tabelle 2-10: Fortsetzung

Zuerst das Ganze, dann seine Teile	Komplexe Aufgaben werden – falls notwendig mit direkter Unterstützung (Scaffolding) – erst als Ganzes ausgeführt, bevor die einzelnen Schritte eingeübt werden. Der Vorteil wird darin gesehen, dass die Studierenden so erst ein vollständiges Konzept der Aufgabe haben, in das sich dann die einzelnen Schritte leichter einordnen lassen.
Soziales	**Soziale Charakteristika der Lernumgebung**
Situiertes Lernen	Den Studierenden werden realitätsnahe oder reale Aufgaben übertragen (z. B. Untersuchung von Patient:innen im klinischen Alltag, Zugang legen, Blutentnahmen durchführen).
Handlungsgemeinschaften (s. unten)	Studierende lernen als Teil einer Gruppe, deren Aktivität auf die Bewältigung bestimmter Aufgaben gerichtet ist (z. B. Management einer Station, eines OPs, einer Praxis).
Intrinsische Motivation	Studierende wollen Kompetenzen erwerben, weil sie damit ihren persönlichen Zielen näherkommen.
Kooperation	Studierende arbeiten gemeinsam an einer Aufgabe, um ihre Ziele zu erreichen. Dadurch lernen sie unterschiedliche Perspektiven, Herangehensweisen kennen und müssen ihre eigene Herangehensweise, ihre Beweggründe verbalisieren (Articulation).

2) Auf diesem Hintergrund kann sich dann das Lernen als Interaktion zwischen Lehrenden und Lernenden entfalten, indem die Studierenden durch die Lehrenden ihrem Leistungsstand gemäß angeleitet werden (Coaching).
3) Ein wichtiges Ziel ist dabei, die Studierenden zu selbstgesteuertem Lernen anzuhalten, was vor allem durch die bewusste Auseinandersetzung mit dem eigenen Wissensstand geschieht (Articulation und Reflection), die in das Formulieren von Zielen für das weitere Lernen münden soll (Exploration) [212].

2.6.3 Lernen in Handlungsgemeinschaften (Communities of Practice)

Wie bereits angeklungen ist, geht das Modell der Cognitive Apprenticeship trotz seiner vielfältigen Bezüge auf kognitive Lerntheorien in einem Punkt wesentlich über diese hinaus. Wissen wird hier nämlich nicht mehr nur als etwas verstanden, das explizit z. B. in einem Lehrbuch aufgeschrieben ist, sondern auch als etwas, das sich – implizit – erst im sozialen Austausch verschiedener Personen, die als sogenannte Handlungsgemeinschaft (Community of Practice) an einer gemeinsamen Aufgabe arbeiten, konstituiert und aktualisiert [49]. Typische Handlungsgemeinschaften in der Medizin können z. B. ein Stationsteam sein, das sich aus verschiedenen Berufsgruppen zusammensetzt, aber auch das ärztliche Team einer Klinik oder einer Abteilung oder das ebenfalls interprofessionelle OP-Team, usw. Sie sind im Wesentlichen dadurch gekennzeichnet, dass ihre Mitglieder zusammenarbeiten, um ein gemeinsames Vorhaben zu verfolgen, wobei sie auf ein bestimmtes Repertoire an für ihre Arbeit jeweils spezifischen Prozeduren, Sprachregelungen, Arbeitsteilungen usw. zurückgreifen. Ein Großteil des in diesem Repertoire enthaltenen Wissens, das für das Vorhaben der Handlungsgemeinschaft benötigt wird, ist implizites, stilles Wissen. Dieses Wissen ist in der Regel nirgendwo niedergelegt, es wird vielmehr im gemeinsamen Handeln ständig reproduziert, bei Bedarf angepasst und verändert. Lernen bedeutet in diesem Zusammenhang, von einer zunächst randständigen Position – der „legitimierten peripheren Teilhabe“ – zu einem aktiv gestaltenden Mitglied der Handlungsgemeinschaft zu werden [138]. Das gelingt den Lernenden dann, wenn sie durch ihr Verhalten, ihre Sprache und Handlungen nach und nach zeigen können, dass sie neben dem etwa an der Universität erworbenen formalen Wissen auch über das implizite Wissen der Handlungsgemeinschaft verfügen und damit durch ihre Kompetenz zunehmend zum Erfolg des gemeinsamen Vorhabens beitragen können.

Damit ist unmittelbar evident, dass Lernen nicht nur von Faktoren wie der Qualität der Instruktion oder von einem sinnvollen Curriculum abhängt, sondern ganz entscheidend auch davon, inwieweit es den Lernenden gelingt, mit den Sitten und Gebräuchen der jeweiligen Handlungsgemeinschaft vertraut zu werden, um an ihr partizipieren zu können. Ob dies möglich ist, hängt allerdings nicht nur von individuellen Eigenschaften der lernenden Person ab (Intelligenz, Vorwissen, Geschicklichkeit etc.), sondern auch von den Werten und der spezifischen Kultur der Handlungsgemeinschaft, die unter anderem Ausdruck gruppendynamischer Prozesse ist [22]. Beispiele für solche kulturellen Aspekte sind die Selbstverständlichkeit, mit der die Lernenden von vornherein als Teil der jeweiligen Handlungsgemeinschaft verstanden werden oder bestimmte Rituale (z. B. während der Visite, während einer Operation, während einer Besprechung), die das Lernen befördern oder auch behindern können. So konnte in einer Studie gezeigt werden, dass die Bereitschaft von Lernenden in der Medizin, supervidierende Personen um Hilfe zu fragen, keineswegs nur davon abhängt, ob sie sich selbst beispielsweise hinsichtlich einer patientenbezogenen Maßnahme oder Verordnung unsicher sind. Sie wird vielmehr auch davon beeinflusst, inwieweit die supervidierenden Personen überhaupt ansprechbar und verfügbar sind sowie von Vermutungen darüber, welchen Einfluss eine solche Frage auf das Zutrauen der anderen in die fragende Person hat. Außerdem spielt dabei auch der Wunsch, durch eine „kluge“ Frage klinische Kompetenz zu demonstrieren oder der Wunsch, durch die eigene Arbeit zur Effektivität der Teamarbeit beizutragen, eine Rolle. Schließlich wird aber auch die Angst, den Behandelten ansonsten womöglich zu schaden, als wichtiger Einfluss genannt ([119], [217]).

Ähnliche Ergebnisse zeigten sich in einer weiteren Studie, in der nach Gründen gesucht wurde, warum in der Medizin die Annahme, man müsse vor allem selbständig und unabhängig arbeiten, so weit verbreitet ist. Auch hier zeigte sich, dass die Vermutung, supervidierende Personen könnten genervt sein, wenn man sie zu häufig fragt, oder auch die Befürchtung, dass Fragen das Zutrauen der anderen in die eigene Kompetenz beschädigen, eine wichtige Rolle spielen [120]. Der Umgang mit Stereotypen, z. B. in Bezug auf andere Berufsgruppen, andere Fachrichtungen oder geschlechtsbezogene Klischees ist in diesem Zusammenhang ebenfalls von Bedeutung. So zeigte sich in einer norwegischen Studie, dass zum Ende des dem PJ vergleichbaren Studienabschnitts Studenten glaubten, mehr gelernt zu haben als ihre Kommilitoninnen, insbesondere bei chirurgischen Prozeduren [75]. Die Autoren der Studie vermuten, dass diese Unterschiede durch die immer noch von männlichen Stereotypen geprägte Kultur in der Chirurgie verursacht sein könnten, die Frauen das Lernen in diesem Bereich erschwert und sie damit auch von einer chirurgischen Karriere eher abhält [31].

Diese Befunde zeigen eindrücklich, dass Lernen stark von der sozialen Interaktion aller Beteiligten geprägt wird, die ihrerseits von den (impliziten) Werten und Normen in einer Handlungsgemeinschaft beeinflusst werden. Ist z. B. der Wunsch nach Effektivität in einer Handlungsgemeinschaft sehr stark ausgeprägt, dann kann für die Lernenden der Eindruck entstehen, dass sie durch Fragen „den Betrieb aufhalten“ und sich damit eher zurückhalten – mit vermutlich negativen Folgen für ihren Lernerfolg.

Die Vorstellung vom situierten Lernen in einer Handlungsgemeinschaft macht deutlich, dass sich die Aufgabe der Lehrenden – und das können prinzipiell alle Mitglieder einer Handlungsgemeinschaft sein – nicht darin erschöpft, im herkömmlichen Sinn Wissen weiterzugeben. Sie sollen zunächst vor allem dafür Sorge tragen, dass Lernen überhaupt geschehen kann. Die in Kap. 2.2.3 beschriebenen Schwierigkeiten, theoretisches Wissen auf praktische Problemlösungen anzuwenden, lassen sich in diesem Sinn auch als ein soziales Phänomen beschreiben: Der Transfer von Wissen kann nämlich nicht nur deshalb scheitern, weil das individuelle Wissen nicht flexibel genug ist, sondern auch, weil die Handlungsgemeinschaft, innerhalb derer dieses Wissen zur Anwendung kommen könnte, keine ausreichenden Möglichkeiten der legitimierten Teilnahme bietet. In einem solchen Fall wird im Übrigen nicht nur das Lernen der Studierenden erschwert, sondern auch das Lernen der Handlungsgemeinschaft selbst. Lernen darf hier nämlich nicht als Einbahnstraße verstanden werden, die nur in eine Richtung durchlässig ist. Die Widersprüche oder Brechungen, auf die die Studierenden in aller Regel stoßen, wenn sie sich mit ihrem im Studium erworbenen theoretischen Rüstzeug in der beruflichen Praxis bewähren müssen, sollten deshalb nicht nur dazu führen, die Routinen der jeweiligen Handlungsgemeinschaft einfach nur zu übernehmen und Rollenmodelle nachzuahmen, um leichter als deren Mitglied akzeptiert zu werden. Umgekehrt sollten auch die impliziten Werte, Gesetze und Routinen der Handlungsgemeinschaft selbst überprüft werden, die ebenfalls Entwicklungspotenzial beinhalten. Dies kann allerdings nur dann funktionieren, wenn sich die Handlungsgemeinschaft als eine lernende Organisation [3] versteht und nicht etwa als ein geschlossener Zirkel, in den nur derjenige eingelassen wird, der sich dessen (ungeschriebenen) Gesetzen unterwirft.

Fazit

Auch wenn wir noch weit davon entfernt sind, eine umfassende Vorstellung davon zu haben, wie das Lernen in der medizinischen Ausbildung vor sich geht, zeichnen sich einige wichtige Grundprinzipien ab, die bei der Gestaltung der Lehre in der ärztlichen Ausbildung berücksichtigt werden sollten:

- Lernmotivation ist nicht nur eine wesentliche Voraussetzung dafür, dass überhaupt gelernt wird, sondern auch *wie* gelernt wird. Je stärker sich die Studierenden mit den Inhalten identifizieren können, je kompetenter und selbständiger sie sich beim Lernen erleben, umso besser ist ihre Motivation und damit letztendlich auch ihr Lernerfolg.
- Nachhaltiges Lernen erfordert die Aktivierung von Vorwissen und die Elaboration der zu lernenden Inhalte. Zu den wesentlichsten Voraussetzungen dafür zählen die ausreichende Lernzeit sowie entsprechende Lernformen. Insbesondere kooperative, problemorientierte Formate haben hier Vorteile.
- Praxistaugliches Wissen ist flexibles Wissen. Deshalb muss insbesondere auf den Wissenstransfer geachtet werden. Wichtige Strategien sind: die Verwendung kontrastierender Beispiele, transferspezifisches Feedback (in welchen Kontexten wird dieses Wissen benötigt?), die Berücksichtigung verschiedener Kontexte und Perspektiven, die Verwendung von Analogien.
- Können entsteht nur durch gezieltes, reflektiertes Üben, das den individuellen Leistungsstand berücksichtigt. Voraussetzungen dafür sind zum einen konstruktives Feedback, zum anderen Gelegenheiten zum Üben. Da dies im klinischen Alltag schwer zu realisieren ist, erscheint die Kombination mit Simulationen in einem Trainingszentrum für ärztliche Fertigkeiten (s. Kap. 4.5.4) am vielversprechendsten.

- Lernen im klinischen Alltag umfasst mehr als den Erwerb definierter Kenntnisse und Fertigkeiten. Es ist zugleich auch berufliche Sozialisation und Identitätsbildung. Lehrende müssen daher zum einen ihre Rolle als Vorbild reflektieren und zum anderen dafür sorgen, dass Studierende lernförderliche Möglichkeiten der Teilnahme an den jeweiligen Handlungsgemeinschaften haben.

Weiterführende Literatur

Schwartz DL, Tsang JM, Blair KP. The ABC of how we learn. New York: W.W. Norton & Company; 2016.

Croskerry P, Cosby KS, Graber ML, Singh H. Diagnosis – Interpreting the Shadows. Boca Raton: CRC Press;2017.https://doi.org/10.1201/9781315116334

Literaturverzeichnis

1. Adams MJ. Thinking skills curricula: Their promise and progress. Educ Psychol (London). 1989;4(1):25–77. https://doi.org/10.1207/s15326985ep2401_2
2. Anderson JR. Kognitive Psychologie. 7. Aufl. Berlin: Springer VS; 2013.
3. Argyris C, Schön DA. Die lernende Organisation – Grundlagen, Methoden, Praxis. Stuttgart: Klett-Cotta; 1999.
4. Aronson L. Twelve tips for teaching reflection at all levels of medical education. Med Teach. 2011;33(3):200–5. https://doi.org/10.3109/0142159X.2010.507714
5. Artelt C (2000): Strategisches Lernen. Münster (Waxmann).
6. Artino AR Jr. Academic self-efficacy: from educational theory to instructional practice. Perspect Med Educ. 2012;1(2):76–85. https://doi.org/10.1007/s40037-012-0012-5
7. Atkinson RK, Derry SJ, Renkl A, Wortham D. Learning from examples: Instructional principles from the worked examples research. Rev Educ Res. 2000;70(2):181–214. https://doi.org/10.3102/00346543070002181
8. Austin LC. Physician and nonphysician estimates of positive predictive value in diagnostic v. mass screening mammography: An examination of bayesian reasoning. Med Decis Making. 2019;39(2):108–18. https://doi.org/10.1177/0272989X18823757
9. Baddeley, A. Working memory: theories, models, and controversies. Annu Rev Psychol. 2012; 63:1–29. https://doi.org/10.1146/annurev-psych-120710-100422
10. Bahrick HP: Long-term maintenance of knowledge. In: Tulving E, Craik FIM, editors. The Oxford handbook of memory. Oxford: Oxford University Press; 2000. p. 347–62.
11. Barnett SM, Ceci SJ. When and where do we apply what we learn? A taxonomy for far transfer. Psychol Bull. 2002;128(4):612–37. https://doi.org/10.1037/0033-2909.128.4.612
12. Barrows HS, Norman GR, Neufeld VR, Feightner JW. The clinical reasoning process of randomly selected physicians in general medical practice. Clin Invest Med. 1982;5(1):49–55.
13. Beam CA, Conant EF, Sickles EA. Association of volume and volume-independent factors with accuracy in screening mammogram interpretation. J Natl Cancer Inst. 2003;95(4):282–90. https://doi.org/10.1093/jnci/95.4.282
14. Becker JC, Burghaus D, Kappes K, Heue M, Liebelt A, Kindler-Röhrborn A, et al. Warum Medizin studieren? Beweggründe von Studierenden für ein Medizinstudium. Dtsch Med Wochenschrift. 2015;140:e207–16.
15. Berbaum KS, Franken EA, Dorfman DD, Barloon T, Ell SR, Lu CH, et al. Tentative diagnoses facilitate the detection of diverse lesions in chest radiographs. Invest Radiol. 1986;21(7):532–9. https://doi.org/10.1097/00004424-198607000-00004
16. Bertholet M, Spada H. Wissen als Voraussetzung und Hindernis für Denken, Problemlösen und Entscheiden. In: Reinmann G, Mandl H, Hrsg. Psychologie des Wissensmanagements – Perspektiven, Theorien und Methoden. Göttingen (Hogrefe); 2004.
17. Biggs J, Kember D, Leung DYP. The revised two-factor study process questionnaire: R-SPQ-2F. Br J Educ Psychol. 2001;71:133–49. https://doi.org/10.1348/000709901158433
18. Biggs J. Student motivation and study strategies in university and college of advanced education populations. Higher Education Research and

Development. 1982;1:33–55. https://doi.org/10.1080/0729436820010103

19. Biggs J. What do inventories of students' learning processes really measure? A theoretical review and clarification. Br J Educ Psychol. 1993; 63:3–19. https://doi.org/10.1111/j.2044-8279.1993.tb01038.x
20. Bjork EL, Bjork RA. Making things hard on yourself, but in a good way: Creating desirable difficulties to enhance learning. In: Gernsbacher MA, Pew RW, Hough LM, Pomerantz JR, editors. Psychology and the Real World: Essays Illustrating Fundamental Contributions to Society. New York: Worth Publishers; 2011. p. 56–64.
21. Bjork EL, Soderstrom NC, Little JL. Can Multiple-Choice Testing Induce Desirable Difficulties? Evidence from the Laboratory and the Classroom. Am J Psychol. 2015;128(2), 229–39.
22. Bleakley A. Pre-registration house officers and ward-based learning: a new „apprenticeship" model. Med Educ. 2002;36(1):9–15. https://doi.org/10.1046/j.1365-2923.2002.01128.x
23. Blume BD, Ford JK, Baldwin TT, Huang JL. Transfer of Training: A Meta-Analytic Review. J Manage. 2010;36(4):1065–1105. https://doi.org/10.1177/0149206309352880
24. BMBF (Bundeministerium für Bildung und Forschung). Studiensituation und Studienorientierungen. 13. Studierendensurvey an Universitäten und Fachhochschulen. Berlin: BMBF; 2017.
25. Bolander Laksov K, Lonka K, Josephson A. How do medical teachers address the problem of transfer? Adv Health Sci Educ Theory Pract. 2008;13(3):345–60.
26. Bordage G. Elaborated knowledge: a key to successful diagnostic thinking. Acad Med. 1994;69 (11):883–5.
27. Bordage G. Prototypes and semantic qualifiers: from past to present. Med Educ. 2007;41(12): 1117–21. https://doi.org/10.1111/j.1365-2923.2007.02919.x
28. Boshuizen HPA, Hobus PPM, Custers EJFM, Schmidt HG. Cognitive effects of practical experience. In: Evans DA, Patel VL, editors: Advanced models of cognition for medical training and practice. Berlin (Springer). 1992; p. 337–48.
29. Brooks LR, LeBlanc V, Norman GR. On the difficulty of noticing obvious features in patient appearance. Psychol Sci. 2000;11(2):112–7. https://doi.org/10.1111/1467-9280.00225
30. Brush JE Jr, Lee M, Sherbino J, Taylor-Fishwick JC, Norman G. Effect of teaching bayesian methods using learning by concept vs learning by example on medical students' ability to estimate probability of a diagnosis: A randomized clinical trial. JAMA Netw Open. 2019;2(12):e1918023.
31. Burgos CM, Josephson A. Gender differences in the learning and teaching of surgery: a literature review. Int J Med Educ. 2014;5:110–24. https://doi.org/10.5116/ijme.5380.ca6b
32. Burke LA, Hutchins HM. Training Transfer: An Integrative Literature Review. Human Resource Development Review. 2007;6(3):263–96. https://doi.org/10.1177/1534484307303035
33. Carpenter SK, Cepeda NJ, Rohrer D, Kang SHK, Pashler H. Using Spacing to Enhance Diverse Forms of Learning: Review of Recent Research and Implications for Instruction. Educ Psychol Rev. 2012;24:369–78. https://doi.org/10.1007/s10648-012-9205
34. Carpenter SK. Testing Enhances the Transfer of Learning. Curr Dir Psychol Sci. 2012;21(5): 279–83.
35. Castillo JM, Park YS, Harris I, Cheung JJH, Sood L, Clark MD, et al. A critical narrative review of transfer of basic science knowledge in health professions education. Med Educ. 2018;52(6): 592–604. https://doi.org/10.1111/medu.13519
36. Charlin B, Boshuizen HPA, Custers EJ, Feltovich PJ. Scripts and clinical reasoning. Med Educ. 2007;41:1178–84. https://doi.org/10.1111/j.1365-2923.2007.02924.x
37. Charlin B, Tardif J, Boshuizen HPA. Scripts and medical diagnostic knowledge: Theory and applications for clinical reasoning instruction and research. Acad Med. 2000;75(2):182–90. https://doi.org/10.1097/00001888-200002000-00020
38. Chi MTH, Adams J, Bogusch EB, Bruchok C, Kang S, Lancaster M, et al. Translating the ICAP theory of cognitive engagement into practice. Cogn Sci. 2018;42:1777–832.
39. Chi MTH, Menekse M. Dialogue patterns in peer collaboration that promote learning. In: Resnik LB, Asterhan C, Clarke SN, editors. Socializing intelligence through academic talk and dialogue. New York: Routledge; 2015. p. 263–74. https://doi.org/10.3102/978-0-935302-43-1_21
40. Chi MTH, Wylie R. The ICAP framework: Linking cognitive engagement to active learning outcomes. Educ Psychol. 2014;49(4):219–43.
41. Collins A. Cognitive apprenticeship. In: Sawyer RK, editor. The Cambridge handbook of the

learning sciences. Cambridge: Cambridge University Press; 2005:47–60. https://doi.org/10.1017/CBO9780511816833.005

42. Cook DA, Artino AR Jr. Motivation to learn: an overview of contemporary theories. Med Educ. 2016;50(10):997–1014. https://doi.org/10.1111/medu.13074
43. Cook DA, Gas BL, Artino AR Jr. Measuring mindsets and achievement goal motivation: A validation study of three instruments. Acad Med. 2018;93(9):1391–9. https://doi.org/10.1097/ACM.0000000000002290
44. Cowan N. The magical number 4 in short-term memory: a reconsideration of mental storage capacity. Behav Brain Sci. 2001;24(1):87–114; discussion 114–85. https://doi.org/10.1017/S0140525X01003922
45. Creß U. Lernorientierungen, Lernstile, Lerntypen und kognitive Stile. In: Mandl H, Friedrich FF, Hrsg. Handbuch Lernstrategien. Göttingen: Hogrefe; 2006. S. 365–77.
46. Croskerry P, Singhal G, Mamede S. Cognitive debiasing 1: origins of bias and theory of debiasing. BMJ Qual Saf. 2013;22 Suppl 2(Suppl 2):ii58-ii64. https://doi.org/10.1136/bmjqs-2012-001712
47. Croskerry P, Singhal G, Mamede S. Cognitive debiasing 2: impediments to and strategies for change. BMJ Qual Saf. 2013;22 Suppl 2(Suppl 2):ii65-ii72. https://doi.org/10.1136/bmjqs-2012-001713
48. Croskerry P. The importance of cognitive errors in diagnosis and strategies to minimize them. Acad Med. 2003;78(8):775–80. https://doi.org/10.1097/00001888-200308000-00003
49. Cruess RL, Cruess SR, Steinert Y. Medicine as a Community of Practice: Implications for Medical Education. Acad Med. 2018;93(2):185–91. https://doi.org/10.1097/ACM.0000000000001826
50. Custers EJ. Thirty years of illness scripts: Theoretical origins and practical applications. Med Teach. 2015;37(5):457–62.
51. Custers EJFM, Boshuizen HPA, Schmidt HG. The role of illness scripts in the development of medical diagnostic expertise: Results from an interview study. Cogn Instr. 1998;16(4):367–98. https://doi.org/10.1207/s1532690xci1604_1
52. Custers EJFM. Long-term retention of basic science knowledge: a review study. Adv Health Sci Educ Theory Pract. 2010;15(1):109–28. https://doi.org/10.1007/s10459-008-9101-y
53. Cuthbert PF. The student learning process: Learning Styles or learning approaches? Teaching in Higher Education. 2005;10(2):235–49. https://doi.org/10.1080/135625104200033 7972
54. Day SB, Goldstone RL. The Import of Knowledge Export: Connecting Findings and Theories of Transfer of Learning. Educ Psychol. 2012;47 (3):153–76. https://doi.org/10.1080/00461520.2012.696438
55. de Bruin AB, Schmidt HG, Rikers RM. The role of basic science knowledge and clinical knowledge in diagnostic reasoning: a structural equation modeling approach. Acad Med. 2005;80 (8):765–73. https://doi.org/10.1097/00001888-200508000-00014
56. De Grave WS, Schmidt HG, Boshuizen HPA. Effects of problem-based discussion on studying a subsequent text: A randomized trial among first year medical students. Instr Sci. 2001;29(1):33–44. https://doi.org/10.1023/A:1026571615672
57. de la Croix A, Veen M. The reflective zombie: Problematizing the conceptual framework of reflection in medical education. Perspect Med Educ. 2018;7(6):394–400. https://doi.org/10.1007/s40037-018-0479-9
58. Diener CI, Dweck CS. An analysis of learned helplessness: continuous changes in performance, strategy, and achievement cognitions following failure. J Pers Soc Psychol. 1978;36(5):451–62. https://doi.org/10.1037/0022-3514.36.5.451
59. Dinkel A, Berth H, Balck F. Belastungen und psychische Beschwerden von Medizinstudierenden: ein Überblick. In: Brähler E, Alfermann D, Stiller J, Hrsg. Karriereentwicklung und berufliche Belastung im Arztberuf. Göttingen: Vandenhoeck & Ruprecht; 2008. S. 11–35.
60. Durning SJ, Artino AR Jr, Schuwirth L, van der Vleuten C. Clarifying assumptions to enhance our understanding and assessment of clinical reasoning. Acad Med. 2013;88(4):442–8. https://doi.org/10.1097/ACM.0b013e3182851b5b
61. Durning SJ, Artino AR, Boulet JR, Dorrance K, van der Vleuten C, Schuwirth L. The impact of selected contextual factors on experts' clinical reasoning performance (does context impact clinical reasoning performance in experts?). Adv Health Sci Educ Theory Pract. 2012;17(1):65–79.
62. Durning SJ, Artino AR. Situativity theory: a perspective on how participants and the environment can interact: AMEE Guide no. 52. Med

Teach. 2011;33(3):188–99. https://doi.org/10.3109/0142159X.2011.550965

63. Dweck CS, Leggett EL. A social-cognitive approach to motivation and personality. Psychological Review. 1988;95(2):256–73. https://doi.org/10.1037/0033-295X.95.2.256
64. Dweck CS, Yeager DS. Mindsets: A view from two eras. Perspect Psychol Sci. 2019;14(3):481–96. https://doi.org/10.1177/1745691618804166
65. Elstein AS, Shulman LS, Sprafka SA. Medical problem solving. An analysis of clinical reasoning. Cambridge, MA: Harvard University Press; 1978.
66. Entwistle N, McCune V. The conceptual bases of study strategy inventories. Educ Psychol Rev. 2004;16(4):325–45. https://doi.org/10.1007/s10648-004-0003-0
67. Entwistle NJ, Ramsden P. Understanding student learning. London: Croom Helm; 1983.
68. Eppich WJ, Hunt EA, Duval-Arnould JM, Siddall VJ, Cheng A. Structuring feedback and debriefing to achieve mastery learning goals. Acad Med. 2015;90(11):1501–8. https://doi.org/10.1097/ACM.0000000000000934
69. Epstein R. Mindful practice. JAMA. 1999;282(9):833–9. https://doi.org/10.1001/jama.282.9.833
70. Ericsson KA. Deliberate practice and maintenance of expert performance in medicine and related domains. Acad Med. 2004 79(10 Suppl):S70-S81.
71. Eva KW, Neville AJ, Norman GR. Exploring the etiology of content specificity: Factors influencing analogic transfer and problem solving. Acad Med. 1998;73(10 Suppl):S1-S5. https://doi.org/10.1097/00001888-199810000-00028
72. Evans JS. Dual-processing accounts of reasoning, judgment, and social cognition. Annu Rev Psychol. 2008;59:255–78. https://doi.org/10.1146/annurev.psych.59.103006.093629
73. Fabry G, Giesler M. Hochmotiviert am Start: Zur Studienmotivation von Medizinstudenten während des ersten Studienjahres. Zeitschrift für Medizinische Psychologie. 2006;16(3):115–25.
74. Fabry G, Giesler M. Novice medical students: individual patterns in the use of learning strategies and how they change during the first academic year. GMS Z Med Ausbild. 2012;29(4), Doc56.
75. Falck G, Brattebo G. Skills of pre-registration house officers: gender differences reported in Norway. Med Educ. 1997;31(3):188–9. https://doi.org/10.1111/j.1365-2923.1997.tb02564.x
76. Fiedler K, Plessner H. Induktives Schließen: Umgang mit Wahrscheinlichkeiten. In: Funke J, Hrsg. Denken und Problemlösen. Enzyklopädie der Psychologie. Kognition – Band 8. Göttingen: Hogrefe; 2006.
77. Fiorella L, Mayer RE. Eight ways to promote generative learning. Educ Psychol Rev. 2016;28(4):717–41.
78. Flavell JH. Annahmen zum Begriff Metakognition sowie zur Entwicklung von Metakognitionen. In: Weinert FE, Kluwe RH, Hrsg. Metakognition, Motivation und Lernen. Stuttgart: Kohlhammer; 1984. S. 23–31.
79. Fragkos KC. Reflective Practice in Healthcare Education: An Umbrella Review. Educ Sci (Basel). 2016; 6(3):27. https://doi.org/10.3390/educsci6030027
80. Fryer LK. Building bridges: seeking structure and direction for higher education motivated learning strategy models. Educ Psychol Rev. 2017;29:325–44. https://doi.org/10.1007/s10648-017-9405-7
81. Gick ML, Holyoak KJ. Analogical Problem Solving. Cogn Psychol. 180;12:306–55. https://doi.org/10.1016/0010-0285(80)90013-4
82. Giesler JM. Merkmale der Studienmotivation von Studierenden des Fachs Psychologie. Analysen zur Veränderung fachbezogener Interessen und Einstellungen in den Anfangssemestern. Regensburg: S. Roderer; 2003.
83. Glass AL, Sinha N. Multiple-Choice Questioning Is an Efficient Instructional Methodology That May Be Widely Implemented in Academic Courses to Improve Exam Performance. Curr Dir Psychol Sci. 2013;22(6):471–7. https://doi.org/10.1177/0963721413495870
84. Gobet F. Chunking models of expertise: Implications for Education. Appl Cogn Psychol. 2005;19(2):183–204. https://doi.org/10.1002/acp.1110
85. Goldszmidt M, Minda JP, Bordage G. Developing a unified list of physicians' reasoning tasks during clinical encounters. Acad Med. 2013;88(3):390–7. https://doi.org/10.1097/ACM.0b013e31827fc58d
86. Gonella JS, Goran MJ, Williamson JW, Cotsonas NJ. Evaluation of patient care, an approach. JAMA. 1970;214(11):2040–3. https://doi.org/10.1001/jama.1970.03180110050012
87. Graber ML, Franklin N, Gordon R. Diagnostic error in internal medicine. Arch Intern Med. 2005;165(13):1493–9. https://doi.org/10.1001/archinte.165.13.1493

88. Graham S. A review of attribution theory in achievement contexts. Educ Psychol Rev. 1991; 3(1):5–39. https://doi.org/10.1007/BF01323661
89. Greenhalgh T, Howick J, Maskrey N. Evidence based medicine: a movement in crisis? BMJ. 2014;348:g3725 https://doi.org/10.1136/bmj.g3725
90. Grimes DA, Schulz KF. Refining clinical diagnosis with likelihood ratios. Lancet. 2005;365 (9469):1500–5. https://doi.org/10.1016/S0140-6736(05)66422-7
91. Gruber H, Mandl H, Renkl A. Was lernen wir in Schule und Hochschule: Träges Wissen? In: Mandl H, Gerstenmaier J, Hrsg. Die Kluft zwischen Wissen und Handeln. Empirische und theoretische Lösungsansätze. Göttingen (Hogrefe); 2000. S. 139–56.
92. Haji FA, Rojas D, Childs R, de Ribaupierre S, Dubrowski A. Measuring cognitive load: performance, mental effort and simulation task complexity. Med Educ. 2015;49(8):815–27. https://doi.org/10.1111/medu.12773
93. Hasselhorn A, Labuhn AS. Metakognition und selbstreguliertes Lernen. In: Schneider W, Hasselhorn M, Hrsg. Handbuch der Pädagogischen Psychologie. Göttingen: Hogrefe; 2008. 28–37.
94. Hasselhorn M. Metakognition. In: Rost DH, Hrsg. Handwörterbuch Pädagogische Psychologie. 3. Aufl. Weinheim: PVU; 2006. S. 480–5.
95. Hatala RM, Brooks LR, Norman GR. Practice makes perfect: the critical role of mixed practice in the acquisition of ECG interpretation skills. Adv Health Sci Educ Theory Pract. 2003;8(1): 17–26.
96. Heckhausen J, Heckhausen H. Motivation und Handeln: Einführung und Überblick. In: Heckhausen J, Heckhausen H, Hrsg. Motivation und Handeln. 5. Aufl. Berlin: Springer; 2018:1–11. https://doi.org/10.1007/978-3-662-53927-9_1
97. Heine C, Spangenberg H, Schreiber J, Sommer D. Studienanfänger 2003/04 und 2004/05. Bildungswege, Motive der Studienentscheidung und Gründe der Hochschulwahl. Hannover (HIS); 2005.
98. Heneghan C, Glasziou P, Thompson M, Rose P, Balla J, Lasserson D, et al. Diagnostic strategies used in primary care. BMJ. 2009;338:b946. https://doi.org/10.1136/bmj.b946
99. Heublein U, Richter J, Schmelzer R, Sommer D. Die Entwicklung der Studienabbruchquoten an den deutschen Hochschulen. Forum Hochschule. 2014:4
100. Heublein U, Spangenberg H, Sommer D. Ursachen des Studienabbruchs. Analyse 2002. Hochschulplanung. 2003;163.
101. Hiemisch A, Westermann R, Michael A. Die Abhängigkeit der Zufriedenheit mit dem Medizinstudium von Studienzielen und ihrer Realisierbarkeit. Zeitschrift für Psychologie. 2005;213: 97–108.
102. Hobus PPM, Hofstra ML, Boshuizen H, Schmidt HG. De context van de klacht als diagnosticum (The context of the complaint as a diagnostic tool). Huisarts en Wetenschap. 1988;31:261–3.
103. Hodges B, Regehr G, Martin D. Difficulties in recognizing one's own incompetence: Novice physicians who are unskilled and unaware of it. Acad Med. 2001;76(10 Suppl):S87–9. https://doi.org/10.1097/00001888-200110001-00029
104. Hoffrage U, Krauss S, Martignon L, Gigerenzer G. Natural frequencies improve Bayesian reasoning in simple and complex inference tasks. Front Psychol. 2015;6:1473. https://doi.org/10.3389/fpsyg.2015.01473
105. Hyde TS, Jenkins JJ. Recall for words as a function of semantic, graphic, and syntactic orienting tasks. J Verbal Learning Verbal Behav. 1973; 12(5):471–80. https://doi.org/10.1016/S0022-5371(73)80027-1
106. Inui TS. The charismatic journey of mastery learning. Acad Med. 2015 Nov;90(11):1442–4. https://doi.org/10.1097/ACM.0000000000000915
107. Issenberg SB, McGaghie WC, Gordon DL, Petrusa ER, Hart IR, Harden RM. Effectiveness of a cardiology review course for internal medicine residents using simulation technology and deliberate practice. Teach Learn Med. 2002;14 (4):223–8. https://doi.org/10.1207/S15328015TLM1404_4
108. Issenberg SB, Petrusa ER, McGaghie WC, Felner JM, Waugh RA, Nash IS, et al. Effectiveness of a computer-based system to teach bedside cardiology. Acad Med. 1999;74(10 Suppl):S93–5. https://doi.org/10.1097/00001888-199910000-00051
109. Jansen, RS, Lakens D, IJsselsteijn WA. An integrative review of the cognitive costs and benefits of note-taking. Educ Res Rev. 2017;22:223–33. https://doi.org/10.1016/j.edurev.2017.10.001
110. Jones HE. The effects of examination on the performance of learning. Arch Psychol (Chic). 1923; 10: 1–70.

111. Josephson JR, Tanner MC. Conceptual analysis of abduction. In: Josephson JR & Josephson SG, editors. Abductive inference. Computation, philosophy, technology. New York: Cambridge University Press; 1994. p. 5–30. https://doi.org/10.1017/CBO9780511530128.002
112. Jungbauer J, Kamenik C, Alfermann D, Brähler E. Wie bewerten angehende Ärzte rückblickend ihr Medizinstudium? Ergebnisse einer Absolventenbefragung. Gesundheitswesen. 2004;66(1):51–6. https://doi.org/10.1055/s-2004-812705
113. Jurkat HB, Reimer C, Schröder K. Erwartungen und Einstellungen von Medizinstudentinnen und -studenten zu den Belastungen und Folgen ihrer späteren ärztlichen Tätigkeit. Psychotherapie, Psychosomatik, Medizinische Psychologie. 2000;50(5):215–21. https://doi.org/10.1055/s-2000-13249
114. Kahneman D. Schnelles Denken, langsames Denken. München: Siedler; 2012.
115. Kalén S, Ponzer S, Silén C. The core of mentorship: medical students' experiences of one-to-one mentoring in a clinical environment. Adv Health Sci Educ Theory Pract. 2012;17(3):389–401. https://doi.org/10.1007/s10459-011-9317-0
116. Kantak SS, Sullivan KJ, Fisher BE, Knowlton BJ, Winstein CJ. Neural substrates of motor memory consolidation depend on practice structure. Nat Neurosci. 2010;13(8):923–5. https://doi.org/10.1038/nn.2596
117. Karpicke JD, Butler AC, Roediger HL. Metacognitive strategies in student learning: Do students practise retrieval when they study on their own? Memory. 2009;17(4):471–9. https://doi.org/10.1080/09658210802647009
118. Kassirer JP. Teaching clinical reasoning: case-based and coached. Acad Med. 2010;85(7):1118–24. https://doi.org/10.1097/ACM.0b013e3181d5dd0d
119. Kennedy TJ, Regehr G, Baker GR, Lingard L. Preserving professional credibility: grounded theory study of medical trainees' requests for clinical support. BMJ. 2009;338:b128. https://doi.org/10.1136/bmj.b128
120. Kennedy TJ, Regehr G, Baker GR, Lingard LA. ‚It's a cultural expectation ...' The pressure on medical trainees to work independently in clinical practice. Med Educ. 2009;43(7):645–53. https://doi.org/10.1111/j.1365-2923.2009.03382.x
121. Kiessling C, Schubert B, Scheffner D, Burger W. Schulbildung, Lebensumstände und Studienmotive von Studierenden des Regel- und Reformstudiengangs an der Charité. Dtsch Med Wochenschrift. 2003;128:135–40. https://doi.org/10.1055/s-2003-36881
122. Klinge A, Müller J, Harendza S. Wie Denkfehler die ärztliche Diagnose beeinflussen. Hamburger Ärzteblatt 2019;73(12):30–2.
123. Koch R. Die ärztliche Diagnose – Beitrag zur Kenntnis des ärztlichen Denkens. Wiesbaden: Bergmann; 1920.
124. Koens F, ten Cate OTJ, Custers EJFM. Context-dependent memory in a meaningful environment for medical education: In the classroom and at the bedside. Adv Health Sci Educ Theory Pract. 2003;8:155–63. https://doi.org/10.1023/A:1024993619713
125. Kolbert-Ramm C, Ramm M. Zur Studiensituation im Fach Humanmedizin – Ergebnisse des 11. Studierendensurvey. Konstanz: Universität Konstanz: Arbeitsgruppe Hochschulforschung, Büro für Sozialforschung; 2011.
126. Konishi E, Saiki T, Kamiyama H, Nishiya K, Tsunekawa K, Imafuku R, et al. Improved cognitive apprenticeship clinical teaching after a faculty development program. Pediatr Int. 2020;62(5):542–8. https://doi.org/10.1111/ped.14095
127. Koole S, Dornan T, Aper L, Scherpbier A, Valcke M, Cohen-Schotanus J, et al. Factors confounding the assessment of reflection: a critical review. BMC Med Educ. 2011;28;11:104. https://doi.org/10.1186/1472-6920-11-104
128. Krapp A. Die Psychologie der Lernmotivation. Perspektiven der Forschung und Probleme ihrer pädagogischen Rezeption. Zeitschrift für Pädagogik. 1993;39:187–206.
129. Krause U-M, Stark R (2006): Vorwissen aktivieren. In: Mandl H, Friedrich FF, Hrsg. Handbuch Lernstrategien. Göttingen: Hogrefe; 2006. S. 38–49.
130. Kua J, Lim WS, Teo W, Edwards RA. A scoping review of adaptive expertise in education. Med Teach. 2021;43(3):347–55. https://doi.org/10.1080/0142159X.2020.1851020
131. Kulasegaram KM, McConnell M. When I say ... transfer-appropriate processing. Med Educ. 2016;50(5):509–10. https://doi.org/10.1111/medu.12955
132. Küpper-Tetzel CE. Understanding the Distributed Practice Effect. Zeitschrift für Psychologie. 2014;222(2):71–81. https://doi.org/10.1027/2151-2604/a000168

133. Kusurkar RA, Croiset G, Mann KV, Custers E, Ten Cate O. Have motivation theories guided the development and reform of medical education curricula? A review of the literature. Acad Med. 2012;87(6):735–43.

134. Kusurkar RA, Ten Cate TJ, van Asperen M, Croiset G. Motivation as an independent and a dependent variable in medical education: a review of the literature. Med Teach. 2011;33(5):e242–62.

135. Kusurkar RA, Ten Cate TJ, Vos CM, Westers P, Croiset G. How motivation affects academic performance: a structural equation modelling analysis. Adv Health Sci Educ Theory Pract. 2013;18(1):57–69. https://doi.org/10.1007/s10459-012-9354-3

136. Lambe KA, O'Reilly G, Kelly BD, Curristan S. Dual-process cognitive interventions to enhance diagnostic reasoning: a systematic review. BMJ Qual Saf. 2016;25(10):808–20. https://doi.org/10.1136/bmjqs-2015-004417

137. Larsen DP, Butler AC, Lawson AL, Roediger HL 3rd. The importance of seeing the patient: test-enhanced learning with standardized patients and written tests improves clinical application of knowledge. Adv Health Sci Educ Theory Pract. 2013;18(3):409–25. https://doi.org/10.1007/s10459-012-9379-7

138. Lave J, Wenger E. Situated learning. Legitimate peripheral participation. Cambridge: Cambridge University Press; 1991. https://doi.org/10.1017/CBO9780511815355

139. LeBlanc VR, Brooks LR, Norman GR. Believing is seeing: The influence of a diagnostic hypothesis on the interpretation of clinical features. Acad Med. 2000;77(10 Suppl):S67–9. https://doi.org/10.1097/00001888-200210001-00022

140. Lemieux M, Bordage G. Propositional versus structural semantic analyses of medical diagnostic thinking. Cogn Sci. 1992;16:185–204. https://doi.org/10.1207/s15516709cog1602_2

141. Lepper MR, Henderlong J. Turning „play" into „work" and „work" into „play": 25 years of research on intrinsic versus extrinsic motivation. In: Sansone C, Harackiewicz JM, editors. Instrinsic and extrinsic motivation. The search for optimal motivation and performance. San Diego: Academic Press; 2000. p. 257–307.

142. Leppink J, Duvivier R. Twelve tips for medical curriculum design from a cognitive load theory perspective. Med Teach. 2016;38(7):669–74. https://doi.org/10.3109/0142159X.2015.1132829

143. Leppink J, Paas F, Van der Vleuten CP, Van Gog T, Van Merriënboer JJ. Development of an instrument for measuring different types of cognitive load. Behav Res Methods. 2013;45(4):1058–72. https://doi.org/10.3758/s13428-013-0334-1

144. Lineberry M, Soo Park Y, Cook DA, Yudkowsky R. Making the case for mastery learning assessments: key issues in validation and justification. Acad Med. 2015;90(11):1445–50. https://doi.org/10.1097/ACM.0000000000000860

145. Little JL, Bjork EL, Bjork RA, Angello G. Multiple-Choice Tests Exonerated, at Least of Some Charges: Fostering Test-Induced Learning and Avoiding Test-Induced Forgetting. Psychol Sci. 2012;23(11):1337–44. https://doi.org/10.1177/0956797612443370

146. Lonka K, Olkinuora E, Mäkinen J. Aspects and prospects of measuring studying and learning in higher education. Educ Psychol Rev. 2004;16(4):301–23. https://doi.org/10.1007/s10648-004-0002-1

147. Lycke KH, Grøttum P, Strømsø HI. Student learning strategies, mental models and learning outcomes in problem-based and traditional curricula in medicine. Med Teach. 2006;28(8):717–22. https://doi.org/10.1080/01421590601105645

148. Lyons K, McLaughlin JE, Khanova J, Roth MT. Cognitive apprenticeship in health sciences education: a qualitative review. Adv Health Sci Educ Theory Pract. 2017;22(3):723–39. https://doi.org/10.1007/s10459-016-9707-4

149. Mamede S, Figueiredo-Soares T, Elói Santos SM, de Faria RMD, Schmidt HG, van Gog T. Fostering novice students' diagnostic ability: the value of guiding deliberate reflection. Med Educ. 2019;53(6):628–37. https://doi.org/10.1111/medu.13829

150. Mamede S, Schmidt HG, Penaforte JC. Effects of reflective practice on the accuracy of medical diagnoses. Med Educ. 2008;42(5):468–75. https://doi.org/10.1111/j.1365-2923.2008.03030.x

151. Mangione S, Nieman LZ. Cardiac auscultatory skills of internal medicine and family practice trainees: A comparison of diagnostic proficiency. JAMA. 1997;278(9):717–22. https://doi.org/10.1001/jama.1997.03550090041030

152. Mangione S, Nieman LZ. Pulmonary auscultatory skills during training in internal medicine and family practice. Am J Respir Crit Care Med. 1999;159:1–6. https://doi.org/10.1164/ajrccm.159.4.9806083
153. Mann K, Gordon J, MacLeod A. Reflection and reflective practice in health professions education: a systematic review. Adv Health Sci Educ Theory Pract. 2009;14(4):595–621.
154. Mann KV. Motivation in medical education: how theory can inform our practice. Acad Med. 1999; 74(3):237–9. https://doi.org/10.1097/00001888-199903000-00011
155. Marton F, Saljö R. On qualitatives differences in learning – Outcome and process. Br J Educ Psychol. 1976;46:4–11 and 115–27. https://doi.org/10.1111/j.2044-8279.1976.tb02980.x
156. Mayer RE. Can advance organizers influence meaningful learning? Rev Educ Res. 1979;49(2): 371–83. https://doi.org/10.3102/00346543049002371
157. McGaghie WC, Barsuk JH, Wayne DB. AM last page: mastery learning with deliberate practice in medical education. Acad Med. 2015a;90(11): 1575. https://doi.org/10.1097/ACM.0000000000000876
158. McGaghie WC. When I say ... mastery learning. Med Educ. 2015b;49(6):558–9. https://doi.org/10.1111/medu.12679
159. McGee S. Evidence-based physical diagnosis. 5th edition. Philadelphia: Elsevier; 2022.
160. McGee S. Simplifying likelihood ratios. J Gen Intern Med. 2002;17(8):646–9. https://doi.org/10.1046/j.1525-1497.2002.10750.x
161. McManus IC, Richards P, Winder BC, Sproston KA. Clinical experience, performance in final examinations, and learning style in medical students: prospective study. BMJ. 1998;316(7128): 345–50. https://doi.org/10.1136/bmj.316.7128.345
162. Meindl-Fridez C, Breckwoldt J, Battegay E. Medizinische (Notfall-)Entscheidungen und wie man Fehler vermeidet. Notfall Rettungsmed. 2018;21:186–91. https://doi.org/10.1007/s10049-018-0427-6
163. Misch DA. Andragogy and medical education: are medical students internally motivated to learn? Adv Health Sci Educ Theory Pract. 2002; 7(2):153–60. https://doi.org/10.1023/A:1015790318032
164. Monteiro S, Norman G, Sherbino J. The 3 faces of clinical reasoning: Epistemological explorations of disparate error reduction strategies. J Eval Clin Pract. 2018;24(3):666–73. https://doi.org/10.1111/jep.12907
165. Mookherjee S, Hunt S, Chou CL. Twelve tips for teaching evidence-based physical examination. Med Teach. 2015;37(6):543–50. https://doi.org/10.3109/0142159X.2014.959908
166. Moulton CA, Dubrowski A, Macrae H, Graham B, Grober E, Reznick R. Teaching surgical skills: what kind of practice makes perfect? A randomized, controlled trial. Ann Surg. 2006;244(3): 400–9. https://doi.org/10.1097/01.sla.0000234808.85789.6a
167. Murphy, MC, Dweck CS. A culture of genius: How an organization's lay theory shapes people's cognition, affect, and behavior. Pers Soc Psychol Bull. 2010;36(3):283–96. https://doi.org/10.1177/0146167209347380
168. Murphy, MC, Reeves SL. Personal and organizational mindsets at work. Res Organ Behav. 2019; 39:100121. https://doi.org/10.1016/j.riob.2020.100121
169. Mylopoulos M, Woods N. Preparing medical students for future learning using basic science instruction. Med Educ. 2014 Jul;48(7):667–73. https://doi.org/10.1111/medu.12426
170. Nendaz MR, Bordage G. Promoting diagnostic problem representation. Med Educ. 2002;36(8): 760–6. https://doi.org/10.1046/j.1365-2923.2002.01279.x
171. Ng SL, Kinsella EA, Friesen F, Hodges B. Reclaiming a theoretical orientation to reflection in medical education research: a critical narrative review. Med Educ. 2015;49(5):461–75. https://doi.org/10.1111/medu.12680
172. Nguyen QD, Fernandez N, Karsenti T, Charlin B. What is reflection? A conceptual analysis of major definitions and a proposal of a five-component model. Med Educ. 2014;48(12):1176–89.
173. Niemiec CP, Ryan RM. Autonomy, competence, and relatedness in the classroom. Applying self-determination theory to educational practice. Theory and Research in Education. 2009; 7(2):133–44. https://doi.org/10.1177/1477878509104318
174. Nokes-Malach TJ, Richey JE, Gadgil S. When is it better to learn together? Insights from research on collaborative learning. Educ Psychol Rev. 2015;27:645–56. https://doi.org/10.1007/s10648-015-9312-8

175. Norman G, Young M, Brooks L. Non-analytical models of clinical reasoning: the role of experience. Med Educ. 2007;41:1140–5.
176. Norman G. Research in clinical reasoning: past history and current trends. Med Educ. 2005; 39(4):418–28. https://doi.org/10.1111/j.1365-2929.2005.02127.x
177. Norman GR, Monteiro SD, Sherbino J, Ilgen JS, Schmidt HG, Mamede S. The Causes of Errors in Clinical Reasoning: Cognitive Biases, Knowledge Deficits, and Dual Process Thinking. Acad Med. 2017;92(1):23–30. https://doi.org/10.1097/ACM.0000000000001421
178. O'Brien BC, Battista A. Situated learning theory in health professions education research: a scoping review. Adv Health Sci Educ Theory Pract. 2020;25(2):483–509. https://doi.org/10.1007/s10459-019-09900-w
179. Pan SC, Rickard TC. Transfer of test-enhanced learning: Meta-analytic review and synthesis. Psychol Bull. 2018;144(7):710–56. https://doi.org/10.1037/bul0000151
180. Patel VL, Evans DA, Groen GJ. Biomedical knowledge and clinical reasoning. In: Evans DA, Patel VL, editors. Cognitive science in medicine. Biomedical modeling. Cambridge, MA: MIT Press; 1989. p. 53–112.
181. Paunesku D, Walton GM, Romero C, Smith EN, Yeager DS, Dweck CS. Mind-set interventions are a scalable treatment for academic underachievement. Psychol Sci. 2015;26(6):784–93. https://doi.org/10.1177/0956797615571017
182. Polanyi M. Implizites Wissen. Frankfurt am Main: Suhrkamp; 1985.
183. Prakash S, Sladek RM, Schuwirth L. Interventions to improve diagnostic decision making: A systematic review and meta-analysis on reflective strategies. Med Teach. 2019;41(5):517–24.
184. Prenzel M, Eitel F, Holzbach R, Schönheinz R-J, Schweiberer L. Lernmotivation im studentischen Unterricht in der Chirurgie. Zeitschrift für Pädagogische Psychologie. 1993;7(2/3): 125–37.
185. Renkl, A. Toward an instructionally oriented theory of example-based learning. Cogn Sci. 2014;38:1–37.
186. Rheinberg F. Intrinsische Motivation und Flow-Erleben. In: Heckhausen J, Heckhausen H, Hrsg. Motivation und Handeln. 4. Aufl. Heidelberg: Springer; 2006. S. 331–54.
187. Richards JB, Hayes MM, Schwartzstein RM. Teaching Clinical Reasoning and Critical Thinking: From Cognitive Theory to Practical Application. Chest. 2020;158(4):1617–28. https://doi.org/10.1016/j.chest.2020.05.525
188. Richardson JTE. Methodological issues in questionnaire-based research on student learning in higher education. Educ Psychol Rev. 2004;16 (4):347–58. https://doi.org/10.1007/s10648-004-0004-z
189. Rikers RMJP, Schmidt HG, Boshuizen HPA. Knowledge encapsulation and the intermediate effect. Contemp Educ Psychol. 2000;25(2):150–66. https://doi.org/10.1006/ceps.1998.1000
190. Roediger HL, Karpicke JD. Test-Enhanced Learning: Taking Memory Tests Improves Long-Term Retention. Psychol Sci. 2006;17(3):249–55. https://doi.org/10.1111/j.1467-9280.2006.01693.x
191. Roediger HL, Putnam AL, Smith MA. Ten benefits of testing and their applications to educational practice. Psycho Learn Motiv. 2011;55:1–36. https://doi.org/10.1016/B978-0-12-387691-1.00001-6
192. Rohrer D. Interleaving Helps Students Distinguish among Similar Concepts. Educ Psychol Rev. 2012;24:355–67. https://doi.org/10.1007/s10648-012-9201-3
193. Ryan RM, Deci EL. Intrinsic and extrinsic motivations: classic definitions and new directions. Contemporary Educ Psychol (London). 2000;25 (1):54–67.
194. Salomon G, Perkins DN. Rocky roads to transfer – rethinking mechanisms of a neglected phenomenon. Educ Psychol. 1989;24(2):113–42. https://doi.org/10.1207/s15326985ep2402_1
195. Sandars J. The use of reflection in medical education: AMEE Guide No. 44. Med Teach. 2009;31(8):685–95. https://doi.org/10.1080/01421590903050374
196. Saposnik G, Redelmeier D, Ruff CC, Tobler PN. Cognitive biases associated with medical decisions: a systematic review. BMC Med Inform Decis Mak. 2016;16(1):138. https://doi.org/10.1186/s12911-016-0377-1
197. Schank RC, Abelson R. Scripts, plans, goals, and understanding. Hillsdale, NJ: Erlbaum; 1977.
198. Schiefele U, Schreyer I. Intrinsische Lernmotivation und Lernen. Ein Überblick zu Ergebnissen der Forschung. Zeitschrift für Pädagogische Psychologie. 1994;8(1):1–13. https://doi.org/10.1024//1010-0652.16.1.1
199. Schiefele U, Streblow L. Motivation aktivieren. In: Mandl H, Friedrich FF, Hrsg. Hand-

buch Lernstrategien. Göttingen: Hogrefe; 2006. S. 232–47.

200. Schmidt HG, Boshuizen HPA. Encapsulation of biomedical knowledge. In: Evans DA, Patel VL, editors. Advanced models of cognition for medical training and practice. Berlin: Springer; 2002. p. 265–81.
201. Schmidt HG, De Volder ML, De Grave WS, Moust JHC, Patel VL. Explanatory models in the processing of science text: The role of prior knowledge activation through small-group discussion. J Educ Psychol. 1989;81(4):610–9. https://doi.org/10.1037/0022-0663.81.4.610
202. Schmidt HG, Rikers RMJP. How expertise develops in medicine: knowledge encapsulation and illness script formation. Med Educ. 2007;41: 1133–9.
203. Schneid SD, Pashler H, Armour C. How much basic science content do second-year medical students remember from their first year? Med Teach. 2019;41(2):231–3. https://doi.org/10.1080/0142159X.2018.1426845
204. Schön DA: The reflective practitioner: How professionals think in action. New York: Basic Books; 1983.
205. Schooler JW, Eich E. Memory for emotional events. In: Tulving E, Craik FIM, editors. The Oxford Handbook of Memory. Oxford: Oxford University Press; 2000. p. 379–92.
206. Schwartz DL, Bransford JD, Sears, D. Efficiency and innovation in transfer. In: Mestre JP, editor. Transfer of learning from a modern multidisciplinary perspective. Greenwich: Information Age Publishing; 2005. p. 1–51.
207. Schwarzer A, Fabian G. Medizinerreport 2012 – Berufsstart und Berufsverlauf von Humanmedizinerinnen und Humanmedizinern, Hannover: HIS; 2012.
208. Shapiro AM, Gordon LT. A controlled study of clicker-assisted memory enhancement in college classrooms. Appl Cognit Psychol. 2012;26: 635–43. https://doi.org/10.1002/acp.2843
209. Shapiro J, Kasman D, Shafer A. Words and wards: a model of reflective writing and its uses in medical education. J Med Humanit. 2006;27 (4):231–44. https://doi.org/10.1007/s10912-006-9020-y
210. Simel DL, Rennie D, Keitz SA. The rational clinical examination. New York: McGraw Hill; 2009.
211. Sisk VF, Burgoyne AP, Sun J, Butler JL, Macnamara BN. To what extent and under which circumstances are growth mind-sets important to academic achievement? Two meta-analyses. Psychol Sci. 2018;29(4):549–71. https://doi.org/10.1177/0956797617739704
212. Stalmeijer RE, Dolmans DH, Snellen-Balendong HA, van Santen-Hoeufft M, Wolfhagen IH, Scherpbier AJ. Clinical teaching based on principles of cognitive apprenticeship: views of experienced clinical teachers. Acad Med. 2013;88 (6):861–5. https://doi.org/10.1097/ACM.0b013e31828fff12
213. Stalmeijer RE, Dolmans DH, Wolfhagen IH, Muijtjens AM, Scherpbier AJ. The Maastricht Clinical Teaching Questionnaire (MCTQ) as a valid and reliable instrument for the evaluation of clinical teachers. Acad Med. 2010 Nov;85(11): 1732–8. https://doi.org/10.1097/ACM.0b013e3181f554d6
214. Stalmeijer RE, Dolmans DH, Wolfhagen IH, Scherpbier AJ. Cognitive apprenticeship in clinical practice: can it stimulate learning in the opinion of students? Adv Health Sci Educ Theory Pract. 2009;14(4):535–46. https://doi.org/10.1007/s10459-008-9136-0
215. Stark R, Kopp V, Fischer MR. Case-based learning with worked examples in complex domains: Two experimental studies in undergraduate medical education. Learn Instr. 2011;21(1), 22–33.
216. Steiner G. Wiederholungsstrategien. In: Mandl H, Friedrich HF, Hrsg. Handbuch Lernstrategien. Göttingen: Hogrefe; 2006. S. 101–13.
217. Stewart J. ‚Don't hesitate to call'– the underlying assumptions. Clin Teach. 2007;4:6–9. https://doi.org/10.1111/j.1743-498X.2007.00141.x
218. Stiensmeier-Pelster J, Otterpohl N. Motivation in Schule und Hochschule. In: Heckhausen J, Heckhausen H, Hrsg. Motivation und Handeln. 5. Aufl. Berlin: Springer; 2018. S. 569–91. https://doi.org/10.1007/978-3-662-53927-9_18
219. Swanwick T. Informal learning in postgraduate medical education: from cognitivism to ‚culturism'. Med Educ. 2005;39(8):859–65. https://doi.org/10.1111/j.1365-2929.2005.02224.x
220. Sweller J, van Merrienboer JJ. Instructional design for medical education. In: Wals K, editor. Oxford textbook of medical education. Oxford: Oxford University Press; 2013. p. 74–85.
221. Sweller J. Cognitive load theory. In: Mestre JP, Ross BH, editors. The Psychology of Learning and Motivation: Cognition in Education, Vol. 55. San Diego: Elsevier Academic Press; 2011. p. 37–

76. https://doi.org/10.1016/B978-0-12-387691-1.00002-8

222. Sweller. J. Cognitive load during problem solving: effects on learning. Cogn Sci. 1988;12: 257–85.
223. Taylor K, Rohrer D. The effects of interleaved practice. Appl Cognit Psychol. 2010;24:837–48. https://doi.org/10.1002/acp.1598
224. Thomas EL, Robinson HA. Improving reading in every class: A sourcebook for teachers. Boston: Allyn & Bacon; 1972.
225. Tremblay ML, Lafleur A, Leppink J, Dolmans DH. The simulated clinical environment: Cognitive and emotional impact among undergraduates. Med Teach. 2017;39(2):181–7. https://doi.org/10.1080/0142159X.2016.1246710
226. Trigwell K, Prosser M. Improving the quality of student learning: the influence of learning context and student approaches to learning on learning outcomes. Higher Education. 1991;22: 251–66. https://doi.org/10.1007/BF00132290
227. Trigwell K, Prosser M. Relations between teachers' approaches to teaching und students' approaches to learning. High Educ (Dordr). 1999; 37:57–70. https://doi.org/10.1023/A:1003548313194
228. Tversky A, Kahneman D. The framing of decisions and the psychology of choice. Science 1981;211:453–8. https://doi.org/10.1126/science.7455683
229. Urahne D. Sieben Arten der Lernmotivation. Ein Überblick über zentrale Forschungskonzepte. Psychologische Rundschau. 2008;59(3):150–66. https://doi.org/10.1026/0033-3042.59.3.150
230. Uygur J, Stuart E, De Paor M, Wallace E, Duffy S, O'Shea M, et al. A Best Evidence in Medical Education systematic review to determine the most effective teaching methods that develop reflection in medical students: BEME Guide No. 51. Med Teach. 2019;41(1):3–16.
231. van de Wiel M, Boshuizen H, Schmidt HG. Knowledge restructuring in expertise development: Evidence from pathophysiological representations of clinical cases by students and physicians. Eur J Cogn Psychol. 2000;12(3):323–55.
232. van Merriënboer JJ, Sweller J. Cognitive load theory in health professional education: design principles and strategies. Med Educ. 2010;44 (1):85–93. https://doi.org/10.1111/j.1365-2923.2009.03498.x
233. Veen M. Creative leaps in theory: the might of abduction. Adv Health Sci Educ Theory Pract. 2021;26(3):1173–83. https://doi.org/10.1007/s10459-021-10057-8
234. Vermunt JD, Vermetten YJ. Patterns in student learning: relationships between learning strategies, conceptions of learning and learning orientations. Educ Psychol Rev. 2004;16(4): 359–84. https://doi.org/10.1007/s10648-004-0005-y
235. Vermunt JD, Donche V. A learning patterns perspective on student learning in higher education: state of the art and moving forward. Educ Psychol Rev. 2017;29:269–99.
236. Vermylen JH, Wood GJ, Cohen ER, Barsuk JH, McGaghie WC, Wayne DB. Development of a Simulation-Based Mastery Learning Curriculum for Breaking Bad News. J Pain Symptom Manage. 2019;57(3):682–7. https://doi.org/10.1016/j.jpainsymman.2018.11.012
237. Wald HS. Professional identity (trans)formation in medical education: reflection, relationship, resilience. Acad Med. 2015;90(6):701–6. https://doi.org/10.1097/ACM.0000000000000731
238. Wear D, Zarconi J, Garden R, Jones T. Reflection in/and writing: pedagogy and practice in medical education. Acad Med. 2012;87(5):603–9. https://doi.org/10.1097/ACM.0b013e31824d22e9
239. Weggemans MM, Custers JFM, ten Cate OTJ. Unprepared retesting of first year knowledge: How much do second year students remember? Med Sci Educ. 2017;27:597–605.
240. Wegwarth O, Gigerenzer G. The barrier to informed choice in cancer screening: statistical illiteracy in physicians and patients. In: Goerling U, Mehnert A, editors. Psycho-Oncology. Cham: Springer; 2018. p. 207–21. https://doi.org/10.1007/978-3-319-64310-6_13
241. Weinert FE. Concept of Competence: A conceptual clarification. In: Rychen S, Salganik LH, editors. Defining and selecting key competencies. Seattle: Huber; 2001. p. 45–65.
242. Weinert FE. Metakognition und Motivation als Determinanten der Lerneffektivität. In: Weinert FE, Kluwe RH, Hrsg. Metakognition, Motivation und Lernen. Stuttgart: Kohlhammer; 1984. S. 9–21.
243. Weinstein CE, Mayer RE. The teaching of learning strategies. In: Wittrock MC, editor. Handbook of research on teaching. A project of the American Educational Research Association. 3rd edition. New York: Macmillan; 1986. p. 315–27.
244. Wieland W. Diagnose – Überlegungen zur Medizintheorie. Berlin: de Gruyter; 1975. https://doi.org/10.1515/9783110845945

245. Wierstra RFA, Kanselaar G van der Linen JL, Lodewijks HGLC, Vermunt JD. The impact of the university context on European students' learning approaches and learning environment references. High Educ. 2003;45:503–23. https://doi.org/10.1023/A:1023981025796
246. Wild KP, Schiefele U. Lernstrategien im Studium. Ergebnisse zur Faktorenstruktur und Reliabilität eines neuen Fragebogens. Zeitschrift für Differentielle und Diagnostische Psychologie. 1994;15:185–200.
247. Wild KP. Lernstrategien im Studium. Münster: Waxmann; 2000.
248. Williams GC, Saizow R, Ross L, Deci EL. Motivation underlying career choice for internal medicine and surgery. Soc Sci Med. 1997; 45(11):1705–1 https://doi.org/10.1016/S0277-9536(97)00103-2
249. Willige J, Grützmacher J, Sudheimer S, Naumann H. Studienqualitätsmonitor SQM 2018. Online-Befragung Studierender im Sommersemester 2018. Fächergruppen an Universitäten bundesweit. Hannover: DZHW; 2018.
250. Wimmers PF, Schmidt HG, Splinter TA. Influence of clerkship experiences on clinical competence. Med Educ. 2006;40(5):450–8. https://doi.org/10.1111/j.1365-2929.2006.02447.x
251. Wolcott MD, McLaughlin JE, Hann A, et al. A review to characterise and map the growth mindset theory in health professions education. Med Educ. 2021;55(4):430–40. https://doi.org/10.1111/medu.14381
252. Young JQ, Van Merrienboer J, Durning S, Ten Cate O. Cognitive Load Theory: implications for medical education: AMEE Guide No. 86. Med Teach. 2014;36(5):371–84.
253. Yudkowsky R, Downing SM, Ommert D. Prior experiences associated with residents' scores on a communication and interpersonal skill OSCE. Patient Educ Couns. 2006;62(3):368–73. https://doi.org/10.1016/j.pec.2006.03.004
254. Yudkowsky R, Park YS, Lineberry M, Knox A, Ritter EM. Setting mastery learning standards. Acad Med. 2015;90(11):1495–500. https://doi.org/10.1097/ACM.0000000000000887
255. Zimmermann BJ, Campillo M. Motivating self-regualted problem-solvers. In: Davidson JE, Sternberg RJ, editors. The psychology of problem solving. Cambridge: Cambridge University Press; 2003. p. 233–62. https://doi.org/10.1017/CBO9780511615771.009
256. Zusho A. Toward an integrated model of student learning in the college classroom. Educ Psychol Rev. 2017;29(2):301–24.
257. Raviv L, Lupyan G, Green SC. How variability shapes learning and generalization. Trends Cogn Sci. 2022 Jun;26(6):462–483. https://doi.org/10.1016/j.tics.2022.03.007
258. Préfontaine C, Gaboury I, Corriveau H, Beauchamp J, Lemire C, April MJ. Assessment tools for reflection in healthcare learners: A scoping review. Med Teach. 2022;44(4):394 400. https://doi.org/10.1080/0142159X.2021.1998400

3 Lehre planen: Vom Prozess zum Ergebnis

3.1 „Constructive Alignment" erfordert strukturelle Veränderungen

Es erscheint selbstverständlich, dass eine hohe Ausbildungsqualität nur dann erreicht werden kann, wenn das Curriculum sorgfältig geplant ist, sodass Lehrveranstaltungen und Prüfungen gut aufeinander abgestimmt sind und sich an zuvor definierten, übergeordneten Ausbildungszielen orientieren. Die Curricula an den medizinischen Fakultäten werden dieser Anforderung an ein „Constructive Alignment" [1] bislang allerdings nur teilweise gerecht, insbesondere dann, wenn sie eine „klassische" Struktur aufweisen, d.h. einen grundlagenwissenschaftlichen ersten Teil, der mit der M1-Prüfung abgeschlossen wird und dann einen fächerzentrierten klinischen Teil. Das liegt vor allem daran, dass die Struktur dieser Curricula meist weniger an didaktischen Überlegungen orientiert ist, sondern eher Ausdruck von gewachsenen Strukturen. Insbesondere im ersten Abschnitt ist die Gewichtung der Fächer im Stundenplan meist durch kapazitätsrechtliche Überlegungen bestimmt, weil die Zahl der Studienplätze sich am Lehrdeputat der Institute bemisst. Das Lehrdeputat orientiert sich allerdings nicht primär an lehrbezogenen Erfordernissen, sondern z.B. an Berufungszusagen im Hinblick auf die Zahl an Stellen für wissenschaftliche Mitarbeiterinnen und Mitarbeiter. Damit sind der curricularen Koordination von vornherein strukturelle Grenzen gesetzt, weil die Diskussion um inhaltliche und didaktische Fragen immer auch von Strukturfragen bzw. Fachpolitik überlagert wird [20].

Aber auch die bisherige Art der staatlichen Prüfungen hat starken Einfluss auf die Gestaltung der Curricula. Weil von den Staatsexamina ein besonders starker Anreiz für das Lernen der Studierenden ausgeht, können Form und Inhalt der Prüfungen die Schwerpunkte, die durch das Curriculum gebildet werden, vollständig überlagern. Das ist insofern ungünstig, als die schriftlichen Staatsprüfungen bislang noch zu einem großen Anteil Wissen prüfen und kaum komplexere kognitive Leistungen wie etwa klinisches Denken und Mustererkennen [13]. Zudem sind die Inhalte der Staatsexamina durch das IMPP bislang nicht deckungsgleich mit den Inhalten, die etwa der Nationale Kompetenzbasierte Lernzielkatalog Medizin (NKLM, s. Kap. 3.2.2) für manche Fächer vorsieht ([53], [54]). Die Ziele des Studiums, die über Wissen hinausgehen (praktische Fertigkeiten, ärztliche Einstellungen, Reflexionsfähigkeit etc.) sind bislang allenfalls sporadischer Bestandteil der schriftlichen Prüfungen, daher gibt es hier auch keinen vergleichbar starken Anreiz für das Lernen. Die mündlich-praktischen Staatsprüfungen können dieses Defizit schon aufgrund ihrer Ausgestaltung als weitgehend unstrukturierte mündliche Prüfungen kaum ausgleichen, weil sie keinen repräsentativen Ausschnitt des Studiums abbilden können und zudem die inhaltliche Ausgestaltung ganz in der Hand der jeweiligen Prüfer:innen liegt. Zudem zeigen Studien, dass die Chance, hier andere Aspekte ärztlicher Kompetenz als

Fachwissen zu prüfen, kaum genutzt wird [28]. Was geprüft wird, ist für die Studierenden erst dann absehbar, wenn sie wissen, wer sie prüfen wird, sodass sie sich dann z. B. anhand alter Prüfungsprotokolle gezielt auf die Prüfung vorbereiten können.

Weitere Faktoren, die sich nicht unbedingt an didaktischen Überlegungen orientieren, jedoch Auswirkungen auf die curriculare Gestaltung haben, sind die Inhalte der ÄApprO. Hier werden a priori etwa Vorgaben zum Stundenumfang und auch zu Gruppengrößen bestimmter Veranstaltungen gemacht, was Innovationen vor allem in Seminaren eher erschwert. Außerdem werden hier auch Lehrformate definiert, die allerdings kaum auf dem Stand hochschuldidaktischer Überlegungen sind oder diese nur sehr einseitig und unvollständig wiedergeben. So wird etwa die Vorlesung selbst in den Entwürfen zur jüngsten Novelle lediglich als „eine zusammenhängende Darstellung und Vermittlung von wissenschaftlichen und methodischen Kenntnissen durch den Vortrag von Lehrkräften" definiert, was den Erkenntnisstand zu Interaktivität oder zu Flipped-Classroom-Formaten vollkommen ignoriert (vgl. Kap. 4.2.3). Damit werden nicht nur die Gestaltungsmöglichkeiten der Fakultäten unnötig eingeschränkt, sondern zusätzlich wird damit auch die gesamte Stoßrichtung der Verordnung konterkariert, die das Medizinstudium reformieren und modernisieren soll.

Eine zentrale Herausforderung der Curriculumsplanung war bisher also die, dass es keine übergeordneten Lernziele gab, an denen die Inhalte, Lehr- und Prüfungsformen des Medizinstudiums systematisch hätten orientiert werden können. Vielmehr wurden von verschiedenen Akteuren und Institutionen Fakten geschaffen, die bei der curricularen Gestaltung berücksichtigt werden mussten, und zwar unabhängig davon, ob das didaktisch sinnvoll erschien oder nicht. Die jüngsten Entwicklungen, die unter dem Schlagwort „Kompetenzorientierung" zusammengefasst werden können, lassen hoffen, dass sich die Situation grundlegend verändern könnte. Die wichtigste fassbare Veränderung dieses Prozesses ist der Nationale Kompetenzorientierte Lernzielkatalog Medizin, der seit April 2021 in seiner bereits zweiten Fassung (NKLM 2.0) vorliegt. Darin werden erstmals konkrete übergeordnete Ausbildungsziele und darauf bezogene Lernziele für das Medizinstudium definiert, die sich an den spezifischen Anforderungen der ärztlichen Praxis orientieren. Besonders wichtig ist in diesem Zusammenhang, dass der Gegenstandskatalog, an dem sich zukünftig die staatlichen Prüfungen orientieren werden, eine Teilmenge des NKLM ist, sodass die Abstimmung – das „Constructive Alignment" – zwischen dem was gelehrt, gelernt und geprüft wird, wesentlich vereinfacht wird. Bereits während der Entwicklung des NKLM bzw. des GK wurden an vielen Fakultäten zudem bereits curriculare und didaktische Veränderungen eingeleitet, die ebenfalls den weltweiten Trend aufgegriffen haben, das Medizinstudium kompetenzorientiert auszurichten bzw. wichtige wissenschaftliche Erkenntnisse zum Lehren und Lernen in der ärztlichen Ausbildung umzusetzen. Dazu kommt noch der politische Wille, das Medizinstudium stärker an den Erfordernissen der Gesundheitsversorgung auszurichten, der seinen Niederschlag im sogenannten „Masterplan 2020" gefunden hat, dessen Umsetzung durch eine neue Approbationsordnung voraussichtlich ab 2025/26 zu erwarten ist [39].

Eine Garantie, dass diese Veränderungen tatsächlich die Qualität der medizinischen Curricula steigern und damit auch die Kompetenzen der angehenden Ärztinnen und Ärzten verbessern werden, gibt es allerdings nicht. Denn die oben geschilderte diffizile Balance von gesetzlichen Vorgaben, staatlichem Gestaltungswillen, gewachsenen Strukturen sowie dem Anspruch der Fakultäten und ihrer Lehrenden auf akademische Freiheit auch in der Lehre bleibt weiterhin eine Herausforderung [8]. In den folgenden Abschnitten werden einige dieser Herausforderungen dargestellt und mögliche Lösungen diskutiert.

3.2 Was soll im Medizinstudium vermittelt werden? Ärztliche Kompetenzen!

In der ärztlichen Berufspraxis wird kaum jemals ausschließlich nur Wissen oder eine isolierte Fertigkeit gebraucht. Die Probleme, die dort zu bewältigen sind, erfordern vielmehr komplexe und flexible Kompetenzen, die Wissen, bestimmte Fertigkeiten und Einstellungen beinhalten, bei denen es aber vor allem auf das an den jeweiligen Anforderungen orientierte integrative Zusammenwirken dieser und anderer Komponenten ankommt [62]. Daher wird zunehmend gefordert, die ärztliche Ausbildung direkt an Kompetenzen zu orientieren und nicht nur deren Bausteine zu vermitteln, in der Hoffnung, diese würden sich mit dem Start in die ärztliche Tätigkeit gewissermaßen „von allein" harmonisch zusammenfügen [27]. Solche Überlegungen sind nicht auf den Bereich der Medizin beschränkt: Vielmehr wird seit mehreren Jahren weltweit intensiv über eine Reform der Bildungssysteme diskutiert, wobei die Ergebnisse international durchgeführter Vergleichsstudien (Program for International Student Assessment, PISA) eine zentrale Rolle spielen. Nicht nur in Deutschland sind durch den „PISA-Schock" Defizite zunächst des Schulsystems schlagartig ins öffentliche Bewusstsein getreten. Untersucht wurde dabei nicht, ob in der Schule Faktenwissen erworben wurde, sondern vielmehr, inwieweit Jugendliche in der Lage sind, ihre erlernten Kenntnisse und Fähigkeiten in realistischen Situationen anzuwenden und zur Bewältigung von Alltagsproblemen zu nutzen ([50]; s. Kap. 2.2.3).

Im Hochschulbereich wird diese Problematik vor allem im Zusammenhang mit der Einführung der Bachelor- und Master-Studiengänge diskutiert („Bologna-Prozess"), die in einigen europäischen Ländern, z.B. den Niederlanden und der Schweiz auch in der Medizin etabliert sind ([4], [14], [29], [46], [55]). Ein wichtiger Grund für diese Veränderungen ist neben der Vereinheitlichung von Bildungsabschlüssen in Europa die Absicht, die berufliche Handlungsfähigkeit von Studienabsolvent:innen zu verbessern [64]. Den Reformen im Schul- und Hochschulbereich ist also die Tendenz gemeinsam, Ausbildungsqualität am Erwerb von definierten Kompetenzen als den geplanten Ergebnissen von Lern- und Ausbildungsprozessen zu messen [30].

In der internationalen Literatur zur medizinischen Ausbildung hat diese Diskussion eine noch längere Vorgeschichte, denn bereits in den 1970er Jahren gab es ausgearbeitete Vorschlägen zu kompetenzorientierten Curricula mit dem Ziel, das Medizinstudium stärker an den Erfordernissen der ärztlichen Berufspraxis und am Bedarf der Gesundheitsversorgung in den jeweiligen Ländern zu orientieren [40]. Die Grundidee, Curricula nicht nur in der Medizin an verhaltensbezogenen Lernzielen auszurichten und ihren Erfolg auch daran zu messen (Outcome-based Education, OBE), reicht noch weiter zurück bis in die 1950er und 1960er Jahre, als die bis heute benutzten Taxonomien für Lernziele entstanden ([42]; s. Kap. 3.3). Seit etwa der Jahrtausendwende wurde die Forderung nach einer ergebnisorientierten bzw. wenig später die nach einer kompetenzorientierten medizinischen Ausbildung wieder aufgegriffen und wird bis heute mit neuer Intensität geführt ([21], [23], [27]). Der Grund dafür, dass die Diskussion um relevante Ausbildungsziele im Sinne von Kompetenzen erneut aufgekommen ist, ist – außer den oben bereits genannten allgemeinen Entwicklungen in der (Hochschul-)Bildung – im Prinzip derselbe, der auch schon in den 1970er Jahren angeführt wurde: Die Einsicht nämlich, dass für eine adäquate Vorbereitung auf das breit gefächerte und komplexe ärztliche Berufsbild medizinisches Fachwissen alleine nicht ausreichend ist, sondern dass vielmehr bereits im Studium verschiedene Kompetenzen grundgelegt werden müssen, um die angehenden Ärztinnen und Ärzte auf die Anforderungen der medizinischen Versorgung der Zukunft vorzubereiten. Um festzustellen, welche Anforderungen das konkret sein können, sind verschiedene Verfahren denkbar, die in Tabelle 3-1 aufgeführt sind.

3.2.1 Definitionsfragen: Was sind eigentlich Kompetenzen?

Obwohl der Begriff „Kompetenz" in der Literatur nicht einheitlich verwendet wird, besteht Einigkeit darin, dass es sich dabei um ein komplexes, mehrdimensionales Konstrukt handelt:

„Kompetenzen [sind] die bei Individuen verfügbaren oder von ihnen erlernbaren kognitiven Fähigkeiten und Fertigkeiten, bestimmte Probleme zu lösen, sowie die damit verbundenen motivationalen, volitionalen [willensbezogenen; G.F.] und sozialen Bereitschaften und Fähigkeiten, die Problemlösungen in variablen Situationen erfolgreich und verantwortungsvoll nutzen zu können." ([62], S. 27)

Entscheidend ist, dass Kompetenzen im Gegensatz zu Konstrukten wie Intelligenz oder Begabung keine allgemeinen intellektuellen Fähigkeiten bezeichnen, sondern die spezifischen, durch Lernen und Erfahrung erworbenen bzw. erwerbbaren Voraussetzungen (Ressourcen, Dispositionen), um definierte, d.h. spezifische Anforderungen und Aufgaben zu bewältigen. Von Kompetenz kann man somit dann sprechen, wenn diese individuellen kognitiven, affektiven und verhaltensbezogenen Ressourcen zur ziel- und lösungsorientierten Auseinandersetzung mit solchen Anforderungssituationen integriert und organisiert werden, wobei dazu auch die Weiterentwicklung sowohl dieser Ressourcen als auch der Fähigkeit zu ihrer Integration und Organisation gehört [63].

Darüber hinaus ist es nur dann sinnvoll von Kompetenzen zu sprechen, wenn zur Bewältigung dieser Aufgaben automatisierte Handlungsroutinen nicht ausreichen, da ansonsten auch von Fertigkeiten gesprochen werden könnte. Die Abgrenzung zwischen diesen beiden Konstrukten bleibt allerdings unscharf, insbesondere im Hinblick auf die Verwendung des Begriffs Fertigkeiten im Sinne der lernzielorientierten Didaktik (s. Kap. 3.3.2). Für Fertigkeiten in diesem Sinn spielen zwar Routine und Automatisierung eine zentrale Rolle, dennoch gehen insbesondere die hohen Taxonomiestufen der Handlungsgliederung und Meisterschaft sicher darüber hinaus und beinhalten eine ganze Reihe von kognitiven und affektiven Elementen, die etwa eine flexible Anpassung an situative Erfordernisse überhaupt erst ermöglichen. Dennoch sind Kompetenzen und Fertigkeiten am ehesten hierarchisch aufeinander bezogen, insofern Fertigkeiten im engeren, „psychomotorischen" Sinn vielfach eine notwendige, aber noch keine hinreichende Bedingung für Kompetenzen sind. Kompetenzen setzen sich vielmehr aus einem ganzen Bündel von einzelnen Leistungen zusammen, die sich aus dem Anforderungsprofil der jeweils zu bewältigenden Situation oder Aufgabe ergeben; sie können somit als die Befähigung verstanden werden, diese Situationen und Aufgaben zu bewältigen [30].

Wichtig ist die Unterscheidung von Fertigkeiten auf der einen und Kompetenzen auf der anderen Seite auch deshalb, weil es in einem Hochschulstudium kaum darum gehen kann, lediglich berufliche Fertigkeiten einzuüben. Die akademische Vorbereitung auf den Beruf muss wesentlich mehr leisten als das. Sie muss nämlich auch sicherstellen, dass die erworbenen Kompetenzen erfolgreich auch in neuen und unbekannten Situationen eingesetzt werden können, für die noch keine Handlungsroutinen zur Verfügung stehen. Akademisch geprägte Kompetenzen in diesem Sinn sind somit durch folgende Eigenschaften charakterisiert ([63], vgl. [9]):

- Sie sind **reflexiv** insofern, als das fachspezifische Handeln der Reflexion und der wissenschaftlichen Begründung zumindest prinzipiell zugänglich ist. Das ist gerade in der Medizin besonders wichtig, weil die Folgen des ärztlichen Handelns für die Kranken von existenzieller Bedeutung sein können. Zudem wird insbesondere in der Medizin immer wieder um Geltungsansprüche gerungen, z.B.

Tabelle 3-1: Verfahren zur Bestimmung von Zielen für die ärztliche Ausbildung ([25], vgl. [7]).

Expertenurteil	Ausbildungsziele werden durch Gremien von Fachleuten (z. B. erfahrene Ärztinnen und Ärzte, Dozierende, Forschende etc.) festgelegt; in Form des „Delphi-Verfahrens" eine anerkannte Methode (der Begriff spielt auf das antike griechische Orakel an). Charakteristisch dafür ist die Durchführung mehrerer Befragungsrunden, um Rückmeldungen von Zwischenergebnissen an die Fachleute zu ermöglichen. Dieses Verfahren kam unter anderem bei der Entwicklung des NKLM zum Einsatz [10].
Fehleranalysen	Aus dokumentierten Defiziten der ärztlichen Praxis werden Ausbildungsziele abgeleitet. Zum Beispiel könnte die Tatsache, dass ein erheblicher Anteil der durch unerwünschte Arzneimittelereignisse hervorgerufenen Behandlungsfälle auf ärztliches Fehlverordnungen zurückzuführen ist, zu einer stärkeren Betonung der pharmakologischen Ausbildung im Medizinstudium führen. Auch die Befragung von Kranken zu wichtigen Aspekten der ärztlichen Tätigkeit (z. B. Kommunikation und Gesprächsführung) kann wichtige Informationen erbringen [35].
Kritische Ereignismethode (Critical Incident Technique)	Verfahren zur Ermittlung von Ereignissen (Vorfällen), bei denen ärztliches Handeln entweder zu besonders positiven oder aber zu besonders negativen Konsequenzen geführt hat. Dazu werden Betroffene (Kranke, Angehörige, Ärztinnen und Ärzte, Pflegende etc.) systematisch befragt. Die Ergebnisse werden kategorisiert, sodass besonders wichtige Kompetenzen sichtbar werden, aus denen Ausbildungsziele abgeleitet werden können (z. B. [5], [26]).
Tätigkeitsanalysen	Der ärztliche Berufsalltag wird unter realen Bedingungen analysiert, um Aufschluss darüber zu gewinnen, welche konkreten Tätigkeiten in welchem Umfang er umfasst. Dabei kann auch festgestellt werden, welche Kenntnisse/Kompetenzen dazu notwendig sind und welche besonders häufig gebraucht werden (z. B. [36]).
Auswertung der Mortalitäts-/ Morbiditätsstatistik	Die Frage, welche Kenntnisse und Kompetenzen Ärztinnen und Ärzte aktuell und in Zukunft brauchen, hängt auch unmittelbar mit der Entwicklung des Krankheitsspektrums zusammen. So führt z. B. die weitere Zunahme von chronischen Krankheiten, bei denen Aspekte der Lebensführung für Entstehung, Verlauf und Therapie eine zentrale Rolle spielen, zu erhöhten Anforderungen an die ärztliche Beratungskompetenz und die Bereitschaft, Kranke an Behandlungsentscheidungen zu beteiligen.
Auswertung bestehender Curricula	Die Auswertung bereits bestehender Curricula etwa von Universitäten, deren hohe Ausbildungsqualität allgemein anerkannt ist, kann Hinweise auf wichtige Ausbildungsziele erbringen.
Auswertung von Positionspapieren etc.	Aufschluss über Ausbildungsziele kann auch aus der Analyse von Positionspapieren z. B. von Fachgesellschaften oder Standesverbänden zu Behandlungsstandards oder zum Umgang mit bestimmten konfliktreichen Themen (Pränataldiagnostik, Schwangerschaftsabbruch etc.) gewonnen werden.
Absolventenbefragung	Berufsneulinge werden danach befragt, wie gut sie sich durch die universitäre Ausbildung auf ihre jetzige Tätigkeit vorbereitet fühlen. Für das deutsche Medizinstudium wurden dabei Defizite z. B. im Bereich der kommunikativen Kompetenzen geltend gemacht (s. Kap. 1.1).

wenn es darum geht, sogenannte alternativmedizinische Behandlungen denjenigen der „Schulmedizin" gegenüberzustellen.

- Sie sind **explikationsfähig**. Das heißt, es kann dargelegt werden, worin die Kompetenz besteht, bzw. auf welchen Grundlagen sie beruht. Zwar wird auch in der Medizin vieles implizit gelernt, z. B. durch das Beobachten von Rollenmodellen. Kompetenz wird daraus aber erst dann, wenn Verhalten nicht bloß unreflektiert übernommen oder imitiert wird, sondern wenn auch erklärt werden kann, welche Handlungsmöglichkeiten in einer bestimmten, auch neuartigen Situation aus welchen Gründen gegeben sind.
- Sie sind grundsätzlich **erkenntnisorientiert**. Die Fähigkeit, sich mit theoretischen und praktischen Problemen systematisch, methodenkritisch und theoriegeleitet auseinanderzusetzen, in dem Bewusstsein, dass alle wissenschaftlichen Erkenntnisse nur vorläufigen Charakter haben, kann als das definierende Merkmal akademisch ausgebildeter Kompetenzen gelten. Kompetentes Handeln erschöpft sich daher nicht in der bloßen Anwendung vorbestehender Lösungen, sondern beinhaltet auch eine wissenschaftlich-forschende Haltung, die auf die Weiterentwicklung der eigenen Kompetenz und des gesamten Wissenschaftsbereichs gerichtet ist.
- Sie sind **disziplinär** verankert, sie beziehen sich also zunächst auf die Fragestellungen der jeweiligen Disziplin. Da die Medizin weder eine Natur- noch eine Geistes- oder eine Sozialwissenschaft ist, ergibt sich daraus eine besondere Herausforderung. Während etwa in einem naturwissenschaftlichen Studium die praktische Anwendung des Wissens gegenüber dem Erkenntnisgewinn einen nachgeordneten Stellenwert hat, ist die Medizin als eine praktische Wissenschaft a priori auf die Wissensanwendung ausgerichtet. Dabei stehen typischerweise normative Fragen („Soll etwas getan werden?" oder „Was soll getan werden?") im Vordergrund (s. Kap. 1.3). Dementsprechend muss sich die Kompetenzentwicklung auch an solchen Fragen orientieren.
- Sie beziehen sich (auch) auf **neuartige und komplexe** Anwendungssituationen. Wie bereits mehrfach erwähnt wurde, ist die prinzipielle Offenheit von Kompetenzen ein wichtiges Abgrenzungsmerkmal gegenüber Fertigkeiten. Kompetenzen müssen zukunftsfähig sein, d. h. sie müssen die zukünftigen Ärztinnen und Ärzte in die Lage versetzen, erfolgreich auch solche Situationen und Aufgaben zu bewältigen, die zum Zeitpunkt ihrer Ausbildung noch nicht absehbar waren.
- Sie beziehen sich auf ein **berufliches Tätigkeitsfeld**. Dieser Aspekt spielt in der Medizin eine besonders große Rolle, da das Medizinstudium wie kaum ein zweites Hochschulstudium auf ein in seinem Kernbereich einheitliches Berufsfeld vorbereitet. Dieser starke und im Vergleich zu vielen anderen Studiengängen eindeutige Berufsbezug darf allerdings nicht zu der Annahme verleiten, das Medizinstudium sei in erster Linie eine berufliche Ausbildung. Es bleibt ein Hochschulstudium, in dem keine Berufspraxis vermittelt wird, sondern Kompetenzen erworben werden, die die Absolventen befähigen sollen, sich die für die berufliche Praxis notwendigen Fertigkeiten und Handlungsroutinen reflektiert aneignen zu können.

Kompetenzen beziehen sich auf konkrete Anforderungen und Aufgaben

Damit die für ein bestimmtes Aufgabengebiet erforderlichen vielfältigen Kompetenzen konkret definiert werden können, sind möglichst spezifische und prototypische Beschreibungen der dort zu erwartenden Leistungsanforderungen, Leistungskriterien und Indikatoren von Kompetenz erforderlich (vgl. Tabelle 3-1). Um etwa festzulegen, was kommunikative Kompetenz bezogen auf die ärztliche Tätigkeit bedeutet, muss festgestellt werden, welche kommunikativen Anforderungen sie beinhaltet und was bezogen auf diese Anforderungen jeweils als Kriterium für kommunikative Kompetenz gelten kann. Manche dieser Anforderungen sind eher spezifischer Art, z. B. die Fähigkeit, eine kranke Person über eine ungünstige Prognose aufzuklären oder über die Risiken einer anstehenden Operation zu informieren. Andere dagegen sind eher allgemeiner Art, z. B. in Gesprächen mit Kranken grundsätzlich eine patientenzentrierte Haltung zu realisieren. Zu einem Anforderungsprofil für „Patientenzentrierung" würde etwa gehören, sich in die Situation und Befindlichkeit von Kranken einzufühlen (was Motivation und eine entsprechende innere Einstellung voraussetzt), indem diese aus (non-)verbalem Ausdruck und Verhalten erschlossen wird (wozu bestimmte Fähigkeiten und auch Erfahrungen gehören), sie in einer empathischen Weise zu verbalisieren (auf der Grundlage entsprechender Kenntnisse und Fertigkeiten), weil der Ärztin bzw. dem Arzt bewusst ist, dass damit nicht nur eine gute Arbeitsbeziehung gefördert wird, sondern dass die oder der Kranke auch psychisch entlastet wird (wozu erneut Wissen, aber auch reflektierte Erfahrung gehört). Um den konkreten Gehalt von kommunikativer Kompetenz für die ärztliche Tätigkeit sichtbar zu machen, müssten Anforderungsprofile dieser Art für Anamnesegespräche, Angehörigengespräche, Kommunikation im Team, Aufklärungsgespräche, Beratungsgespräche, schriftliche Kommunikationsformen etc. erstellt werden. Um einer Person ärztliche Kommunikationskompetenz zuzuschreiben, müsste er oder sie in der Lage sein, diese verschiedenen Anforderungen situationsangemessen zu bewältigen, selbst dann, wenn unvorhergesehene Schwierigkeiten auftreten oder die Situation sich anders darstellt als üblich.

Um genau diese Überlegungen zu konkretisieren und für die Ausbildungspraxis handhabbar zu machen, wurde das Konzept der „anvertraubaren professionellen Tätigkeiten" (APT, engl.: Entrustable Professional Activities, EPA) entwickelt ([49], [56]), das im Zusammenhang mit dem NKLM im folgenden Abschnitt sowie im Zusammenhang mit Prüfungen (s. Kap. 5.2.5) ausführlicher dargestellt wird.

3.2.2 Kompetenzen als Leitfaden für das Medizinstudium: Der NKLM

Da nicht alle potenziell für die ärztliche Ausbildung relevanten und interessanten Inhalte im Studium vermittelt werden können, ist eine der zentralen Fragen bei der Planung eines Curriculums (aber auch bei der Planung von Bildungsprozessen überhaupt), nach welchen Kriterien eine inhaltliche Auswahl vorgenommen werden soll („didaktische Reduktion", [51]). Grundsätzlich kommen für die Curriculumsplanung Bottom-up- und Top-down-Strategien in Betracht [25].

Bottom-up: Fach für Fach

Bei der Verwendung von Bottom-up-Strategien werden die Inhalte auf der Ebene der im Medizinstudium vertretenen Fächer ausgewählt. Die jeweiligen Fachvertreterinnen und -vertreter entscheiden also, was ihrer Auffassung nach aus dem Gegenstandsbereich ihrer Disziplin wichtige Inhalte sind. Häufig folgt die Auswahl dabei der Systematik des betreffenden Fachs. Dieses Vorgehen war bislang in Deutschland an vielen Fakultäten für die Gestaltung der medizinischen Lehre gebräuchlich, wobei die Entscheidungen nicht nur auf lokaler Ebene getroffen wurden, sondern indirekt auch durch die zentral im Auftrag des Instituts für medizinische und pharmazeutische Prüfungsfragen (IMPP) erarbeiteten Gegenstandskataloge, die allerdings ebenfalls von Lehrenden, als Sachverständige des jeweiligen Fachs, verantwortet wurden. Die Autonomie der Fächer blieb damit zumindest inhaltlich gewahrt. Dieses Bottom-up-Verfahren hat allerdings einige Nachteile: Da übergeordnete, auf das Studium als Ganzes bezogene inhaltliche Kriterien fehlen, wird die Gewichtung der Fächer innerhalb des Curriculums einer Fakultät meist an anderen Vorgaben ausgerichtet, etwa an organisatorischen Erfordernissen oder strukturellen Gegebenheiten (personelle Ausstattung von Abteilungen, Status von Abteilungen innerhalb der Fakultät, traditionelle Aspekte etc.). Aus dem gleichen Grund ist die zeitliche Abfolge der Fächer im Studienplan häufig nicht primär an inhaltlichen und didaktischen Erwägungen ausgerichtet, sondern folgt ganz anderen, z. B. erneut organisatorischen oder strukturellen Notwendigkeiten. Schwierig ist zudem die Gewichtung einzelner Inhalte. Denn was aus Sicht bestimmter Fächer interessant und wichtig ist, muss nicht gleichzeitig auch für die ärztliche Ausbildung insgesamt relevant sein, und umgekehrt sind möglicherweise einige der für die Medizinerausbildung grundlegenden Inhalte aus Sicht von primär an Forschung interessierten Personen weniger attraktiv ([31], [32]). Details können daher schnell ein zu starkes Gewicht bekommen, da ohne Bezug auf ein Gesamtziel ihre Bedeutung nicht bewertet werden kann. Da insofern keine inhaltliche Abstimmung erfolgt, lässt sich das Ergebnis eines auf diese Weise organisierten Studiums auch kaum vorhersagen. Welche Krankheitsbilder die Studierenden kennen gelernt haben und ob sie über die für die ärztliche Tätigkeit notwendigen Kompetenzen verfügen, bleibt damit letztlich mehr oder minder dem Zufall überlassen bzw. ihrer Eigeninitiative. Eine konstant hohe, den Erfordernissen des Gesundheitswesens genügende Ausbildungsqualität kann so im Grunde nicht gewährleistet werden.

Top-Down: Orientierung an definierten Zielen → der NKLM

Die mit einer fächerzentrierten Auswahl der Inhalte verbundenen Nachteile können mit Hilfe von Top-down-Strategien vermieden werden. Hier erfolgt die Auswahl der Inhalte ausgehend von einem vorher definierten Ziel, das mit der ärztlichen Ausbildung angestrebt werden soll. Je konkreter dieses Ziel definiert werden kann, umso besser sollte es gelingen, das Curriculum aus dazu notwendigen, begründbaren Einzelschritten aufzubauen und damit transparent und nachvollziehbar zu machen [25]. Genau dieses Ziel wird – internationalen Vorbildern folgend – mit dem Nationalen Kompetenzbasierten Lernzielkatalog Medizin (NKLM) verfolgt. Eine erste Version dieses Katalogs wurde 2015 veröffentlicht, eine überarbeitete zweite Version im April 2021 (nklm.de). Wie der Name schon sagt, ist es der Grundgedanke des Katalogs, das Ziel des Medizinstudiums in Form von Kompetenzen zu beschreiben. Dies geschieht vor dem Hintergrund einer seit etwa zwei Jahrzehnten weltweit intensiv geführten Diskussion, wie das Medizinstudium seine Absolventinnen und Absolventen besser auf den ärztlichen Berufsalltag vorbereiten kann [27].

Der NKLM ist auch in seiner zweiten Version ein komplexes Dokument, das ausschließlich in elektronischer Form im Internet vorliegt (nklm.de) und sich kaum auf Anhieb erschließt. Daher werden hier einige der wichtigsten Charakteristika erläutert. Allerdings wird der Katalog auch weiterhin überarbeitet, mit dem Ziel, bis zum Inkrafttreten der neuen ÄApprO eine Version 3.0 zu erstellen, die dann für das Studium verbindlich wird. Insofern können sich im Detail immer wieder Änderungen ergeben, sodass es im Prinzip für alle Lehrenden wichtig ist, sich immer wieder mit der jeweils aktuellen Form des NKLM auseinanderzusetzen, bzw. sich mit den Ansprechpersonen für den NKLM an der lokalen Fakultät abzustimmen.

Abbildung 3-1 zeigt den Aufbau des NKLM in der Übersicht: Er ist in insgesamt acht römisch nummerierte Kapitel gegliedert.

Nach den einleitenden Kapiteln I bis III beginnt der eigentliche Katalog mit dem *Absolventenprofil,* d.h. mit einer konkreten Beschreibung dessen, wozu das Medizinstudium die Studierenden befähigen soll (Abbildung 3-2). Das Absolventenprofil besteht aus zwei großen Teilen, die sich in vergleichbarer Form auch in den Katalogen anderer Länder finden, z. B. im PROFILES-Projekt der Schweiz (www.profilesmed.ch). Das sind zum einen die Beschreibung beruflicher Rollen, die Ärztinnen und Ärzte bei ihrer Tätigkeit ausfüllen müssen. Das Konzept dieser Rollen wurde weitgehend aus dem vom Royal College of Physicians and Surgeons of

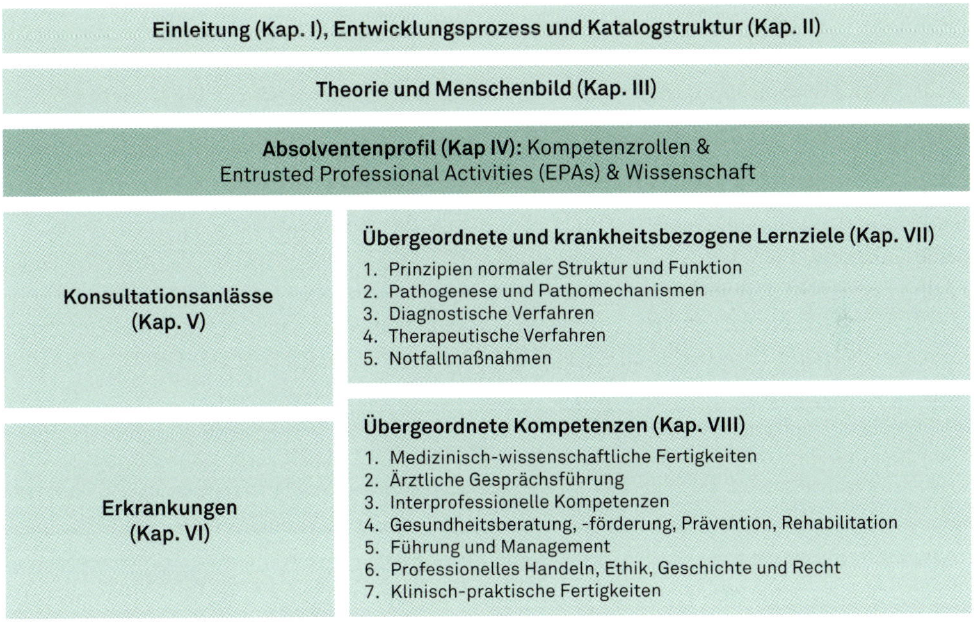

Abbildung 3-1: Aufbau des NKLM.

Canada entwickelte CanMEDS-Programm übernommen [11]. Das Akronym steht für Canadian Medical Education Directions for Specialists, gebräuchlich ist nur die Abkürzung CanMEDS. Ausgehend von einer Analyse des gesellschaftlichen Bedarfs an medizinischer Versorgung und den sich damit wandelnden Anforderungen an Ärztinnen und Ärzte werden darin sieben berufliche Rollen definiert, d.h. Erwartungen, die an Ärztinnen und Ärzte bei der Ausübung ihres Berufs gerichtet werden. Diese Rollen sind inhaltlich zwar nicht ganz trennscharf, im Kern beziehen sie sich aber auf jeweils unterschiedliche Kompetenzen. Das Programm wurde ursprünglich nicht primär für das Medizinstudium, sondern für die ärztliche Weiterbildung entwickelt, da es sich aber explizit auf die in allen ärztlichen Tätigkeitsfeldern benötigten Kompetenzen bezieht, werden dort Ziele benannt, die – sicherlich nicht in vollem Umfang, aber vom Grundsatz her – auch für das Medizinstudium gelten können. Das zeigt sich auch daran, dass das CanMEDS-Modell immer wieder als Referenz in der Diskussion um die Kompetenzorientierung in der ärztlichen Ausbildung zitiert wird und vielen nationalen Lernzielkatalogen (u.a. in der Schweiz und den Niederlanden) zugrunde gelegt wurde. Auf Initiative der Medizinstudierenden, die an der Erarbeitung des NKLM intensiv beteiligt waren, wurde im NKLM noch eine achte Rolle ergänzt, die des Visionärs bzw. der Visionärin, die das lebenslange Lernen und die Offenheit für zukünftige Entwicklungen betont.

Der zweite Teil des Absolventenprofils besteht aus einer Beschreibung sogenannter **Anvertraubarer Professioneller Tätigkeiten** (APT) (engl.: Entrusted Professional Activities, EPA, s. Kap. 5.2.5). Dieses Konzept hat zwei zentrale Komponenten:

- Zum einen werden spezifische Anforderungsprofile für typische Aufgaben des ärztlichen Berufsalltags erstellt. Diese Anforderungsprofile können sich auf umfangreiche und komplexe Aktivitäten beziehen, z.B. die stationäre Aufnahme von Kranken, oder auf enger umschriebene Aktivitäten, z.B. die situationsadäquate Durchführung von Anam-

Absolventenprofil (Kap. IV)

Ärztliche Kompetenzrollen

Der Arzt/die Ärztin als ...

1. Medizinische/r Experte/Expertin
2. Gelehrte/Gelehrter
3. Kommunikator/Kommunikatorin
4. Mitglied eines Teams
5. Gesundheitsberater/in und -fürsprecher/in
6. Verantwortungsträger/in und Manager/in
7. Professionell Handelnde/r
8. Visionärin/Visionär

Anvertraubare Professionelle Tätigkeiten, APT (Entrusted Professional Activitities, EPA)

Master-EPAs:

1. Stationäre Aufnahme von Patient*innen
2. Stationäre Betreuung von Patient*innen
3. Entlassung von Patient*innen
4. Ambulante Betreuung von P. mit akuter Erkrankung
5. Ambulante Betreuung von P. mit chron. Erkrankung
6. Durchführung von Prävention und Früherkennung

Nested-EPAs: z. B.

1. Situationsadäquate Durchführung von Anamnese und körperlicher Untersuchung sowie strukturierte Zusammenfassung der Ergebnisse

[...]

3. Erstellung und Umsetzung eines differentialdiagnostischen Arbeitsplans nach den Prinzipien der EbM und klinischen Entscheidungsfindung

[4.–14.]

Professionelle Wissenschaftliche Tätigkeiten

- Handeln auf wissenschaftlicher Grundlage im Sinne der evidenzbasierten Medizin
- Eigenständige Bearbeitung von Forschungsthemen
- Befähigung zur Promotion

Abbildung 3-2: Aufbau des Absolventenprofils des NKLM (das Konzept der anvertraubaren professionellen Tätigkeiten wird in Kap. 5.2.5 ausführlich dargestellt).

nese und körperlicher Untersuchung, die ein Bestandteil (Baustein) der stationären Aufnahme ist.

- Zum anderen geht es jeweils darum, inwiefern diese Aufgaben einer noch in Ausbildung befindlichen Person anvertraut werden können, ohne dabei ein zu großes Risiko einzugehen.

Es muss also jeweils bestimmt werden, welches Ausmaß von Selbständigkeit einer Person bei der Bewältigung einer APT bzw. EPA (auch in der deutschsprachigen Literatur wird mehrheitlich der englischsprachige Begriff bzw. die entsprechende Abkürzung verwendet) zugestanden werden kann bzw. umgekehrt, welchen Supervisionsbedarf sie dabei noch hat.

Während also die Rollenbeschreibungen des NKLM definieren, welche Kompetenzen, Eigenschaften oder Ressourcen eine Person mitbringen muss, um den vielfältigen Erwartungen an den ärztlichen Beruf gerecht werden zu können, beschreiben die EPAs, welche spezifischen Aufgaben den Absolventinnen und Absolventen ab dem ersten Tag ihrer fachärztlichen Weiterbildung zur weitgehend selbständigen Ausführung anvertraut werden können. Rollenbeschreibungen und EPAs verhalten sich somit komplementär zueinander: Während die Rollenbeschreibungen die Personenseite charakterisieren, spezifizieren die EPAs die Aufgabenseite. Im NKLM sind die EPAs in zwei hierarchisch aufeinander bezogene Klassen aufgeteilt (Abbildung 3-2): Zum einen in sechs übergeordnete, umfassende „Master-EPAs", zum anderen in 14 kleinere, sogenannte „Nested-EPAs" (von engl.: nested – ineinander verschachtelt), die somit als Bausteine der Master-EPAs verstanden werden können. Weitere Erläuterungen zu den EPAs finden sich in Kap. 5.2.5, weil das Konzept insbesondere für Prüfungen von zentraler Bedeutung ist.

Auch wenn sich das Konzept der EPAs definitionsgemäß vor allem für die klinische Tätigkeit eignet, wurde im NKLM versucht, eine analoge Beschreibung auch für die wissenschaftliche Tätigkeit zu erstellen, um diesen Aspekt des Studiums sichtbarer zu machen und das Absolventenprofil dementsprechend zu ergänzen.

Die weiteren Kapitel des NKLM ergänzen bzw. spezifizieren die im Absolventenprofil bereits angelegten Inhalte und sind daher teilweise redundant, sodass sich viele Inhalte in unterschiedlicher Weise an verschiedenen Stellen des Katalogs finden. Wichtig ist zunächst das Kapitel VIII, weil dort die im Absolventenprofil beschriebenen beruflichen Rollen durch die dazu notwendigen Kompetenzen näher beschrieben werden. Je nach Rolle sind das zwischen drei und elf Kompetenzen, die den Inhaltsbereich der jeweiligen Rolle konkretisieren. Auch die Kompetenzen werden inhaltlich weiter, durch noch spezifischere Teilkompetenzen gegliedert. Die eigentlichen Lernziele finden sich schließlich als konstituierende Elemente der Teilkompetenzen auf der „untersten“ Ebene des NKLM. Somit ergibt sich für die im Absolventenprofil des NKLM beschriebenen Rollen ein hierarchischer Aufbau, dessen Ebenen sich in ihrer Granularität, d.h. ihrem Auflösungsgrad unterscheiden lassen (Tabelle 3-2).

Auf der Ebene der Lernziele können dem Katalog zahlreiche weitere Informationen ent-

Tabelle 3-2: Lernziel-Hierarchie des NKLM (nklm.de).

Kompetenzrollen	Der Arzt/die Ärztin als ... 1. Medizinische/r Experte/Expertin 2. Gelehrte/Gelehrter 3. Kommunikator/Kommunikatorin 4. Mitglied eines Teams 5. Gesundheitsberater/in und -fürsprecher/in 6. Verantwortungsträger/in und Manager/in 7. Professionell Handelnde/r 8. *Visionärin/Visionär*
Kompetenzen	Zum Beispiel (aus Kap. VIII.6 „Professionelles Handeln, Ethik, Geschichte und Recht“): VIII.6-01 „Die Absolventin und der Absolvent richten ihr Handeln an den für die Profession grundlegenden Werten und Normen aus.“
Teilkompetenzen	Zum Beispiel: VIII.6-01.1 „Sie kennen und berücksichtigen professionsspezifische ethische und rechtliche Grundlagen und verfügen über ein historisch fundiertes Verständnis der kulturell-gesellschaftlichen Einbettung der ärztlichen Profession und des ärztlichen Handelns.“ VIII.6-01.2 „Sie orientieren ihr Handeln an zentralen Werten und berufsrelevanten Normen.“
Lernziele	Zum Beispiel: VIII.6-01.1.4 „Sie können die Entwicklung und Etablierung von zentralen Werten sowie ethischen und rechtlichen Normen in deren soziokultureller und historischer Bedingtheit und Veränderlichkeit erläutern.“ VIII.6-01.2.3 „Sie können die Erfolgsaussichten, Alternativen und Risiken -medizinischer Maßnahmen transparent kommunizieren.“

nommen werden, die vor allem für die Curriculumsentwicklung von Bedeutung sind: Für jedes Lernziel in Kapitel VIII ist nämlich definiert, bis zu welchem Zeitpunkt im Verlauf des Studiums es in welcher Kompetenztiefe beherrscht werden soll. So wird etwa für das in Tabelle 3-2 angegebene Lernziel aus Kapitel VIII.6 „Sie können die Erfolgsaussichten, Alternativen und Risiken medizinischer Maßnahmen transparent kommunizieren" angegeben, dass die Studierenden hier bereits während der ersten beiden Studienjahre Faktenwissen erwerben sollen und spätestens zum Ende des dritten Studienjahres in der Lage sein sollen, dieses Lernziel unter Anleitung auch praktisch durchzuführen. Zum Ende des PJs sollen sie dann sogar befähigt sein, die beschriebene Tätigkeit selbständig und situationsadäquat in Kenntnis der Konsequenzen durchzuführen. Es wird auch erläutert, warum diese Abstufung in dieser Weise vorgenommen wurde (in diesem Fall: Famulaturen ab dem dritten Studienjahr, bzw. Beginn der Weiterbildung nach dem PJ). Schließlich wird dieses Lernziel noch durch Querverweise in Bezug zu anderen Lernzielen des Katalogs gesetzt, z. B. zu solchen aus dem Kapitel „medizinisch-wissenschaftliche Fertigkeiten" und „kommunikative Kompetenzen" bzw. zu einschlägigen rechtlichen Vorgaben, die in diesem Zusammenhang wichtig sind.

Zusätzliche Inhalte für das Studium liefert vor allem das Kapitel V „Konsultationsanlässe". Wie der Name schon sagt, sind hier die Symptome bzw. Auffälligkeiten beschrieben, die Anlass dafür sind, dass sich Menschen in ärztliche Behandlung oder Beratung begeben, z. B. Schmerzen, Blutungen, psychische Veränderungen. Deren Ursache bzw. Stellenwert als mögliche Zeichen einer Erkrankung müssen im diagnostischen Prozess geklärt werden, woran sich dann gegebenenfalls eine entsprechende Beratung und Behandlung der Patientinnen und Patienten anschließen muss.

Mit der Definition der beruflichen Rollen und der ihnen zugrundeliegenden Kompetenzen, sowie der EPAs und der Konsultationsanlässe, sind die Inhalte des Studiums eigentlich bereits hinreichend beschrieben. Denn um eine Person, die sich z. B. wegen einer neu aufgetretenen Arrhythmie (Konsultationsanlass: Lernziel V.01.1.1.10) in ärztliche Behandlung begibt, adäquat beraten und versorgen zu können, sind Kenntnisse der Herzphysiologie ebenso erforderlich wie Wissen über mögliche Ursachen und einschlägige Erkrankungen sowie diagnostische Vorgehensweisen und therapeutische Optionen. Im Prinzip wäre es also nicht notwendig, alle diese Inhalte noch zusätzlich im Katalog aufzuführen, da sie bereits implizit in den Lernzielen enthalten sind. Hier bietet sich erneut der Vergleich mit dem PROFILES-Projekt der Schweiz an, das sich tatsächlich weitgehend auf die Beschreibung der Rollen, der EPAs und der Behandlungsanlässe beschränkt. Der NKLM geht darüber allerdings weit hinaus, weil mit den Kapitel VI und VII die implizit enthaltenen Inhalte nochmals explizit aufgeführt werden. So findet sich in Kapitel VI eine nach Organsystemen geordnete Auflistung von Erkrankungen, für die jeweils noch spezifiziert ist, in welchem Umfang bzw. mit welcher Wissenstiefe hier Kenntnisse und teilweise auch Handlungskompetenzen erworben werden sollen. So erfährt man etwa, dass zur Rhythmusstörung „Vorhofflimmern" (Lernziel VI.01-01.4.1) vorgesehen ist, dass die Studierenden hier während des Studiums Handlungskompetenz bezüglich der Diagnostik erwerben sollen, um die Diagnose sicher stellen zu können, während z. B. bezüglich der Therapie primär der Wissenserwerb im Vordergrund steht, insbesondere im Hinblick auf das Erstellen eines Therapieplans und die Bedeutung der Antikoagulation.

Für Kapitel VII gilt Ähnliches: Hier werden zum einen die Inhalte der Grundlagenwissenschaften aufgeführt, unterteilt nach normaler und pathologischer Struktur und Funktion. Zum anderen findet sich hier eine Zusammenstellung der in den anderen Kapiteln des Katalogs bereits erwähnten diagnostischen, therapeutischen Maßnahmen sowie von Notfallmaßnahmen. Um die Redundanzen bzw. die Ergänzungen und Spezifizierungen der Lernziele in den verschiedenen Kapiteln zu verdeutlichen, gibt es im NKLM zwei Hilfsmittel: Querverweise und Hologramme.

Querverweise verlinken Lernziele untereinander, die sich gegenseitig ergänzen. So gibt es etwa vom Lernziel VIII.2-01.1.7 „Sie können den Einfluss der Arzt-Patienten-Kommunikation auf patientenbezogene Outcomes erklären" einen Querverweis auf die Erkrankung Diabetes mellitus (VI.03-01.1.1), weil bei diesem Krankheitsbild verschiedene Aspekte der Gesprächsführung entscheidenden Einfluss auf den Erfolg der Behandlung haben können etwa bezüglich der Adhärenz oder im Hinblick auf die individuelle Lebensführung. Umgekehrt wird von Lernziel VII.3-01.1.3 „Sie können die Prinzipien der kausalen Therapie sowie der symptomatischen Therapie erklären und differenzieren" auf das Lernziel VIII.2-01.1.7 verwiesen, weil sich die beiden Lernziele inhaltlich ergänzen.

Hologramme dagegen kennzeichnen Lernziele, die sich mit identischem Wortlaut in verschiedenen Kapiteln finden, weil sie z. B. aus Gründen der Systematik oder der Vollständigkeit in einen bestimmten Kontext gehören. So findet sich das Lernziel „Sie können ethische Konflikte erkennen, diese analysieren und damit in der Praxis professionell umgehen" sowohl in Kapitel VIII.3 „Interprofessionelle Kompetenzen" als Bestandteil der Teilkompetenz VIII.3-01.1 „Sie richten ihr Handeln in der interprofessionellen Gesundheitsversorgung an den individuellen Patienteninteressen und ihrem Umfeld aus", als auch in Kapitel VIII.6 „Professionelles Handeln, Ethik, Geschichte und Recht" als Bestandteil der Teilkompetenz VIII.6-01.2 „Sie orientieren ihr Handeln an zentralen Werten und berufsrelevanten Normen".

Die Inhalte des NKLM lassen sich somit von verschiedenen Punkten aus erschließen, was für die curriculare Umsetzung sicherlich hilfreich ist, weil damit für die Lehrenden in verschiedenen Fächern und Bereichen unmittelbar ersichtlich wird, wie die Inhalte miteinander vernetzt werden können und somit eine bessere horizontale (d. h. innerhalb eines Studienabschnitts) und vertikale Integration (d. h. über verschiedene Studienabschnitte hinweg) des Curriculums erleichtert wird.

Gerade der Aspekt der besseren Vernetzung, insbesondere von Grundlagenwissen und klinischen Inhalten soll durch den NKLM aber noch in anderer Weise gefördert werden. So wurden einerseits sogenannte „Fokuserkrankungen" definiert. Das sind Krankheitsbilder, die für die Gesundheitsversorgung einen so großen Stellenwert haben (z. B. Hypertonie, COPD, Diabetes, bestimmte Malignome, Depression), dass sie bereits im ersten Studienabschnitt in ihren Grundzügen zum Gegenstand des Studiums werden sollen. Auf der anderen Seite ist bei manchen Krankheitsbildern vermerkt, dass hier auch in späteren, klinischen Studienabschnitten Grundlagenwissen vertiefend vermittelt werden soll (z. B. die Regulation des Atemwegswiderstands im Kontext von Erkrankungen wie Asthma oder COPD, oder Prinzipien wie Habituation, Sensitivierung, Konditionierung und Modell-Lernen im Kontext von Angsterkrankungen).

Insgesamt ist die Entwicklung des NKLMs damit ein wichtiger Meilenstein für die Reform des Medizinstudiums in Deutschland. So werden erstmals viele zwar bislang vielleicht schon implizit mitgedachte bzw. sehr allgemein in der ÄApprO benannte Inhalte konkretisiert und vor allem im Hinblick auf die erwartete Wissens- bzw. Kompetenztiefe definiert. Zudem werden die Inhalte erstmals losgelöst von einzelnen Fächern beschrieben, was den Praxisbezug des Curriculums erleichtern kann und der integrativen Natur der ärztlichen Tätigkeit besser gerecht wird. (Um den Übergang von der bisherigen „Fächerlogik" hin zu einem an Kompetenzen und spezifischen Aufgaben der ärztlichen Praxis orientierten Curriculum zu erleichtern, wurden die Lernziele des NKLM allerdings mit Fächerempfehlungen versehen, um die Orientierung für Fakultäten, Lehrende und Studierende zu erleichtern.) Schließlich zeigt auch die breite Beteiligung von zeitweise mehr als 800 Sachverständigen aus verschiedenen Fachgesellschaften und Fakultäten eine große Bereitschaft, sich auf die wesentlichen Inhalte für die ärztliche Ausbildung zu verständigen.

Trotz zahlreicher positiver Aspekte bleiben aber auch große Herausforderungen im Hinblick auf die praktische Anwendung des NKLM bestehen. Unter allen Beteiligten ist unstrittig, dass der Katalog mit fast 2800 Lernzielen, die sich auf 116 Kompetenzen und fast 500 Teilkompetenzen verteilen und durch mehr als 15.000 Querverweise vernetzt sind, viel zu groß ist, um in einem sechsjährigen Medizinstudium in der gewünschten Tiefe vermittelt werden zu können, zumal den Fakultäten ja zukünftig noch etwa 20 % der Zeit zur eigenen inhaltlichen Schwerpunktbildung zugestanden werden soll. Hier wird also in den kommenden Jahren während der Erprobung des Katalogs durch die Fakultäten entschieden werden müssen, an welchen Stellen gekürzt oder auch die gewünschte Kompetenztiefe reduziert werden kann.

Die Erfahrungen anderer Länder zeigen, dass Kataloge mit Lernzielen in dieser Größenordnung kaum in der Praxis genutzt werden, weil sie zu unübersichtlich sind: So haben etwa die medizinischen Fakultäten der Schweiz nach mehreren Überarbeitungen ihren zunächst ebenfalls sehr detaillierten Lernzielkatalog zu dem jetzt deutlich kompakteren PROFILES-Programm weiterentwickelt.

Eine genauere Lektüre der verschiedenen Kapitel des NKLM, insbesondere von Kapitel VIII, in dem die eigentlichen Kompetenzen beschrieben werden, zeigt zudem erhebliche Unterschiede in der Granularität, also dem Auflösungsgrad der Lernziele. Während in manchen Lernzielen hier sehr konkrete Vorgaben gemacht werden, indem z. B. auf einzelne Konzepte oder Modelle Bezug genommen wird, sind andere Lernziele wesentlich allgemeiner gehalten. Man kann das unterschiedlich bewerten: Zum einen erleichtern konkrete Lernziele die curriculare Umsetzung und ermöglichen auch eine sehr gute Orientierung der Studierenden im Hinblick auf die Prüfungen. Zum anderen veralten Lernziele aber umso schneller, je konkreter sie sind und sie schränken auch die curricularen Gestaltungsmöglichkeiten der Fakultäten stark ein, was die Akzeptanz des Lernzielkatalogs beeinträchtigt. Außerdem besteht die Gefahr, dass sehr konkrete Lernziele gerade nicht zu einem kompetenzorientierten Curriculum führen, sondern eher die oberflächliche Aneignung von Wissen, Techniken oder Prozeduren fördern, um die Inhalte des Katalogs im wahrsten Sinne abzuhaken.

Ein weiteres Problem besteht derzeit noch darin, dass die Inhalte des NKLM, die für das Staatsexamen relevant sind, nicht im NKLM selbst aufgefunden werden können, sondern dass dazu eine zusätzliche Internet-Ressource genutzt werden muss, die vom IMPP betrieben wird (gk-medizin.impp.de/). Auch wenn die Lernziele hier direkt aus dem NKLM übernommen wurden und über ihre Nummerierung auch leicht aufzufinden sind, ist es dennoch aus praktischer Sicht ungünstig, dass es nicht eine gemeinsame Plattform gibt.

Insgesamt entspricht ein zielorientiertes, Top-down-Vorgehen bei der Curriculumsplanung für das Medizinstudium auf den ersten Blick kaum dem bisherigen universitären Selbstverständnis, das auf dem Humboldtschen Ideal von Freiheit in Forschung und Lehre gegründet ist, und löst daher möglicherweise Widerstände und Skepsis aus. Unübersehbar ist jedoch, dass in der gegenwärtigen Diskussion um die Reform des Bildungswesens nicht nur in Deutschland, sondern weltweit eine Orientierung an Ergebnissen (Output-Orientierung) gefordert wird [30].

3.2.3 Kompetenzorientierung in der ärztlichen Ausbildung: Was heißt das?

Wie bereits angedeutet wurde ist es das Ziel einer kompetenzorientierten medizinischen Ausbildung, die Absolventinnen und Absolventen passgenau, aber auch zukunftssicher auf die Anforderungen des ärztlichen Berufsalltags vorzubereiten. Dieses Ziel wird allerdings nicht allein schon dadurch erreicht, dass die Ziele des Studiums in Form von Kompetenzen definiert werden. Vielmehr müssen die Struktur des Curriculums und die gesamte Lernumgebung, d.h. die eingesetzten Lehrmethoden und -formate sowie Inhalt, Aufbau und Format der Prüfungen so aufeinander abgestimmt werden, dass der Erwerb von Kompetenzen ermöglicht und unterstützt wird. Allerdings gibt es hier keine einfachen Lösungen, weil Kompetenzen weder direkt erworben noch direkt vermittelt werden können, sondern vielmehr das Ergebnis einer längerfristigen und intensiven Auseinandersetzung mit spezifischen Problemen, Aufgaben und Anforderungen zunehmenden Komplexitätsgrades sind. Diese Auseinandersetzung erfordert und organisiert auch den Erwerb der für die Kompetenzentwicklung notwendigen Voraussetzungen bzw. Ressourcen (Wissen, Fertigkeiten, Motivation, Einstellunge, etc.).

Vor diesem Hintergrund lassen sich Überlegungen dazu anstellen, welche Bestandteile kompetenzorientierte Curricula aufweisen müssen, damit sie ihren Zweck erfüllen können: So lassen sich fünf Kernelemente von kompetenzorientierten Curricula benennen, für die in Tabelle 3-3 jeweils sehr komprimiert angegeben ist, wie diese in der Praxis aussehen sollten, aufgrund welcher Annahmen diese Elemente als wichtig angesehen werden und welche konzeptuellen bzw. empirischen Erkenntnisse herangezogen werden können, um die Annahmen zu diesen Kernelementen zu stützen. Der letzte Punkt ist für die curriculare Entwicklung besonders wichtig, weil gerade diese Modelle, Theorien und Evidenz wichtige Entscheidungsgrundlagen dafür liefern können, welche konkreten Lehr- und Lernformen für ein kompetenzorientiertes Curriculum ausgewählt werden sollen. Darüber hinaus ist die wissenschaftliche Verankerung aber auch als Argumentationsgrundlage wichtig, um zu begründen, warum bestimmte Lehr- und Lernformen sich besser für ein kompetenzorientiertes Curriculum eignen als andere. Außerdem zeigt sich insgesamt, dass das Konzept der Kompetenzorientierung grundlegende wissenschaftliche Erkenntnisse zum Lehren und Lernen sowohl in universitären als auch in beruflichen Zusammenhängen einerseits, sowie zur Entwicklung einer professionellen, beruflichen Identität andererseits aufgreift und damit dem universitären Bildungsideal in besonderer Weise entspricht.

Die weitere Diskussion der hier aufgeführten Kernelemente findet sich an verschiedenen Stellen in diesem Buch. Kompetenzen und ihre Konkretisierung für das Medizinstudium in Form des NKLM werden in den vorausgehenden Abschnitten dieses Kapitels ausführlich dargestellt. Der Entwicklungsaspekt von Kompetenzen wird schwerpunktmäßig im Kontext der Prüfungen (Kap. 5) vertieft, insbesondere in Verbindung mit den Entrusted Professional Activities (EPAs) sowie dem formativen und longitudinalen Prüfen. Zum anderen wird er aber auch in Kap. 2 aufgegriffen, z.B. bei der Diskussion der Erkenntnisse der Expertiseforschung. Die verschiedenen Aspekte des Lernens und Lehrens (Individualisierung, Lernzentrierung, Lernen in der Praxis etc.) finden sich in Kap. 2 und Kap. 4.

3.3 Lernziele: Werkzeuge der curricularen Planung

3.3.1 Lernzielorientierte Didaktik im Medizinstudium

Wie bereits angeklungen ist, können Kompetenzen während des Medizinstudiums nicht direkt erworben bzw. vermittelt werden, weil sie zu komplexen Leistungen befähigen sollen, die je nach Anforderung den flexiblen Einsatz verschiedener kognitiver, motorischer, motivationaler, volitionaler, affektiver, sozialer und anderer Ressourcen erfordern. Der Fokus in der medizinischen Ausbildung wird also zum Großteil darauf liegen müssen, die individuellen Ressourcen der Studierenden zu vergrößern und ihren koordinierten, bewussten und reflektierten Einsatz anhand von typischen Anforderungen und Problemen der ärztlichen Berufstä-

Tabelle 3-3: Zentrale Bestandteile kompetenzorientierter Curricula (nach [60], vgl. [27]).

Kompetenzen sind als Ergebnisse/Ziele des Studiums klar beschrieben	Kompetenzen und die dazu notwendigen Entwicklungsschritte folgen stufenweise aufeinander	Maßgeschneiderte Lernerfahrungen erleichtern den stufenweisen Erwerb von Kompetenzen	Kompetenzorientierte Lehre fördert den stufenweisen Erwerb von Kompetenzen	Programmatisches Prüfen (s. Kap. 5.2.4) unterstützt und dokumentiert den stufenweisen Erwerb von Kompetenzen
Praxis: Wie soll die Umsetzung des jeweiligen Bestandteils aussehen?				
Die erforderlichen Kompetenzen als Ergebnisse/Ziele des Studiums beziehen sich auf ein Absolventenprofil bzw. praxisrelevante Befähigungen (vgl. NKLM).	Kompetenzen werden so aufgebaut, dass sich daraus eine schlüssige Entwicklung über die gesamte Dauer der medizinischen Ausbildung ergibt (vgl. die Meilensteine des NKLM).	Das Lernen ... • geschieht in Situationen, die modellhaft für die Praxis sind; • ist flexibel genug, um individuelle Unterschiede von Lernenden zu berücksichtigen; • ist selbst-gesteuert (s. Kap. 4).	Lehre orientiert sich am individuellen Bedarf der Lernenden und an den Fähigkeiten, die notwendig sind, um die nächste Lernstufe zu erreichen.	Der Lernfortschritt wird durch ein systematisches Vorgehen bei der Entscheidungsfindung gesichert. Dazu gehören Standards, Datensammlung und -interpretation, Beobachtung und Feedback.
Annahmen: Wie wirken sich die jeweiligen Bestandteile in der Praxis aus?				
Die Beschreibung von konkreten und spezifischen Ausbildungszielen fördert die curriculare Fokussierung und zeigt Verantwortlichkeit.	Geplante, logisch aufeinander folgende Entwicklungsschritte fördern die Entwicklung von Expertise.	Erfahrungsbasiertes Lernen in realen Situationen fördert die Sozialisation in Handlungsgemeinschaften und die Entwicklung von Kompetenzen.	Kompetenzentwicklung wird gefördert, wenn Lernende darin unterstützt werden, in ihrem eigenen Tempo und gemäß ihren Fähigkeiten zu lernen.	Programmatisches Prüfen erlaubt zuverlässige und valide Bewertungen und Entscheidungen und ermöglicht spezifisches Feedback.
Konzeptuelle Grundlagen (Modelle, Theorien, Evidenz), die die Begründung für die dargestellten Annahmen stützen können (mit Verweisen auf weitere Erläuterungen im Buch bzw. weiterführende Literatur):				
• Soziale Verantwortung (Social Accountability) [65] • Outcome-based Education (s. Kap. 3.2) • Lernzielorientierte Didaktik (s. Kap. 3.3) • Tätigkeitsanalysen (s. Kap. 3.2)	• Expertiseforschung (s. Kap. 2.5) • Entrustable Professional Activities (s. Kap. 5.2.5) • Oberflächen- und Tiefenlernen (s. Kap. 2.4.2) • Mastery Learning (s. Kap. 2.5.5)	• Lernen in Handlungsgemeinschaften (s. Kap. 2.6) • Deliberate Practice (s. Kap. 2.5.5) • Lernen in der Praxis (Workplace-based Learning, s. Kap. 4.4) • Professionelle Identitätsentwicklung s. Kap. 2.6)	• Soziokulturelle Entwicklung (Zone der proximalen Entwicklung) [16] • Konstruktive Friktion [61] • Lernerzentriertes Lehren (s. Kap. 2) • Cognitive Apprenticeship (s. Kap. 2.6) • Coaching • Growth Mindset (s. Kap. 2.1.2)	• Programmatisches Prüfen (Programmatic Assessment, s. Kap. 5.2.4) • Formatives Prüfen (s. Kap. 5.2.3) • Feedback (s. Kap. 4.4) • Lernanalytik [57]

tigkeit zu üben, wobei die Komplexität und Schwierigkeit dieser Anforderungen über den Studienverlauf systematisch zunehmen sollte.

Für die Curriculumsplanung müssen daher zunächst diese Ressourcen oder Bausteine von Kompetenzen näher bestimmt werden, sodass sie konkret genug sind, um daran die inhaltliche Planung für Studienabschnitte, Module oder einzelne Lehrveranstaltungen orientieren zu können. Der NKLM leistet diese Aufteilung zumindest bereits teilweise, indem einerseits die in Kapitel VIII beschriebenen übergeordneten Kompetenzen in Teilkompetenzen gegliedert sind, zu denen dann Lernziele im eigentlichen Sinn formuliert werden. In der jetzigen Fassung (2.0) des NKLM ist der Auflösungsgrad dieser Lernziele allerdings sehr unterschiedlich, sodass in manchen Bereichen sehr kleinteilige Lernziele vorliegen. In anderen Kapiteln dagegen sind die Lernziele offener formuliert und müssen für die Veranstaltungsplanung noch weiter konkretisiert werden, sodass hier noch ein größerer Gestaltungspielraum für die curriculare Planung besteht.

Insofern ist es auch in Zeiten der Kompetenzorientierung notwendig, sich mit lernzielorientierter Didaktik auseinanderzusetzen. Sie entspricht zwar weder in ihren behavioristischen Grundannahmen noch hinsichtlich der ursprünglichen Taxonomiestufen kognitiver Lernziele dem aktuellen Stand der wissenschaftlichen Diskussion. Dennoch ist der pragmatische Nutzen dieses leicht verständlichen, in sich schlüssigen und übersichtlichen Modells in Verbindung mit einer konkreten Handlungsanweisung, wie Lernziele zu formulieren sind, so groß, dass sie weiterhin verwendet wird. Auch der NKLM nimmt Anleihen bei der lernzielorientierten Didaktik: So sind zum einen die Lernziele nach den Anforderungen des Modells formuliert worden, d.h. die verwendeten Verben beziehen sich auf beobachtbares Verhalten oder dessen greifbare Produkte. Zum anderen orientieren sich die in den Kapiteln VII (übergeordnete krankheitsbezogene Lernziele) und VIII (übergeordnete Kompetenzen) verwendeten Operationalisierungen für die ersten beiden Meilensteine (1: Faktenwissen, 2: Handlungs- und Begründungswissen) eng an der Taxonomie für den kognitiven Bereich (Tabelle 3-5).

Die lernzielorientierte Didaktik entstand seit den 1950er Jahren auf dem Boden einer vom Behaviorismus geprägten Lernpsychologie zunächst in den USA. Wichtige Impulse gingen dabei von der Arbeitsgruppe um den Erziehungswissenschaftler Benjamin S. Bloom (1913–1999) aus, von der die gängige Aufteilung möglicher Lernziele in kognitive (Wissen), psychomotorische (Fertigkeiten) und affektive Domänen (Einstellungen) vorgeschlagen wurde und die Taxonomien, d.h. hierarchische Kategorisierungen für den kognitiven und den affektiven Bereich erarbeitete ([3], [34]). Zu einem weiteren zentralen Baustein des Konzepts wurde die 1962 erschienene Schrift „Preparing Instructional Objectives“ (deutscher Titel: „Lernziele und Unterricht“, [37]) des Pädagogen Robert F. Mager, der damit eine bis heute im Grunde unverändert gültige Anleitung zur Formulierung von Lernzielen vorlegte.

Das Ziel der lernzielorientierten Didaktik ist ausschließlich pragmatischer Art: Sie soll rationale und wissenschaftlich abgesicherte Möglichkeiten für die Unterrichtsplanung und das Erstellen von Curricula (Lehrplänen) aufzeigen und damit das Handeln der Lehrenden möglichst effektiv machen [47]. Präzise Lernziele sind nach dieser Auffassung die unabdingbare (wenn auch noch nicht hinreichende) Bedingung für die Auswahl der Methoden und Inhalte für den Unterricht, dessen Erfolg ebenfalls nur dann überprüft werden kann, wenn vorher definiert wurde, was erreicht werden soll:

„Wer nicht genau weiß, wohin er will, braucht sich nicht zu wundern, wenn er ganz woanders ankommt“, so fasst Mager den Kerngedanken der lernzielorientierten Didaktik zusammen ([37], S. V).

Planung, Durchführung und Evaluation des Unterrichts sollen durch die Formulierung von Lernzielen in einer logisch-rationalen Weise miteinander verknüpft werden.

3.3.2 Form und Inhalt von Lernzielen

Lernziele beschreiben Verhaltensänderungen

Entsprechend den behavioristischen Grundannahmen dieses Konzeptes beziehen sich Lernziele immer auf Verhaltensänderungen bzw. eigentlich auf die Disposition oder Befähigung zu einer Verhaltensänderung. Da Dispositionen der direkten Beobachtung aber nicht zugänglich sind, müssen Lernzielformulierungen immer Verhalten (bzw. dessen Produkte) beschreiben, das als beobachtbarer und messbarer Indikator für den zugrundeliegenden Lernprozess angesehen wird:

„Ein Lernziel lässt sich mit hinreichender Klarheit definieren, wenn das Verhalten, das der Student erwerben soll, so beschrieben oder dargestellt werden kann, dass man dieses Verhalten erkennt, wenn man es sieht.“[1] ([66] zitiert nach [52], S. 54)

Eine Lernzielformulierung im Sinne dieses Modells bezieht sich also auf ein vorweggenommenes, erwünschtes Verhalten des Lernenden. Allerdings macht die lernzielorientierte Didaktik selbst keinerlei inhaltliche Vorgaben, welche Lernziele für den Unterricht ausgewählt werden sollen; es wird aber als unabdingbar angesehen, Lernziele hinsichtlich ihrer Sinn- und Zweckhaftigkeit zu legitimieren [47]. Welche Lernziele für den Unterricht ausgewählt werden, ist also das Ergebnis inhaltlicher Entscheidungen. Diese Entscheidungen können die Lehrenden wie auch die Lernenden treffen; häufig sind - wie auch im Fall des NKLM - auch Dritte (z. B. Lehrplan-/Curriculumskommissionen, verschiedene Interessengruppen, Gesetzgeber) daran beteiligt (z. B. [44]).

1 One can define an objective with sufficient clarity if he can describe or illustrate the kind of behaviour the student is expected to acquire so that one could recognize such behavior if he saw it.

Verschiedene Bereiche und Anforderungen für Lernziele

Wie schon angedeutet wurde, müssen Lernziele auf unterschiedlichen Ebenen und mit unterschiedlichem Auflösungsgrad formuliert werden. Tabelle 3-4 verdeutlicht das exemplarisch an Beispielen aus dem NKLM. Die ersten drei Ebenen sind tatsächlich als Kompetenzen angelegt, erst auf der vierten Ebene finden sich Lernziele, die sich auf die Bausteine oder Ressourcen von Kompetenzen beziehen. Für die Curriculums- und Veranstaltungsplanung sind häufig allerdings noch feiner aufgelöste Lernziele erforderlich (Ebene 5 und 6), weil erst dann ersichtlich wird, welche konkreten Inhalte mit welchen Methoden in welchem Zeitraum bearbeitet werden müssen. Diese Feinlernziele müssen an den Fakultäten im Rahmen der Curriculums- bzw. Modul- oder Veranstaltungsplanung erst noch entwickelt werden.

Die Aufteilung in Kompetenzen, Teilkompetenzen, Grob- und Feinlehrziele ergibt sich allerdings nicht einfach logisch aus den ihnen übergeordneten Rollenbeschreibungen, sondern auf jeder Ebene muss neu entschieden werden, welche Teilschritte, welche Voraussetzungen als notwendig erachtet werden, damit die Lernenden das jeweils übergeordnete Lernziel erreichen können. Um diesen Prozess der Elementarisierung oder *Granularisierung* von Lernzielen zu erleichtern, wurden verschiedene Kategoriensysteme entwickelt. Am gebräuchlichsten ist die bereits erwähnte Lernziel-Taxonomie von Bloom [3], die kognitive, psychomotorische und affektive Domänen von Lernzielen unterscheidet. Für jede dieser Domänen wurden detaillierte Kriterien ausgearbeitet, die es den Lehrenden erleichtern sollen, das Anspruchsniveau ihres Unterrichts zu analysieren und zu planen. Dem Taxonomie-Gedanken entsprechend beziehen sich die Unterteilungen auf ein für die jeweilige Domäne geeignetes zentrales Ordnungsprinzip: im kognitiven Bereich ist das die zunehmende Komplexität, im affektiven Bereich die zunehmende Internalisierung und im psychomotori-

Tabelle 3-4: Ausbildungs-/Lernziel-Taxonomie (vgl. [12], [41]).

Übergeordnete Ausbildungsziele (Richtlernziele), definiert als Kompetenzen	
Ebene 1	Die sieben bzw. acht im NKLM beschriebenen ärztlichen Rollen, die aufeinander bezogen sind und auch inhaltliche Überschneidungen aufweisen, in ihrem Kernbereich aber jeweils unterschiedliche Kompetenzen erfordern.
Ebene 2	Die eine Rolle inhaltlich definierenden Kompetenzen. Hierbei geht es um Fähigkeiten, die als übergreifende Ausbildungsziele formuliert werden können, z. B. „Die Absolventin und der Absolvent erläutern, reflektieren und beraten zu krankheits- und zielgruppenspezifischen Maßnahmen der Prävention, Gesundheitsförderung und Rehabilitation und berücksichtigen individuelle Aspekte und Partizipation" (NKLM VIII.4-04).
Ebene 3	Teilkompetenzen: Sie beziehen sich auf einen enger umschriebenen Gegenstandsbereich und können als Bausteine von Teilkompetenzen verstanden werden, z. B. „Sie erläutern, reflektieren und beraten zu suchtpräventiven Maßnahmen." (NKLM VIII.4-04.3)
Groblernziele für das Curriculum	
Ebene 4	Lernziele, die die Teilkompetenzen konkretisieren, z. B. „Sie können den riskanten Gebrauch und die Abhängigkeit von psychotropen Substanzen sowie von Störungen der Impulskontrolle (verhaltensbezogene Süchte) erkennen, ansprechen und ggf. Maßnahmen einleiten." (NKLM VIII.4-04.3.1).
Feinlernziele für einzelne Ausbildungsabschnitte, Module, Veranstaltungen (nicht mehr im NKLM enthalten, sie müssen für das jeweilige Curriculum erst noch entwickelt werden)	
Ebene 5	Lernziele, in denen die angestrebten Ergebnisse eines bestimmten Ausbildungsabschnitts unter Berücksichtigung der konkreten Gegebenheiten der jeweiligen Ausbildungsinstitution definiert sind, z. B. „Bis zum Ende des zweiten Studienjahres, können die Studierenden wichtige Mechanismen der Entstehung von Abhängigkeitserkrankungen erläutern."
Ebene 6	Veranstaltungsbezogene Lernziele, mit denen definiert werden kann, was mit einer bestimmten Veranstaltungseinheit (einem Kurs, einem Praktikum, etc.) erreicht werden soll, z. B.: „Am Ende des Seminars ‚Erleben und Verhalten' können die Studierenden erklären, welche Bedeutung verschiedene Lernmechanismen für die Entstehung von Suchterkrankungen haben."

schen Bereich die zunehmende Koordination. Die Arbeitsgruppe um Bloom erarbeitete Taxonomien für den kognitiven und affektiven Bereich (Tabelle 3-5 und Tabelle 3-6); für die psychomotorische Domäne (Tabelle 3-7) wird häufig auf die von Ravindra H. Dave, dem zeitweiligen Direktor des UNESCO-Instituts für Pädagogik in Hamburg, entwickelte Klassifikation rekurriert [6].

Alle Autoren betonen, dass die vorgeschlagenen Kategorien nicht als trennscharfe, empirisch gesicherte Klassifikationen verstanden werden dürfen. Vielmehr stellen sie nützliche Abstraktionen dar, die ausschließlich den Zweck haben, die Analyse von Lernzielen für den Unterricht zu erleichtern; sie haben also heuristischen Wert. Die Domänen lassen sich ohnehin nicht wirklich voneinander trennen und im Unterricht wird kaum jemals exklusiv nur eine der Domänen angesprochen werden. Selbst wenn es primär um den Wissenserwerb geht, wird man ohne affektive Beteiligung im

Tabelle 3-5: Lernziel-Kategorien für den kognitiven Bereich [3].

Kategorie	Beschreibung	Lernzielformulierung (Beispiel)
Wissen	Aussagen wiedergeben können	„Die Studierenden können … wiedergeben, reproduzieren, aufzählen, nennen."
Verständnis	Aussagen über Sachverhalte mit eigenen Worten wiedergeben können	„Die Studierenden können … beschreiben, erklären, erläutern, interpretieren, übersetzen, erörtern, verdeutlichen."
Anwendung	Allgemeine Sätze auf Sonderfälle übertragen	„Die Studierenden können … lösen, durchführen, gebrauchen, berechnen, anwenden."
Analyse	Sachverhalte in ihre Struktur zerlegen können	„Die Studierenden können … ableiten, analysieren, unterscheiden, ermitteln, aufdecken, gliedern, bestimmen, identifizieren, vergleichen, zuordnen."
Synthese	Elemente zu einem Komplex zusammenfügen können	„Die Studierenden können … entwerfen, entwickeln, erfassen, kombinieren, konstruieren, vorschlagen, planen, erarbeiten."
Bewertung	Sachverhalte beurteilen können	„Die Studierenden können … bewerten, beurteilen, bemessen, entscheiden, auswählen."

Tabelle 3-6: Lernziel-Kategorien für den affektiven Bereich [34].

Kategorie	Beschreibung	Lernzielformulierung (Beispiel)
Aufmerksam werden	Sensibilisiert sein für die Existenz bestimmter Phänomene oder Reize	„Die Studierenden bemerken, dass kranke Personen im Gespräch emotional reagieren."
Reagieren	Bereitschaft, Motivation, einer bestimmten Sache seine Aufmerksamkeit zu schenken	„Die Studierenden achten im Gespräch mit kranken Personen besonders auf die emotionalen Reaktionen."
Werten	Internalisieren verschiedener Werte von Dingen, Phänomenen, Verhalten	„Den Studierenden ist es wichtig, im Gespräch mit Kranken auch deren emotionale Befindlichkeit zu erfahren."
Wertordnung	Aufbau eines Wertesystems, in dem die Beziehung und Gewichtung verschiedener Werte organisiert sind	„Die Studierenden bilden sich eine Meinung darüber, wie ein individuelles Eingehen auf die kranke Person auch unter den ökonomischen und organisatorischen Zwängen des Klinikalltags möglich ist."
Bestimmtsein durch Werte	Verankerung der Werte in Form einer individuellen Weltanschauung	„Die Studierenden sind bereit, ihr eigenes Handeln immer wieder kritisch zu hinterfragen, auch wenn dies bedeutet, aus gewohnten Handlungsroutinen ausbrechen zu müssen."

Tabelle 3-7: Lernziel-Kategorien für den psychomotorischen Bereich [6].

Kategorie	Beschreibung	Lernzielformulierung (Beispiel)
Imitation	Geistiges bzw. reales Nachahmen einer Handlung	„Die Studierenden können nach mehrmaligem Beobachten verbal beschreiben, wie ein chirurgischer Knoten ausgeführt wird."
Manipulation	Übung und Festigung des Handlungablaufs	„Die Studierenden sind in der Lage einen chirurgischen Knoten an einem Modell sicher auszuführen."
Präzision	Zunehmende Unabhängigkeit und Regulierbarkeit der Handlung	„Die Studierenden können eine gleichmäßige chirurgische Hautnaht ausführen."
Handlungsgliederung	Strukturieren und Harmonisieren von Handlungsabläufen	„Die Assistentin/der Assistent kann eine Beckenkammbiopsie am Patienten selbständig durchführen."
Naturalisierung	Automatisierung von Handllungsabläufen; Souveränität, Routine, Meisterschaft	„Die Ärztin/der Arzt ist in der Lage, einen Patienten trotz unübersichtlicher Bedingungen am Unfallort, sicher zu intubieren."

Sinne von Aufmerksamkeit, Interesse und Motivation kaum auskommen und umgekehrt erfordern viele der affektiven Lernziele erhebliche kognitive Leistungen:

„Bei unserer Arbeit zeigte es sich, dass man zwar schnell ein Lernziel in einen der drei Hauptbereiche oder in eine der Klassen einordnen konnte, dass aber keines vollständig ohne Komponenten aus den beiden anderen Klassen war." ([34], S. 8)

Die Trennung ist also in gewisser Hinsicht willkürlich; ihr Sinn liegt darin, ein Instrumentarium zur Verfügung zu stellen, mit dem Unterricht möglichst genau geplant werden kann, um seine Ziele transparent zu machen und zu bewerten:

„Wir meinen, dass der Wert des vorliegenden Klassifikationssystems vielleicht in der größeren Genauigkeit liegt, mit der Lernziele aufgestellt werden können, in der verbesserten Mitteilbarkeit der Ziele und in dem Ausmaß, in dem Evaluationsmaterial verfügbar wird für die Bewertung des Schülerfortschritts auf ein Lernziel hin." ([34], S. 8)

Die Taxonomien für die drei Domänen sind in Tabelle 3-5, Tabelle 3-6 und Tabelle 3-7 wiedergegeben, jeweils mit Beispielen, wie Lernziele auf dem jeweiligen Niveau formuliert werden können.

Von Krathwohl [33] wurde auch eine revidierte Fassung der Taxonomie für Lernziele im kognitiven Bereich vorgelegt (Tabelle 3-8 und Tabelle 3-9), die in der Praxis bislang allerdings die alte Version noch nicht ersetzt hat. Als wichtigste Neuerung ist dabei vorgesehen, die Lernziele nach zwei Dimensionen (statt bisher nur einer) zu kategorisieren: nach der Art der Wissensinhalte und nach den geforderten kognitiven Prozessen. Eine solche Aufteilung entspricht aktuellen Erkenntnissen der Kognitiven Psychologie (s. Kap. 2) sehr viel besser als das bei der ursprünglichen Version der Taxonomie der Fall war. Die neue Konzeption bleibt trotz des Zugewinns an wissenschaftlicher Qualität zudem immer noch übersichtlich: Die beiden Dimensionen lassen sich als Matrix anordnen, die eine sehr genaue und konkrete Analyse und Planung von Lernzielen erlaubt (Tabelle 3-9).

Tabelle 3-8: Revidierte Taxonomie für Lernziele im kognitiven Bereich [33].

Wissensformen	Kognitive Prozesse
• Faktenwissen: Terminologie, grundlegende Tatsachen und spezifische Einzelheiten • Konzeptuelles Wissen: Klassifikationen und Kategorien, Prinzipien und Gesetzmäßigkeiten, Theorien, Modelle und Strukturen • Prozedurales Wissen: inhaltsspezifische Fertigkeiten, Algorithmen, Techniken, Methoden, Kriterien für den richtigen Einsatz der Prozeduren • Metakognitives Wissen (vgl. Kap. 2.3: Strategien, Kenntnisse über kognitive Anforderungen in verschiedenen Kontexten und unter verschiedenen Bedingungen, Selbsterkenntnis)	• Erinnern: wiedererkennen, reproduzieren • Verstehen: interpretieren, erläutern, klassifizieren, zusammenfassen, ableiten, vergleichen, erklären • Anwenden: ausführen, umsetzen • Analysieren: unterscheiden, gliedern, zuordnen • Bewerten: überprüfen, einschätzen • Gestalten: entwickeln, entwerfen, anfertigen

Tabelle 3-9: Matrix zur Analyse von Lernzielen im kognitiven Bereich nach der revidierten Fassung (vgl. [33]).

Wissensformen	Kognitive Prozesse					
	Erinnern	Verstehen	Anwenden	Analysieren	Bewerten	Gestalten
Faktenwissen						
Konzeptuelles Wissen		1				
Prozedurales Wissen				2		
Metakognitives Wissen			3			

Beispiele:
1: Die Studierenden können den Frank-Starling-Mechanismus erläutern.
2: Die Studierenden können den Lagetyp im EKG bestimmen.
3: Die Studierenden vermeiden Interferenzeffekte beim Lernen (z. B. proaktive Hemmung).

Lernziele präzise formulieren

Großer Wert wird in der lernzielorientierten Didaktik auf die präzise Formulierung von Lernzielen gelegt. Am bekanntesten sind die von Robert F. Mager [37] formulierten Regeln zur Lernzielformulierung geworden. Seiner Ansicht nach reicht es nicht aus, nur das Verhalten bzw. die Tätigkeit zu benennen, an der festgestellt werden soll, ob das Lernziel erreicht wurde. Zusätzlich müssen auch die Rahmenbedingungen, unter denen die Tätigkeit ausgeführt werden soll (z.B. Grad der Selbständigkeit, Grad der Realitätsnähe, Gebrauch von Hilfsmitteln), sowie Kriterien, an denen die Beurteilung der Qualität vorgenommen wird (zeitliche Vorgaben, Präzisionsvorgaben etc.), angeführt werden (Werkzeugkasten 4). Diese zusätzlichen Kriterien sind nicht nur für die Leistungsbewertung z.B. im Rahmen einer Prüfung wichtig, sondern sie sind auch für die Unterrichtsplanung von großer Bedeutung. Es ist offensichtlich, dass Lernziele, die von den Studierenden z.B. das selbständige Durchführen bestimmter Fertigkeiten unter Realbedingungen verlangen andere Unterrichtsformen erfordern als solche, bei denen eine bestimmte Untersuchungstechnik am Phantom unter Supervision demonstriert werden muss.

Mehr Effektivität durch Lernziele

Insgesamt zielt die lernzielorientierte Didaktik also darauf ab, die Effektivität des Unterrichts zu erhöhen, indem auf ein präzise definiertes und überprüfbares Ergebnis hin geplant und gearbeitet wird. Der Lernprozess soll damit kalkulierbar und kontrollierbar werden. Kontrolle bedeutet hier nicht nur, dass tatsächlich feststellbar wird, ob Lernen stattgefunden hat, sondern auch, dass durch die definierten Lernziele bereits im Vorhinein transparent ist, was der Unterricht erreichen soll, was er bezweckt. So ist auch für die Lernenden von Anfang an ersichtlich, was von ihnen erwartet wird und sie können daher auch selbst Verantwortung für den eigenen Erfolg übernehmen. Die Lernzielorientierung kann also – konsequent umgesetzt – zu einem studierendenzentrierten Unterricht führen, weil die entscheidende Frage dann nicht mehr lautet, was die Lehrperson gelehrt, sondern was die Studierenden gelernt haben. Die Transparenz des Unterrichtsgeschehens erhöht sich aber auch für Dritte, z.B. die Gesellschaft, die gerade an der ärztlichen Ausbildung ein großes Interesse hat: Durch definierte Lernziele ist von Anfang an erkennbar, welche Art von Ärztinnen und Ärzten ausgebildet werden sollen.

Lernziele müssen vor allem relevant sein

Die Konzepte der lernzielorientierten Didaktik wurden rasch in die medizinische Ausbildung übernommen und werden bis heute benutzt. So bezieht sich etwa das von Guilbert für die WHO entwickelte Handbuch zur Ausbildung in den Gesundheitsberufen [17] konsequent auf die Konzepte der lernzielorientierten Didaktik. Dabei erfolgte eine wichtige Ergänzung, und zwar hinsichtlich der Frage, wie neben den formalen auch inhaltliche Kriterien für die Auswahl von Lernzielen gefunden werden könnten, das heißt, wie sich Lernziele für die medizinische Ausbildung legitimieren lassen. Da das Medizinstudium primär auf den ärztlichen Beruf (und nicht etwa auf eine Forschungstätigkeit) vorbereiten soll, wurde über die von Mager aufgestellten formalen Anforderungen für Lernzielformulierungen hinaus als wichtigster inhaltlicher Aspekt die Forderung nach Relevanz für die spätere ärztliche Tätigkeit ergänzt. Als Voraussetzung für eine sinnvolle Curriculumsplanung müssen sich die übergeordneten Richtlernziele an dieser Forderung nach Relevanz orientieren. Diese Forderung wurde von den kompetenzorientierten Modellen aufgegriffen und weitergeführt und war auch bei der Entwicklung des NKLM der leitende Gedanke.

Werkzeugkasten 4

Checkliste zur Lernzielformulierung

Die Checkliste fasst kurz zusammen, worauf es bei der Lernzielorientierung ankommt:

- Lernziele sind dann relevant, wenn sie für die Ausübung der ärztlichen Tätigkeit unverzichtbar oder zumindest wichtig sind. Brauchen Ärztinnen und Ärzte, die zur allgemeinen gesundheitlichen Versorgung der Bevölkerung ausgebildet sind (sich also noch vor der ärztlichen Weiterbildung befinden), in ihrem Alltag tatsächlich diese Kompetenz, dieses Wissen oder eine bestimmte Fertigkeit?

- Entsprechend der Vorannahme, dass sich Lernziele immer auf Verhalten beziehen sollten, muss zunächst ein Verb ausgewählt werden, mit dem das Lernziel am besten beschrieben wird. Ein häufiges Ziel ist z.B. der Erwerb von Wissen. Da Wissen aber nicht direkt beobachtet werden kann, muss ein Verb gewählt werden, das sich auf Verhalten oder Handeln bezieht. Statt „Die Studierenden **kennen** die drei wichtigsten Differenzialdiagnosen des retrosternalen Schmerzes" sollte also besser die folgende Formulierung verwendet werden: „Die Studierenden **können** die drei wichtigsten Differenzialdiagnosen des retrosternalen Schmerzes **aufzählen**". Ob jemand etwas aufzählen, benennen, erklären kann lässt sich eindeutig feststellen, ob jemand etwas kennt dagegen nicht. In der Tabelle 3-5, Tabelle 3-6, Tabelle 3-7 und Tabelle 3-8 sowie natürlich im NKLM finden sich weitere Beispiele.
- Ein präzises Lernziel sollte immer auch die Rahmenbedingungen benennen, unter denen es erreicht werden soll. Leitend können dabei die folgenden Fragen sein: Welcher Grad von Selbständigkeit wird verlangt? Welche Hilfsmittel dürfen benutzt werden? Ein Lernziel im Bereich der praktischen Fähigkeiten könnte etwa lauten: „Die Studierenden sollen am Patienten eine venöse Blutabnahme **selbständig durchführen können**." Der NKLM kommt dieser Forderung nach, indem das Kompetenzlevel 3 in den Kapiteln VII und VIII in zweifach abgestuft ist (3a: Handlungskompetenz: unter Anleitung selbst durchführen und demonstrieren; 3b: Handlungskompetenz: selbständig und situationsadäquat in Kenntnis der Konsequenzen durchführen). Damit diese Bedingungen jeweils erfüllt werden können, muss aber auch auf den unteren Taxonomiestufen, d.h. bei den Feinlernzielen darüber nachgedacht werden, welche Rahmenbedingungen jeweils gelten sollen

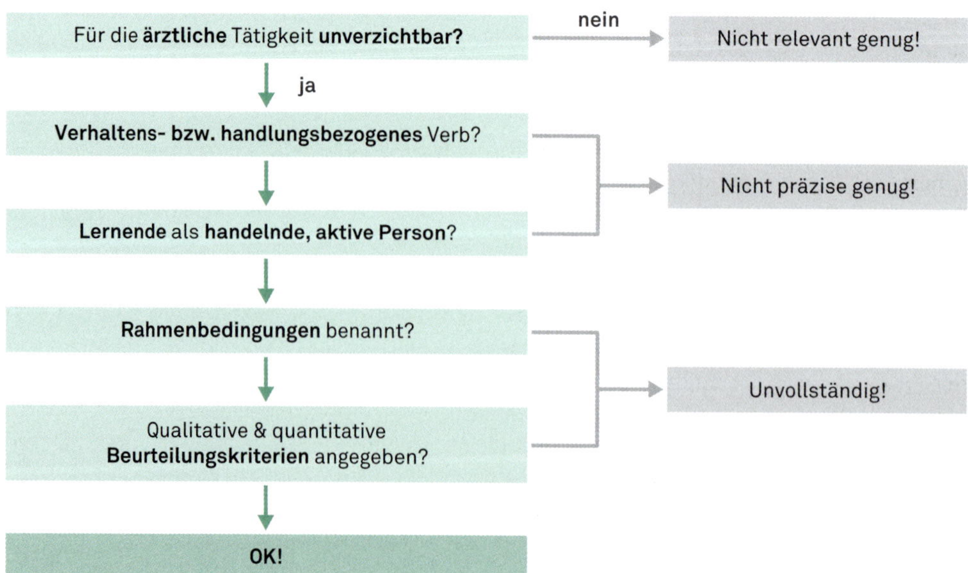

Abbildung 3-3: Checkliste zur Lernzielformulierung (nach [17]).

3.3.3 Kritische Fragen an eine lernzielorientierte Didaktik

Sieht man den Wald vor lauter Bäumen noch?

Trotz der Forderung nach dem Primat der inhaltlichen Relevanz von Lernzielen, die im Kontext der lernzielorientierten Didaktik in der Medizin immer wieder betont wurde, wird kritisiert, dass die vorgeschlagene Vorgehensweise nicht dazu geführt hat, dass sich die Qualität der medizinischen Ausbildung hinsichtlich einer stärkeren Praxisorientierung und schlankerer, effizienterer Curricula flächendeckend verbesserte. Insbesondere habe die strikte, als rigide empfundene Einschränkung auf verhaltensbezogene Lernziele in der Praxis zu umfangreichen Katalogen mit teilweise trivialen Lernzielen geführt, die, weil sie in dieser Form unübersichtlich und schlecht handhabbar sind, keine qualitätsverbessernde Auswirkung auf die Unterrichtspraxis hatten ([43], [24]). Eine Gefahr besteht offensichtlich darin, die übergeordneten Lernziele, die dem Unterrichtsgeschehen auf allen Ebenen Orientierung, Kohärenz und Relevanz verleihen sollten, im Dickicht der zahlreichen und detaillierten Lernziele aus den Augen zu verlieren. Diese Gefahr wird auch bei der aktuellen Fassung (2.0) des NKLM gesehen, der mit annähernd 2800 Lernzielen einen riesigen Umfang hat. Obwohl z.B. die Konkretisierung der Inhalte gerade bezüglich der grundlagenwissenschaftlichen Inhalte (Kapitel VII) sicherlich auf den ersten Blick hilfreich sein mag und auch die zahlreichen Querverweise der Lernziele untereinander die integrative Planung im Einzelfall erleichtern mögen, ist doch fraglich, ob das in der Praxis geschehen wird, weil man sich im „Dickicht" der verschiedenen Präzisierungen leicht verlieren kann. Auch die unterschiedliche Form der Kapitel z.B. bezüglich der verwendeten Deskriptoren und hinsichtlich der erwarteten Kompetenz- bzw. Wissenstiefe erschließt sich nicht unbedingt sofort. Dass eine weitere Überarbeitung des Katalogs notwendig ist, wurde daher von allen Seiten erkannt und die nächsten konkreten Entwicklungsschritte (Version 2.1, Version 3.0) sind bereits in Planung. Über den jeweils aktuellen Stand informiert die NKLM-Homepage (nklm.de).

Lassen sich alle Inhalte in Lernziele fassen?

Ein weiteres Problem bei der Umsetzung der lernzielorientierten Didaktik besteht darin, dass die Formulierung von Lernzielen in den verschiedenen Domänen unterschiedlich schwierig ist. Während es relativ leicht gelingt, kognitive und psychomotorische Lernziele verhaltensbezogen zu formulieren, gilt dies nicht in gleicher Weise auch für affektive Lernziele. Aufgrund der engen Vorgaben für die Formulierung von Lernzielen drohen somit diejenigen Aspekte, die sich nicht gut damit erfassen lassen, aus dem Blickfeld zu geraten. Daher wurde der lernzielorientierten Didaktik immer wieder vorgeworfen – und diese Kritik wird aktuell im Hinblick auf die Kompetenzorientierung erneut vorgebracht –, dass sie zu einer Verflachung bzw. zur Einseitigkeit des Lernprozesses führe [24]. Dieser Einwand lässt sich allerdings nicht nur gegen die lernzielorientierte Didaktik ins Feld führen. Einseitigkeiten z.B. in Form einer Überbetonung theoretischer Wissensinhalte drohen nämlich auch – vielleicht auch erst recht – dann, wenn die Unterrichtsplanung ohne Lernzielorientierung erfolgt und ist ja ein Grund dafür, warum überhaupt über ergebnisorientierte Modelle nachgedacht worden ist. Um solche Verzerrungen zu vermeiden, muss Inhalten, deren eindeutige und konkrete Definition weniger leicht ist (z.B. die Fähigkeit zur kritischen Reflexion des eigenen Handelns, das empathische Eingehen auf die Patientin oder den Patienten), durch eine entsprechende Gestaltung des Lernprozesses Rechnung getragen werden (z.B. durch besondere Prüfungs- bzw. Feedbackformate, mit denen die Reflexion des eigenen Lernens und Handelns gefördert werden kann (s. Kap. 5.4.7 und Kap. 5.4.8).

Werden Lernziele der Realität gerecht?

Die eng umschriebenen Domänen Wissen, Fertigkeiten und Einstellungen, auf die sich die Lernziele beziehen sollen, sind immer wieder als ein Nachteil der lernzielorientierten Didaktik empfunden worden. Eingewandt wird vor allem, dass sie eine Vereinfachung darstellen, die der Komplexität von realen Anforderungen in der ärztlichen Praxis zu wenig gerecht werde. Angemessener scheint aus heutiger Sicht die Orientierung an Kompetenzen zu sein, bei denen Wissen, Fertigkeiten, Einstellungen und andere individuelle Ressourcen in komplexer Weise zusammenwirken (s. Kap. 3.2). Hier wird ein grundsätzliches Problem sichtbar: der Konflikt zwischen dem pragmatischen Nutzen solcher Kategorien und der intellektuellen Zufriedenheit mit ihrer Erklärungstiefe. Die in der lernzielorientierten Didaktik benannten Domänen haben den großen Vorteil, dass sie leicht verständlich sind und sich bei der Analyse von Unterrichtszielen entgegen der vielleicht naheliegenden Annahme des Gegenteils selbst dort bewähren, wo es um komplexe Konstrukte wie professionelles Verhalten geht [48]. Im Gegensatz dazu erscheint das Konzept der Kompetenzen intellektuell zwar sehr viel überzeugender, aber allein die Vielzahl der Veröffentlichungen, die sich mit definitorischen Fragen befassen, macht deutlich, dass dieser Gewinn an Überzeugungskraft nicht umsonst zu haben ist.

Wird die Lehre durch Lernziele verplant?

Kritisch wurde gegen Lernziele im Sinne der lernzielorientierten Didaktik auch eingewandt, dass sie das Unterrichtsgeschehen zu stark einschränken und Spontaneität verhindern. Diese Gefahr besteht vor allem dann, wenn Lernziele als absolute Größen verstanden werden, an denen um jeden Preis festgehalten werden muss. Sie sind aber lediglich als Hilfsmittel zur Analyse von Unterrichtsintentionen und zur Planung des Unterrichts gedacht. Je exakter sie formuliert sind, umso leichter wird es im Zweifelsfall auch sein, festzustellen, dass von ihnen abgewichen werden muss:

„Man kann seinen Weg nicht korrigieren, wenn man nicht genau weiß, wohin man gelangen will." (Bruner 1972, zitiert nach [47])

Verbessern Lernziele die Qualität der Ausbildung?

Die Formulierung von Lernzielen allein ist auch noch keine Garantie dafür, dass sich die ärztliche Ausbildung insgesamt verbessert. Werden Lernziele etwa auf Abteilungsebene formuliert, ohne einen Bezug zu übergeordneten Zielen des Studienabschnitts oder des Curriculums zu haben (weil auf dieser Ebene womöglich gar keine Lernziele formuliert wurden), und beziehen sie sich darüber hinaus nur auf die kognitive Domäne, so wird der darauf aufbauende Unterricht möglicherweise genauso theorielastig und irrelevant für die ärztliche Praxis sein wie ohne Lernzielorientierung. Hier geht es also erneut um den Aspekt der Relevanz, dem offensichtlich in der Praxis häufig zu wenig Rechnung getragen worden ist. Das ist allerdings weniger auf eine Schwäche der Konzeption als vielmehr auf Schwierigkeiten bei ihrer Umsetzung zurückzuführen.

Insgesamt zeigt sich, dass die Grundgedanken der lernzielorientierten Didaktik trotz aller Kritik auch in der aktuellen wissenschaftlichen medizindidaktischen Literatur fast wie Axiome behandelt werden, wobei ihr konzeptueller Hintergrund sowie ihre wissenschaftlichen Grundannahmen zumeist weitgehend unberücksichtigt bleiben. Sie werden aber auch in der Praxis sowohl der Curriculums- und Unterrichtsplanung als auch in der didaktischen Weiterbildung der Lehrenden häufig verwendet. Somit haben sie tatsächlich den Status von pragmatisch einsetzbaren Werkzeugen erreicht, den ihre Autoren von Anfang an intendiert hatten. Als ein rational begründetes Konzept zur effizienten Unterrichtsplanung bleibt die lernzielorientierte Didaktik ein wichtiges Hilfsmittel für die Lehrenden, vor allem, um sich größere Klarheit darüber zu verschaffen, was sie mit ihrem Unterricht eigentlich erreichen wollen. Da das Konzept aber nur formale Vorgaben macht, hängt die Qualität des daraus resultierenden Curriculums entscheidend davon ab, ob inhaltlich relevante Entscheidungen getroffen werden.

3.4 Curriculumsplanung als Work-in-Progress

Insgesamt hat die Orientierung der ärztlichen Ausbildung an Kompetenzen somit weitreichende Konsequenzen für die Curriculumsplanung, die sich als ein immer wieder neu zu durchlaufender Prozess konzeptualisieren lässt, der die folgenden sechs Schritte umfasst (Abbildung 3-4, [58]):

1) **Probleme identifizieren, Bedarf ermitteln:** Die ärztliche Ausbildung muss sich am Bedarf des Gesundheitssystems orientieren und auf dort bestehende Probleme und Defizite reagieren. Während der Entwicklung des NKLM war das einer der wichtigsten Leitgedanken.
2) **Bedarf der Zielgruppe ermitteln:** Eine an Kompetenzen orientierte Ausbildung setzt zwingend voraus, dass einerseits bekannt ist, welche Voraussetzungen die Studierenden mitbringen und andererseits, auf welche Anforderungen die angehenden Ärztinnen und Ärzte vorbereitet werden sollen. Dazu muss z. B. konkret definiert werden, wie weit etwa die in der Approbationsordnung als Ziel benannte Befähigung zur „eigenständigen und selbständigen ärztlichen Berufsausübung" (§ 1 Abs. 1 ÄApprO) gehen soll. Im Absolventenprofil des NKLM wurde mit der Definition der Entrustable Professional Activities (EPAs, s. Kap. 3.2.2 und Kap. 5.2.5) versucht, diesem Aspekt Rechnung zu tragen.
3) **Ausbildungs- und Lernziele formulieren:** Orientiert an den in diesem Kapitel geschilderten Konzepten können anknüpfend an die vorausgegangenen Analysen Ausbildungs- und Lernziele für die verschiedenen Ebenen des Curriculums formuliert werden. Eine wichtige Aufgabe ist dabei die Operationalisierung von Kompetenzen in möglichst spezifische und vor allem messbare Lernziele.
4) **Lehrinhalte und -methoden auswählen:** Die Lernziele dienen als Richtschnur für die Auswahl der Inhalte und der Methoden. Insbesondere für die Methodenauswahl sind genau formulierte Lernziele wichtig. Wird z. B. ein hoher Grad von Selbständigkeit bei bestimmten Fertigkeiten verlangt, müssen entsprechend umfangreiche praktische Übungen vorgesehen werden. Wissen allein kann dagegen auch durch das Selbststudium oder in einer Vorlesung vermittelt werden. Der Erwerb von Metakompetenzen wiederum setzt Lernformen und Prüfungsverfahren voraus, die der Reflexion von Erfahrungen eine zentrale Stellung einräumen (vgl. Kap. 2.3).
5) **Curriculum umsetzen und durchführen:** Die Umsetzung eines Curriculums erfordert nicht nur entsprechende Ressourcen, sondern vor allem umfassende Unterstützung an der Fakultät, sowohl von Seiten der Lehrenden als auch von Seiten der Administration und der Gremien. Aus der Analyse erfolgreicher Implementierungsprozesse lassen sich einige Anhaltspunkte gewinnen, worauf es dabei ganz konkret ankommt (Übersicht in [2]).
6) **Ergebnisse evaluieren:** Die Evaluation bezieht sich zum einen auf den individuellen Erfolg der Studierenden, ihren Lernfortschritt und ihre Leistungen, zum anderen aber auch auf den Erfolg und die Akzeptanz des gesamten Curriculums. Beide Ebenen sind wichtig, um die Effektivität eines Curriculums zu beurteilen. Darüber hinaus können hier auch wissenschaftliche Fragestellungen untersucht werden, z. B. zu den Wirkfaktoren guter Lehre (s. Kap. 6).

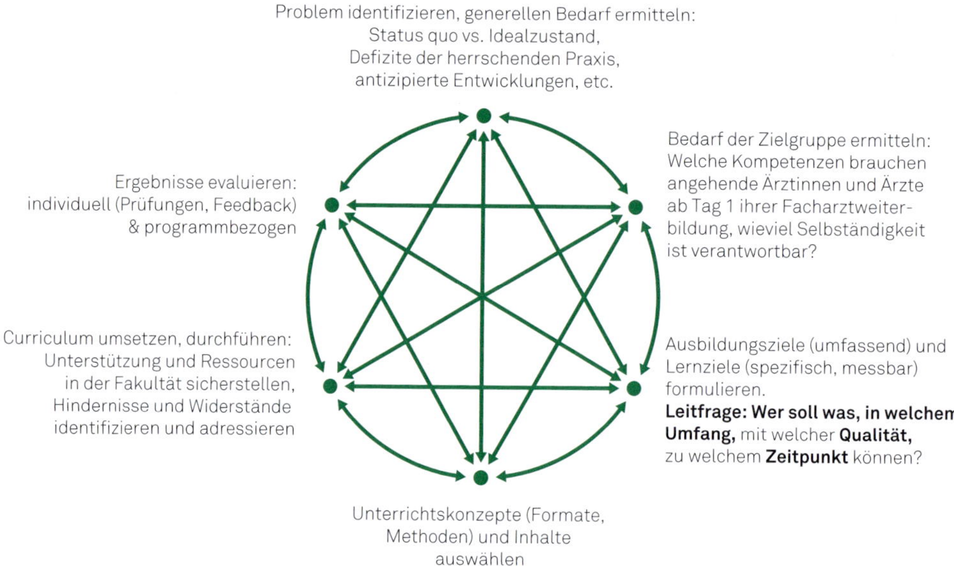

Abbildung 3-4: Curriculumsentwicklung (nach [58]).

Wie Abbildung 3-4 verdeutlicht, verläuft der Prozess der Curriculumsentwicklung in der Praxis kaum in der hier beschriebenen idealtypischen Reihenfolge. Zum einen besteht in vielen Fällen bereits ein Curriculum, dessen Evaluationsergebnisse häufig der Ausgangspunkt für Veränderungen oder umfassende Reformen des bestehenden Programms werden. Dabei werden nicht immer auch grundsätzliche Überlegungen angestellt, welche Anforderungen an die Ausbildung sich mit Blick auf das Gesundheitssystem ergeben könnten. Zum anderen gibt es – wie eingangs erwähnt – häufig bestimmte Rahmenbedingungen oder Vorgaben, die die Freiheit der Curriculumsplanung einschränken. Weitere Restriktionen ergeben sich aus dem Kapazitätsrecht, wodurch das Spektrum der didaktischen Entscheidungen stark eingeengt wird und für die Fakultäten zudem eine erhebliche Planungsunsicherheit entsteht [20].

Ein wichtiger übergeordneter Aspekt der Curriculumsplanung ist die Abstimmung der verschiedenen Elemente, das sogenannte „Constructive Alignment“, das das Lernen der Studierenden und damit das Ergebnis und den Erfolg des Programms beeinflusst [1]. Abbildung 3-5 verdeutlicht die dabei zu bewältigenden Schwierigkeiten: Wie lässt sich sicherstellen, dass das geplante Curriculum dem entspricht, was tatsächlich gelehrt wird? Schon diese Frage verdeutlicht, wie wichtig es ist, die gesamte Fakultät an der Curriculumsentwicklung zu beteiligen, damit umgesetzt werden kann, was zuvor geplant wurde. Die Frage, ob das, was gelehrt wird, mit dem identisch ist, was die Studierenden lernen, hängt zu einem großen Teil davon ab, ob die Prüfungen der „Philosophie“ des Curriculums entsprechen. Sie beeinflussen das Lernverhalten der Studierenden besonders stark, daher muss gerade hier darauf geachtet werden, dass sie mit den Zielen des geplanten und gelehrten Curriculums übereinstimmen, was insbesondere bei zentral durchgeführten Prüfungen schwierig ist. Aber auch die Evaluation muss auf das Curriculum abgestimmt sein, damit ihre Ergebnisse einen Vergleich von geplanten und tatsächlich ablaufenden Prozessen zulassen. Schließlich darf nicht vergessen werden, dass es auch ein „heimliches Curriculum" (Hidden Curriculum) gibt ([19], [38]). Damit ist gemeint, dass auch durch die Atmosphäre, die an einer Fakultät vorherrscht, z. B. durch die Art und Weise, wie Studierende allgemein behandelt werden oder durch den Stellenwert, den die Lehre genießt, bestimmte Inhalte und Werte transportiert werden. Diese können mit den Inhalten und Werten des geplanten Curriculums übereinstimmen oder im Widerspruch zu ihnen stehen. Solche Widersprüche können den Erfolg des geplanten Curriculums gefährden und die Glaubwürdigkeit des gelehrten Curriculums beeinträchtigen.

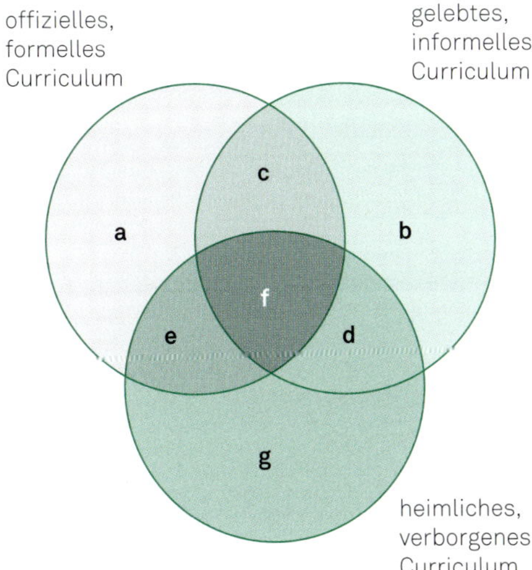

Abbildung 3-5: Die Schwierigkeiten der curricularen Abstimmung (nach [45]).
Der Erfolg des Curriculums hängt entscheidend davon ab, ob es gelingt, verschiedene Aspekte des Lehrens, Lernens und Prüfens zur Deckung zu bringen:

a) Absichten, die nicht umgesetzt werden
b) Lehre, die nicht geplant war
c) Lehre, die wie geplant umgesetzt wird
d) Ungeplante Erfahrungen der Studierenden
e) Geplante, aber informelle Erfahrungen der Studierenden
f) Geplante Erfahrungen der Studierenden in der Lehre
g) Implizite Werte und Normen der institutionellen Lernumgebung

3.5 Kerncurriculum mit Wahlpflichtbereich

3.5.1 Einheitliche ärztliche Ausbildung

Bislang wird trotz der zunehmenden medizinischen Spezialisierung nicht nur in Deutschland, sondern auch international weitgehend an der Idee einer einheitlichen ärztlichen Ausbildung festgehalten. Offensichtlich besteht Einigkeit darin, dass alle Ärztinnen und Ärzte, zumindest solange sie in irgendeiner Form mit Kranken zu tun haben, über bestimmte Basiskompetenzen verfügen sollten, egal ob sie allgemeinärztlich oder fachärztlich, in eigener Praxis oder in einer Klinik tätig sind. Eine solche ärztliche Grundausbildung in allen relevanten Bereichen ist nicht nur im Hinblick auf die prinzipielle Vieldeutigkeit von Symptomen und Beschwerden erforderlich, die immer die Abwägung verschiedener Differenzialdiagnosen über die Grenzen der eigenen Disziplin hinaus erforderlich macht. Sie entspricht vielmehr auch dem Bemühen, die unvermeidliche medizinische Spezialisierung durch eine integrierende biopsychosoziale Sichtweise zu ergänzen, da sich ärztliches Handeln immer in der Interaktion mit einem Individuum bewähren muss und in der Regel nicht von isolierten und vordefinierten Problemen seinen Ausgang nehmen kann. Zudem wird immer deutlicher, dass angesichts der Menge des potenziell wichtigen Wissens eine Auswahl getroffen werden muss, damit überhaupt noch ein sinnvolles Studieren möglich ist. Da aber zugleich die Zahl derjenigen wächst, die nach dem Medizinstudium einen anderen Beruf als den der Ärztin oder des Arztes ergreifen, entstand die Idee eines Kerncurriculums mit Wahlpflichtbereich. Das Kerncurriculum soll genau solches Wissen und solche Kompetenzen vermitteln, die für jegliche ärztliche Tätigkeit mit Kranken unverzichtbar sind [22], während mit dem Wahlpflichtbereich individuelle Schwerpunkte gesetzt werden können. Den 1992 vom Wissenschaftsrat formulierten Leitlinien zur

Reform des Medizinstudiums [59] liegt ein solches Studienmodell zugrunde und auch der 1995 von der Bund-Länder-Sachverständigengruppe als Vorstufe zur ÄApprO von 2002 vorgelegte Entwurf sah ein Kerncurriculum mit umfangreichem Wahlpflichtbereich vor [18]. Tatsächlich übrig geblieben ist von diesen Überlegungen nur ein Wahlfach in der Vorklinik, sowie ein Wahlfach im klinischen Studienabschnitt. Mit der nächsten Novellierung der ÄApprO könnte sich das allerdings grundlegend ändern. Denn der NKLM definiert in erster Linie nur die Kerninhalte des Studiums, die zukünftig für alle Fakultäten verbindlich werden wollen. Dieses Kerncurriculum soll etwa 80 % der Studienzeit ausfüllen, darüber hinaus können die Fakultäten eigene Schwerpunkte setzen, wobei der NKLM auch dazu bereits – unverbindliche Lernziele – enthält. Sie sind von den Lernzielen des Kerncurriculums dadurch abgegrenzt, dass für sie keine Meilensteine für die Prüfungen definiert wurden.

Ein Kerncurriculum ist auch vor dem Hintergrund der Studienreformen im Zuge des „Bologna-Prozesses“ wichtig [14]. Denn ein zentrales Ziel dieses Prozesses ist es, die Mobilität von Studierenden und Lehrenden innerhalb Europas zu erleichtern. Ein gemeinsames europäisches Kerncurriculum ist dazu eine wichtige Voraussetzung. Denn es zeichnet sich ab, dass bereits innerhalb Deutschlands die Studienreformen im Gefolge der neuen Approbationsordnung die Mobilität der Studierenden eher erschweren, weil die Umsetzung an den Fakultäten jeweils sehr unterschiedlich erfolgt. Der Bezug auf ein gemeinsames Kerncurriculum (Was wird wann und wie abgedeckt?) könnte hier Abhilfe schaffen [15].

3.5.2 Kernbereich: Was für den Arzt unverzichtbar ist

Da das Kerncurriculum definitionsgemäß die für die ärztliche Tätigkeit unverzichtbaren Kompetenzen umfasst, muss von den Universitäten sichergestellt werden, dass alle Absolventen auch wirklich darüber verfügen. Daraus lässt sich für die Prüfungen bereits ableiten, dass die Bestehensgrenze hier sehr hoch liegen muss, da größere Wissenslücken oder Kompetenzdefizite bei diesen Inhalten nicht akzeptabel sind. Verglichen mit der bisherigen Situation in Deutschland ist das ein erheblicher Fortschritt, denn die Inhalte der staatlichen Prüfungen wurden bislang kaum nach ihrer Relevanz für die ärztliche Tätigkeit gewichtet (allenfalls über die Anzahl der Fragen zu bestimmten Inhalten). Angesichts der bisherigen Bestehensgrenze von etwa 60 % ist es daher durchaus denkbar, dass Studierende in wesentlichen Wissensbereichen Lücken aufweisen, ohne dass dies mit dem derzeitigen Prüfungsformat festgestellt werden konnte. Die Definition eines Kernbereichs, der von allen Studierenden gemeistert werden muss, bringt demgegenüber eine deutliche Verbesserung an Qualität: Statt große Mengen an Wissen nur oberflächlich und viele Kompetenzen gar nicht zu lernen, erfolgt im Kerncurriculum eine gründliche Ausbildung in definierten Bereichen.

3.5.3 Wahlpflichtbereich: individuelle Schwerpunkte

Das Kerncurriculum wird durch einen Bereich ergänzt, den die Fakultäten bzw. die Studierenden nach ihren eigenen Interessen und Bedürfnissen gestalten können. Das Verhältnis von Kerncurriculum und Wahlpflichtbereich kann grundsätzlich sehr unterschiedlich gestaltet werden [22]. So können z. B. trotz verschiedener individuell wählbarer Inhalte dennoch für alle Studierende obligatorische Kompetenzen vermittelt werden (z. B. wissenschaftliches Arbeiten, Literaturrecherche und -bewertung). Es können Inhalte des Kernbereichs vertieft oder davon unabhängige aber medizinisch relevante Themen angeboten werden. Schließlich können auch völlig freie Inhalte (z. B. Sprachkurse), die eher der persönlichen Entwicklung der Studierenden dienen, Bestandteil des Wahlpflichtbereichs sein. Die Studierenden können so bereits während des Studiums Schwerpunkte im Hinblick auf die von ihnen angestrebte berufliche Tätigkeit setzen, ohne dass deshalb auf eine gründliche ärztliche Ausbildung, die das primäre Ziel des Medizinstudiums ist, verzichtet werden müsste.

Durch ein Kerncurriculum mit ergänzendem Wahlpflichtbereich lässt sich auch die immer wieder geforderte Differenzierung des Studiums für eher wissenschaftlich interessierte und eher an der praktischen ärztlichen Tätigkeit interessierte Studierende bewerkstelligen. Somit kann der eingangs geschilderte Konflikt entschärft werden, der durch den gesellschaftlichen Auftrag, gute Ärzte auszubilden und das universitäre Selbstverständnis, wissenschaftlichen Nachwuchs heranzubilden entsteht. Den Fakultäten ist mit dem Wahlpflichtbereich die Möglichkeit zur Profilbildung gegeben; gleichzeitig wird durch das Kerncurriculum ein hoher Ausbildungsstandard gewährleistet.

Fazit

Die ärztliche Ausbildung muss sich an übergeordneten Ausbildungszielen orientieren, die für die gesundheitliche Versorgung relevant sind. Dazu müssen die beruflichen Anforderungen, bestehende Defizite und zukünftige Herausforderungen der ärztlichen Tätigkeit vor dem Hintergrund des sich wandelnden Krankheitsspektrums analysiert werden.

Die Curriculumsentwicklung muss von klar definierten Ausbildungsprofilen ihren Ausgang nehmen, die allen Beteiligten nicht nur bekannt sind, sondern von ihnen im Sinne eines Leitbildes auch mitgetragen werden. Individuelle Schwerpunktbildung ist an den Fakultäten vor allem im Sinne eines Kerncurriculums mit Wahlpflichtbereich möglich.

Lernziele für die konkrete Planung und Umsetzung des Curriculums müssen sich auf die übergeordneten Ausbildungsziele beziehen, messbar sein und das erforderliche Leistungsniveau präzise benennen.

Die Aufteilung (Elementarisierung) von Lernzielen in die Domänen Wissen, Fertigkeiten und Einstellungen darf nicht dazu führen, die Komplexität realer Anforderungen im ärztlichen Alltag zu unterschätzen. Übergeordnete Ausbildungsziele sollten daher besser in Form von Kompetenzen beschrieben werden, für die Wissen, Fertigkeiten und Einstellungen zwar notwendige aber noch keine hinreichenden Bedingungen sind.

Die ständige „Pflege" des Curriculums, sei es in Form von Entwicklungs- oder Reformarbeit muss als eine zentrale Aufgabe der Fakultäten verstanden werden, die eigener, nicht unerheblicher Ressourcen bedarf. Nicht nur die Forschung, sondern auch die Lehre muss gezielt gefördert und koordiniert werden, um herausragende Ergebnisse zu erhalten.

Weiterführende Literatur:

Thomas PA, Kern DE, Hughes MT, Tackett SA, Chen BY, editors. Curriculum development for medical education. A six-step approach. 4th edition. Baltimore: John Hopkins University Press; 2022.

Literaturverzeichnis

1. Biggs J. Enhancing teaching through constructive alignment. Higher Education. 1996;32:1–18.
2. Bland CJ, Starnaman S, Wersal L, Moorhead-Rosenberg, Zonia S, Henry R. Curricular change in medical schools: how to succed. Acad Med. 2000;75(6):575–94. https://doi.org/10.1097/00001888-200006000-00006
3. Bloom BS. Taxonomie von Lernzielen im kognitiven Bereich. Weinheim: Beltz; 1972.
4. Bonvin R, Nendaz M, Frey P, Schnabel KP, Huwendiek S, Schirlo C. Looking back: twenty years of reforming undergraduate medical training and curriculum frameworks in Switzerland. GMS J Med Educ. 2019;36(5):Doc64.
5. Branch WT Jr. Use of critical incident reports in medical education. A perspective. J Gen Intern Med. 2005;20(11):1063–7. https://doi.org/10.1111/j.1525-1497.2005.00231.x

6. Dave RH. Eine Taxonomie pädagogischer Ziele und ihre Beziehung zur Leistungsmessung. In: Ingenkamp K, Marsolek T, Hrsg. Möglichkeiten und Grenzen der Testanwendung in der Schule. Weinheim: Verlag Julius Beltz; 1968. S. 225–39.
7. D'Eon M, Crawford R. The elusive content of the medical-school curriculum: a method to the madness. Med Teach. 2005;27(8):699–703. https://doi.org/10.1080/01421590500237598
8. Fabry G, Schirlo C. Akademische Freiheit in professionsorientierten Studiengängen. Das Beispiel Humanmedizin. Die Hochschule. 2016;25(2):94–103.
9. Fabry G. Wie lassen sich professionelle Kompetenzen im Medizinstudium vermitteln? Ethik Med. 2022;34(3):287–299. https://doi.org/10.1007/s00481-022-00695-w
10. Fischer MR, Bauer D, Mohn K; NKLM-Projektgruppe. Finally finished! National Competence Based Catalogues of Learning Objectives for Undergraduate Med Educ (NKLM) and Dental Education (NKLZ) ready for trial. GMS Z Med Ausbild. 2015;32(3):Doc35.
11. Frank JR, Danoff D. The CanMEDS initiative: implementing an outcomes-based framework of physician competencies. Med Teach. 2007;29(7):642–7. https://doi.org/10.1080/01421590701746983
12. Frank JR, editor. The CanMEDS 2005 physician competency framework. Better standards. Better physicians. Better care. Ottawa: The Royal College of Physicians and Surgeons of Canada; 2005.
13. Freiwald T, Salimi M, Khaljani E, Harendza S. Pattern recognition as a concept for multiple-choice questions in a national licensing exam. BMC Med Educ. 2014;14:232. https://doi.org/10.1186/1472-6920-14-232
14. Gerke W, Breipohl W, Forster J, Hahn EG, Kraft H-G, Öchsner W, et al. Medizinische Ausbildung und der Bologna-Prozess – Ein Positionspapier der GMA. GMS Z Med Ausbild. 2006;23(1):Doc 24.
15. Giuliani M, Martimianakis MAT, Broadhurst M, Papadakos J, Fazelzad R, Driessen EW, et al. Motivations for and Challenges in the Development of Global Medical Curricula: A Scoping Review. Acad Med. 2021;96(3):449–59. https://doi.org/10.1097/ACM.0000000000003383
16. Groot F, Jonker G, Rinia M, Ten Cate O, Hoff RG. Simulation at the Frontier of the Zone of Proximal Development: A Test in Acute Care for Inexperienced Learners. Acad Med. 2020;95(7):1098–1105. https://doi.org/10.1097/ACM.0000000000003265
17. Guilbert JJ. Educational handbook for health personnel. 6th ed. Geneva: World Health Organisation; 1998.
18. Haage H: Reform des Medizinstudiums. Medizinrecht. 1998;16(5):209–14. https://doi.org/10.1007/s003500050086
19. Hafferty FW, Franks R. The hidden curriculum, ethics teaching, and the structure of medical education. Acad Med. 1994;69(11):861–71. https://doi.org/10.1097/00001888-199411000-00001
20. Handwerker HO. Ausbildung zum Arzt: Im Korsett des Zulassungsrechts. Dtsch Arztebl. 2004;101(46):A3082–7.
21. Harden RM, Crosby JR, Davis MH. An introduction to outcome-based education. Med Teach. 1999;21(1):7–14. https://doi.org/10.1080/01421599979969
22. Harden RM, Davis MH. The core curriculum with options or special study modules. Med Teach. 1995;17(2):125–48.
23. Harden RM. Developments in outcome-based education. Med Teach. 2002a;24(2):117–20. https://doi.org/10.1080/01421590220120669
24. Harden RM. Learning outcomes and instructional objectives: is there a difference? Med Teach. 2002b;24(2):151–5.
25. Harden RM. Ten questions to ask when planning a course or curriculum. Med Educ. 1986;20(4):356–65.
26. Hertel-Waszak A, Brouwer B, Schönefeld E, Ahrens H, Hertel G, Marschall B. Anforderungsanalyse ärztlicher Kompetenzen: Eine qualitative Erhebung. GMS J Med Educ. 2017;34(4):Doc43.
27. Holmboe ES, Sherbino J, Englander R, Snell L, Frank JR; ICBME Collaborators. A call to action: The controversy of and rationale for competency-based medical education. Med Teach. 2017;39(6):574–81.
28. Huber-Lang M, Palmer A, Grab C, Boeckers A, Boeckers TM, Oechsner W. Visions and reality: the idea of competence-oriented assessment for German medical students is not yet realised in licensing examinations. GMS J Med Educ. 2017;34(2):Doc25.
29. Katelhön S. Die Bologna-Deklaration. Bundesgesundheitsblatt Gesundheitsforschung Gesundheitsschutz. 2006;49(4):370–4. https://doi.org/10.1007/s00103-006-1240-9

30. Klieme E, Avenarius H, Blum W, Döbrich P, Gruber H, Prenzel M, et al. Zur Entwicklung nationaler Bildungsstandards – Eine Expertise. Berlin: Bundesministerium für Bildung und Forschung, BMBF; 2003.
31. Koens F, Custers EJ, ten Cate OT. Clinical and basic science teachers' opinions about the required depth of biomedical knowledge for medical students. Med Teach. 2006;28(3):234–8. https://doi.org/10.1080/01421590500271183
32. Koens F, Rademakers JJ, Ten Cate OT. Validation of core medical knowledge by postgraduates and specialists. Med Educ. 2005;39(9):911–7. https://doi.org/10.1111/j.1365-2929.2005.02246.x
33. Krathwohl DR. A revision of Bloom's taxonomy: An overview. Theory Into Practice. 2002;41(4):212–8.
34. Krathwohl DR, Bloom BS, Masia BB. Taxonomie von Lernzielen im affektiven Bereich. Weinheim: Beltz; 1975.
35. Langewitz W, Conen D, Nübling M, Weber H. Kommunikation ist wesentlich – Defizite der Betreuung im Krankenhaus aus der Sicht von Patienten und Patientinnen. Psychotherapie, Psychosomatik, Medizinische Psychologie. 2002;52(8):348–54. https://doi.org/10.1055/s-2002-33079
36. Mache S, Koch M, Vitzthum K, Schöffel N, Scutaru C, Klapp B, et al. Die ärztliche Tätigkeit in der Neurologie -eine objektive Tätigkeitsanalyse in deutschen Krankenhäusern. Aktuelle Neurologie. 2009;36(4):158–63. https://doi.org/10.1055/s-0028-1090259
37. Mager RF. Lernziele und Unterricht. Völlig überarbeitete Neuausgabe. Weinheim: Beltz; 1977.
38. Martimianakis MA, Michalec B, Lam J, Cartmill C, Taylor JS, Hafferty FW. Humanism, the hidden curriculum, and educational reform: A scoping review and thematic analysis. Acad Med. 2015;90(11 Suppl):S5-S13. https://doi.org/10.1097/ACM.0000000000000894
39. Masterplan Medizinstudium 2020 [Internet, abgerufen am 03.05.2022]. Verfügbar unter: https://www.bmbf.de/bmbf/shareddocs/kurzmeldungen/de/masterplan-medizinstudium-2020.html
40. McGaghie WC, Sajid AW, Miller GE, Telder TV, Lipson L; World Health Organization. Competency-based curriculum development in medical education: an introduction. Genf: World Health Organization; 1978.
41. Möller C. Technik der Lernplanung. 4. Auflage. Weinheim: Beltz; 1973.
42. Morcke AM, Dornan T, Eika B. Outcome (competency) based education: an exploration of its origins, theoretical basis, and empirical evidence. Adv Health Sci Educ Theory Pract. 2013;18(4):851–63. https://doi.org/10.1007/s10459-012-9405-9
43. Norman G. Editorial – outcomes, objectives, and the seductive appeal of simple solutions. Adv Health Sci Educ Theory Pract. 2006;11(3):217–20. https://doi.org/10.1007/s10459-006-0006-3
44. O'Keefe M, Britten N. Lay participation in medical school curriculum development: whose problem is it? Med Educ. 2005;39(7):651–2. https://doi.org/10.1111/j.1365-2929.2005.02216.x
45. O'Sullivan H, van Mook W, Fewtrell R, Wass V. Integrating professionalism into the curriculum: AMEE Guide No. 61. Med Teach. 2012;34(2):e64–77. https://doi.org/10.3109/0142159X.2012.655610
46. Patricio M, de Burbure C, Costa MJ, Schirlo C, ten Cate O. Bologna in Medicine Anno 2012: experiences of European medical schools that implemented a Bologna two-cycle curriculum--an AMEE-MEDINE2 survey. Med Teach. 2012;34(10).821–32. https://doi.org/10.3109/0142159X.2012.716181
47. Peterßen WH. Handbuch Unterrichtsplanung. 9. aktualisierte und überarbeitete Auflage. München: Oldenbourg; 2000.
48. Schubert S, Ortwein H, Remus A, Schwantes U, Kiessling C. Taxonomie von Ausbildungszielen für professionelles Verhalten für das Medizinstudium. GMS Z Med Ausbild. 2005;22(4):Doc214.
49. Shorey S, Lau TC, Lau ST, Ang E. Entrustable professional activities in health care education: a scoping review. Med Educ. 2019;53(8):766–77. https://doi.org/10.1111/medu.13879
50. Stanat P, Artelt C, Baumert J, Klieme E, Neubrand M, Prenzel M, et al. PISA 2000: Die Studie im Überblick. Grundlagen, Methoden und Ergebnisse. Berlin: Max-Planck Institut für Bildungsforschung; 2002.
51. Stary J. Das didaktische Kernproblem. Verfahren und Kriterien der didaktischen Reduktion. In: Berndt B, Voss H-P, Wildt J, Hrsg. Neues Handbuch Hochschullehre. Stuttgart: Raabe; 2002. S. 1–22.

52. Stenhouse L. An introduction to curriculum research and development. Oxford: Heinemann Educational; 1975.
53. Sterz J, Britz V, Münzberg M, Kadmon M, Schleicher I, Meder A, et al. Die Wertigkeit des gemeinsamen Faches Orthopädie-Unfallchirurgie im 2. Staatsexamen - Vergleich der schriftlichen 2. Staatsexamina mit dem Nationalen Kompetenzbasierten Lernzielkatalog Chirurgie. Z Orthop Unfall. 2018;156(4):393–8.
54. Sterz J, Rüsseler M, Britz V, Stefanescu C, Hoefer SH, Adili F, et al. Medizinische Prüfung zwischen Wunsch und Wirklichkeit - Analyse der Übereinstimmung zwischen dem 2. Abschnitt der ärztlichen Prüfung und dem Nationalen Kompetenzbasierten Lernzielkatalog Chirurgie. Zentralbl Chir. 2017;142(6):614–21.
55. Stevens FJ. Innovations in medical education: European convergence, politics and culture. In: Brosnan C, Turner BS, editors. Handbook of the sociology of medical education. London: Routledge; 2009. p. 278–95.
56. ten Cate O. Entrustability of professional activities and competency-based training. Med Educ. 2005;39(12):1176–7. https://doi.org/10.1111/j.1365-2929.2005.02341.x
57. Thoma B, Ellaway RH, Chan TM. From utopia through dystopia: charting a course for learning analytics in competency-based medical education. Acad Med. 2021;96(7S):S89-S95. https://doi.org/10.1097/ACM.0000000000004092
58. Thomas PA, Kern DE, Hughes MT, Chen BY, editors. Curriculum development for medical education: A six-step approach, 3rd Edition. Baltimore: Johns Hopkins University Press; 2015.
59. van de Loo J. Zur Reform des Medizinstudiums - Die Leitlinien des Wissenschaftsrates. Mitteilungen des Hochschulverbandes. 1993;(Heft 4): 231–4.
60. Van Melle E, Frank JR, Holmboe ES, Dagnone D, Stockley D, Sherbino J. International competency-based medical education collaborators. A core components framework for evaluating implementation of competency-based med educ programs. Acad Med. 2019;94(7):1002–9. https://doi.org/10.1097/ACM.0000000000002743
61. Vermunt JD, Verloop N. Congruence and friction between learning and teaching. Learning and Instruction. 1999;9(3):257–80. https://doi.org/10.1016/S0959-4752(98)00028-0
62. Weinert FE. Vergleichende Leistungsmessung in Schulen - eine umstrittene Selbstverständlichkeit. In: Weinert FE, Hrsg. Leistungsmessung in Schulen. Weinheim: Beltz; 2002. 17–31.
63. Wick A. Akademisch geprägte Kompetenzentwicklung: Kompetenzorientierung in Hochschulstudiengängen. Universität Heidelberg, Fakultät für Verhaltens- und Empirische Kulturwissenschaften, Institut für Bildungswissenschaft; 2011. https://doi.org/10.11588/heidok.00012001
64. Witte J, Schreiterer U, Hüning L, Otto E, Müller-Böling D. Argumente für eine rasche und konsequente Umstellung auf Bachelor- und Masterstudiengänge an deutschen Hochschulen (Positionspapier I zu Bachelor- und Masterstudiengängen). Gütersloh: Centrum für Hochschulentwicklung, CHE; 2003.
65. Woollard B, Boelen C. Seeking impact of medical schools on health: meeting the challenges of social accountability. Med Educ. 2012;46(1):21–7. https://doi.org/10.1111/j.1365-2923.2011.04081.x
66. Tyler RW. Basic Principles of curriculum and instruction. Chicago: University of Chicago Press; 1949.

4 Unterrichtsmethoden

4.1 Welches Mittel zu welchem Zweck?

Die in den vorangegangenen Kapiteln dargestellten Überlegungen zu den Zielen und Inhalten der medizinischen Ausbildung, zu den motivationalen und kognitiven Voraussetzungen für erfolgreiches Lernen bzw. zum Erwerb von Kompetenzen, sind die wichtigsten Bezugspunkte, wenn es darum geht, die richtigen Unterrichtsmethoden für das Curriculum auszuwählen. Die Vielfalt und Vielschichtigkeit der dabei zu berücksichtigenden Aspekte macht diese Auswahl allerdings alles andere als leicht, denn es gibt keine Methode, keine Lehr- bzw. Lernform, die anderen grundsätzlich überlegen wäre. Daran hat sich auch durch das Paradigma der Kompetenzorientierung nichts geändert. Vielmehr muss immer wieder neu überlegt werden, welche Methode für welche Zielgruppe und welche Lernziele unter welchen Rahmenbedingungen in welchem Abschnitt und Kontext des Curriculums am angemessensten und effektivsten erscheint.

Es zeigt sich allerdings, dass medizinische Curricula bzw. die Auswahl von Lehrmethoden und Veranstaltungsformen häufig nicht in erster Linie an didaktischen Erfordernissen orientiert sind. So werden in Deutschland etwa durch die Approbationsordnung bereits konkrete Vorgaben gemacht, die tief in die curriculare Gestaltung eingreifen, indem z. B. verschiedene Lehrmethoden wie Vorlesung, Seminar und praktische Übungen als obligatorische Lehrveranstaltungen benannt und sogar in ihrer Ausgestaltung definiert werden oder Stundenzahlen und Gruppengrößen etwa für den Unterricht am Krankenbett vorgegeben werden. Auch wenn dies von Seiten des Gesetzgebers in der Absicht geschieht sicherzustellen, dass die ärztliche Ausbildung einen bestimmten Mindeststandard erfüllt und gleichzeitig kapazitätsrechtlichen Erfordernissen gerecht wird, schränken solche Vorgaben dennoch die Möglichkeit der Fakultäten ein, die Curricula primär an didaktischen Überlegungen und auf Grundlage aktueller wissenschaftlicher Erkenntnisse zum Lehren und Lernen auszurichten.

Gegenstand dieses Kapitels ist daher die Frage, welche didaktischen Stärken und Schwächen unterschiedliche Lehrmethoden haben und wann und wie sie am besten eingesetzt werden.

4.2 Formate für große Gruppen

4.2.1 Vorlesungen

Kurzer historischer Exkurs

Kaum eine andere Lehrform wird so mit der Universität identifiziert wie die Vorlesung. Auch im Medizinstudium war sie über lange Zeit die meist dominierende Unterrichtsform, wenn auch unter jeweils anderen Vorzeichen: Das Wort der Ordinarien, durch die das antike medizinische Wissen *ex cathedra* tradiert, interpretiert und disputiert wurde, galt bis in die Zeit der Aufklärung mehr als die eigene Beobachtung und Erfahrung. Diese Auffassung änderte sich mit der Verbreitung des systematischen klinischen Unterrichts am Krankenbett seit dem

18. Jahrhundert und mit der Einführung der experimentellen Praktika im Labor seit der zweiten Hälfte des 19. Jahrhunderts. Durch den enormen Erfolg der Naturwissenschaften wurde der aus eigener Anschauung und Erfahrung neues Wissen schaffende Forscher zum paradigmatischen Typus auch der ärztlichen Ausbildung. Dieser Wandel betrifft auch die Vorlesung, weil von den Dozierenden jetzt mehr erwartet wird, als Erkenntnisse einfach nur vorzutragen. Vielmehr sollen sie auch zeigen, wie sie zu diesen Erkenntnissen gelangt sind, d.h. die Vorlesung wird zu einer Demonstration, einer „Aufführung" des wissenschaftlichen Erkenntnisprozesses selbst [133]. Von den Studierenden wurde darüber hinaus erwartet, dass sie die im Labor erlernten wissenschaftlichen Methoden auch auf ihre Tätigkeit am Krankenbett übertragen. Daher musste ihnen möglichst viel Gelegenheit zu eigener praktischer Erfahrung gegeben werden. Dieser Anspruch scheiterte allerdings bereits nach wenigen Jahrzehnten an der rasch zunehmenden Zahl von Studierenden, die sich allein in den Jahren zwischen 1870 und 1890 verdreifachten [28]. Aus Kapazitätsgründen verdrängte daher zunehmend die klinische Hauptvorlesung den Unterricht am Krankenbett und damit auch die Möglichkeit für die Studierenden, selbst Hand an die Kranken zu legen und eigene praktische Erfahrungen zum Ausgangspunkt ihres Lernens zu machen. Die negativen Auswirkungen dieser Veränderung auf die Qualität der ärztlichen Ausbildung wurden zwar immer wieder und teilweise sehr kontrovers diskutiert; die Hauptvorlesung durch den Ordinarius, deren Besuch schließlich obligatorisch vorgeschrieben wurde, blieb aber dennoch bis in die Bestallungsordnung von 1953 hinein die tragende Säule des Medizinstudiums [182].

Erst die Approbationsordnung von 1970, mit der das Studium umfassend reformiert und insgesamt praxisorientierter werden sollte, brachte eine grundlegende Veränderung in der Gewichtung der Lehrmethoden. Unterricht in kleinen Gruppen und die Unterweisung am kranken Menschen wurden stärker betont. Zudem sollte die traditionelle Ausrichtung der Inhalte an der fachspezifischen Systematik zugunsten einer gegenstandsbezogenen Struktur aufgegeben werden. Stärker noch als diese didaktischen und inhaltlichen Veränderungen wirkte sich aber die Reform des Prüfungswesens aus: Durch das jetzt zentral vom damals neu geschaffenen Institut für Medizinische und Pharmazeutische Prüfungsfragen (IMPP) organisierte Staatsexamen verlor die Kenntnis der Lehrmeinung der Dozierenden vor Ort an Relevanz für die Studierenden, sodass die Vorlesung, deren Besuch zudem nicht mehr verpflichtend war, weiter an Attraktivität verlor [182]. Gleichzeitig stellten allerdings erneut die ansteigenden Studierendenzahlen ein Problem für die Umsetzung der vorgesehenen Unterrichtsgestaltung dar. Als Reaktion auf diese Entwicklung wurde die Rolle der Vorlesung mit der zweiten Novellierung der Approbationsordnung von 1978 wieder gestärkt. Den Fakultäten war es jetzt wieder möglich, Pflichtvorlesungen einzuführen. Auch mit der vierten Novellierung der Approbationsordnung von 1982 wurde die zentrale Rolle der Vorlesung für das Medizinstudium bekräftigt:

„Der Vorlesung kommt für den Unterricht entscheidende Bedeutung zu. Durch sie werden die Grundlagen vermittelt, auf denen praktische Übungen und Kurse aufbauen." (zit. n. [182] S. 550)

Der Text der neunten Novellierung der Approbationsordnung von 2002 ist hinsichtlich der Gewichtung der verschiedenen Unterrichtsformen dann wieder weniger eindeutig. Dort heißt es, dass „neben Vorlesungen insbesondere praktische Übungen und Seminare" durchgeführt werden sollen und darüber hinaus weitere Unterrichtsformen, z.B. „gegenstandsbezogene Studiengruppen" vorzusehen sind (§ 2 Abs. 1 ÄApprO). Weiter wird ausgeführt, dass die anderen Unterrichtsveranstaltungen „durch systematische Vorlesungen vorbereitet und begleitet" werden. Auch im aktuellen Referentenentwurf für die anstehende Novellierung der Approbationsordnung werden „Vorlesungen, praktische Übungen und Seminare“ als Lehrveranstaltungen vorgeschrieben, darüber hinaus *kann* die Universität weitere Lehrveranstaltungen anbieten [22]. Eine eindeutige Gewichtung lässt sich aus diesen Ausführungen zwar nicht mehr entnehmen, allerdings wird die Vorlesung offensichtlich immer noch als ein zentrales Element insbesondere der systematischen Wissensvermittlung angesehen, denn weiter heißt es: „Die praktischen Übungen, die Seminare und das problemorientierte Lernen sind durch Vorlesungen oder angeleitetes Selbststudium systematisch vorzubereiten oder zu begleiten“ (§ 18 Abs. 2, Referentenentwurf der ÄApprO Stand November 2020). Ob sich die Rolle der Vorlesungen aber auf diese systematische Vorbereitung und Begleitung von anderen Lehrveranstaltungen beschränken sollte oder ob sie darüber hinaus noch zu anderen Zwecken eingesetzt werden kann, geht aus der Approbationsordnung nicht eindeutig hervor. Insgesamt wird in den aktuellen Entwürfen der Approbationsordnung noch deutlicher als in den vorangegangenen Fassungen der fächerübergreifende, problemorientierte und vor allem praktische Unterricht betont, sodass die Lesart naheliegt, interaktive, erfahrungsorientierte Lehrformen im Curriculum stärker zu gewichten.

Die kurze historische Skizze zeigt vor allem, dass es bis in die jüngste Zeit hinein meist keine didaktischen Gründe waren, die dazu führten, der Vorlesung einen so prominenten Platz im Medizinstudium – wie übrigens auch in anderen Studiengängen – zuzuweisen. Vielmehr waren dafür hauptsächlich die organisatorischen Notwendigkeiten der Massenuniversität verantwortlich. Bis heute haben die deutschen Fakultäten im internationalen Vergleich sehr große Studierendenzahlen, sodass der Gedanke an die Vorlesung, als einer für die Unterweisung großer Gruppen besonders geeigneten Lehrform, vielleicht naheliegend ist. Damit die Vorlesung allerdings mehr sein kann als eine organisatorische Notlösung, ist eine Reflexion auf ihre didaktischen Aspekte notwendig.

Didaktische Aspekte

Von allen Lehrformen scheint die Vorlesung, zumindest in ihrer klassischen Form, am meisten dem Prinzip der Instruktion zu entsprechen [3]: Sie ist ganz auf die Lehrperson zentriert, die die Themenauswahl, die Gliederung, Gewichtung und Bewertung der Inhalte sowie die Form ihrer Darstellung bestimmt. Die Aktivität der Lernenden dagegen ist – das legt bereits die architektonische Gestaltung der Hörsäle nahe – hauptsächlich auf das Zuhören beschränkt [100]. Die Studierenden müssen somit dem Gedankengang der Lehrperson, ihrer Strukturierung und ihrem Tempo folgen. Diese Konstellation erscheint gleich in mehrfacher Hinsicht als ungünstig und führt oft dazu, den didaktischen Wert der Vorlesung grundsätzlich in Frage zu stellen [190]. Allerdings zeigt ein genauerer Blick, dass diese pauschale Abwertung der Vorlesung, die häufig mit dem ebenso pauschalen Hinweis auf die Bedeutung von „aktivem“ Lernen begründet wird, nicht gerechtfertigt ist. Entscheidend ist vielmehr, wie den verschiedenen didaktischen Herausforderungen dieses Lehrformats begegnet wird und mit welcher Intention bzw. zu welchem Zweck die Vorlesung angeboten wird. Typische Probleme und Herausforderungen der Vorlesung sind vor allem die folgenden [192]:

- Das Vorwissen der Studierenden wird häufig nicht hinreichend aktiviert, z. B. weil versäumt wird, dazu insbesondere zu Beginn der Vorlesung entsprechende Gelegenheit zu geben.
- Die Informationsdichte ist häufig zu hoch, und zwar nicht nur, weil zu viele Inhalte in zu kurzer Zeit vermittelt werden („Ich muss ja mit meinem Stoff durchkommen“), sondern auch, weil die Kombination von Folienpräsentation und gesprochenem Text zu ei-

ner erhöhten Cognitive Load (s. Kap. 2.2.4) führen kann, z. B. aufgrund ungünstiger Visualisierung oder weil Folien zu viel Text enthalten. Die Studierenden beschäftigen sich dann eher mit der Frage, ob sie dem Geschriebenen oder dem Gesprochenen folgen sollen, als mit den Inhalten.

- Die Aufmerksamkeit der Studierenden lässt leicht nach, z. B. wenn sie den Vortrag zu wenig ansprechend finden oder dem Vortrag nicht immer folgen können und dann für Ablenkungen (Smartphone etc.) oder gedankliches Abschweifen („Tagträumen“) anfälliger sind [237].
- Wenn die Vorlesung für sich steht und nicht von anderen Lehrveranstaltungen begleitet wird, in denen eine aktive, vertiefende Auseinandersetzung mit deren Inhalten stattfindet, haben die Studierenden häufig keinen Anreiz, sich über den Besuch der Vorlesung hinaus nachhaltig mit dem Stoff auseinanderzusetzen. Während der Vorlesung selbst besteht dazu häufig keine Gelegenheit, weil die verfügbare Zeit primär auf die Darbietung von Inhalten verwandt wird.
- Schließlich beeinflussen auch begleitende Prüfungen ob, was und wie durch Vorlesungen gelernt wird: Dient die Vorlesung in erster Linie dazu, die wesentlichen Prüfungsinhalte zu vermitteln, dann ist eine vertiefte Auseinandersetzung mit den Inhalten nur dann zu erwarten, wenn die Prüfung diese auch einfordert (im Sinne eines Constructive Alignment) und nicht etwa nur die Wiedergabe von Faktenwissen, das durch kurzfristiges Prüfungslernen unmittelbar vor der Klausur schnell erworben und dann allerdings ebenso schnell wieder vergessen wird [128].

Vor diesem Hintergrund erscheint die seit vielen Jahren immer wieder vorgebrachte grundsätzliche Kritik an der Vorlesung zunächst nachvollziehbar. Allerdings zeigt die Darstellung zugleich auch, dass alle hier benannten Herausforderungen eher auf eine unzureichende methodisch-didaktische Umsetzung zurückzuführen sind und weniger auf die Lehrform Vorlesung an sich. Denn für alle der genannten Punkte lassen sich größtenteils sogar einfach zu realisierende Lösungen benennen, die die Vorlesung effektiver machen, wie Tabelle 4-1 verdeutlicht.

Von der Vorlesung zur Präsentation

Neben diesen allgemeinen Überlegungen ist es für die didaktische Reflexion der Vor- und Nachteile von Vorlesungen wichtig, sich vom traditionellen Begriff „Vorlesung“ zu lösen. Denn in der ärztlichen Ausbildung wird man in aller Regel keine Vorlesungen im eigentlichen Sinn finden (bei denen ein vorformulierter Text vorgetragen wird), sondern mehrheitlich visuell unterstützte Präsentationen, in die häufig zusätzlich – oder manchmal auch anstelle visueller Medien – Demonstrationen z. B. in Gestalt von naturwissenschaftlichen Experimenten, anatomischen Präparaten oder Patientinnen und Patienten integriert sind. Überlegungen, wie diese Präsentationen didaktisch und methodisch optimiert werden können, müssen diesen multimodalen Charakter berücksichtigen [133]. Es reicht also nicht aus, lediglich darüber nachzudenken, wie die Präsentation inhaltlich aufgebaut und strukturiert wird oder wie die Präsentationsfolien am besten gestaltet werden. Es kommt vielmehr darauf an, die verschiedenen Ebenen einer Präsentation zwar zunächst jeweils für sich, dann aber auch in ihrer wechselseitigen Beziehung und Beeinflussung zu verstehen. Naheliegend ist z. B. die Unterscheidung der drei Modalitäten sprachlich, visuell und performativ [72]:

- Der sprachliche Modus bezieht sich auf die gesprochene Sprache. Hier geht es z. B. um die Verständlichkeit, aber auch die Präzision des sprachlichen Ausdrucks und die Angemessenheit der Sprache für die Zielgruppe der Präsentation (z. B. die Ausgewogenheit von Alltags- und Fachsprache).

Tabelle 4-1: Herausforderungen der Vorlesung und mögliche Lösungen (nach [46], [192]).

Herausforderung	Lösungsmöglichkeiten
Vorwissen wird nicht hinreichend aktiviert (vgl. Kap. 2.2.2)	Vorwissen in der Einstiegsphase aktivieren (weitere Beispiele siehe Werkzeugkasten 3): • **Epitom:** Mit diesem Begriff werden die Kernaussagen oder -fragen eines bestimmten Inhaltsbereichs bezeichnet (die übrig bleiben, wenn alles andere „weggeschnitten" wird) [188]. In einer Vorlesung über typische Formen von wissenschaftlichen Studien in der Medizin könnten die Studierenden z. B. zum Einstieg die Frage beantworten müssen, wie man am besten herausfinden könnte, wo sich die meisten Personen in Deutschland mit dem SARS-CoV-2-Virus anstecken. • **Advance Organizer:** Der Advance Organizer sollte im Sinne einer Einführung oder auch nur Überschrift auf die folgenden Inhalte vorbereiten, für die er einen Rahmen oder ein Gerüst bietet. Er muss dazu auf einem höheren Abstraktionsniveau formuliert sein als die eigentlichen Inhalte. Beispiel: „In der heutigen Vorlesung lernen Sie drei verschiedene Methoden für X kennen."
Cognitive Load ist zu groß (vgl. Tabelle 4-2)	**Ressourcensparende Darstellung:** • Reduktion der Textmenge auf Folien: kein Fließtext, nur Stichwörter, logische Zusammenhänge durch Visualisierung verdeutlichen. • Bezug zwischen gesprochenem Wort und Foliendarstellung verdeutlichen: z. B. Einsatz von Laser-Pointer oder Mauszeiger, schrittweises Einblenden von Aufzählungen. • Reduktion irrelevanter Inhalte: Visualisierung, Illustrationen, Anekdoten, Humor sollten sich immer auf die Inhalte beziehen (z. B. als Eselsbrücken), ansonsten lenken sie vom Inhalt ab.
Studierende nehmen eine passive Haltung ein, sind abgelenkt	**Aktivierende Elemente:** • Regelmäßig Zwischenfragen z. B. mittels Audience-Response-Systemen beantworten lassen. • Murmelgruppen („Buzz-Groups"): Interaktion der Zuhörer untereinander. Eine Frage wird für kurze Zeit (z. B. 1-2 Minuten) von jeweils 2 (oder mehr) Banknachbarn diskutiert (dabei beginnt der Hörsaal zu „summen"; engl.: to buzz). Anschließend können Antworten bzw. Kommentare und Rückfragen gesammelt oder eine Abstimmung durchgeführt werden.
Studierende setzen sich nicht vertieft mit den Inhalten auseinander	Nachbereitung fördern durch: • Gezielte **Nachbereitungsaufgaben,** die den Einsatz von Tiefenlernstrategien (vgl. Kap. 2.4.2) und die Entwicklung von Metakognitionen (vgl. Kap. 2.3) fördern. • **Prüfungen,** in denen Verständnis, Transfer und Anwendung von Wissen verlangt wird und nicht nur Faktenwissen reproduziert werden muss (vgl. Kap. 5).

- Der visuelle Modus bezieht sich auf die Gestaltung der projizierten Folien. Formal lassen sich hier unterschiedliche Typen unterscheiden, z. B. reine Textfolien, Bildfolien und Mischfolien. Diese Unterscheidung ist insofern sinnvoll, als die visuell dargebotenen Elemente unterschiedlich wahrgenommen und verarbeitet werden, woraus sowohl positive als auch negative Folgen für das Lernen resultieren können (s. Tabelle 4-2).
- Der performative Modus schließlich bezieht sich auf alle diejenigen Aspekte, die sich erst bei der „Aufführung" der Präsentation wahrnehmen lassen. Dazu gehören körperbezogene Aspekte der präsentierenden Person, v. a. ihr Stand und ihre Position im Raum, ihre Mimik und Gestik, der Blickkontakt und die Interaktion mit dem Publikum, aber auch der von ihr gestaltete zeitliche Ablauf und die Animation der Präsentation.

Die Wirkung dieser verschiedenen Modalitäten für sich, aber auch ihr Zusammenspiel im Rahmen einer Vorlesung/Präsentation sind bislang wenig systematisch untersucht worden. Die meisten und besten Erkenntnisse stammen aus experimentellen Studien zu multimedialen Lernumgebungen – also nicht aus Untersuchungen zu Vorlesungen in Präsenz –, die in Tabelle 4-2 zusammengefasst sind. Die auf ihrer Grundlage entwickelte Kognitive Theorie des Multimedialen Lernens nimmt unmittelbaren Bezug auf die Erkenntnisse der Cognitive Load Theory (vgl. Kap. 2.2.4).

Viele dieser Erkenntnisse lassen sich auch auf in Präsenz im Hörsaal dargebotene Präsentationen übertragen, weil die Erkenntnisse der Cognitive Load Theory natürlich auch hier gelten. Das gilt insbesondere für die Prinzipien zur Reduktion aufgabenfremder Belastungen. Aber auch aus der Evidenz zu den anderen Prinzipien lassen sich plausible Schlussfolgerungen für die Vorlesungssituation im Hörsaal ziehen. Das zeigt unter anderem eine Studie, die an der Universität in Gießen durchgeführt wurde und bei der die verschiedenen Modalitäten einer Präsentation systematisch variiert wurden (z. B. Vortrag ohne Nutzung von Präsentationssoftware vs. Vortrag mit Bildfolien vs. Vortrag mit Textfolien). Als wichtigstes Ergebnis ergab sich dabei, dass eine Präsentation insbesondere dann erfolgreich ist (im Sinne des Lernerfolgs, aber auch im Hinblick auf die Akzeptanz durch das Publikum), wenn die sprachliche und visuelle Ebene durch die präsentierende Person performativ eng verzahnt werden z. B. durch sprachliche Hinweise, Zeigegesten oder den schrittweisen Aufbau von Folien [72]. Weitere eher allgemeine Aspekte, die starken Einfluss auf den Lernerfolg von Studierenden in Vorlesungen haben sind die sprachliche Klarheit und Verständlichkeit, sowie überhaupt die sprachlich-rhetorischen Fähigkeiten der Dozierenden. Dazu gehören z. B. die Modulation, angemessene Lautstärke und Geschwindigkeit, eine gute Artikulation usw. Schließlich wirkt sich auch die wahrgenommene Motivation der Dozierenden auf den Lernerfolg der Studierenden aus [210].

Damit wird deutlich, dass der Erfolg einer Vorlesung trotz aller Multimedialität und interaktiven Elemente stark von der präsentierenden Person abhängt, woraus sich weitere wichtige didaktische Aspekte ergeben. So wird der oder die Dozierende immer auch als ein Vorbild dafür wahrgenommen, wie mit den vermittelten Inhalten zu verfahren ist. Wie wichtig sind die Inhalte, z. B. im Hinblick auf die Praxis, wie interessant findet sie die vortragende Person selbst, welche Akzente oder Schwerpunkte setzt sie, welche Fragen stellen sich ihr, welche Schwierigkeiten und Probleme nimmt sie wahr? Aber auch über den Inhaltbezug hinaus werden die Dozierenden als Rollenmodelle wahrgenommen, z. B. im Hinblick auf ihren Habitus insgesamt, auf ihren Umgang mit Fragen und Kommentaren von Studierenden, die dabei deutlich werdende Nähe und Distanz, aber natürlich auch bezüglich ihres Umgangs mit Kranken in klinischen Vorlesungen. Diese Aspekte stehen zwar in Unterrichtsformaten, in denen ein noch unmittelbarerer Kontakt zwischen Dozierenden und Studierenden gegeben ist – z. B.

Tabelle 4-2: Prinzipien des multimedialen Lernens [145].

1. Aufgabenfremde Belastungen reduzieren (vgl. „Extraneous Load“ im Sinne der Cognitive Load Theory)	
a. Kohärenz	Interessante, aber für das Verständnis und den Wissenserwerb unnötige Elemente („verführerische Details“) sollten vermieden werden. Wird ein Element (Bild, Wort, Symbol, Klang, Musik, Video aber auch Anekdote, Witz etc.) der Präsentation vor allem hinzugefügt, um sie – ohne inhaltlichen Bezug – interessanter zu machen, dann besteht die Gefahr, dass damit das Lernen nicht erleichtert, sondern erschwert wird.
b. Signale	Verbale und visuelle Hinweise (Signale) auf besonders wichtige Aspekte und die Struktur der Materialien erleichtern das Lernen. Verbale Hinweise sind z. B. gesprochene oder geschriebene einführende Zusammenfassungen oder Überschriften, strukturierende Worte wie „Erstens ..., zweitens ..., drittens ...“ sowie das besondere Betonen von Schlüsselbegriffen. Visuelle Signale sind z. B. die grafische Anordnung von Elementen (Matrix, Flussdiagramm etc.), typografische Hervorhebungen (Fettdruck, andere Schriftfarbe etc.), Animationseffekte (z. B. Erscheinen) oder auch Zeigegesten (körpersprachlich oder technisch vermittelt, z. B. mit dem Laserpointer).
c. Redundanz durch verschiedene Modalitäten	Bei grafischen Darstellungen (z. B. Bildern, Diagrammen), die durch gesprochenen Text erläutert werden, sollte möglichst kein zusätzlicher geschriebener Text eingesetzt werden (weil der geschriebene und der gesprochene Text um die gleichen kognitiven Ressourcen konkurrieren). Ausnahmen gelten für einzelne, den Lernenden unvertraute Worte (Fachbegriffe, Fremdwörter etc.). Reine Textfolien (z. B. Aufzählungen) sollten sich aus dem gleichen Grund immer auf unverzichtbare Stichworte beschränken und keine ganzen Sätze enthalten.
d. Räumliche bzw. zeitliche Nähe	**Räumlich:** Begriffe, die Bestandteile einer Grafik erläutern oder bezeichnen sollten in unmittelbare Nähe zu dem visuellen Element platziert werden, auf das sie sich beziehen und nicht etwa in einer separaten Legende, die sich unterhalb der Grafik oder am Rand befindet. Damit wird der Suchaufwand reduziert und die Verbindung von visueller und verbaler Repräsentation unterstützt. **Zeitlich:** Gesprochener Text, der visuelle Elemente erläutert (z. B. Animationen, Videos) sollte gleichzeitig mit diesen präsentiert werden (und nicht etwa nacheinander). Das ist besonders wichtig, wenn die Animation oder das Video länger als nur wenige Sekunden dauern.
2. Intrinsische Verarbeitung optimieren (vgl. „Intrinsic Load“)	
a. Segmentierung	Wann immer es möglich ist, sollten größere Lerneinheiten in kürzere Abschnitte aufgeteilt werden, die die Lernenden in ihrem eigenen Tempo bearbeiten können. In Präsenzvorlesungen lässt sich das kaum realisieren, allerdings fördern auch hier zwischengeschaltete Pausen im Vortragsfluss (z. B. Fragen, Buzz-Groups etc.) die kognitive Verarbeitung der neuen Inhalte.

Tabelle 4-2: Fortsetzung

b. Vorbereitung	Insbesondere komplexe Zusammenhänge, z. B. (patho-)physiologische oder biochemische Abläufe können nur dann gut verarbeitet und verstanden werden, wenn die Lernenden bereits mit den dazu notwendigen Begriffen oder Konzepten vertraut sind (ansonsten müssen sie nicht nur eine mentale Repräsentation des aktuellen Inhalts aufbauen, sondern auch seine einzelnen Bausteine bewusst verarbeiten, was die kognitive Kapazität leicht überfordert). Die Vorbereitung kann z. B. online durch einführende Animationen, Arbeitsblätter, Skripte oder Tests geschehen.
c. Modalität	Auch die intrinsische Last kann durch die Kombination verschiedener Modalitäten (Abbildung und gesprochener Text statt Abbildung und geschriebener Text) optimiert werden. Vgl. 1c.
3. Lernstrategien optimieren (vgl. „Germane Load")	
a. Personalisieren, Umgangssprache	Die direkte Ansprache der Zuhörer („Ihre/Deine Lunge ..." statt „Die Lunge ...", „Sie/Wir sehen auf der nächste Folie ..." statt „Die nächste Folie zeigt ...") und der Gebrauch von Umgangssprache erleichtern das Lernen, weil sie das Gefühl der sozialen Einbindung erhöhen [165]. Das gilt vor allem für Distanzlernen z. B. bei aufgezeichneten Vorlesungen.
b. Lebendige, angenehme Stimme	Für Multimedia-Umgebungen konnte gezeigt werden, dass das Lernen durch angenehm empfundene, menschliche – im Vergleich zu computergenerierten – Stimmen erleichtert wird. Durch technische Fortschritte könnten diese Unterschiede allerdings zukünftig eine geringere Rolle spielen oder auch verschwinden. Ob, wann und unter welchen Bedingungen eine menschliche Stimme von welcher Person als angenehm empfunden wird, wird allerdings von sehr vielen Variablen beeinflusst [180].
c. Körperlichkeit	Wenn die Lehrperson in einem Lehrvideo zu sehen ist, dann wird das Lernen erleichtert, wenn sie sich instruktionsförderlich bewegt, d. h. beispielsweise allgemeine oder spezifische Zeigegesten macht. Ein einfaches Foto der Lehrperson dagegen hat eher ungünstige Einflüsse. Auch dieses Prinzip erklärt sich wieder aus dem Wunsch nach sozialer Einbindung (s. oben). Körperlichkeit wird u. a. durch folgende Verhaltensweisen vermittelt: Die Person zeigt Gestik und Körperbewegungen während sie erklärt (und steht nicht einfach nur unbeweglich im Bild (bzw. im Raum); sie zeichnet während sie erklärt (und erklärt nicht nur eine bereits fertige Grafik); sie hält Blickkontakt während des Erklärens; sie ist während einer Handlung oder während sie zeichnet aus der Ich-Perspektive zu sehen (und nicht aus der einer beobachtenden Person).
d. Immersion	3D Virtual Reality führt nicht unbedingt zu besseren Lernergebnissen als eine 2D-Präsentation. Das liegt vermutlich daran, dass die „verführerischen Details" (vgl. 1a) der 3D-Lernumgebung eher von den Inhalten ablenken und damit die aufgabenfremde Last erhöhen.
e. Tiefenlernen	Lernen wird erleichtert, wenn die Lernenden als Bestandteil der Instruktion, d. h. während der Vorlesung oder während eines Videos dazu aufgefordert werden, Tiefenlernstrategien einzusetzen. Wichtige Strategien sind u. a. die vorangegangenen Inhalte in eigenen Worten zusammenzufassen, Concept-/Mind-Maps anzufertigen, Inhalte durch eine Zeichnung zu visualisieren, Testfragen zu beantworten oder bestimmte Sachverhalte oder Entscheidungen begründen zu müssen (Selbst-Erklärungen).

beim Unterricht am kranken Menschen – sicherlich noch stärker im Vordergrund, andererseits sind die Dozierenden in der Vorlesung aufgrund ihrer herausgehobenen Rolle besonders stark unter Beobachtung. Sie müssen sich diese Konstellation daher zu Nutze machen, zumal sie ihre Rolle ja meist aufgrund ihrer Expertise für einen bestimmten Bereich übernommen oder zugeschrieben bekommen haben. Dozierende müssen sich bewusst machen, dass sie aufgrund der beschriebenen Charakteristika der Vorlesung als Person besonders exponiert sind und entsprechend wahrgenommen werden. Das Engagement, mit dem sie die Vorlesung halten, ihr inhaltliches Interesse und ihre berufliche Motivation sind bedeutende Motivationsfaktoren für die Studierenden. Eine Vorlesung wirkt, wie die angeführten Forschungsergebnisse zeigen, gerade auch durch die vortragende Person, welche die Zuhörer mitreißen oder langweilen kann, womit sie ihrem Thema nutzt oder schadet.

Insgesamt gilt also, dass die Frage, wie effektiv eine Vorlesung bzw. eine Präsentation ist, vor allem von ihrer Umsetzung abhängt, davon also, wie gut sie gemacht ist [192]. Gut gemacht ist sie dann, wenn sie die Studierenden dazu bringt bzw. sie dazu anregt, sich intensiv („tief") mit den Inhalten auseinanderzusetzen, was durch die hier geschilderten Prinzipien gefördert werden kann. Formatbedingt kommt es dabei mehr als bei anderen Lehrformen auf die Lehrperson an, die nicht nur über die notwendige inhaltliche Expertise verfügen muss, sondern auch über das entsprechende didaktische und methodische Know-how sowie eine studentenzentrierte Einstellung. Die Frage nämlich, ob in einer Vorlesung aktivierende Methoden eingesetzt werden, die die Studierenden zum Tiefenlernen anregen, hängt auch vom Lehransatz der Dozierenden ab. Sehen diese ihre Aufgabe eher in der Vermittlung von Inhalten – eine Haltung, die in der Medizin und den Naturwissenschaften häufiger anzutreffen ist – und weniger darin, das selbständige Lernen der Studierenden zu unterstützen, dann setzen sie auch seltener aktivierende Methoden in der Vorlesung ein [198]. Aus Sicht der Studierenden ist aber eine wenig aktivierende, langweilige Gestaltung ein wichtiger Grund dafür, Vorlesungen nicht zu besuchen, während eine gute Lehrqualität sie umgekehrt zu einer Teilnahme motiviert [23].

Inhaltliche Aspekte

Aus den didaktischen Charakteristika der Vorlesung (Zentrierung auf die vortragende Person, eingeschränkte Aktivität der Studierenden) ergibt sich bereits, dass die Vorlesung kaum die Methode der Wahl ist, um wirklich umfassendes und tiefgründiges Wissen zu vermitteln ([142], [190]). Sie eignet sich eher dazu,

- durch einen anregenden Vortragsstil Studierende auf Gegenstände neugierig zu machen und zum Lernen anzuregen;
- Herangehensweisen an typische medizinische Probleme zu modellieren;
- Hintergrundwissen zu vermitteln, das anderweitig nicht zugänglich ist;
- anspruchsvolles theoretisches Wissen auf den Ausbildungsstand und die Bedürfnisse der Studierenden zuzuschneiden und aufzubereiten, falls dies nicht besser durch eine andere Lehrmethode oder ein Lehrbuch erreicht werden kann;
- aktuelle Erkenntnisse zu vermitteln, die anderweitig noch nicht zugänglich sind;
- die Systematik eines Fachs oder eines Ausbildungsprogramms zugänglich zu machen und den Weg aufzuzeigen, wie mit bestimmten Materialien (Lehrbüchern, Fachartikeln, etc.) umzugehen ist;
- eigene Standpunkte oder Forschungsarbeiten zum Thema herauszustellen;
- Überblick zu verschaffen, Akzente zu setzen, Komplexes zu vereinfachen, Anwendung zu demonstrieren etc.

Insgesamt hat die Vorlesung im Repertoire der verschiedenen Lehrmethoden also durchaus ihren Platz. Wichtig ist nur, sich auf ihre didaktischen Charakteristika zu besinnen und sie nicht als eine Notlösung zu missbrauchen, weil andere Lehrformen möglicherweise zu aufwendig zu organisieren sind.

4.2.2 Vorlesungsaufzeichnungen

Nicht erst seit der Corona-Pandemie sind digitale Aufzeichnungen von Vorlesungen (Podcasts) an vielen Fakultäten weit verbreitet. Der technische Aufwand hat sich dabei in den letzten Jahren deutlich reduziert. In vielen Hörsälen sind fest installierte, weitgehend automatisierte Aufzeichnungssysteme vorhanden, die es in der Regel ermöglichen, sowohl die Präsentationsfolien als auch eine Ton- und Bildspur aufzuzeichnen – neben den eingesetzten Medien ist somit auch die vortragende Person zu hören und zu sehen. Die aufgezeichneten Dateien werden häufig direkt auf einen Streamingserver hochgeladen, sodass sie dann anschließend sehr einfach auf einer digitalen Lernplattform zur Verfügung gestellt werden und auch in digitale Lernumgebungen eingebunden werden können.

Aus Sicht der Studierenden haben Vorlesungsaufzeichnungen viele Vorteile ([164], [241]): Sie leisten einen wichtigen Beitrag zur Barrierefreiheit, weil fremdsprachige Studierende oder Studierende mit Lernschwierigkeiten etwa aufgrund von Hör- oder Sehminderung durch Podcasts besser am Unterricht partizipieren können. Inhaltliche Unklarheiten oder Verständnisprobleme, die während der Vorlesung auftreten, lassen sich durch die Aufzeichnung nochmals nachvollziehen und klären. Wenn die Podcasts zusätzlich zum Vorlesungsbesuch z. B. zur gezielten Nachbereitung genutzt werden, dann können sie zu einem vertieften inhaltlichen Verständnis beitragen. Manche Studierende nutzen sie aber auch als Ersatz für den Vorlesungsbesuch, z. B. weil sie aufgrund familiärer oder anderer Verpflichtungen in ihrer Zeitplanung eingeschränkt sind. Insgesamt leisten Vorlesungsaufzeichnungen also einen Beitrag zur Individualisierung des Lernens, weil sie die Studierenden unabhängiger von zeitlichen und örtlichen Vorgaben machen.

Diese positive Bewertung von Vorlesungspodcasts durch die Studierenden wird von den Lehrenden nicht unbedingt geteilt ([160], [241]). So ergeben sich für sie zum einen eine Reihe von juristischen Fragen z. B. hinsichtlich des Datenschutzes, des Urheberrechts – etwa bei Verwendung von Abbildungen aus Lehrbüchern auf Präsentationsfolien oder im Hinblick auf die weitere Verwendung der Aufzeichnungen. Zum anderen wird häufig die Befürchtung geäußert, dass die Verfügbarkeit von Vorlesungspodcasts negative Auswirkungen auf den Vorlesungsbesuch und damit auch auf das Lernen der Studierenden habe. Übersichtsarbeiten zeigen diesbezüglich, dass es nicht die Verfügbarkeit von Aufzeichnungen an sich ist, die sich negativ auf den Vorlesungsbesuch bzw. den Lernerfolg der Studierenden auswirkt, sondern dass dieser Zusammenhang moderiert wird von Variablen wie der wahrgenommenen Attraktivität der jeweiligen Vorlesung auf der einen Seite und Variablen im Lernverhalten der Studierenden auf der anderen Seite [164]. Denn auch die Studierenden finden in Präsenz gehaltene und besuchte Vorlesungen grundsätzlich attraktiver als Vorlesungsaufzeichnungen, gleichzeitig wägen sie aber sehr genau ab, ob sich der Besuch einer Vorlesung lohnt, wenn gleichzeitig Aufzeichnungen angeboten werden. Bietet aus Sicht der Studierenden der Vorlesungsbesuch keinen Mehrwert, weil z. B. die Inhalte ebenso gut mit einem Skript oder Buch oder eben einer Aufzeichnung gelernt werden können, dann steigt die Wahrscheinlichkeit, dass sie der Vorlesung fernbleiben. Das gilt insbesondere für solche Studierende, die z. B. aufgrund eines weiter entfernten Wohnorts nur mit größerem Aufwand Vorlesungen besuchen können. Vorlesungsaufzeichnungen führen also nicht zwangsläufig zu einem geringeren Vorlesungsbesuch, werden aber als eine Variable in die diesbezügliche Abwägung der Studierenden mit einbezogen. Erleben Lehrende daher einen Schwund des Vorlesungsbesuchs, den sie auf die Einführung von Vorlesungsaufzeichnungen zurückführen, dann sollte unbedingt eine klärende Evaluation mit den Studierenden stattfinden, um die tatsächlichen Gründe für die abnehmende Resonanz näher zu beleuchten.

Ob Lehrende Vorlesungsaufzeichnungen positiv bewerten, hängt darüber hinaus auch von ihrer Einstellung zum Lehren ab. Lehrende, die eher eine studierendenzentrierte Einstellung haben und eher meinen, dass Studierende sich die Inhalte selbst aktiv erarbeiten müssen, bewerten Vorlesungsaufzeichnungen positiver als Lehrende, die meinen, sie müssten in erster Linie Wissen vermitteln [160].

Obwohl Vorlesungsaufzeichnungen bereits seit vielen Jahren in Gebrauch sind, wird die Frage, wie sie zum Lehren und Lernen am besten eingesetzt werden und welchen Nutzen sie gegebenenfalls haben erst in jüngster Zeit systematisch untersucht. Dabei zeigt sich – wenig überraschend –, dass pauschale Aussagen über die Wirkung von Vorlesungsaufzeichnungen nicht möglich sind, sondern dass diese von einer ganzen Reihe von Variablen beeinflusst wird.

Wenig erstaunlich ist, dass Studierende, die sowohl die Vorlesung besuchen als auch zusätzlich die Aufzeichnungen benutzen, bessere Studienleistungen zeigen, als Studierende, die nur das eine oder andere tun (wobei der Vorlesungsbesuch allein gute Leistungen besser vorhersagt als die alleinige Verwendung der Aufzeichnungen). Das gilt vor allem für Studienanfänger, was damit zusammenhängen könnte, dass diese zum einen weniger gut selbstreguliert lernen können und daher von stärker strukturierten Lernumgebungen mehr profitieren. Zum anderen könnte es aber auch sein, dass die in Vorlesungen dargebotenen Inhalte für den Lernerfolg zu Studienbeginn eine größere Rolle spielen als im weiteren Verlauf, wenn es eher um die Anwendung von Wissen und das Lösen komplexerer Probleme geht [159].

Das Nutzungsverhalten unterscheidet sich aber auch zwischen leistungsstärkeren und leistungsschwächeren Studierenden [161]: Studierende mit besseren Studienleistungen nutzen Aufzeichnungen öfter zusätzlich zum Vorlesungsbesuch, während Studierende mit schlechteren Leistungen Aufzeichnungen häufiger als Ersatz für den Vorlesungsbesuch benutzen. Ein besonderes Problem sind dabei Studierende, die Vorlesungen deshalb nicht besuchen, weil sie zu einem anderen Zeitpunkt auf die Aufzeichnungen zurückgreifen wollen, dies dann aber tatsächlich nicht tun. Bei diesen Studierenden zeigen sich vermeintlich negative Auswirkungen von Vorlesungspodcasts, was allerdings weniger mit deren Verfügbarkeit, sondern mit deren fehlenden Nutzung aufgrund eines problematischen Studierverhaltens zusammenhängt. Außerdem zeigt sich, dass Studierende mit besseren Leistungen Podcasts häufig gezielt nutzen und sich nur bestimmte, etwa besonders anspruchsvolle Abschnitte anschauen, in Verbindung mit anderen Lernmaterialien, z.B. Skripten oder eigenen Notizen. Studierende mit schlechteren Leistungen dagegen neigen eher dazu, die gesamte Aufzeichnung mehrfach am Stück anzuschauen, was wenig effektiv ist. Eine Vorlesungsaufzeichnung in Gänze anzuschauen ist wohl nur dann hilfreich, wenn die Vorlesung tatsächlich nicht besucht wurde, ansonsten fördert die gezielte und selektive Nutzung, z.B. um wichtige bzw. komplexe Inhalte zu wiederholen eher den Lernerfolg. Ein Grund für das unterschiedliche Nutzungsverhalten könnte in verschiedenen Lernstrategien begründet sein: Studierende, die eine Tiefenorientierung beim Lernen zeigen nutzen die Aufzeichnungen eher, um ihr Wissen zu konsolidieren und zu vervollständigen, während Studierende, die eine Oberflächenorientierung zeigen, Vorlesungen eher seltener besuchen und Aufzeichnungen dann eher als Ersatz benutzen [242].

Diese Erkenntnisse legen nahe, dass sowohl die Lehrenden als auch die Studierenden von einem besseren Verständnis profitieren, wie Vorlesungsaufzeichnungen eingesetzt bzw. genutzt werden sollten. Dementsprechend sollten Qualifikationsangebote für Lehrende explizit nicht nur auf die Gestaltung von Vorlesungen an sich, sondern auch auf den Einsatz von Vorlesungsaufzeichnungen eingehen. Studierende sollten ebenfalls angeleitet werden, wie sie für sich den besten Nutzen aus Vorlesungsaufzeichnungen ziehen können. Die wichtigsten Aspekte dazu sind in Tabelle 4-3 zusammengefasst.

4.2.3 Flipped Classroom

Das Konzept des „umgedrehten Lernens"

Befunde aus der kognitiven Psychologie (s. Kap. 2) zeigen, dass es für nachhaltiges Lernen, das zu flexibel einsetzbaren Kenntnissen und Fähigkeiten führen soll, vor allem auf die aktive Auseinandersetzung mit dem Lernstoff ankommt. Dies zusammen mit den typischen Herausforderungen von Vorlesungen, die genau dieses aktive Lernen erschweren, hat in den letzten Jahren dem Konzept des „umgedrehten Lernens" (Flipped oder Inverted Classroom) große Aufmerksamkeit beschert [227]. Umgedreht wird dabei das Setting des Lernens: Bei der klassischen Vorlesung wird die Instruktionsphase in Präsenz durchgeführt und die Vertiefung, z. B. mit Anwendungsbeispielen erfolgt dann im Selbststudium z. B. mittels Lehrbücher oder Skripten. Der Nachteil diese Anordnung besteht zum einen darin, dass die Präsenzvorlesung – wie dargelegt – nur sehr wenig auf die individuellen Lerndispositionen der Studierenden angepasst werden kann, da alle den Vorgaben der lehrenden Person folgen müssen. Zum anderen können während der Nachbereitung auftretende Fragen und Verständnisschwierigkeiten nicht ohne Weiteres und zeitnah geklärt werden, es sei denn die Lehrenden machen dazu entsprechende Angebote. Beim Flipped Classroom dagegen erfolgt die Instruktion bzw. das Aneignen der neuen Inhalte im Selbststudium, wozu z. B. von den Lehrenden erstellte Videos (Podcasts) benutzt werden oder einfach entsprechende Vorbereitungsliteratur. Die Präsenzzeit wird dann genutzt, um einerseits Verständnisfragen aus der Vorbereitung zu klären und andererseits das Wissen der Studierenden durch entsprechende Übungs- und Vertiefungsaufgaben zu festigen. Der große Vorteil dieser Anordnung liegt darin, dass die Studierenden durch die Anwesenheit der Lehrperson – und je nach Ausgestaltung auch zusätzlicher tutorierender Peers – direkte Ansprechpartner für etwaige Verständnisfragen haben und diese direkt klären können. Außerdem bekommt die vertiefte Auseinandersetzung in Präsenz mehr Gewicht und Verbindlichkeit und die Studierenden können Aufgaben auch gemeinsam bearbeiten, was im Hinblick auf die Lerneffizienz weitere Vorteile bietet (s. ICAP-Modell in Kap. 2.4.3). Angesichts dieser Vorteile ist es wenig erstaunlich, dass sich die Idee des Flipped Classroom in der Hochschullehre allgemein, aber auch in der medizinischen Ausbildung rasch verbreitet hat.

Trotz der aus lerntheoretischer Sicht unmittelbar einleuchtenden Vorteile kommt es – wie bei allen Lehrformaten – für die Frage, ob tatsächlich ein tieferes und nachhaltigeres Lernen resultiert, auch beim Flipped Classsroom vor allem auf die konkrete Ausgestaltung und Umsetzung der verschiedenen Elemente an [59]. Hier zeigt sich in der Literatur eine große Heterogenität, die es teilweise schwer macht, die unter dem Schlagwort Flipped Classroom veröffentlichten Projekte unmittelbar miteinander zu vergleichen. Insofern verwundert es auch nicht, dass Übersichtsarbeiten und Metaanalysen zur Effektivität dieses Formats eine sehr große Bandbreite an Ergebnissen zeigen und dass die Erwartungen, die mit diesem Lehrformat verbunden werden, nicht immer eingelöst werden können [49]. Tendenziell zeichnet sich ab, dass die Lernergebnisse des Flipped Classroom denen der klassischen Vorlesung überlegen sind und dass auch die Akzeptanz unter den Studierenden gut ist [102]. Außer der Grundidee, das Setting von initialem Wissenserwerb und vertiefter Auseinandersetzung zu tauschen, gibt es für den Flipped Classroom allerdings keinen gemeinsamen Standard [131]. Insofern kommt es

Tabelle 4-3: Wichtige Aspekte zur Schulung von Studierenden und Lehrenden im Hinblick auf den Einsatz von Vorlesungsaufzeichnungen ([161], [162], [241]).

Studierende:

- Vorlesungsaufzeichnungen grundsätzlich als Ergänzung nicht als Ersatz für den Vorlesungsbesuch verstehen und nutzen
- Mit technischen oder anderen Störungen rechnen: Aufzeichnungen können auch mal ersatzlos ausfallen!
- Kurze Notizen während der Live-Vorlesung machen und später mit der Vorlesungsaufzeichnung ergänzen und überprüfen
- Vorlesungsaufzeichnungen gezielt nutzen:
  - Aufzeichnung zeitnah anschauen (2-3 Tage nach Präsenzvorlesung)
  - Vor dem Anschauen der Aufzeichnung Selbsttest durchführen, wieviel noch erinnert wird (in eigenen Worten zusammenfassen etc.)
  - Nur Ausschnitte anschauen, z. B. um Verständnislücken zu schließen, Vergessenes wiederaufzufrischen
- Gesamte Aufzeichnung nur dann anschauen, wenn Vorlesung (ausnahmsweise!) nicht besucht wurde. Wichtig: Originaltempo wählen, da schlechtere Behaltensleistung bei höherer Wiedergabegeschwindigkeit. Nachbereitung wie bei Besuch der Präsenzveranstaltung, damit Lernzeit und Lernintensität gleich groß sind.

Lehrende:

- Vorlesungsaufzeichnungen als sinnvolle und wichtige Ergänzung der Präsenzvorlesung verstehen, die das Lernen der Studierenden verbessern kann
- Studierende zum sinnvollen Umgang mit Vorlesungsaufzeichnungen anleiten (s. oben)
- Aufzeichnungen können das Geschehen im Hörsaal nicht 1:1 abbilden (Mehrwert der Präsenzveranstaltung ist erwünscht!). Daher sollte die Gestaltung der Vorlesung primär auf die Präsenzveranstaltung ausgerichtet sein: Die Kameraperspektive darf kein Hinderungsgrund sein, den Raum zu nutzen; Interaktivität ist wichtig, auch wenn diese in der Aufzeichnung nicht ohne Weiteres wiederholt werden kann; Mimik und Gestik sind wichtig, auch wenn diese in der Aufzeichnung schlechter zu sehen sind, etc.
- Einfach zu realisierende Maßnahmen, die den Wert der Aufzeichnung (und der Präsenzvorlesung!) erhöhen: auf gute Verständlichkeit achten, Beiträge von Studierenden wiederholen (falls diese kein Mikrofon benutzen können)
- Auch wenn Vorlesungsaufzeichnungen grundsätzlich sinnvoll sind und obligatorisch sein sollten, muss im Einzelfall dennoch abgewogen werden, ob eine Aufzeichnung möglich und angemessen ist. Wenn die Vorlesung sehr interaktiv ist und viele Gruppendiskussionen eingesetzt werden oder wenn Kranke vorgestellt werden, dann kann das z. B. nicht gegeben sein. Die Entscheidung, einzelne Vorlesungen nicht aufzuzeichnen, sollte rechtzeitig und gut begründet den Studierenden bekannt gegeben werden.
- Geringe oder abnehmende Besuchszahlen in der Präsenzveranstaltung sind nicht unbedingt durch Vorlesungsaufzeichnungen verursacht, daher im Zweifelsfall evaluieren und Studierende nach den Gründen fragen.
- Aufzeichnungen auf jeden Fall vor Veröffentlichung mindestens kursorisch sichten (technische Qualität ok?) und gegebenenfalls nachbearbeiten (je nach Ressourcen): grobe Fehler korrigieren, Zwischenfragen einbauen etc.
- Niedrigschwellige Möglichkeiten für Rückfragen zur Aufzeichnung schaffen, z. B. durch Forum auf Lernplattform, Online-Sprechstunde etc.

für eine erfolgreiche Umsetzung entscheidend darauf an, zuvor den Bedarf der Zielgruppe und die Lernziele genau zu kennen bzw. zu definieren und erst daran die konkreten Methodenauswahl für die unterschiedlichen Phasen des Flipped Classroom zu orientieren ([114], [150]). Dabei kann es hilfreich sein, sich an vier Dimensionen zu orientieren, die mit dem Grundgedanken des Flipped Classroom verbunden sind [120]:

1) **Personalisieren/Individualisieren:**
   In der Vorbereitungsphase können die Studierenden nach ihren eigenen Präferenzen und Möglichkeiten lernen. Insofern erscheint es sinnvoll, hier unterschiedliche Materialien anzubieten (z. B. Videos und ergänzende Literatur oder Präsentationen).
2) **Höherrangiges Denken:**
   In der Präsenzphase sollten die Aktivitäten vor allem darauf gerichtet sein, die Inhalte zu vertiefen, zu elaborieren, anzuwenden etc., da der eigentliche Wissenserwerb als dazu notwendige Voraussetzung ja bereits erfolgt ist.
3) **Selbst-Steuerung:**
   Das Flipped-Classroom-Konzept setzt voraus, dass die Studierenden ihr Lernen in der Vorbereitung weitgehend selbständig steuern können. Das gelingt allerdings nicht allen Studierenden gleichermaßen gut (s. Kap. 2.4.2), daher ist es sinnvoll, insbesondere Studienanfänger beim Aufbau entsprechender Ressourcen zu unterstützen.
4) **Zusammenarbeit:**
   Die Präsenzphase eignet sich besonders gut, um kollaboratives Lernen einzusetzen, das besonders effektiv ist (s. Kap. 2.4.3).

Für die Vorbereitungsphase werden häufig Videos eingesetzt. Denkbar ist es, hier entweder auf bereits verfügbare Videos z. B. auf YouTube oder anderen Plattformen (Khan Academy, OpenCourseWare, Academic Earth etc.) zurückzugreifen, oder selbst entsprechende Videos zu erstellen. Dies ist mit zwar einigem Vorbereitungsaufwand verbunden, wird von den Studierenden allerdings auch stärker honoriert [29]. Wichtig ist hier, auf die in Tabelle 4-2 dargestellten Prinzipien des multimedialen Lernens zu achten. Die Vorbereitung kann aber auch – zusätzlich oder ausschließlich – ganz klassisch mit geeigneten Texten, z. B. wissenschaftlichen Artikeln erfolgen. Entscheidend für den Erfolg des Flipped Classroom ist, dass die Studierenden diese Vorbereitungsmaterialien tatsächlich auch nutzen. Studien zeigen, dass das allerdings nicht immer der Fall ist [48]. Insofern muss auch darüber nachgedacht werden, wie die Vorbereitung durch flankierende Maßnahmen unterstützt werden kann. Verbreitet sind hier z. B. formative Online-Selbsttests, etwa im MC-Format, die den Studierenden direkt eine Rückmeldung zu ihrem eigenen Lernstand geben. Manchmal werden diese Selbsttests auch zu einem bestimmten Prozentsatz summativ bewertet, sodass sie z. B. in die Gesamtbeurteilung am Ende eines Moduls mit einfließen. Hier stößt man allerdings auf das in Kap. 5 vertiefend dargestellte Problem, dass rein formative Tests nur begrenzte Motivationswirkung auf das Lernverhalten haben und summativ wahrgenommene Tests häufig zu strategischem Lernverhalten führen, sodass das intendierte Ziel, nämlich eine eigenständige und sinnvolle inhaltliche Auseinandersetzung mit den Materialien zu fördern, verfehlt wird. Hier wird es also sehr darauf ankommen, den Studierenden den Sinn des Lehrformats gut zu erklären und eine Lernumgebung zu schaffen, die glaubwürdig vermittelt, dass es allen Beteiligten tatsächlich darauf ankommt, die Studierenden zu einer vertieften Auseinandersetzung mit den Inhalten anzuregen. Denn wenn die Vorbereitungsaufgabe von den Studierenden nicht ernst genommen wird, dann wird aus dem Flipped Classroom schnell ein „flopped" Classroom und die Lehrperson muss in der Präsenzphase fehlende Inhalte vermitteln, anstatt die intendierte vertiefende aktive Auseinandersetzung anzuleiten und zu unterstützen.

Für die Präsenzphase sind viele verschiedene Szenarien möglich, deren Auswahl sich in erster Linie an den Lernzielen, aber auch an Faktoren wie der Gruppengröße und verfügbaren Ressourcen (z. B. Räumlichkeiten, Unterstützung durch Tutorinnen und Tutoren etc.) orientieren sollte. Wird der Flipped Classroom als Ersatz für eine Vorlesung gedacht und ist daher in erster Linie ein großer Hörsaal verfügbar mit vielen Studierenden, dann bieten sich z. B. Verständnisfragen oder Musterfragen aus der Prüfung an, die mit Hilfe von Audience-Response-Systemen beantwortet werden. Damit lässt sich leicht die aktive Beteiligung aller Studierenden auch bei großen Gruppen sicherstellen und die Ergebnisse sind sofort sichtbar. Die Studierenden können auch in diesem Setting die Fragen zunächst gemeinsam diskutieren und dann beantworten (analog zur Buzz-Group, s. Tabelle 4-1), sodass selbst im Hörsaal Interaktivität realisiert werden kann [218]. Dieses Vorgehen erlaubt es den Lehrpersonen, den Wissensstand der Studierenden unmittelbar zu erkennen und auf etwaige Fehlannahmen oder Verständnisschwierigkeiten sofort einzugehen (sog. Just-in-time-Teaching, [163]). Werden hier webbasierte Systeme eingesetzt, die z. B. auf dem Smartphone oder über einen Internetbrowser genutzt werden können (z. B. PINGO, eduVote, ILIAS LiveVoting, WebTed Medizin), dann kann dieser Teil des Flipped Classroom auch online im Livestream durchgeführt werden (wobei allerdings auf Übertragungslatenzen geachtet werden muss, die durchaus im Bereich von einer Minute liegen können). Besteht die Möglichkeit, die Studierenden in kleine Gruppen aufzuteilen, die z. B. durch tutorierende Peers betreut werden, dann können auch komplexere Anwendungsaufgaben, z. B. klinische Fälle eingesetzt werden oder auch Grundlagenprobleme, analog zu den Aufgaben beim problemorientierten Lernen [114]. In solchen Kleingruppen können die Studierenden z. B. auch eigene Präsentationen erstellen, um ihre Lernergebnisse festzuhalten. Eine weitere Möglichkeit, die unabhängig von der Gruppengröße realisiert werden kann, ist das Think-Pair-Share (s. Kap. 4.3.1).

Sinnvoll ist es auch, über eine Nachbereitungsphase nachzudenken. Hier könnten die Studierenden z. B. zusätzliche Fälle nach einem in der Präsenzphase gelernten Vorgehen lösen oder zusätzliche Wiederholungsfragen beantworten, um Wiederholungseffekte im Sinne des Testing und Spacing zu nutzen (s. Kap. 2.2.1). Diese zusätzliche Nachbereitung ist insofern gut investiert, als sich damit der Arbeitsaufwand für die Prüfungsvorbereitung reduziert, weil von vornherein ein nachhaltigeres und flexibleres Wissen erworben wird [173].

Der Flipped Classroom verlangt sowohl von den Lehrenden als auch den Studierenden ein Umdenken und die Bereitschaft, ausgetretene Pfade zu verlassen. Auf die Lehrenden kommt zunächst ein erhöhter Vorbereitungs- und Betreuungsaufwand zu, da die Materialien für die Vorbereitungsphase zusammengestellt bzw. hergestellt werden müssen. Didaktische Überlegungen (Wie animiere ich die Studierenden zur Vorbereitung? Welche Materialien eignen sich am besten? Welche Inhalte sind besser in der Vorbereitung bzw. in der Präsenzphase aufgehoben?) sind dabei wesentlich wichtiger als die technische Umsetzung, die durchaus einfach gehalten werden kann: Videos sind kein Muss für den Flipped Classroom, auch wenn sie zu den am häufigsten eingesetzten Lernmedien gehören [216]. Zudem haben die Lehrenden beim Flipped Classroom eine andere Rolle als in der klassischen Vorlesung: Sind sie hier die sprichwörtlichen „Experten auf der Bühne“, die den Ablauf der Veranstaltung vorgeben und kontrollieren, werden sie beim Flipped Classroom zum „Guide by the Side“, die die Studierenden beim Lernen unterstützen. Sie geben dabei auch Kontrolle über die Lehrveranstaltung aus der Hand, deren Erfolg jetzt stärker von der Mitarbeit und der Vorbereitung der Studierenden abhängt als bei stärker dozentenzentrierten Formaten [174]. Der Flipped Classroom ist zudem kein Selbstläufer und keine Garantie für bessere Lern- und Evaluationsergebnisse. Im Gegenteil: Wie in Kap. 6.5 ausführlicher dargestellt wird, evaluieren Studierende Veranstaltungen, in denen sie aktiver lernen müssen, häufig schlechter als Veranstaltungen, in denen ihnen weniger abverlangt wird, z.B. Vorlesungen. Das hat weniger mit Bequemlichkeit zu tun als mit der sogenannten „Flüssigkeitsillusion": Die Leichtigkeit, mit der man einer gut dargebotenen Vorlesung folgen kann, wird dabei mit dem eigenen Lernerfolg verwechselt, auch wenn dieser de facto in einem Format, in dem man sich selbst mühsam etwas erarbeiten muss, wesentlich größer ist, auch wenn es sich nicht danach anfühlt. Solche vermeintlich negativen Auswirkungen müssen antizipiert werden und z.B. durch eine Evaluation, die nicht nur nach der Akzeptanz des Lehrformats fragt, sondern auch den tatsächlichen Lernerfolg mit einbezieht, differenziert erfasst werden.

Die Studierenden müssen auf den Flipped Classroom ebenfalls gut vorbereitet werden: Sie müssen verstehen, dass sie in diesem Format nur dann erfolgreich sein werden, wenn sie regelmäßig die Vorbereitungsaufgaben machen, weil sie sonst von der Präsenzphase nur wenig profitieren. Die Zeit der Auseinandersetzung mit dem Lernstoff („Time-on-task") ist – unabhängig vom Lehrformat – ein entscheidender Faktor für den Lernerfolg. Das gilt sowohl für eine klassische Vorlesung als auch für den Flipped Classroom: In beiden Fällen wird man allein vom Besuch der Präsenzveranstaltung wenig profitieren, beide erfordern Vor- und am besten auch eine Nachbereitung. Ein wichtiger Faktor, um die Studierenden bei solchen selbstgesteuerten Formaten zu unterstützen, ist die curriculare Lernumgebung insgesamt. Wenn hier dozentenzentrierte Formate dominieren und nur vereinzelte Flipped Classrooms angeboten werden, dann wird es schwerer für die Studierenden sein, sich auf die speziellen Anforderungen dieses Formats einzustellen.

Team-based Learning

Eine Spielart des Flipped Classroom, die methodisch sehr detailliert ausgearbeitet ist, ist das Team-based Learning (TBL) [169]. Teambasiert heißt dieses Format deswegen, weil die Studierenden in Gruppen mit etwa fünf bis sieben Personen über einen bestimmten Zeitraum, z.B. ein Semester, fest zusammenarbeiten. Dennoch wurde die Methode speziell für den Einsatz mit großen Gruppen entwickelt, sodass viele Teams gleichzeitig in einem Raum arbeiten, z.B. in einem Hörsaal. Insofern kann TBL wie die Flipped-Classroom-Konzepte insgesamt als eine Alternative zur traditionellen Vorlesung eingesetzt werden, wobei einschränkend gilt, dass der Zeitrahmen, der für eine TBL-Sitzung benötigt wird, in der Regel bei mindestens 1,5–2 Stunden liegt. Abbildung 4-1 zeigt schematisch den Ablauf des Formats.

Dem Flipped-Classroom-Konzept entsprechend bereiten sich die Studierenden im Selbststudium auf die Inhalte des Präsenztermins vor (Videos, Testmaterial, Präsentationen etc.). Die

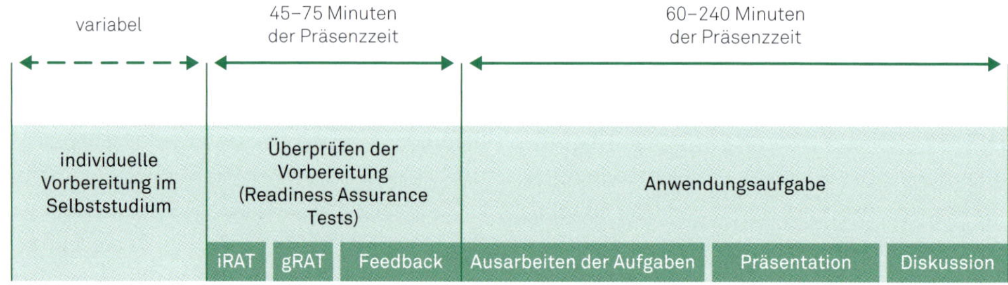

Abbildung 4-1: Ablauf des Team-based Learning (Erläuterungen im Text, vgl. [149], [169]).

Gestaltung des Präsenztermins folgt dann einem spezifischen Ablauf: Zu Beginn absolvieren alle Teilnehmenden individuell einen Eingangstest, der in der Regel aus MC-Fragen besteht (sog. individueller Readiness Assurance Test, iRAT). Die individuellen Antworten werden dokumentiert, aber noch nicht aufgelöst. Direkt im Anschluss wird derselbe Test nochmals durchgeführt, jetzt allerdings im Team (gruppen- oder teambezogener Readiness Assurance Test, gRAT bzw. tRAT), wobei sich das Team im Konsensverfahren auf eine Antwort festlegen muss. Die Teams erhalten außerdem eine Lösungsmatrix, mit der sie die richtigen Antworten überprüfen können, nachdem (!) sie sich auf eine Lösung festgelegt haben. In der „Originalversion" des TBL wird ein Lösungsblatt verwendet, auf dem man die Lösungen freirubbeln kann, es sind aber natürlich auch andere Umsetzungsmöglichkeiten denkbar (z. B. Lösungen in Umschlägen, digitale Verfahren). Jedes Team erhält für jede richtige Antwort einen Punkt, sodass die Teams auch im Wettbewerb zueinanderstehen. Im Anschluss an den gRAT werden die Aufgaben gemeinsam in der Gesamtgruppe besprochen und von der Lehrperson gegebenenfalls durch klärende oder ergänzende Informationen erläutert. Die Studierenden werden dabei explizit aufgefordert, Unklarheiten in den Testfragen oder dem Vorbereitungsmaterial zu thematisieren bzw. Widerspruch einzulegen, wenn sie der Meinung sind, dass auch andere Lösungsmöglichkeiten als die vorgesehene richtig sind (sog. Appeal). Diese ersten beiden Phasen der individuellen Vorbereitung und der ausführlichen Testung dienen somit dazu, eine hinreichende Vorbereitung der Studierenden sicherzustellen. Durch die zweifache Testdurchführung wird erreicht, dass die Studierenden sowohl zu ihrem individuellen Leistungsstand ein Feedback bekommen und sich zum anderen bereits in der Vorbereitung argumentativ miteinander auseinandersetzen müssen und so im Sinne des interaktiven Lernens die Inhalte festigen und vertiefen. Zudem soll der teambezogene Test ein Anreiz für die individuelle Vorbereitung sein, um zum Erfolg der Gruppe beitragen zu können.

Im Anschluss an die Testphase bearbeiten die Teams dann eine Anwendungsaufgabe, z. B. einen oder mehrere klinische Fälle, bei denen etwa die richtige Diagnose gestellt, ein bestimmtes diagnostisches Vorgehen gefunden oder eine therapeutische Maßnahme erarbeitet werden muss. Wichtig ist, dass alle Teams parallel dieselben Aufgaben bearbeiten, die zudem so gestaltet sein sollen, dass sie einerseits die Relevanz der Inhalte aus der Vorbereitung verdeutlichen und zum anderen nicht einfach durch Nachschlagen (Lehrbuch, Wikipedia, Google-Suche etc.) gelöst werden können. Zudem müssen auch diese Aufgaben mit vorbereiteten Lösungsmöglichkeiten versehen sein, aus denen die Studierenden die richtige auswählen sollen.

Ein Vorteil dieses Vorgehens wird zum einen darin gesehen, dass diese Form der Teamarbeit weniger anfällig ist für eine ungleiche Arbeitsverteilung in Kleingruppen, die ein häufigeres Problem bei offeneren Arbeitsaufträgen ist, bei denen etwa eine schriftliche Ausarbeitung oder eine Präsentation vorbereitet werden muss. Manche Studierende beteiligen sich bei solchen Arbeitsaufträgen eher wenig, während andere bereitwillig die Arbeit übernehmen, damit das Produkt schnell und ohne viel Diskussion fertig wird. Bei einer reinen Entscheidungsaufgabe dagegen, bei der die Auswahl später begründet werden muss, besteht diese Gefahr weniger, sodass auch eher eine breite Beteiligung sichergestellt werden kann. Ein weiterer wichtiger Grund für dieses Vorgehen ist praktischer Art, weil damit zum Abschluss der Bearbeitungszeit alle Gruppen gleichzeitig ihre Lösung präsentieren können (z. B. durch Abstimmung über ein Audience-Response-System oder auch ein Blatt Papier, auf dem der Lösungsbuchstabe notiert ist), sodass sofort ersichtlich ist, welches Team sich auf welche Lösung verständigt hat. Auch hier wird die Teamleistung durch Punkte für richtige Lösungen bewertet. Es folgt dann eine Diskussion in der Gesamtgruppe, bei der die Teams ihre Lösungsvorschläge erläutern und begründen müssen. Die Studierenden lernen auf diese Weise gegebenenfalls andere Sicht- oder Begründungsweisen kennen, die in ihrem eigenen Team nicht zur Sprache kamen und setzen sich so ein weiteres Mal mit den Inhalten auseinander. Für die Lehrenden ist diese Phase deshalb wichtig, weil sie so weitere Einblicke in den Wissensstand und die Denkprozesse der Studierenden bekommen und Wissenslücken oder Fehlannahmen unmittelbar korrigieren können.

Vorgesehen ist beim TBL auch ein Peer-Feedback, bei dem sich die Studierenden gegenseitig im Hinblick auf ihren Beitrag zur Teamarbeit bewerten sollen. Das heißt: Jede Person bewertet jede andere im Team und wird von jeder anderen Person bewertet. Dieser Aspekt soll zum einen dazu beitragen, die Feedback-Kompetenzen der Studierenden zu schulen und zum anderen zur Mitarbeit im Team motivieren. Möglich ist auch eine Bewertung der Gesamtleistung der Studierenden, in die sowohl die individuelle Leistung aus dem iRAT einfließt als auch die Teamleistung (gRAT und Anwendungsaufgabe) sowie die Ergebnisse der Peer-Evaluation.

TBL wurde ursprünglich in den USA für wirtschaftswissenschaftliche Studiengänge entwickelt, wurde aber rasch auch in anderen Kontexten wie der medizinischen Ausbildung aufgegriffen und etabliert [97]. Die einzelnen Phasen und Lernaktivitäten des TBL wurden von den Erstautoren sehr genau beschrieben und vor dem Hintergrund lerntheoretischer und gruppendynamischer Überlegungen begründet [149]. Dennoch finden sich in der Literatur zahlreiche Abwandlungen des Formats, die den direkten Vergleich der beschriebenen Interventionen und damit auch die Überprüfung der zahlreichen theoretischen Annahmen erschweren [43]. Übersichtsarbeiten zeigen zudem, dass die meisten Studien zu TBL weiterhin aus den USA kommen [189]; einzelne Beispiele finden sich aber auch im deutschsprachigen Raum (z.B. [35]).

Untersucht wurde bisher am häufigsten die Akzeptanz der Methode bei Studierenden und Lehrenden sowie die Auswirkung auf die Lernergebnisse auch im Vergleich zu anderen Methoden, am häufigsten zu Vorlesungen. Die Akzeptanz der Methode scheint insgesamt hoch zu sein, wobei einschränkend hinzugefügt werden muss, dass diese Variable in Studien häufig nach der erstmaligen Einführung erfasst wurde, sodass hier Verzerrungen im Sinne von Neuigkeitseffekten nicht auszuschließen sind. Zudem gibt es auch Studien, die negative Bewertungen berichten, wobei auch hier wieder die im Zusammenhang mit der Evaluation von Flipped-Classroom-Konzepten bereits angesprochene Einschränkung gilt, dass reine Akzeptanzevaluationen insbesondere bei neu eingeführten aktiven Lehrformaten durchaus schlechter ausfallen können als bei stärker darbietenden Formaten.

Hinsichtlich der Lernergebnisse zeichnet sich ab, dass TBL zu gleichwertigen oder besseren Lernergebnissen führt als etwa die häufig als Vergleichsintervention herangezogenen Vorlesungen [79]. Aber auch diese Ergebnisse müssen mit Vorsicht interpretiert werden, weil langfristig angelegte Studien, die insbesondere zeigen könnten, ob TBL – wie vermutet – die Nachhaltigkeit des Gelernten fördert, bislang kaum durchgeführt wurden. Zudem wurden bislang nur wenige Studien durchgeführt, in denen explizit höherrangige Lernziele überprüft wurden, obwohl insbesondere diese Lernziele explizit durch die Flipped-Classroom-Konzepte bzw. TBL gefördert werden sollen. Dennoch erscheint TBL aufgrund der zugrundeliegenden lerntheoretischen Annahmen als eine vielversprechende Konkretisierung des Flipped-Classroom-Konzepts, weil es einige der dort als kritisch erkannten Aspekte adressiert: Das gilt vor allem für die Motivation der Studierenden, sich auf den Präsenztermin vorzubereiten und zur Gruppenarbeit beizutragen, sowie für den großen Anteil an interaktivem Lernen in der Gruppe. Insbesondere der Aspekt des kollaborativen Lernens macht TBL aber auch für den Erwerb von Teamkompetenzen bzw. für die interprofessionelle Ausbildung attraktiv ([42], [44]).

Für die erfolgreiche Umsetzung von TBL gilt analog zum Flipped Classroom, dass für die Lehrenden viel Arbeit in die Vorbereitung investiert werden muss. Es müssen nicht nur geeignete Vorbereitungsmaterialien gefunden bzw. erstellt, sondern auch geeignete Testfragen und Anwendungsaufgaben entwickelt werden. Trotz einzelner Phasen, in denen die Lehrenden Inhalte darstellen, z.B. um Fehlannahmen der Studierenden zu korrigieren oder bestimmte Lösungen zu begründen, müssen sie in erster Linie den Lernprozess begleiten bzw. überhaupt erst die Rahmenbedingungen schaffen, um gute Teamarbeit zu ermöglichen [94]. Dazu gehört auch, auf eine gute, d.h. möglichst diverse Teamzusammensetzung zu achten. Empfohlen wird, die Teameinteilung nicht den Studierenden selbst zu überlassen, sondern ganz gezielt vorzunehmen, wobei auf eine möglichst große Diversität geachtet werden sollte (z.B. im Hinblick auf Leistungsunterschiede, Geschlechterverteilung, kulturelle Herkunft) [169]. Aber auch die Studierenden müssen auf den Prozess vorbereitet werden. Sie müssen den Sinn der verschiedenen Elemente verstehen und auch als Team erst zusammenfinden.

4.3 Lernen in kleinen Gruppen

Die Approbationsordnung sieht – außer den Vorlesungen – explizit noch Seminare und praktische Übungen als mögliche Arten von Unterrichtsveranstaltungen vor, außerdem können die Universitäten noch weitere Unterrichtsveranstaltungen anbieten, als Beispiel wird hier das problemorientierte Lernen genannt. Gemeinsam ist diesen Formaten, dass sie in kleineren Gruppen stattfinden, in denen ein intensiverer Austausch der Studierenden mit den Lehrenden, vor allem aber auch untereinander möglich ist. In diesem Abschnitt werden zunächst Lehrformate dargestellt, die zur Vermittlung von Grundlagenwissen eingesetzt werden können, die Überlegungen zum klinischen Unterricht finden sich in Kap. 4.5.

4.3.1 Seminare

Das Seminar ist eine eher theoretisch orientierte Lehrveranstaltung, die der Vertiefung bestimmter Themen dient. Traditionellerweise wird etwa in den Geisteswissenschaften in Seminaren methodisch mit Referaten und Hausarbeiten gearbeitet [88]. Für das Medizinstudium sind diese Methoden allerdings nur bedingt geeignet, denn das Ziel des Studiums ist ein jeweils anderes: Während Studierende in geistes- und sozialwissenschaftlichen Fächern durch das Anfertigen von Referaten und Hausarbeiten sich zugleich auch in einer sehr wichtigen Form wissenschaftlichen Arbeitens üben, nämlich im Aufbau einer theoriegeleiteten argumentativen Auseinandersetzung, die dort auch ein zentrales Merkmal wissenschaftlicher Monografien oder Publikationen ist, gilt das für Medizinstudierende nicht in gleicher Weise. Zwar ließe sich auch hier argumentieren, dass es wichtig ist, den angehenden Ärztinnen und Ärzten beizubringen, wie man wissenschaftliche Artikel oder einen Fallbericht schreibt. Das würde aber voraussetzen, dass etwaige Referate genau in dieser Form vergeben werden, was aber eher selten der Fall ist. Vielmehr werden sie meist eingesetzt, um einen bestimmten inhaltlichen Aspekt zu vertiefen, wobei die Studierenden, die das Referat anfertigen, kurzfristig in die Rolle einer Lehrperson wechseln, wenn sie ihr Referat vortragen. Wirklich erarbeitet wird der Stoff also nur von wenigen Studierenden; der größte Teil der Gruppe bleibt passiv [193]. Die Instruktionsqualität des referatgestützten Teils ist zudem kaum planbar. Die Lehrperson wird also das Fehlende selbst ergänzen und Fehler korrigieren müssen, es sei denn, sie hat das Referat im Vorfeld bereits korrekturgelesen und etwaige Änderungen besprochen, was allerdings angesichts des Zeitaufwands in der Praxis nicht die Regel ist. Als Standardmethode für Seminare im Medizinstudium sind Referate zumindest in dieser Form daher kaum geeignet.

Wie kann das Seminar stattdessen genutzt werden? Erneut muss es darum gehen, möglichst (inter-)aktives Lernen möglichst aller Studierender zu ermöglichen und zu fördern. Im größten Teil der zur Verfügung stehenden Zeit sollten die Studierenden also gemeinsam an Aufgaben arbeiten, die höherrangige kognitive Denkprozesse erfordern, wie sie in der Lernzieltaxonomie (s. Kap. 3.3.2) bzw. dem ICAP-Modell (s. Kap. 2.4.3) beschrieben sind. Zudem sollten diese Aufgaben so gestaltet sein, dass sie einen Beitrag zum Aufbau einer oder mehrerer der im NKLM definierten Kompetenzdomänen leisten, d. h. sie müssen sich also an den dort definierten Lernzielen orientieren. Eine nahliegende Grundstruktur für Seminare kann somit folgendermaßen aussehen (vgl. [65]): Einer Einführungsphase, die einen thematischen Einstieg oder Aufhänger bietet, z. B. in Form eines Falls oder eines bestimmten Problems, folgt eine oder mehrere Arbeitsphasen, während der die Studierenden möglichst selbständig in Kleingruppen arbeiten. In der Abschlussphase werden die Ergebnisse gesichert, das heißt, sie müssen zunächst in geeigneter Form festgehalten, dann diskutiert und notwendigenfalls ergänzt werden. Dieses Schema lässt sich in verschiedener Weise erweitern und variieren, je nach organisatorischen, zeitlichen und inhaltlichen Erfordernissen.

Kleingruppenarbeit

Die Approbationsordnung legt die Gruppengrößen für Seminare auf 20 Studierende fest; von einer wirklich kleinen Gruppe kann daher nicht die Rede sein. In der Regel wird man also die Seminargruppe während der Arbeitsphase weiter unterteilen müssen; ansonsten ist selbst bei 20 Teilnehmern kaum zu gewährleisten, dass wirklich alle Studierenden aktiv sind.

Kleingruppenarbeit kann auf ganz unterschiedliche Weise erfolgen:

Kleingruppen mit gleichem Arbeitsauftrag: Im einfachsten Fall werden mehrere Kleingruppen (z. B. 4 Gruppen zu je 5 Studierenden) gebildet, die denselben Arbeitsauftrag erhalten. Der Vorteil liegt hier zum einen im geringeren Vorbereitungsaufwand und zum anderen darin, dass alle Studierenden zumindest im Idealfall auf den gleichen Stand kommen. Ein Nachteil besteht darin, dass eine kreative Lösung für die Ergebnissicherung gefunden werden muss, weil ansonsten die aufeinanderfolgende Präsentation von mehreren ähnlichen Ergebnissen langweilig zu werden droht. Eine Alternative, die aus dem Team-based Learning stammt (s. Kap. 4.2.3) besteht darin, Aufgaben mit vorgefertigten Antwortalternativen wie bei einer MC-Aufgabe zu vergeben, bei denen die Studierenden die ihrer Ansicht nach richtige Antwort auswählen und begründen müssen. Die Ergebnispräsentation ist damit sehr kurz und die Begründungen sind zugleich gute Ausgangspunkte für eine weiterführende inhaltliche Diskussion. Eine weitere Alternative kann z. B. in einer „Posterausstellung“ bestehen (Ergebnisse auf Flipchartblättern werden an die Wand gehängt); dann können die Ergebnisse der Gruppenarbeit direkt miteinander verglichen werden. Sind kreative Lösungen gefragt, können die Ergebnisse der Kleingruppenarbeit auch sehr unterschiedlich ausfallen, ebenso, wenn die Kleingruppenarbeit genutzt wird, um die Erfahrungen der Teilnehmer zu einem bestimmten Thema zu sammeln und daraus Fragen für den weiteren Verlauf der Veranstaltung zu gewinnen.

Kleingruppen mit unterschiedlichem Arbeitsauftrag: Erhalten die Kleingruppen verschiedene Arbeitsaufträge, die sich idealerweise auch noch sinnvoll ergänzen, dann ist die Ergebnispräsentation wesentlich interessanter. Ein Nachteil besteht allerdings darin, dass die Studierenden nur die Inhalte ihrer jeweiligen Kleingruppenarbeit wirklich intensiv diskutiert haben; die jeweils anderen Aspekte werden wie bei einem Vortrag wahrgenommen (ein ähnliches Problem wie bei Referaten). Teilweise lässt sich diese Problematik dadurch umgehen, dass die Ergebnisse der Kleingruppenarbeit nicht nur vorgestellt werden, sondern wie Impulsreferate genutzt werden, um anschließend intensiver dazu zu diskutieren oder erneut in Kleingruppen zu bearbeiten.

Gruppenpuzzle: Diese Methode erfordert etwas mehr Vorbereitung, führt aber zu einer intensiven Aktivierung der Studierenden und zu einer umfassenden Diskussion der Inhalte. Die Arbeitsphase besteht beim Gruppenpuzzle aus zwei Schritten (Abbildung 4-2):

- Zunächst werden Kleingruppen zu verschiedenen Themen gebildet, z.B. vier Gruppen mit jeweils vier Studierenden zu vier verschiedenen Themen („Themengruppen").
- Anschließend werden in der zweiten Phase die Gruppen neu zusammengesetzt, und zwar so, dass in jeder der neuen Gruppen jetzt eine Person aus jeder Themengruppe der ersten Arbeitsphase sitzt („Arbeitsgruppen").

Im zweiten Schritt werden also die verschiedenen Themen zusammengeführt, wobei jedes Gruppenmitglied das Thema aus der ersten Phase vertreten muss (bei ungeraden Teilnehmerzahlen können auch zwei oder mehr Personen aus den Themengruppen in einer der Arbeitsgruppen sein). Aus diesem Grund kann sich niemand erlauben, während der Arbeit in den Themengruppen „abzuschalten". In der ersten Phase müssen die Studierenden aufmerksam sein, um später ihr Thema vertreten zu können, denn in der zweiten Phase sind die Arbeitsgruppe auf diese Expertise angewiesen. Eine Schwierigkeit besteht beim Gruppenpuzzle neben der relativ aufwendigen Vorbereitung und geeigneten Räumlichkeiten (mehrere nah beieinanderliegende Gruppenräume oder ein ausreichend großer Raum, in dem mehrere Gruppen parallel arbeiten können) darin, dass es für die Lehrperson schwer zu kontrollieren ist, was in den einzelnen Gruppen wirklich erarbeitet worden ist. Allerdings kann gerade die Eigenverantwortung auch ein wichtiger Stimulus für die Gruppen sein, den Arbeitsauftrag ernst zu nehmen. Auch bei dieser Form der Kleingruppenarbeit ist es wichtig, auf die Form der Ergebnissicherung zu achten, da in der Arbeitsphase in der Regel wieder alle Gruppen den gleichen Arbeitsauftrag haben. Daher bieten sich hier erneut entweder Auswahlaufgaben an oder Posterausstellungen sowie kurze Präsentationen.

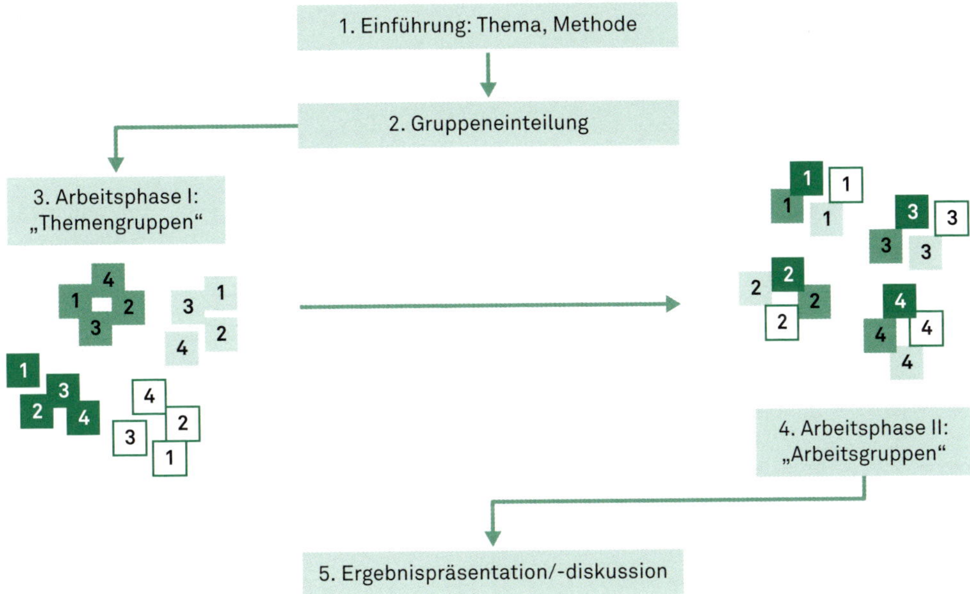

Abbildung 4-2: Ablauf eines Gruppenpuzzles.

Kleingruppenarbeiten lassen sich sehr gut auch online mit entsprechender Videokonferenzsoftware (z.B. Zoom, BigBlueButton) durchführen, da dort die Teilnehmenden besonders einfach in viele verschiedene Kleingruppen-„Räume“ aufgeteilt werden können. Auch Gruppenpuzzle lassen sich auf diese Weise gut organisieren und können so die hier häufig vermisste Interaktivität der Teilnehmenden untereinander fördern. Zur Ergebnispräsentation können nach Bedarf Audience-Response-Systeme (bei Auswahlaufgaben) oder virtuelle Whiteboards, z.B. Collaboard oder Miroboard eingesetzt werden.

Fragen und Impulse

Für Diskussionen im Seminar sind Fragen und Impulse die wichtigsten Werkzeuge für Lehrpersonen, um die Eigenaktivität der Studierenden anzuregen. Ziel guter Fragen und Impulse ist es, die Arbeitsverteilung „zu Lasten“ der Studierenden zu verschieben, damit diese sich aktiv mit Inhalten, Fragestellungen und Problemen auseinandersetzen. Dabei drohen zwei Gefahren: Zum einen, dass die Lehrperson immer wieder kleine Vorträge hält und damit zu viel Stoff frontal vermittelt, etwa deshalb, weil ihre Impulse nicht sofort zum erwünschten Ergebnis führen. Zum anderen, dass es zwar immer wieder gelingt, den Ball den Studierenden zuzuspielen, ohne dass daraus allerdings ein wirkliches Spiel unter den Studierenden entsteht (Abbildung 4-3).

Jede Äußerung von Seiten der Studierenden wird dann von der Lehrperson kommentiert, die Studierenden gehen aber nicht direkt gegenseitig auf ihre Äußerungen und Argumente ein, sodass die Diskussion nur durch ständige Eingriffe der Lehrperson aufrechterhalten wird. Beide Gefahren haben damit zu tun, dass eine Lernkultur, in der die Studierenden etwas miteinander selbständig erarbeiten, offensichtlich immer noch weniger den Erwartungen entspricht als dozentenzentrierter Unterricht. Dabei mag auch eine Rolle spielen, dass die Lehrenden einen Großteil der Kontrolle abgeben müssen, wenn die Studierenden selbständig arbeiten sollen und das widerspricht auch der noch häufig anzutreffenden Vorstellung, man

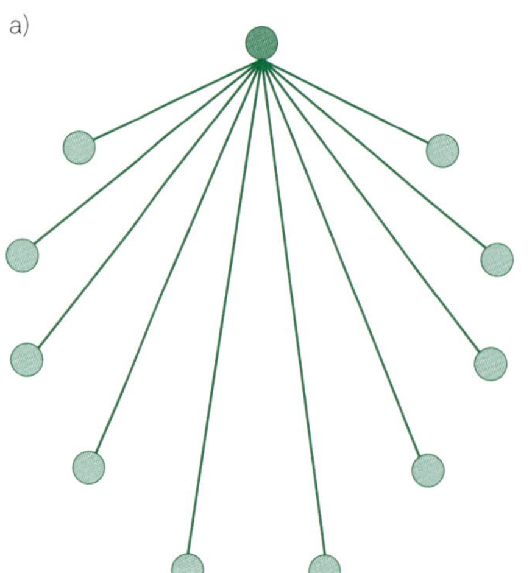

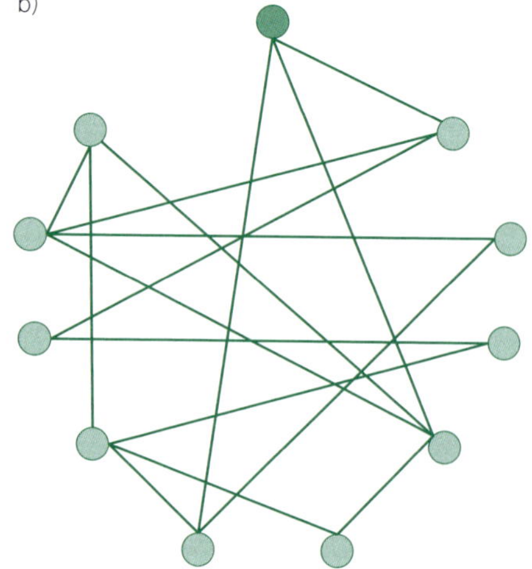

Abbildung 4-3: Kommunikation in Seminaren.
a) „Relaismodell“: Die Lehrperson ist die entscheidende Schaltstelle der Kommunikation, ein wirklicher Lernprozess kommt auf diese Weise nur schwer in Gang.
b) „Billardmodell“: Die Lehrperson stellt Fragen oder gibt Impulse, die in der Gruppe selbständig weiterlaufen, sodass sie nur wenig in das Geschehen eingreifen muss, die Studierenden sind aktiver.

müsse mit dem Stoff „durchkommen". Vor dem Hintergrund der in Kap. 2 dargestellten Voraussetzungen erfolgreichen Lernens gibt es allerdings kein wissenschaftlich begründbares Argument, das dafür spricht, diese Vorstellung beizubehalten. Insofern bleibt den Lehrenden im Grunde genommen keine andere Wahl, als mit den Studierenden eine andere Lernkultur zu etablieren und konsequent zu pflegen.

Das Spektrum möglicher Fragen und Impulse ist sehr weit. Ein Impuls kann im einfachsten Fall in einer Geste oder auch nur in Schweigen bestehen (z. B. nach einer Frage, um deren Aufforderungscharakter zu betonen); aber auch eine Aufgabe für Kleingruppenarbeit, welche die Studierenden gemeinsam lösen müssen, ist ein Impuls. Fragen lassen sich formal danach unterscheiden, ob sie geschlossen sind, das heißt nur beschränkte Antwortmöglichkeiten zulassen (z. B. Ja/Nein, ein Wort), oder ob sie offen sind und damit einen großen Spielraum bei der Antwort ermöglichen. Für Lehrveranstaltungen sind in der Regel offene Fragen besser geeignet, weil es leichter ist, mit ihnen höherrangiges Denken zu fördern. Damit sind solche kognitiven Operationen gemeint, wie sie auf den höheren Stufen der in Kap. 3.3.2 dargestellten Lernziel-Taxonomie formuliert sind. Werkzeugkasten 5 zeigt einige konkrete Beispiele. Schließlich sind beim Einsatz von Fragen auch noch die folgenden Punkte zu beachten:

Antworten brauchen Zeit: Einer Frage muss daher immer eine ausreichend lange Pause folgen. Mit Ausnahme reiner Reproduktionsfragen, bei denen längere Pausen kaum zu besseren Antworten führen (entweder man weiß es oder nicht), gilt für alle anderen Fragen, dass längeres Warten zu mehr kognitiver Aktivität und damit auch zu besseren Antworten führt. Größere Pausen führen allerdings bei vielen Lehrenden zu Unsicherheit, die sie häufig beenden, indem sie die richtige Antwort selbst geben. Diesen inneren Drang sollte man unbedingt unterdrücken, denn sonst geht nicht nur eine Gelegenheit zur Aktivierung der Studierenden verloren, sondern es besteht zudem die Gefahr, dass sich schnell bei den Studierenden die Erwartung etabliert, die Lehrperson werde die richtige Antwort ohnehin selbst geben, was eigener Aktivität ebenfalls entgegenwirkt. Eine bessere Strategie gegen die aufkommende Unsicherheit ist es, sich selbst und auch den Studierenden die Pause zu erläutern (was zudem auch noch die Impulswirkung der Frage unterstützen kann) z. B. „Diese Frage ist schwer und erfordert daher etwas Zeit zum Nachdenken". Sollten sich eifrige Studierende sofort mit einer Antwort melden, sollte man auch hier moderierend eingreifen, um den Studierenden, die mehr Zeit brauchen, ebenfalls eine Chance zu geben, die richtige Antwort zu finden, z. B. „Ja, einige melden sich schon, da kommen aber alle drauf, wir warten daher noch einen Moment." Melden sich immer nur die gleichen Studierenden, dann hilft die Strategie Think – Pair – Share (Nachdenken – Paare bilden – Austauschen) weiter: Die Studierenden sollen zunächst für sich selbst eine Antwort notieren, sich dann in Nachbarschaftsgruppen (zu zweit, zu dritt) darüber austauschen, bevor in der ganzen Gruppe darüber diskutiert wird.

Jede Antwort ist willkommen: Um die Aktivität der Studierenden langfristig zu erhalten, ist insbesondere der Umgang mit falschen Antworten wichtig. Werden auch diese wertschätzend behandelt, dann steigt die Wahrscheinlichkeit der Beteiligung, während sich im umgekehrten Fall, wenn nur richtige Antworten akzeptabel scheinen, viele Studierende zurückhalten werden. Statt Antworten einfach als falsch zu bewerten, sollte man versuchen, den Studierenden durch Hilfestellungen in die richtige Richtung zu lenken, z. B. „Wenn sie mal an X denken, wie würde das ihre Antwort verändern?", weil damit zugleich der Denkprozess intensiviert wird. Eine weitere Möglichkeit ist die, zunächst mehrere Antworten zu sammeln und dann gemeinsam mit den Studierenden zu prüfen, welche die richtige ist.

Fragen der Studierenden: Fragen, die von den Studierenden gestellt werden, sind gute Gelegenheiten für Impulse, um Diskussionen

Werkzeugkasten 5

Fragen und Impulse, die höherrangiges Denken fördern

Anforderung	Beispiele
Erklären	• Was bedeutet ...? • Was ist das Hauptproblem von ...? • Können Sie X erklären? • Wie verhält sich X zu ...?
Annahmen überprüfen	• Trifft das in jedem Fall zu? • Wie sicher können wir uns damit sein? • Wie könnten diese Informationen/dieses Ergebnis verfälscht sein?
Begründen, Evidenz geben	• Wieso sind Sie dieser Meinung? • Warum würden Sie so vorgehen? • Wie könnten Sie diese Annahme überprüfen? • Welche Stärken und Schwächen hat diese Argumentation/Hypothese? • Was spricht für X? • Wie groß ist die Evidenz für X? • Welche Vor- und Nachteile hätte diese Therapie?
Verschiedene Perspektiven einnehmen, vergleichen	• Wenn es nicht so wäre, wie würden Sie sich dann entscheiden? • Wenn Sie der Patient wären, was würde Sie dann tun/wissen wollen? • Finden Sie Argumente, die gegen Ihre Position sprechen! • Warum ist bei dieser Patientin X indiziert und nicht Y, wie bei dem letzten Patienten? • [Mit verteilten Rollen:] Sie (X) wollen operieren, Sie (Y) wollen konservativ vorgehen. Versuchen Sie Ihr Gegenüber von Ihrem Vorgehen argumentativ zu überzeugen.
Auswirkungen und Folgen	• Was würde passieren, wenn ...? • Welche Folgen hätte X ...? • Wie könnte man dieses Ergebnis verändern/verhindern/verbessern?
Auswerten und Evaluation	• Was würden Sie beim nächsten Mal anders machen? • Welches waren die drei wichtigsten Punkte, die Sie heute gelernt haben?
Vorhersagen	• Was wird wahrscheinlich passieren? • Was sind die möglichen Folgen? • Mit welcher Sicherheit können wir davon ausgehen, dass ...?

oder Gruppenarbeit zu intensivieren. Damit sie diese Funktion erfüllen können, dürfen die Lehrenden dem in der Frage liegenden Wunsch, die Fachperson möge die Unklarheit schnell beseitigen, allerdings nicht sofort nachkommen. Stattdessen sollten solche Fragen an die Gruppe umgeleitet werden, indem sie wiederholt, paraphrasiert oder möglicherweise umformuliert werden. Auch hier bietet es sich wieder an, die Fragen erst in Nachbarschaftsgruppen oder Kleingruppen diskutieren zu lassen, bevor sie in der Gesamtgruppe besprochen werden. Studierende Fragen zum Thema gezielt entwickeln zu lassen (indem sie z. B. darüber nachdenken sollen, was eine gute Prüfungsfrage zu einem bestimmten Thema wäre) ist darüber hinaus ein sehr wirkungsvoller Impuls, der zu einer intensiven Auseinandersetzung mit den Inhalten führt. Die häufig zu hörende Frage: „Gibt es dazu noch Fragen?" sollte man dagegen möglichst vermeiden, weil sie von den Studierenden eher als Floskel wahrgenommen wird. Stattdessen kann man z. B. folgende Formulierungen verwenden: „Angesichts ..., welche Fragen sind offen geblieben?", „Welche Fragen/Aspekte werden Sie weiterverfolgen?", „Was ist Ihnen noch unklar geblieben? Was werden Sie für sich noch einmal nacharbeiten?", „Welches war der wichtigste Punkt für Sie?", „Wie können Sie die heute behandelten Inhalte für sich nutzen?".

4.3.2 Problemorientiertes Lernen

Eine besondere Form des Lernens in kleinen Gruppen in der Medizin ist das problemorientierte Lernen (POL). Keine andere Lernform hat in den letzten Jahrzehnten im Rahmen der Diskussion um die Reform des Medizinstudiums für so viel Kontroverse gesorgt. Das liegt zum einen daran, dass POL in vielerlei Hinsicht mit traditionellen Vorstellungen von Lehren und Lernen bricht und damit auch zu tiefgreifenden strukturellen Veränderungen in den Curricula führt. Diese stoßen auch auf Widerstand, weil z. B. die Inhalte nicht mehr einzelnen Fächern zugeordnet sind. Zum anderen gibt es aber auch Kontroversen darüber, welche Lernergebnisse von POL in erster Linie erwartet werden können: Geht es eher darum, dass sich die Studierenden frühzeitig in klinischem Denken üben und daher lernen, wie man an einen klinischen Fall herangeht oder ist es eher das Ziel, nachhaltige und flexibel einsetzbare Wissensstrukturen zu schaffen, die klinisches Denken effektiver machen [213]?

Eine weitere Schwierigkeit besteht zudem darin, dass schon der Terminus „problemorientiertes Lernen" nicht einheitlich verwendet wird. Mindestens zwei Bedeutungsebenen lassen sich unterscheiden: Einerseits wird damit eine durch bestimmte Charakteristika definierte Methode des selbstgesteuerten Lernens in kleinen Gruppen bezeichnet, andererseits kann Problemorientierung aber auch als ein allgemeines didaktisches Prinzip verstanden werden, das sich in unterschiedlichen Formen realisieren lässt [12]. In der Praxis gibt es zwischen beiden Kategorien zahlreiche fließende Übergänge [143].

Problemorientiertes Lernen als Methode

Problemorientiertes Lernen als spezifische Lernmethode ist durch einige typische Kernelemente gekennzeichnet, die sich an allen Fakultäten, die mit POL arbeiten identifizieren lassen, auch wenn ansonsten zahlreiche Unterschiede im Detail bestehen [207]:

1) Ausgangspunkt des Lernens sind Probleme oder Phänomene, die erklärungsbedürftig sind.
2) Gelernt wird interaktiv in kleinen Gruppen.
3) Das Lernen erfolgt studentenzentriert, d. h. die Studierenden sind für die Ausgestaltung des Lernprozesses weitgehend selbst verantwortlich.
4) Sie werden dabei von Tutorinnen und Tutoren unterstützt und begleitet.
5) Der Stundenplan sieht viel Zeit für das Selbststudium vor.

Entwickelt wurde POL in diesem Sinn Anfang der 1960er Jahre in Nordamerika als Reaktion auf die Kritik an der Qualität der medizinischen Ausbildung [213]. Die Grundidee bestand darin, den Wissenserwerb vor allem in den Grundlagenfächern nicht wie im traditionellen Studium systematisch und fächerspezifisch zu organisieren, sondern so zu gestalten, dass er der späteren Anwendungssituation, das heißt der Arbeit mit Kranken, die mit Beschwerden oder Problemen ärztlichen Rat suchen, möglichst analog ist [11]. Der Lernprozess beginnt daher immer mit einem „Fall“, das heißt mit einem Patienten oder einer Patientin und seinen bzw. ihren Beschwerden, häufig in Form einer schriftliche Fallvignette, wie z. B. der folgenden [62]:

„Ein 70-jähriger Mann sucht seinen Hausarzt auf, weil er unter zunehmender Erschöpfung leidet. Schon seit einiger Zeit fühlt er sich „komisch“. Er hat in den letzten Jahren deutlich an Gewicht zugelegt, was ihm immer wieder Sorgen macht. Seit einem Jahr stolpert und stürzt er regelmäßig. Außerdem hat sich im vergangenen Jahr sein Sehvermögen verschlechtert, er sieht alles wie durch einen Schleier. Vielleicht braucht er eine stärkere Brille ....“

Ausgehend von einer solchen Fallvignette werden von den Studierenden Lernziele entwickelt, für dieses Beispiel könnten sie sich etwa auf die Diagnose, Klinik und Therapie des Diabetes mellitus beziehen. Die richtige Diagnose zu stellen und einen dementsprechenden Behandlungsplan auszuarbeiten steht allerdings nicht immer im Vordergrund: Je nach der zugrundeliegenden „POL-Philosophie“ und den damit verfolgten übergeordneten Zielen, können auch ganz andere Lernziele entwickelt werden, die sich auf Grundlagenwissen, z. B. zu physiologischen oder biochemischen Abläufen oder auch zu psychosozialen Zusammenhängen und ethischen Fragen beziehen. Ob und welche Aspekte von den Studierenden aufgegriffen werden, hängt dabei sehr von der Art und Weise ab, wie die Fallvignette geschrieben ist (Werkzeugkasten 6, [139]). Die Lernziele erarbeiten sich die Studierenden anschließend an die Falldiskussion zunächst im Selbststudium, um ihre Ergebnisse dann nach einigen Tagen wiederum gemeinsam in der Gruppe zu diskutieren.

Klinisches Denken und/oder Wissenserwerb?

Wie die einzelnen Lernschritte des POL im Detail ausgestaltet werden, hängt unter anderem von den zugrundeliegenden Annahmen im Hinblick auf die damit primär erreichbaren Lernziele ab ([214], [243]). Wie eingangs bereits angedeutet wurde, gibt es zum einen die Vorstellung, mittels POL könne der Wissenserwerb analog zum Prozess des klinischen Denkens gestaltet, bzw. dieses schon frühzeitig trainiert werden [11]. Dementsprechend werden die Fallvignetten hier primär als Strategie- bzw. Diagnose-Probleme angelegt: Geschildert werden z. B. die Beschwerden eines Patienten oder einer Patientin sowie einige zusätzliche Kontextinformationen. Die Aufgabe der Studierenden ist es dann vor allem, (Verdachts-)Diagnosen zu stellen sowie das weitere diagnostische Vorgehen zu entwickeln (Tabelle 4-4, linke Spalte). Der Schwerpunkt der Kleingruppenarbeit liegt hier vor allem auf dem Erarbeiten eines zielgerichteten (diagnostischen) Vorgehens, um weitere Informationen zu gewinnen, mit denen das Problem gelöst werden kann. Vor diesem Hintergrund würde die Instruktionsanweisung zur oben angeführten Fallvignette (Erschöpfung) lauten: „Wie würden Sie dieses Problem angehen?“

Eine andere Sicht auf POL geht davon aus, dass es weniger die Simulation oder das Training klinischen Denkens sind, die den entscheidenden Vorteil der Methode ausmachen, sondern vielmehr die Art und Weise des Wissenserwerbs und zwar insbesondere die umfassende Aktivierung von Vorwissen ([206], vgl. Kap. 2.2.2). Diesem Aspekt wird daher während der Kleingruppenarbeit besonders viel Gewicht beigemessen (Tabelle 4-4, rechte Spalte: Brainstorming und Problemanalyse). Die Fallvignetten werden hier primär als Er-

Tabelle 4-4: Prozessschritte des problemorientierten Lernens [243].

Problemorientiertes Lernen beginnt immer mit einem Fall. Das kann eine schriftliche Fallvignette sein („Paper Case"), Ausgangspunkt können aber auch reale Patientenkontakte sein, wie sie die Studierenden z. B. während der Blockpraktika machen oder andere Formen von Patientengeschichten, z. B. multimediale Formate, Virtual Patients, Videosequenzen, simulierte Kranke etc. Im Anschluss an die Falldarstellung beginnt die eigentliche Gruppenarbeit, die sich im Standardformat pro Fall zunächst auf zwei Sitzungen verteilt, die typischerweise im Abstand von einigen Tagen stattfinden.

Leitidee: Klinisches Denken simulieren (vgl. [13])	**Leitidee: Wissenserwerb, mentale Modelle aufbauen (vgl. [204], [209])**
1. Hinweise, Fakten extrahieren: Zunächst werden alle Aspekte der Fallvignette aufgelistet, die im Hinblick auf mögliche Ursachen wesentlich sein könnten. Leitfrage: Welches Problem stellt sich hier dar? **2. Hypothesen generieren:** Die Studierenden versuchen unter Rückgriff auf ihr Vorwissen und ihr Alltagsverständnis Erklärungen für die in der Fallvignette aufgeworfenen Probleme zu finden. **3. Vorgehen für weitere Untersuchungen festlegen:** Welche Maßnahmen wären erforderlich/sinnvoll, um die zuvor generierten Hypothesen zu überprüfen (z. B. körperliche Untersuchung, apparative, laborchemische Diagnostik)? **4. Daten analysieren**: Die Studierenden erhalten die von Ihnen für erforderlich erachteten zusätzlichen Informationen (z. B. Laborbefunde, apparative Befunde) und diskutieren, welche Konsequenzen diese Daten für die zuvor aufgestellten Hypothesen haben und überarbeiten diese gegebenenfalls. **5. Problemsynthese:** Die Studierenden einigen sich auf ein gemeinsames Verständnis wie durch die Fallvignette aufgeworfenen Probleme am besten erklärt werden können. **6. Lernziele festlegen:** Während des gesamten Diskussionsprozesses werden dabei festgestellte Wissenslücken und Verständnisprobleme festgehalten, aus denen dann Lernziele für die Selbstlernphase formuliert werden. **7.Selbststudium:** Die Studierenden erarbeiten sich die Inhalte anhand der Lernziele selbst.	**1. Begriffsklärung:** Hier sollen etwaige durch Fremdwörter und Fachbegriffe verursachte Verständnisprobleme geklärt werden. **2. Problemdefinition:** Die Studierenden einigen sich darauf, welche(s) Problem(e) in der Fallvignette aufgeworfen und geklärt werden müssen. **3. Brainstorming:** Im Anschluss an den zweiten Schritt geht es hier um die Frage: „Was fällt mir alles zu dem Fall ein?" Die Studierenden sollen ihr Vorwissen benutzen, um möglichst viele verschiedene Erklärungen für die verschiedenen Aspekte des Falls zu entwickeln. Die individuellen Vorschläge werden hier noch nicht diskutiert oder kritisiert. **4. Problemanalyse:** Das während des Brainstormings gesammelte Material wird systematisiert und geordnet, z. B. um zusammenhängende Hypothesen (Kausalketten) zu bilden, mit denen die identifizierten Probleme erklärt werden können. Bei mehreren Hypothesen können diese noch gewichtet werden, z. B. welche die wahrscheinlichere ist, welche die Gruppe favorisiert, etc. **5. Lernziele formulieren:** Auf Grundlage der Problemanalyse werden jetzt Lernziele für das Selbststudium formuliert. Dabei einigt sich die Gruppe auf gemeinsame Lernziele, die von allen Studierenden vorbereitet werden. **6. Selbststudium:** Die Studierenden erarbeiten sich die Inhalte anhand der Lernziele selbst.

Tabelle 4-4: Fortsetzung

8. Lernmaterialien und Ergebnisse diskutieren: Die Studierenden diskutieren zunächst, welche Quellen sie mit welchem Erfolg während der Selbstlernphase genutzt haben. Dann wird die Fallvignette nochmals vor dem Hintergrund des erweiterten und vertieften Wissens diskutiert. **9. Abstraktion:** Die Studierenden fassen zusammen, was sie gelernt haben und wie dieses neue Wissen ihr Vorwissen verändert hat. **10. Reflexion:** Die Studierenden reflektieren ihr Vorgehen, ihre Hypothesen und Entscheidungen und diskutieren, wie dieser Prozess gegebenenfalls verbessert werden kann.	**7. Ergebnisse diskutieren:** In einer zweiten Sitzung werden die Ergebnisse des Selbststudiums zusammengetragen, abgeglichen und diskutiert. Die Struktur ist hier weniger festgelegt als in der ersten Sitzung. Wichtig ist zum einen zu überprüfen, ob die Lernziele erreicht wurden und zum anderen, den Fall mit dem vergrößerten Wissen jetzt erneut zu diskutieren: Können die ursprünglichen Hypothesen aufrechterhalten oder erweitert werden? Haben sie sich als falsch oder korrekturbedürftig herausgestellt? **8. Reflexion:** Optional kann noch ein achter Lernschritt vorgesehen werden, bei dem die Studierenden über den Lernprozess (individueller Lernfortschritt, Zusammenarbeit in der Gruppe, persönliche Entwicklung) reflektieren.

klärungs-Probleme angelegt, d.h. sie müssen nicht unbedingt analog zu klinischen Problemen gestaltet sein, bei denen es um die richtige Diagnose bzw. Diagnostik geht. Sie können auch Alltagsphänomene zum Gegenstand haben, die eben erklärungsbedürftig sind und anhand derer sich die Studierenden Grundlagenwissen erarbeiten können. Die Instruktionsanweisung zur oben geschilderten Fallvignette müsste in diesem Fall dann anders lauten, z. B. „Bitte erklären Sie diese Phänomene."

Tutoriell angeleitete Gruppenarbeit

Ein definierendes Merkmal des POL ist das Lernen in Kleingruppen mit etwa sieben bis zehn Personen, die über einige Zeit (z. B. ein Studienjahr oder länger) zusammenarbeiten. Sie werden dabei von (studentischen) Tutorinnen und Tutoren angeleitet, deren Aufgabe sich weitgehend darauf beschränken soll, den Gruppenprozess zu moderieren. Die inhaltliche Arbeit soll möglichst ausschließlich durch die Studierenden selbst geleistet werden. Die tutorierende Person soll in bewusstem Gegensatz zu einer Lehrperson im eigentlichen Sinn gerade nicht als Experte oder Expertin fungieren, um Wissenslücken schnell zu beseitigen oder Unklarheiten und Missverständnisse unmittelbar auszuräumen. Vielmehr sollen die Studierenden ihr Lernen vollständig selbst verantworten [21]. Daher wird immer wieder kontrovers diskutiert, inwieweit eine tutorierende Person selbst inhaltlich kompetent für die Themen der Gruppenarbeit sein muss oder ob es ausreicht, wenn sie den Gruppenprozess moderieren kann. Die verfügbaren empirischen Befunde dazu sind nicht eindeutig ([127], [60]). Sicher ist dagegen, dass inhaltliche Expertise allein nicht genügt. Mindestens ebenso wichtig ist die Fähigkeit, den Lernprozess der Studierenden anleiten und befördern zu können, wozu zum einen Kenntnisse über gruppendynamische Prozesse, die dem POL zugrundeliegende „Philosophie" und Moderationstechniken gehören, zum anderen aber am besten auch eigene Erfahrungen mit der Methode ([93], [144], [167]). Sowohl zu viel Dominanz als auch zu viel Zurückhaltung schadet letztendlich dem Lernprozess der Gruppe [101]. Unabhängig davon also, ob professionell Lehrende oder fortgeschrittene Studierende als tutorierende Personen eingesetzt werden, muss durch ein Tutorentraining bzw. Maßnahmen des Faculty-Development sichergestellt sein, dass diese Personen über solche tutoriellen Kompetenzen verfügen. Aber auch die Studierenden müssen erst mit der für sie ungewohnten Lernform vertraut werden und brauchen daher ebenfalls eine gründliche Vorbereitung [15].

Besonders wichtig ist, dass alle Beteiligten verstanden haben, welchen Sinn die Gruppenarbeit hat und welche positiven Effekte von der Gruppenarbeit erwartet werden können ([14], [61]): In kognitiver Hinsicht sind das vor allem eine stärkere Aktivierung von Vorwissen, eine bessere Behaltensleistung, aufeinander Bezug nehmende Argumentationsweisen und Theoriebildung, sodass die Studierenden tatsächlich ihr Vorwissen erweitern und verändern können. Auf motivationaler Ebene kann durch das gemeinsame Lernen vor allem das Interesse an den Inhalten gesteigert werden. Umgekehrt kann eine planlose und oberflächliche Diskussion in der Gruppe aber auch negative Auswirkungen auf Lernen und Motivation haben.

Auf die Fälle kommt es an

Neben der Qualität der Gruppenarbeit kommt es für den Erfolg des problemorientierten Lernens und insbesondere für den eines problemorientierten Curriculums entscheidend auf die Qualität der eingesetzten Fälle an. Denn damit wird nicht nur beeinflusst, was die Studierenden lernen, sondern auch, wie sie lernen. Neben den oben bereits geschilderten Strategie- bzw. Diagnosefällen sowie den Erklärungsfällen, gibt es noch zwei weitere Arten von Fällen, die ebenfalls zum POL eingesetzt werden können [203]: Faktenbezogene Probleme und Dilemma-Probleme.

- Faktenbezogene Probleme können eingesetzt werden, wenn es tatsächlich darum geht, Faktenwissen zu erwerben, z. B. weil die Inhalte nicht über Erklärungen erschlossen werden können, wie das etwa bei manchen anatomischen Inhalten der Fall ist. Die Instruktionsaufforderung für einen Faktenfall wäre dementsprechend z. B. „Bitte lernen Sie XYZ.“ Faktenfälle haben den Nachteil, dass sie sich kaum dazu eignen, das Vorwissen der Studierenden zu aktivieren, allerdings mag es in manchen Grundlagenbereichen kaum eine andere Möglichkeit geben, das fallorientierte Format beizubehalten und dessen positive Effekte auf die Motivation und das Interesse der Studierenden zu nutzen.
- Dilemma-Probleme eignen sich vor allem zur Diskussion von Inhalten, bei denen es um die Abwägung von miteinander in Konflikt stehenden Normen und Werten geht, z. B. Entscheidungen über lebensverlängernde Maßnahmen, die Verteilung von knappen Ressourcen, weltanschauliche oder religiöse Motive im medizinischen Entscheidungsprozess. Dabei geht es schwerpunktmäßig auch um die Reflexion der eigenen moralischen Position, sodass sich solche Fälle insbesondere zur Ausbildung professioneller Kompetenzen eignen.

In empirischen Studien zeigt sich, dass die Qualität der Fälle Einfluss auf die Dauer des Selbststudiums, die Qualität der Gruppenarbeit und den Lernerfolg der Studierenden hat ([86], [230]). Ob ein Fall gut ist, bemisst sich in erster Linie daran, ob er geeignet ist, die Studierenden zu einem Lernen anzuregen, das mit den didaktischen Zielen des POL übereinstimmt. Vor diesem Hintergrund sollten bei der Fallkonstruktion die in Werkzeugkasten 6 dargestellten Prinzipien berücksichtigt werden.

Werkzeugkasten 6

Die Erstellung von POL-Fällen
(nach [62], vgl. [6], [203])

Ein POL-Fall besteht zum einen aus der Fallvignette, die als Ausgangspunkt für die Gruppenarbeit der Studierenden dient. Zum anderen gehören aber auch Hintergrundinformationen zum Fall, insbesondere dann, wenn es um Strategie-/Diagnoseprobleme geht. Dazu gehören weitere Angaben zur Vorgeschichte der Kranken, zum psychosozialen Hintergrund, Ergebnisse der körperlichen Untersuchung, apparative Befunde (z. B. ein passendes EKG oder Röntgenbilder), Angaben zu Diagnose, Therapie und zum weiteren Verlauf. Diese ausführliche, meist mehrseitige Ausarbeitung des Falls dient zum einen der Information der Tutorinnen und Tutoren, zum anderen können die Studierenden diese Informationen „anfordern" wenn sie sich auf ein bestimmtes diagnostisches Vorgehen geeinigt haben (vgl. Tabelle 4-4). Aufgrund der für einen Fall erforderlichen Informationstiefe bietet es sich an, sich bei der Konstruktion an realen Kranken zu orientieren (natürlich anonymisiert). Dabei sollte insbesondere darauf geachtet werden, dass die Fälle bzw. die Fallvignetten ...

- dem jeweiligen *Vorwissen* der Studierenden angepasst sind, damit diese sinnvolle Hypothesen generieren können. Unerfahrene Studierende brauchen andere Fälle als fortgeschrittene Studierende. Die Fälle müssen insgesamt mit den Inhalten des Curriculums koordiniert werden.
- genug Informationen beinhalten, damit die Studierenden ausreichend viele Anknüpfungspunkte finden, um das Material zu *elaborieren*. Zu viele Informationen oder Informationen, die für die Probleme des Falles irrelevant sind, können aber auch verwirrend sein und auf falsche Fährten locken, weil sie den Cognitive Load vergrößern (vgl. Kap. 2.2.4)
- in realistische und sinnvolle Szenarien eingebettet sind. Das erleichtert zum einen den späteren *Wissenstransfer* in die Praxis; zum anderen wird auch eine Auseinandersetzung mit verschiedenen Aspekten des ärztlichen Handelns und Verhaltens ermöglicht.
- Fragen aufwerfen, zu deren Bearbeitung die *Integration von Grundlagenwissen und klinischem Anwendungswissen* notwendig ist, um die Entwicklung klinischen Denkens im Sinne der Enkapsulierung bzw. der Entstehung von Krankheitsskripten zu fördern (vgl. Kap. 2.5.2 und Kap. 2.5.3).
- so konstruiert sind, dass sie genug *Anreiz zum selbstregulierten Lernen* bieten (Lernziele entwickeln, nach relevanter Literatur suchen etc.). Daher sollten die Fälle keine expliziten Fragen enthalten. Ob explizit Instruktionsanweisungen gegeben werden sollten, ist umstritten. Dafür spricht, dass die Studierenden die Tendenz haben, sich eher auf das Management bzw. das Lösen von Fällen, als auf deren umfassendes Erklären zu konzentrieren. Soll der Fall aber vor allem Letzteres anregen, dann erscheint es sinnvoll, das auch direkt und explizit den Studierenden zu kommunizieren. Literaturhinweise sind erwünscht, sollten aber so umfassend und allgemein sein, dass die Studierenden selbst noch eine Auswahl und Bewertung vornehmen müssen. Zudem sollten sie sich nicht (nur) auf Kapitel in Lehrbüchern beziehen, sondern auch aktuelle Forschungsliteratur umfassen.
- so interessant sind, dass die Studierenden *motiviert* werden, sich weiter mit den Inhalten auseinanderzusetzen. Der Fall darf daher nicht selbsterklärend sein, sondern muss Probleme aufwerfen, die weiterer Erklärung bedürfen. Außerdem ist es günstig, wenn der Kontext des Falles den Studierenden vertraut ist. Unerfahrene Studierende brauchen daher andere Kontexte (z. B. eher Alltagssituationen) als fortgeschrittene Studierende, die bereits über klinische Erfahrungen verfügen.
- einen angemessenen *Schwierigkeitsgrad* aufweisen. Wenn die Fälle zu leicht sind, motivieren sie zu wenig, wenn die Fälle zu schwer sind, dann frustrieren sie eher. Außerdem sollten sie sich in der für das Selbststudium zur Verfügung stehenden Zeit bewältigen lassen.
- auf die *Lernziele* des Curriculums abgestimmt sind. Das bedeutet, dass die Fallvignette nicht zu viele Informationen enthalten sollte, die für die definierten Lernziele irrelevant sind.

Erfahrungen mit POL

Im Vergleich zu einem traditionell strukturierten Curriculum, bei dem sich der Stundenplan eher an der systematischen Wissensvermittlung orientiert, erscheint das problemorientierte Lernen über fünf Jahrzehnte nach seiner Einführung manchen vielleicht immer noch als revolutionär. Naheliegende Befürchtungen könnten etwa lauten, dass der Verzicht auf die systematische Vermittlung zu Wissenslücken führt, da allein durch die Arbeit an Fällen nur bruchstückhafte Kenntnisse erworben werden [87]. Weiter könnte man vermuten, dass die Studierenden ohne fachliche Kontrolle durch eine erfahrene Lehrperson nicht genug vor Irrtümern geschützt sind. Ferner könnten auch die Ressourcen für einen mittels POL organisierten Studiengang abschreckend wirken [64]. Die vermeintlichen Risiken von POL ließen sich aber bislang in empirischen Studien nicht bestätigen. Wie die verschiedenen Übersichtsarbeiten zeigen, finden sich in manchen Vergleichsstudien von POL mit traditionellen Curricula zwar Unterschiede hinsichtlich Wissen und Fertigkeiten, allerdings ist bei insgesamt sehr geringen Unterschieden mal die eine und mal die andere Methode besser ([99], [107], [156], [220]). Robuste Unterschiede zugunsten von POL fanden sich dagegen hinsichtlich der Akzeptanz der Methode und erwartungsgemäß im Lernverhalten der Studierenden. Die POL-Studierenden machten mehr Gebrauch von wissenschaftlichen Zeitschriften, Online-Ressourcen und Bibliotheken und waren im Lernen selbständiger als ihre Peers aus traditionellen Studiengängen. Abgesehen von den methodischen Schwierigkeiten, die mit Vergleichsstudien auf curricularer Ebene verbunden sind und deren Ergebnisse daher auch nur mit Vorsicht zu interpretieren sind sollten die auf den ersten Blick nur wenig unterschiedlichen Ergebnisse zwischen den Lehrmethoden nicht unterschätzt werden [78]. Angesichts der Notwendigkeit zu lebenslangem Lernen sind gerade die positiven Auswirkungen auf Lernverhalten und Motivation von großer Bedeutung [208]. Zudem lässt sich für das problemorientierte Lernen ins Feld führen, dass es vielen Erkenntnissen der Lernpsychologie besser entspricht als traditionelle Methoden [205]:

- Die ausführliche Analyse des Fallmaterials führt zu einer umfassenden Aktivierung von Vorwissen (vgl. Kap. 2.2.2).
- Die Festlegung von Lernzielen durch die Studierenden und der hohe Anteil an Eigenarbeit ist förderlich für das Autonomieerleben und wirkt sich damit günstig auf die Lernmotivation aus und fördert das Tiefenlernen (vgl. Kap. 2.1.2).
- Die enge Verbindung von Grundlagenwissen und klinischen Fragestellungen fördert die Entwicklung von klinischem Denken (vgl. Kap. 2.5.2);
- Nicht zuletzt werden allgemeine kommunikative und soziale Kompetenzen gefördert, die eine gute Vorbereitung für die spätere Zusammenarbeit im Team sind.

Insgesamt unterscheidet sich das problemorientierte Lernen deutlich von dem bis heute in der Medizin häufig praktizierten universitären Unterricht. Insbesondere traditionellen Auffassungen von dozentenzentrierter Lehre steht das problemorientierte Lernen diametral entgegen, sodass es vielen Lehrenden vielleicht schwerfällt, sich vorzustellen, dass auf diese Weise überhaupt zuverlässige Lernergebnisse zu erwarten sind. Die Integration einzelner problemorientierter Lehrveranstaltungen in ein ansonsten herkömmlich organisiertes Curriculum ist daher auch nicht unproblematisch. Die Lehrenden tun sich mit der die Studierenden unterstützenden und begleitenden, ansonsten aber zurückhaltenden Tutorenrolle erfahrungsgemäß nicht leicht, wenn sie es ansonsten gewohnt sind, den Lernprozess durch ihre inhaltliche Darstellung kontrollieren und lenken zu können. Misstrauen die Lehrenden aber dem Gruppenprozess, dann ist die Versuchung groß, immer dann mit Expertenwissen einzugreifen, wenn inhaltliche Schwierigkeiten auftreten oder wenn sich falsche Hypothesen abzeichnen. Damit wird verkannt, dass gerade die Notwendigkeit, Unsicherheiten auszuhalten und das Bewusstsein, dass die Lehrperson im Zweifelsfall eben nicht die „richtige" Lösung offenbaren wird die wichtigsten Impulse für wirklich selbstverantwortetes Lernen darstellen.

Aber auch für die Studierenden ist es keineswegs selbstverständlich, in einem Umfeld, in dem sonst genaue Vorgaben darüber gemacht werden, welche Inhalte wann auf welche Weise zu lernen sind, vollkommen selbstverantwortlich zu lernen [14]. Dies gilt vor allem dann, wenn der „Lerndruck" in den anderen Veranstaltungen, z. B. durch Klausuren und Testate, groß ist, wodurch das Engagement für das nicht durch Sanktionen gesteuerte, eigenverantwortete Lernen gefährdet ist.

Schließlich sind es auch inhaltliche Gründe, welche die Integration von problemorientiertem Lernen in traditionelle Curricula erschweren. Da sich diese sich zumindest bislang überwiegend an Fächern orientiert haben, erschien eine der wichtigsten Grundideen des POL, nämlich von Beginn an interdisziplinär und integrativ zu lernen, nur schwer zu realisieren. Denn solange die Lehre fachspezifisch organisiert ist, werden die möglichen Fragestellungen, die an einem bestimmten Patientenfall erarbeitet werden können, in der Regeln auch auf die jeweilige Fachperspektive beschränkt bleiben.

Vor dem Hintergrund der aktuellen Bestrebungen, die Lehre an den medizinischen Fakultäten kompetenzorientiert auszurichten ändert sich diese Situation allerdings grundlegend, weil damit auch ein stärker integrierender, fächerübergreifender Unterricht eingefordert wird. Viele Fakultäten haben bereits begonnen, ihre Curricula zu modularisieren, d.h. mittels themenzentrierter Lehr-Lern-Einheiten zu organisieren, die nicht mehr an Fächern orientiert sind, sondern z. B. an Organsystemen. Vor diesem Hintergrund erscheint das problemorientierte Lernen als eine geeignete Methode, um die angestrebte Integration nicht nur auf curricularer Ebene umzusetzen, sondern vor allem im Lernprozess der Studierenden, was als der wichtigste Aspekt von Integration angesehen wird (s. Kap. 4.3.3, [124]).

Problemorientierung als allgemeines didaktisches Prinzip

Problemorientiertes Lernen im engeren Sinn, organisiert in selbständig arbeitenden, tutoriell angeleiteten Lerngruppen, lässt sich nicht überall ohne Weiteres realisieren. Daher stellt sich die Frage, ob sich einige seiner Grundgedanken nicht auch in andere Unterrichtsformen übernehmen lassen [12]. Denn der Ausgangspunkt für die Entwicklung von POL waren Fragestellungen, die in der medizinischen Ausbildung seit jeher dringlich sind:

- Wie lässt sich „träges" Wissen vermeiden (Wissen, das zwar prüfungsgerecht abrufbar ist, aber in komplexen Problemsituationen nicht zur Verfügung steht)?
- Wie sind Lernende zu spontaner Aktivität und Eigenverantwortung zu motivieren?
- Wie kann neues Wissen sinnvoll mit praktisch bedeutsamen Kontexten und Handlungen verknüpft werden?

Vor diesem Hintergrund lassen sich problemorientiertes Lernen als Prototyp der eigenverantwortlichen Wissenskonstruktion und die dozentenzentrierte Vorlesung als Prototyp der gegenstandsbezogenen Instruktion auch als die beiden Pole eines Kontinuums verstehen, auf dem sehr viele verschiedene Zwischenstufen möglich sind. Auch eine Vorlesung kann z. B. mit einem Fall und einem daran anschließenden Brainstorming beginnen; ein Seminar lässt sich noch weiter an das POL-Muster annähern. Das kollaborative Lernen wird z. B. im Ansatz des Team-based Learning aufgegriffen, allerdings mit einer stärkeren Instruktionskomponente (vgl. Kap. 4.2.3). Wichtig ist, dass die vorgenommenen Abweichungen vom Ideal im Hinblick auf ihre Folgen für Motivation und Lernverhalten der Studierenden reflektiert werden ([63], [191]).

4.3.3 Naturwissenschaftliche Praktika

Praktika werden in der ÄApprO als eine Unterform der Kategorie „praktische Übungen" aufgeführt. Die Studierenden sollen darin eigenständig praktische Aufgaben bearbeiten unter Anleitung und Aufsicht der ausbildenden Lehrkraft. Auch zu den Inhalten werden Aussagen gemacht, denn diese sollen sich an den „Anforderungen der ärztlichen Praxis" ausrichten, wobei sowohl die Unterweisung am gesunden Menschen als auch Simulationsunterricht sowie die Unterweisung an Patientinnen und Patienten im Vordergrund stehen soll. Die Bestimmungen zu den praktischen Übungen beziehen sich also sowohl auf grundlagenwissenschaftliche als auch auf klinische Fächer. Die folgenden Überlegungen beziehen sich auf die naturwissenschaftlichen Praktika, der klinische Unterricht wird in Kap. 4.5 behandelt.

Wieviel Naturwissenschaft brauchen Ärztinnen und Ärzte?

Auch die naturwissenschaftlichen Praktika haben im Medizinstudium eine lange Tradition: Sie wurden in Deutschland in der zweiten Hälfte des 19. Jahrhunderts in die ärztliche Ausbildung eingeführt, die damit langsam die Form annahm, nach der vielerorts auch heute noch studiert wird: auf eine zweijährige „vorklinische" Ausbildung in den medizinischen Grundlagenwissenschaften folgt eine vierjährige klinische Ausbildung.

Von der praktisch-experimentellen Schulung in den Naturwissenschaften versprachen sich deren Befürworter positive Auswirkungen vor allem für die ärztliche Praxis, die damit von einer reinen Erfahrungswissenschaft auf eine systematische, wissenschaftliche Grundlage gestellt werden sollte. Was der Unterricht am Krankenbett für die klinische Ausbildung und der botanische Garten für die pharmakologischen Kenntnisse der angehenden Ärzte leistete, das sollte das Labor für das physiologische bzw. biochemische Wissen leisten [27]. Die experimentelle Arbeit sollte den Beobachtungssinn und das schlussfolgernde Denken der angehenden Ärzte schulen:

> *„Die praktische Beschäftigung mit den Naturwissenschaften, zumal wenn sie in einem selbstthätigen Beobachten besteht, schärft die Sinne und den Verstand des angehenden Arztes, übt ihn namentlich in einem nicht bloß formell sondern auch materiell richtigen Urtheilen und Schliessen, und entwickelt seinen Beobachtungsgeist in einem weit höheren Maasse, als fast irgend eine andere wissenschaftliche Beschäftigung dies vermag." ([179], S. 2f)*

Ähnlich äußerte sich auch der Tübinger Ordinarius für Innere Medizin und Psychiatrie Wilhelm Griesinger (1817–1868):

> *„Die Uebung und Gewöhnung dessen, der ein guter Arzt, d. h. ein guter Beobachter werden will, an den eigenen, persönlichen Umgang mit den Objecten der Forschung, die Schärfung der Sinne und die Handhabung des Apparates für das Auffassen, die Anleitung zu streng methodischem geistigen Verarbeiten des sinnlich Wahzunehmenden, sind als die Hauptaufgaben des Unterrichts zu betrachten." ([91], S. 151)*

Nicht zuletzt wurden unmittelbare Vorteile auch durch den Transfer von zunächst im Labor angewandten Methoden erwartet, wie etwa dem Temperaturmessen oder dem Mikroskopieren. Auch wenn sich die rasch anwachsenden naturwissenschaftlichen Kenntnisse für die praktische Medizin zunächst kaum nutzen ließen (entscheidende therapeutische Fortschritte gab es erst sehr viel später), so wurde die rasche Errichtung großer Laboratorien an den naturwissenschaftlichen Forschungsinstituten dennoch in erster Linie unter Verweis auf ihre Notwendigkeit für die ärztliche Ausbildung begründet und nicht etwa wegen ihres Nutzens für die medizinische Forschung:

„Ohne die Immatrikulation zahlreicher Medizinstudenten hätte das [Forschungs-]institut im heutigen Sinn nicht die große öffentliche Unterstützung erhalten, die ihm zuteil wurde.“ [51][2]

Das experimentelle Laborpraktikum in Physiologie, Physik, Chemie und Anatomie wurde so rasch zu einem obligatorischen Bestandteil des Medizinstudiums. In Bayern war ab 1858 eine Prüfung in den naturwissenschaftlichen Fächern staatlich vorgeschrieben, in Preußen wurden entsprechende Regelungen mit der Einführung des *Tentamen physicum*, dem Vorläufer des Physikums, 1861 erlassen.

Die praktische Ausbildung in den naturwissenschaftlichen Fächern war zunächst ein Spezifikum des deutschen Medizinstudiums und hing vor allem mit dem Ausbau der Universitäten zusammen, an denen die ärztliche Ausbildung monopolisiert wurde. In Frankreich, Großbritannien und den USA verlor die universitäre Ärzteausbildung dagegen zur gleichen Zeit an Bedeutung und verlagerte sich mehr und mehr hin zu krankenhausassoziierten Schulen, deren Ausbildungsqualität sehr heterogen war. Das deutsche Medizinstudium galt daher innerhalb weniger Jahre gerade aufgrund seiner starken naturwissenschaftlichen Fundierung weltweit als vorbildlich.

Die starke Betonung naturwissenschaftlicher Inhalte und Methodik in der Ärzteausbildung wurde allerdings nicht einhellig begrüßt. Von Anfang an wurde der behauptete Nutzen der naturwissenschaftlichen Kenntnisse und vor allem der Laborarbeit für die ärztliche Praxis auch in Frage gestellt, zumal gleichzeitig die Qualität der praktischen Ausbildung am Krankenbett zunehmend vernachlässigt wurde. Tatsächlich war bereits in der Zeit ab etwa 1870 an den deutschen Universitäten ein Rückgang des praktisch-klinischen Unterrichts zu verzeichnen; die allermeisten Studierenden sahen Patient:innen nur noch von Weitem in der Hauptvorlesung. Aber auch die experimentelle Arbeit im Labor fand bereits wenige Jahre nach ihrer großflächigen Einführung zunehmend unter ungünstigeren Bedingungen statt, sodass der Nutzen für den Großteil der Studierenden auch hier immer wieder bezweifelt wurde. Das naturwissenschaftliche Praktikum, so schien es einigen Beobachtern, diente eher dazu, den Ordinarien wissenschaftlich interessierten Nachwuchs zuzuführen und nicht in erster Linie der ärztlichen Ausbildung. Im letzten Drittel des 19. Jahrhunderts entwickelte sich international eine heftige Kontroverse um den Stellenwert der Naturwissenschaften im Medizinstudium, die bis heute immer wieder aufflammt ([81], [240]). Dabei geht es nicht nur um die Qualität der ärztlichen

Exkurs

In dieser Zeit kamen ausländische Studierende zu Tausenden nach Deutschland, um sich hier ausbilden zu lassen. Zwischen 1870 und 1914 wurden etwa 15.000 US-amerikanische Medizinstudenten und Ärzte an den deutschen Universitäten gezählt [27]. Die meisten von ihnen kamen zwar, um sich klinisch fortzubilden, da es zu dieser Zeit in den USA noch keine geregelte fachärztliche Weiterbildung gab, einige wenige dagegen waren vor allem an einer vertieften Ausbildung in den medizinischen Grundlagenwissenschaften interessiert. Von den 28 Gründungsmitgliedern der 1887 gegründeten American Physiological Association hatten allein 16 in Deutschland studiert [80]. Aus dieser Gruppe rekrutierten sich die wichtigsten Protagonisten der einige Jahre später beginnenden Reform der US-amerikanischen Ärzte-Ausbildung, allen voran William Welch und William Osler, die zur Gründergeneration der Medical School an der Johns Hopkins University gehörten und die beide bis heute als zwei der maßgeblichen Impulsgeber der modernen medizinischen Ausbildung nicht nur in den USA gelten (vgl. [69]).

2 Without the enrollment of numerous medical students the institute as we know it would not have received the generous public support that came its way.

Ausbildung, sondern auch um wissenschaftstheoretische Fragen, wie die nach dem wissenschaftlichen Status der Medizin (s. Kap. 1.3). Die Diskussion um den Stellenwert der Naturwissenschaften in der ärztlichen Ausbildung wurde und wird also nicht nur um didaktische Fragen geführt, sondern wissenschaftstheoretische, wissenschaftspolitische und forschungsstrategische Momente spielen dabei eine ebenso wichtige Rolle, auch wenn sie möglicherweise nicht immer offen zutage liegen.

Didaktische Aspekte

Die historische Skizze zeigt, dass zwar kaum ein Zweifel daran besteht, dass die naturwissenschaftliche Forschung für einen Großteil des medizinischen Fortschritts der letzten 150 Jahre verantwortlich ist, dass aber gleichzeitig die Frage, welchen Stellenwert naturwissenschaftliche Kenntnisse und Methoden für die praktische ärztliche Tätigkeit haben, nicht leicht zu beantworten ist. Die aus didaktischer Sicht wichtigen Fragen haben sich seit der Einführung der Naturwissenschaften in das Medizinstudium daher kaum verändert:

- Welche Bedeutung hat das naturwissenschaftliche Verständnis für die ärztliche Praxis?
- Wie umfangreich muss das naturwissenschaftliche Wissen sein?
- Wie nachhaltig ist die Vermittlung des naturwissenschaftlichen Wissens während der Vorklinik?

Integration von Grundlagen und Klinik

Wie die in Kap. 2.5 dargestellten Erkenntnisse der Expertiseforschung gezeigt haben, greift die Annahme zu kurz, dass Ärztinnen und Ärzte beim klinischen Denken und Problemlösen direkt auf naturwissenschaftliche Konzepte und Erklärungen zurückgreifen. Im Gegenteil erbrachten entsprechende Studien den auf den ersten Blick überraschenden Befund, dass gerade Fachpersonen im Vergleich zu weniger erfahrenen Personen seltener von naturwissenschaftlichen Begründungen Gebrauch machen ([30], [172]). Möglicherweise liegt ein Grund dafür in der Tatsache, dass die naturwissenschaftlichen Grundlagen im traditionellen Studium meist getrennt von klinischen Problemen eben in der Vorklinik unterrichtet werden, sodass das Grundlagenwissen in den klinischen Semestern bereits wieder in erheblichem Ausmaß vergessen ist und nicht mehr in erforderlichem Umfang zur Verfügung steht [56]. Für eine solche Annahme sprechen Ergebnisse von Studien, in denen Studierende aus Studiengängen, die nach dem Prinzip des problemorientierten Lernens (s. Kap. 4.3.2) aufgebaut sind und die daher keine strikte Trennung zwischen Grundlagenwissenschaften und Klinik haben, mit Studierenden traditioneller Curricula verglichen wurden: Dabei zeigte sich, dass die Studierenden der POL-Studiengänge, in denen die Naturwissenschaften zwar nicht als eigene Fächer unterrichtet werden, wo im Rahmen der Falldiskussionen aber in allen Studienabschnitten immer auch auf Grundlagenwissen rekurriert wird, mehr (!) Gebrauch von naturwissenschaftlichen Argumentationsmustern machten als diejenigen in den traditionellen Curricula [171].

Ausbildungseffekte sind aber vermutlich nicht der einzige Grund dafür, dass naturwissenschaftliche Erklärungen für die meisten Routinefälle des klinischen Alltags nicht explizit herangezogen werden. Gerade Personen mit viel ärztlicher Erfahrung argumentieren in erster Linie „klinisch", d.h. assoziativ („Symptom X ist Ausdruck von Krankheit Y, bei der Medikament Z indiziert ist", etc.) und nicht kausal, wie das für eine naturwissenschaftliche Argumentation zu erwarten wäre. Das bedeutet allerdings nicht, dass naturwissenschaftliche Kenntnisse für die klinische Argumentation keine Bedeutung hätten: Erkenntnissen der kognitiven Psychologie zufolge, liegt der Grund dafür vielmehr darin, dass naturwissenschaftliche Sachverhalte in höherrangigen klinischen

Konzepten enkapsuliert d. h. „verpackt" sind (s. Kap. 2.5.2). Daher sollte der Erwerb naturwissenschaftlicher Grundlagen im Medizinstudium in enger Verbindung zu klinischen Konzepten erlernt werden, um diese Enkapsulierung zu fördern [250]. Ein weiterer wichtiger Grund, der für eine enge Verzahnung von biomedizinischen Grundlagenwissenschaften und klinischen Konzepten spricht, ist ebenfalls lernpsychologischer Natur. So konnte gezeigt werden, dass klinische Sachverhalte besser behalten werden, wenn sie mit Hilfe naturwissenschaftlicher Erklärungen zu einem kohärenten Ganzen sinnhaft verbunden werden können [251].

Vor diesem Hintergrund ist die in der aktuellen Reformdiskussion (NKLM, ÄApprO) vorgesehene Umgestaltung der medizinischen Curricula sinnvoll: Dabei sollen die sogenannten „H-Curricula", bei denen Grundlagenwissenschaften und klinische Praxis deutlich voneinander abgegrenzt sind, zu „Z-Curricula" werden, bei denen beide Elemente in unterschiedlicher Gewichtung über den gesamten Zeitraum des Studiums miteinander verzahnt werden. In den ersten Studienjahren überwiegt dabei der Anteil der Grundlagenwissenschaften, in den späteren Studienjahren der Anteil der klinischen Praxis [34]. So einfach und unmittelbar überzeugend dieses Prinzip der Integration von Grundlagen und Klinik auch sein mag, sind dennoch im Detail viele Fragen offen (vgl. Kap. 3). Besonders wichtig ist die Unterscheidung zwischen curricularer Integration auf der einen und kognitiver Integration auf der anderen Seite. Curriculare Integration, z. B. durch zeitliche Nähe grundlagenwissenschaftlicher und klinischer Inhalte in einem Modul ist noch keine Garantie dafür, dass auch eine kognitive Integration im Kopf der Studierenden stattfindet, dass diese also etwa grundlagenwissenschaftliche Inhalte tatsächlich dazu verwenden, klinische Probleme besser zu verstehen oder treffsicherere Diagnosen zu stellen [124]. Eine solche Integration ist vielmehr erst dann zu erwarten, wenn die Studierenden Aufgaben bearbeiten, bei denen explizit etwa die Verwendung grundlagenwissenschaftlicher Erklärungen für klinische Phänomene oder zur Begründung klinischer Diagnosen verlangt wird ([123], [132]) wie das etwa beim problemorientierten Lernen der Fall ist (vgl. Kap. 4.3.2).

Inhalte müssen sich an Ausbildungszielen orientieren

Damit ist die Frage nach dem Umfang der naturwissenschaftlichen Grundlagen allerdings noch nicht beantwortet. In der ÄApprO wird zu diesem Punkt ausgeführt, dass die „Vermittlung der naturwissenschaftlichen und theoretischen Grundlagen [...] auf die medizinisch relevanten Ausbildungsinhalte zu konzentrieren" ist (§ 2 Abs. 2 ÄApprO). Auch wenn die Formulierung „medizinisch relevant" unscharf ist, kann angesichts der gesamten Ausrichtung der Approbationsordnung kein Zweifel daran bestehen, dass hier mit „medizinisch relevant" die ärztliche Tätigkeit und nicht etwa der Gesamtbereich der medizinischen Wissenschaft gemeint ist. Aber auch diese Eingrenzung ist noch wenig präzise, sodass sehr unterschiedliche Auffassungen darüber bestehen, welche Inhalte darunter ganz konkret zu verstehen sind.

In einer niederländischen Studie [119] zeigte sich in Übereinstimmung mit früheren Ergebnissen [58], dass Lehrende in den Grundlagenwissenschaften und Lehrende in der Klinik zwar grundsätzlich übereinstimmen, welche Themenbereiche das Medizinstudium abdecken muss. Welchen Umfang bzw. welche Tiefe die Auseinandersetzung mit diesen Inhalten haben sollte, darüber gehen die Meinungen allerdings durchaus auseinander (Abbildung 4-4). Während sowohl die Lehrenden in den Grundlagenwissenschaften als auch die Kliniker hinsichtlich der klinischen Inhalte übereinstimmend ein aktiv verfügbares Wissen und eine breite Verankerung im Curriculum für erforderlich halten, zeigen sich deutliche Unterschiede im Hinblick auf die „molekulare" Wissensebene, das heißt, inwieweit aktive Kenntnisse auch über Details

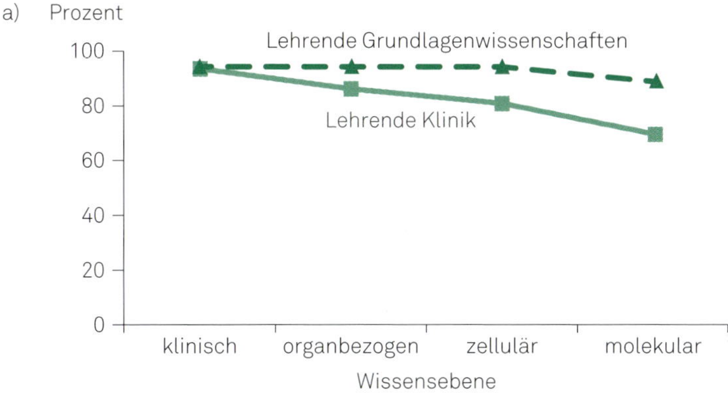

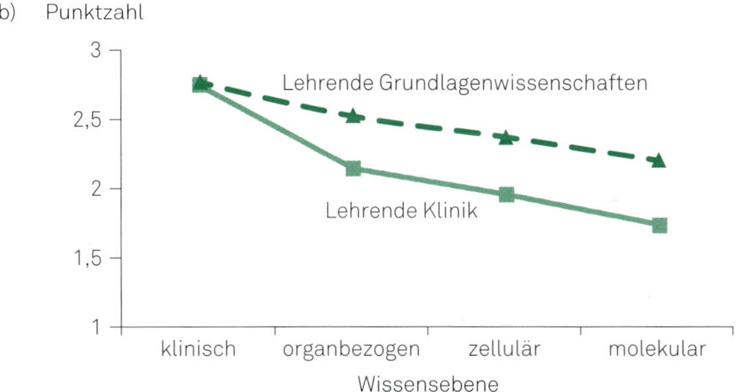

Abbildung 4-4: Einschätzung der notwendigen Wissenstiefe von naturwissenschaftlichen Inhalten für das Medizinstudium durch Lehrende in den Grundlagenwissenschaften und Lehrende in klinischen Fächern [119].
a) Einschätzung, welche Inhalte in das Curriculum integriert werden sollen (prozentuale Häufigkeit der Nennung; 80 Items zu 10 Organsystemen).
b) Einschätzung der für Absolventen erforderlichen Wissenstiefe (80 Items zu 10 Organsystemen: 1 = kein Wissen erforderlich, 2 = passives Wissen (Wiedererkennen), 3 = aktives Wissen).

der molekularbiologischen oder biochemischen Vorgänge vorhanden sein müssen. Insgesamt halten die Lehrenden in den Grundlagenwissenschaften diese Inhalte für wichtiger als Lehrende in den klinischen Disziplinen.

Diese Ergebnisse lassen sich wohl am ehesten damit erklären, dass es für Lehrende in den Grundlagenwissenschaften, die meistens keine medizinische, sondern eine naturwissenschaftliche Ausbildung absolviert haben, schwer ist, die Relevanz der für sie selbst natürlich naheliegenden und wichtigen Inhalte im Hinblick auf die übergeordneten Lernziele des Medizinstudiums einzuschätzen. Aus diesem Grund ist es aber auch wenig sinnvoll, ihnen allein die Auswahl der obligatorischen Inhalte für einen Teil der ärztlichen Ausbildung zu überlassen. Gerade angesichts der dargestellten Divergenzen ist vielmehr die Orientierung an übergeordneten Lernzielen notwendig, die jenseits von fachbezogenen Interessenslagen Entscheidungen darüber erlauben, welche Inhalte sich letztlich im Curriculum wiederfinden sollen (s. Kap. 3).

Mit dem NKLM sind solche Entscheidungen insofern leichter geworden, als nicht nur die für das Studium verbindlichen grundlagenwissenschaftlichen Inhalte in den Kapiteln VIIa (Prinzipien normaler Struktur und Funktion) und VIIb (Prinzipien der Pathogenese und Pathomechanismen) zusammengestellt sind, sondern darüber hinaus auch direkt Verbindungen zu sogenannten **Fokuserkrankungen** hergestellt werden. Fokuserkrankungen sind zum einen besonders häufige und damit für die Krankheitsversorgung besonders relevante Erkrankungen („Volkskrankheiten"), die daher bereits in den ersten Studienjahren Gegenstand der ärztlichen Ausbildung werden sollen und zwar auch im Hinblick auf ihre Klinik, d.h. die Diagnostik, Therapie und gegebenenfalls einzuleitende Notfallmaßnahmen. Zu den Fokuserkrankungen gehören aber auch solche Krankheitsbilder, die sich besonders eignen, um daran Grundlagenwissen, d.h. zunächst die normale Struktur und Funktion und dann die entsprechenden Pathomechanismen zu erarbeiten.

In der NKLM-Datenbank stehen Filterfunktionen zur Verfügung, mit denen sich genau diese Verbindungen zwischen Grundlagenwissen und dazu geeigneten Krankheitsbildern anzeigen lassen, sodass dies bei der Lehrveranstaltungsplanung berücksichtigt werden kann.

Für die klinischen Fächer ist zudem eine analoge Funktion vorgesehen, da die Idee des Z-Curriculums auch beinhaltet, dass in höheren, klinischen Semestern zukünftig eine stärkere und explizitere Bezugnahme auf Grundlagenwissen erfolgen soll. Daher wurden bei den in Kapitel VI des NKLM aufgeführten Erkrankungen bzw. den in Kapitel V aufgeführten Konsultationsanlässen über den sog. **Deskriptor G** solche Entitäten identifiziert, die sich besonders eignen, um hier erneut Bezüge zu Grundlagenwissen herzustellen. Auch diese Verbindungen lassen sich über eine Filterfunktion in der NKLM-Datenbank ausgeben, sodass auch in der Klinik eine entsprechende Veranstaltungsplanung erleichtert wird.

Didaktische Aspekte

Das zentrale didaktische Element eines Praktikums ist das Experiment, das von den Studierenden selbst durchgeführt wird (ansonsten ließe sich nur schwer von einem „Praktikum" sprechen). Da die Durchführung von Experimenten mit erheblichem Ressourcenaufwand verbunden ist, ist es hier besonders wichtig, sich über die Lernziele klar zu werden, die mit Hilfe des Experiments erreicht werden sollen. Mögliche Lernziele wären etwa, den praktischen Umgang mit bestimmten Geräten und Werkzeugen zu erlernen. Ein anderes Lernziel könnte die Anwendung abstrakter Gesetzmäßigkeiten auf praktische Fragestellungen sein, womit eine Verbindung zwischen Theorie und Praxis geschaffen würde. Schließlich könnte das Experiment auch genutzt werden, um den Studierenden Erfahrungen zu vermitteln, auf deren Grundlage sie sich selbständig Wissen (z.B. über bestimmte Gesetzmäßigkeiten) aktiv erarbeiten könnten. Nicht vergessen werden sollte auch, dass durch das Praktikum auch Lernziele aus anderen Kompetenzdomänen als der der medizinischen Expertise vermittelt werden können. Naheliegend sind hier vor allem Lernziele aus dem Bereich der medizinisch-wissenschaftlichen Kompetenzen (NKLM Kapitel VIII.1). Aber auch andere Bereiche kommen in Frage: So arbeiten die Studierenden in der Regel nicht allein, sondern in Paaren oder kleinen Gruppen. Das ermöglicht z.B. Lernziele im Bereich der Teamarbeit zu erreichen (NKLM VIII.3), vorausgesetzt, diese Aspekte werden auch dementsprechend reflektiert. Möglich sind aber auch Lernziele im Bereich des professionellen Handelns, z.B. bezüglich des Umgangs mit Unsicherheit oder im Hinblick auf die Unterschiede zwischen wissenschaftlichen Fragestellungen im Bereich der Forschung und klinischen Fragen (Kap. VIII.6). Damit die Studierenden während der Praktika allerdings überhaupt etwas inhaltlich lernen können, darf ihre Aufmerksamkeit nicht überwiegend von den praktischen Aspekten der

Durchführung der Experimente in Anspruch genommen werden.

Wie lassen sich Praktika didaktisch optimieren?

Genau dazu sind die Ergebnisse der von Theyßen ([224], [225]) durchgeführten Studie an einem Physikpraktikum für Medizinstudierende erhellend. Diese lassen sich aufgrund der hauptsächlich qualitativen Methodik an einem Einzelfall zwar nicht generalisieren, weisen aber dennoch auf typische Aspekte hin, die für die Durchführung von naturwissenschaftlichen Praktika in der Medizin von grundsätzlicher Bedeutung sind. Die dabei eingangs durchgeführte Befragung der Lehrenden zu den Zielen des Praktikums ergab, dass inhaltliche Aspekte, vor allem die (praktische) Bedeutung der physikalischen Zusammenhänge für die Medizin bzw. die ärztliche Tätigkeit, am häufigsten genannt wurden, sehr viel seltener dagegen direkt praktische Aspekte, z. B. der Umgang mit Formeln oder die Durchführung von Messungen. Die Analyse der Studierendenperspektive ergab zunächst, dass diese hinsichtlich ihres Vorwissens sehr heterogen waren und insgesamt ein nur geringes Niveau an physikalischen Vorkenntnissen mitbrachten. Während des Praktikums entfielen 37 % der gesamten Versuchsdauer auf die Einführung, das Lesen der Praktikumsanleitung und die Orientierung an den Geräten. 24 % der Zeit entfielen auf die Durchführung der Messungen und 19 % auf die Auswertung der Ergebnisse. Die Studierenden benötigten bei über 80 % aller Teilversuche Hilfestellung durch die betreuende Person, deren Hauptbeschäftigung daher in Anweisungen für die Durchführung bestand und nicht etwa in der Diskussion inhaltlicher Aspekte. Nur in 2 % der analysierten Zeitfenster (die jeweils 30 Sekunden dauerten) verbalisierten die Studierenden überhaupt etwas zu physikalischen oder medizinischen Aspekten der Versuche. Angesichts solcher Bedingungen ist kaum zu erwarten, dass die von den Lehrenden für das Praktikum formulierten Ziele, die vor allem die inhaltliche Ebene betreffen, auch nur annähernd erreicht werden können, weil das, was die Studierenden während des Praktikums tatsächlich tun, von dem abweicht, was sie eigentlich tun sollen (vgl. [181]).

Aufgrund dieser Analyseergebnisse wurde die Gestaltung des Praktikums verändert: Die Versuche wurden stärker auf medizinisch relevante Themen zugeschnitten und außerdem so vereinfacht, dass sie ohne Vorkenntnisse, allein mit einer knappen Anleitung aus dem Praktikumsskript durchführbar waren. Statt durch die Versuche physikalische Gesetzmäßigkeiten zu überprüfen (was Vorwissen voraussetzt), sollten die Versuche jetzt primär dazu dienen, Beobachtungsdaten zu liefern, aus denen dann anschließend theoretische Beschreibungen entwickelt werden können. Der Schwerpunkt sollte damit auf die inhaltliche Nachbereitung des Erfahrenen gelegt werden. Tatsächlich zeigte eine neuerliche Analyse des Praktikums, dass es durch diese Maßnahmen gelang, verschiedene Parameter entscheidend zu verbessern. So reduzierten sich die Interventionen der betreuenden Person nicht nur absolut zugunsten einer stärkeren Eigenaktivität der Studierenden, sondern sie veränderten sich auch qualitativ hin zu mehr inhaltlichen Aspekten. Gleichzeitig nahm der Anteil der auf Inhalte bezogenen Äußerungen der Studierenden um ein Vielfaches zu. Die Evaluation ergab eine sehr viel höhere Zufriedenheit mit dem Praktikum und vor allem wurden jetzt tatsächlich die Lernziele erreicht [225].

Dieses Beispiel macht nicht nur deutlich, dass Vorstellung und Realität in der Lehre trotz bester Absichten mitunter sehr weit auseinander liegen können, sondern auch dass es sich lohnt, die real existierende Lehre auf den Prüfstand zu stellen, weil sich damit die didaktische Qualität entscheidend verbessern lässt. Aus dieser Analyse lassen sich die in Werkzeugkasten 7 dargestellten methodischen Leitfragen für die Gestaltung medizinischer Praktika ableiten.

Werkzeugkasten 7

Methodische Leitfragen zur Gestaltung naturwissenschaftlicher Praktika im Medizinstudium

Welche Lernziele sollen mit dem Praktikum erreicht werden?
Der personelle und materielle Aufwand eines Praktikums erfordert eine genaue Abwägung, welche Lernziele wirklich ein experimentelles Praktikum erfordern und welche Lernziele auch durch Vorlesung, Seminar oder Selbststudium erreicht werden können. Vor dem Hintergrund der Kompetenzorientierung und angesichts der vielschichtigen Erfahrungen, die ein Praktikum ermöglicht, sollte unbedingt erwogen werden, inwiefern neben Lernzielen zu medizinscher Expertise auch Lernziele aus anderen Kompetenzdomänen formuliert werden können, z.B. Teamarbeit, Wissenschaftlichkeit, Prävention, Professionalität.

Sind die Versuche/Experimente für die Lernziele geeignet?
Es sollten vor allem solche Experimente ausgewählt werden, die im Hinblick auf das übergeordnete Ausbildungsziel, nämlich medizinisch relevantes Wissen, praktische Fertigkeiten oder Kompetenzen zu vermitteln, einen erkennbaren Bezug zur späteren Praxis haben. Dieser Bezug sollte den Studierenden z.B. mittels einer kurzen Einführung im Praktikumsskript, wiederum aus motivationalen Gründen, aber auch zu einer ersten inhaltlichen Orientierung unbedingt transparent gemacht werden. Besonderes Gewicht muss auch auf den Transfer des erarbeiteten Wissens aus dem naturwissenschaftlichen Kontext in die klinische Anwendungssituation gelegt werden. Darauf ist vor allem bei der Nachbereitung des Experiments zu achten, indem die Gültigkeit des experimentell erarbeiteten Zusammenhangs in verschiedenen Kontexten und Situationen deutlich gemacht wird.

Lassen sich die Versuche von den Studierenden ohne beziehungsweise mit wenig Vorwissen durchführen?
Erfahrungsgemäß ist eine ausführliche inhaltliche Vorbereitung durch die Studierenden kaum zu erwarten. Sie mittels dazu geeignet erscheinender Sanktionsmaßnahmen (z.B. Eingangstestat) zu erzwingen, kann nur bedingt empfohlen werden, weil damit einer extrinsischen Lernmotivation Vorschub geleistet wird, die im Hinblick auf das Interesse und die Bereitschaft zum selbständigen Lernen ungünstig ist. Angesichts des heterogenen Vorwissens der Studierenden liegt es vielmehr nahe, die theoretischen Aspekte im Anschluss an die durch das Experiment ermöglichten Erfahrungen zu erarbeiten und sie nicht umgekehrt zur Voraussetzung einer erfolgreichen Praktikumsteilnahme zu machen.

Sind die Versuche so aufgebaut, dass sie einfach durchzuführen sind und den Studierenden die Diskussion inhaltlicher Aspekte erlauben? Tun die Studierenden während des Praktikums wirklich das, was sie tun sollen?
Ist die Versuchsanordnung zu komplex und erfordert das Experimentieren viel spezifisches Vorwissen, dann wird viel Zeit der Dozierenden bzw. betreuenden Personen für Erklärungen aufgewandt werden, um Aufbau, Durchführung und Auswertung des Experiments zu erläutern. Die Studierenden kommen dann kaum dazu, sich selbständig mit den Inhalten des Experiments auseinanderzusetzen und den Transfer in den medizinischen Kontext zu leisten. Auch die Anforderung, das Experiment mit einer bestimmten, richtigen Lösung abzuschließen (z.B. bestimmte Werte richtig zu messen), kann die Aufmerksamkeit der Studierenden von den Inhalten hin zu Fragen nach einer möglichst geschickten (strategischen) Durchführung ablenken, was nur dann erwünscht wäre, wenn diese als Lernziel formuliert sind.

4.3.4 Präparierkurs

Bisher sah die Approbationsordnung als eine weitere Lernform auch noch zwei Kurse im ersten Studienabschnitt vor, ohne diese Unterrichtsform jedoch näher zu bestimmen: Einerseits einen Kurs in mikro- bzw. makroskopischer Anatomie und andererseits einen Kurs in Medizinischer Psychologie/Medizinischer Soziologie. In den aktuellen Entwürfen zur Novellierung der ÄApprO finden sich diese Kurse nicht mehr. Da Kurse im allgemeinen Sprachgebrauch Lernziele verfolgen, die in der Domäne der praktischen Fertigkeiten angesiedelt sind (z. B. Sprachkurs, Skikurs, Kochkurs) kann vermutet werden, dass die Inhalte dieser Veranstaltungen jetzt im Bereich der praktischen Übungen oder Praktika verortet sind bzw. dass den Fakultäten hier ein größerer Gestaltungsspielraum bei der Umsetzung der Lehre zugestanden wird und sie damit die Wahl des Lehrformats an primär didaktischen Erfordernissen ausrichten können. Da insbesondere der Präparierkurs seit jeher eine herausgehobene Stellung in der ärztlichen Ausbildung hat, wird er hier ausführlicher diskutiert.

Pro & Contra Präparierkurs

Kaum eine Lehrveranstaltung wird so sehr mit dem Medizinstudium identifiziert wie der Präparierkurs. Er ist für viele Studierende eine prägende Erfahrung, und zwar nicht nur wegen der immensen Stoffmenge, die sie in dieser Zeit bewältigen müssen, sondern vor allem aufgrund der Erfahrung mit der Arbeit an der Leiche im Präpariersaal. Trotz dieser prominenten Stellung wird allerdings schon seit einiger Zeit international intensiv darüber diskutiert, ob und wenn ja aus welchen Gründen der Präparierkurs für die ärztliche Ausbildung weiterhin notwendig ist [148]. Dabei geht es nicht nur um die Frage, wie anatomisches Wissen am besten gelernt werden kann, sondern um eine ganze Reihe anderer Aspekte, die für die ärztliche Ausbildung relevant sein könnten (Tabelle 4-5).

Tabelle 4-5: Mögliche Vor- bzw. Nachteile des Präparierkurses (vgl. [7]).

Vorteile	Nachteile
• praktische Erfahrung mit verschiedenen Sinnesqualitäten als starker Lernstimulus • weitgehend authentische dreidimensionale Sichtweise [235] • Integration einzelner Strukturen im Gesamtorganismus wird nachvollziehbar • natürliche Variation (im Gegensatz zum Ideal im Lehrbuch) wird erfahrbar • Schulung manueller Fertigkeiten • gemeinsames Arbeiten an der Leiche als wichtige Übung in Teamwork • exaktes, wissenschaftliches Arbeiten wird geübt • Auseinandersetzung mit Sterben und Tod wird angeregt • Umgang mit der Leiche stimuliert die Entwicklung einer professionellen Haltung (Detached Concern – Anteilnahme mit Abstand)	• die fixierten Gewebe unterscheiden sich hinsichtlich Aspekt, Haptik und Textur stark vom „normalen“ Zustand • Beweglichkeit und Funktionalität können nicht demonstriert werden • klinisch bedeutsame Orientierung im Querschnitt wird zu wenig betont • Integration mit anderen Veranstaltungen in integrierten Curricula organisatorisch schwierig, v. a. bei topografischer Organisation ([37], [248]) • emotionale Belastung der Studierenden • zu ressourcenintensiv • mögliche gesundheitliche Risiken (Viren, Prionen, Schadstoffe) • Mangel an qualifiziertem Lehrpersonal (vgl. [82])

Betrachtet man die verschiedenen Argumente, so fällt auf, dass viele von der jeweiligen Gestaltung des anatomischen Unterrichts bzw. der des Curriculums insgesamt abhängen, von dem der Präparierkurs nur ein Teil ist. Vielerorts ist es z. B. längst üblich, den Präparierkurs durch Seminare in klinischer Anatomie oder Anatomie am Lebenden zu ergänzen, sodass insbesondere die Nachteile des Präparierkurses in Bezug auf klinisch-anatomisches Wissen ausgeglichen werden können ([75], [134]). Eine solche Ergänzung des Präparierkurses ist auch deshalb wichtig, weil das anatomische Wissen bei der klinischen Tätigkeit nicht systematisch, sondern funktionell oder in spezifischer räumlicher Orientierung verfügbar sein muss, z. B. beim Blick durch ein Endoskop oder bei der Auswertung bildgebender Verfahren. Dem Transferproblem muss daher trotz des augenscheinlichen Praxisbezugs des Lernens in der Anatomie große Aufmerksamkeit gewidmet werden.

Lernen an der Leiche ist mehr als Wissenserwerb

Beschränkt man sich ausschließlich auf die Ebene des Erwerbs von anatomischem Wissen, dann scheint der Präparierkurs gegenüber anderen Methoden weder eindeutige Vorteile noch eindeutige Nachteile zu haben, wobei stichhaltige Aussagen in Ermangelung verlässlicher Studien kaum möglich sind ([245], [247]) Insofern wäre es angesichts der Vielfalt an möglichen Lehrmethoden wichtig, genaueren Aufschluss über deren jeweilige Vor- und Nachteile und nach Möglichkeit auch über die diesen zugrundeliegenden Mechanismen zu erlangen. Studien zeigen z.B., dass physische Modelle (Präparate oder Kunststoffnachbildungen anatomischer Strukturen) zu besseren Lernergebnisse führen als computerbasierte 3D-Modelle, die auf einem Bildschirm dargestellt werden [254]. Das liegt offensichtlich daran, dass trotz der dreidimensionalen Darstellung, die aber auf einem zweidimensionalen Medium erfolgt, kein stereoskopisches Sehen möglich ist [235]. Offensichtlich ist eine authentische, d.h. stereoskopische dreidimensionale Ansicht anatomischer Strukturen also ein wichtiger Aspekt für das Lernen, der, wenn auch nicht ausschließlich, im Präparierkurs besonders umfassend realisiert werden kann.

Analog zu anderen naturwissenschaftlichen Praktika gilt auch für den Präparierkurs, dass gerade angesichts der Komplexität der Lernumgebung darauf geachtet werden muss, womit die Studierenden während der Anwesenheit im Präpariersaal tatsächlich beschäftigt sind. So zeigte sich in einer Studie, die an der Charité durchgeführt wurde, dass die Zeit, die die Studierenden mit Präparieren bzw. mit dem Studium von Präparaten verbringen von verschiedenen Faktoren beeinflusst wird [246]. So können manche Körperregionen, z. B. Rumpf und Extremitäten gleichzeitig von deutlich mehr Studierenden bearbeitet werden als etwa Kopf und Hals. Aber auch Variablen auf Seiten der Studierenden (z. B. ihre Motivation, Gewissenhaftigkeit oder Einstellung zum Präparierkurs) beeinflussen offensichtlich, wie intensiv sich die Studierenden mit der Leiche auseinandersetzen. Die individuelle Bandbreite der für das Präparieren aufgewendeten Zeit war außerordentlich groß, sie lag zwischen 0 % und 80 % der verfügbaren Zeit. Vor diesem Hintergrund ist es also notwendig, auch darüber nachzudenken, wie eine Beteiligung aller Studierenden sichergestellt werden kann, weil die „Time on task", d. h. die Zeit der tatsächlichen inhaltlichen Auseinandersetzung einer der wesentlichsten Faktoren für den nachhaltigen Lernerfolg ist [56].

Zunehmend wird die Bedeutung von nicht anatomischen Aspekten des Präparierkurses für die ärztliche Ausbildung diskutiert ([71], [73], [129], [187]). Dabei geht es um Fragen der Ethik, des Umgangs mit Sterben und Tod sowie der ärztlichen Sozialisation ([125], [215]). In diesem Zusammenhang wird der Präparierkurs immer wieder mit einem Initiationsritus verglichen, bei dem die angehenden Ärzt:innen erstmalig gemeinsam in einen gleichsam exklusiven Bereich vordringen, der anderen Studierenden in aller Regel vorenthalten bleibt (Ausnahmen gelten beispielsweise für Studierende der Biologie). Damit wird ein zentrales Charakteristikum aller ärztlichen Tätigkeit vorweggenommen, nämlich die Erlaubnis, im Dienste einer „höheren“ Sache (hier des zur Heilkunde befähigenden Erkenntnisgewinns) und unter Verpflichtung auf Verschwiegenheit die üblichen gesellschaftlichen Schranken von Intimität und Privatheit zu überschreiten [98]. Hier bietet sich die Möglichkeit, mit den Studierenden wichtige Aspekte ärztlicher Einstellungen zu reflektieren, wie sie auch im späteren Kontakt mit Patient:innen wichtig sind. Dazu gehört z. B. die Auseinandersetzung mit der Ambiguität, die sich in der Medizin daraus ergibt, den menschlichen Körper als Objekt, die Patientin bzw. den Patienten aber zugleich immer als Subjekt der Behandlung zu begreifen [148]. Insofern kann die Konfrontation mit dem toten Körper einer verstorbenen Person im Präparierkurs für viele Studierende zum Anlass werden, sich bereits sehr früh mit Sterben und Tod als Grenzsituationen des menschlichen Lebens auseinanderzusetzen ([140], [183]). Schließlich kann der Präparierkurs auch genutzt werden, um die Studierenden bei der konstruktiven Bewältigung von emotionalen Belastungen und Stress zu unterstützen, da viele Studierende während des Präparierkurses solche Reaktionen zeigen [24]. In einer Studie von Tschernig et al. [228] gaben zwei Drittel der Studierenden an, dass es hilfreich sei, sich nach dem ersten Kontakt mit der Leiche im Rahmen eines Seminars über diese Erfahrungen austauschen zu können. Knapp 40 % der Studierenden waren an einer wiederholten Auseinandersetzung mit den Themen Sterben und Tod während des Präparierkurses interessiert. Dass sich die Studierenden für das Gespräch über diese Themen am häufigsten klinisch tätige Ärzt:innen wünschten (und nicht etwa kirchliche Ansprechpartner:innen, Kommiliton:innen oder Anatomiedozent:innen) weist darauf hin, dass es sich bei dieser Auseinandersetzung tatsächlich um einen wichtigen Schritt der ärztlichen Sozialisation bzw. Identitätsbildung handeln dürfte.

Für die Lehrenden liegt die Herausforderung des Präparierkurses somit nicht nur in der Wissensvermittlung, sondern auch im Umgang mit dem Erleben und Verhalten der Studierenden ([31], [197]). Der Vielschichtigkeit des Präparierkurses wird man daher nicht gerecht, wenn man ihn lediglich auf den Erwerb anatomischen Wissens reduziert. Er sollte als eine mehrdimensionale Lernerfahrung begriffen werden, die in exemplarischer Weise geeignet ist, den Studierenden das im ärztlichen Beruf angelegte Spannungsfeld von fachlich-wissenschaftlicher Herausforderung, kritischer Selbstreflexion und Empathie erfahrbar zu machen. Damit erscheint er aber gerade auch in einem kompetenzorientierten Medizinstudium als wichtiges, wenn auch nicht unverzichtbares Lehrformat [90].

4.3.5 Weitere Grundlagenwissenschaften

Gewichtung der naturwissenschaftlichen und psychosozialen Grundlagenfächer

Alle internationalen Rahmenwerke zur Kompetenzorientierung in der medizinischen Aus- und Weiterbildung – so auch der NKLM – beschreiben inhaltlich unterschiedliche Kompetenzdomänen (vgl. Kap. 3.2). Medizinische Expertise bleibt zwar die zentrale Schnittstelle dieser Domänen, sie wird aber durch eine Reihe anderer Befähigungen ergänzt, ohne die eine erfolgreiche ärztliche Tätigkeit nicht denkbar ist. Im Hinblick auf das für diese vielfältigen Anforderungen des Arztberufs notwendige Grundlagenwissen ist die Tatsache interessant, dass für sechs der im NKLM bzw. in seinem Vorbild CanMEDS benannten sieben Kompetenzdomänen nicht-naturwissenschaftliche Inhalte eine sehr viel größere Rolle spielen als naturwissenschaftliche. Dennoch wird der Begriff der Grundlagenwissenschaften – in der englischsprachigen Literatur „Basic Sciences“ – häufig unter Missachtung aller anderen Inhaltsbereiche primär auf die Naturwissenschaften bezogen ([9], [126]). Offensichtlich ist also die Sichtweise noch weit verbreitet, die ärztliche Ausbildung müsse vor allem (bio-)medizinisches Expertentum befördern. Niemand kann ernsthaft bestreiten, dass die biomedizinische Grundlagenforschung entscheidend für den medizinischen Fortschritt ist. Dennoch wird eine solche Sichtweise den Herausforderungen, auf die das Gesundheitswesen und damit auch Ärztinnen und Ärzte gegenwärtig und zukünftig reagieren müssen nicht gerecht. Denn die ärztliche Tätigkeit bzw. die medizinische Behandlung insgesamt erschöpft sich ja nicht darin, an neusten Erkenntnissen ausgerichtete Diagnostik- bzw. Behandlungspläne lediglich zu vollziehen (vgl. Kap. 1.1). Sie erfordert vielmehr eine am Wohl des bzw. der individuellen Kranken orientierte, über verschiedene Schnittstellen hinweg koordinierte, interprofessionell abgestimmte und vollzogene Zusammenarbeit vieler verschiedener Personen und Institutionen [85]. Seit geraumer Zeit werden Defizite der ärztlichen Praxis genau in diesen Bereichen beschrieben, z. B. im Hinblick auf die Kommunikation mit den Kranken und ihren Angehörigen, bezüglich der Zusammenarbeit in (interprofessionellen) Teams, der Patientensicherheit, für die wiederum die Kommunikation entscheidend ist, aber auch hinsichtlich einer als unzureichend empfundenen wissenschaftlichen Orientierung ärztlichen Handelns ([16], [105], [202]). Diese Defizite werden auch auf Mängel der Ausbildung zurückgeführt, die die Absolvent:innen zu wenig auf die sich verändernden berufsspezifischen Anforderungen vorbereite [136]. Genau in diesen sich verändernden Anforderungen und erkannten Defiziten liegt der wichtigste Grund für die in vielen Ländern vollzogene Wende von einer vorwiegend wissensbasierten zu einer an Kompetenzen orientierten ärztlichen Ausbildung.

Mit dem NKLM wurde diese Entwicklung aufgegriffen und an die Situation in Deutschland angepasst. Allerdings zeigt die Approbationsordnung bis in die aktuellen Diskussionsentwürfe hinein diesbezüglich eine merkwürdige Ambivalenz, wie sich am Beispiel der psychosozialen Grundlagenfächer (Medizinische Psychologie und Medizinische Soziologie) zeigen lässt: So werden zwar auf der einen Seite mit dem NKLM die erweiterten Inhalte für das zukünftige Medizinstudium obligatorisch festgeschrieben, gleichzeitig werden aber nur die naturwissenschaftlichen Fächer explizit als Schwerpunkte des mündlich-praktischen (!) Teils der M1-Prüfung genannt, die überwiegend grundlagenwissenschaftliche Inhalte prüfen soll [22]. Damit wird im Grunde die Prüfungsstruktur der 2002 erfolgten Novellierung fortgeschrieben, bei der die Grundlagenfächer Medizinische Psychologie und Medizinische Soziologie aus dem Kanon der mündlichen Prüfungsfächer gestrichen wurden, und zwar ausgerechnet im Zuge einer Ausbildungsreform, die unter anderem eine Stärkung der psychosozialen Inhalte zum Ziel hatte.

Positiv gewendet ließe sich zwar argumentieren, dass insbesondere das angedachte Z-Curriculum der Vermittlung psychosozialer Inhalte eher entgegenkommt. Denn in der Vergangenheit wurde häufig kritisiert, dass die Lehre der entsprechenden Fächer ausschließlich in der Vorklinik angesiedelt ist, obwohl viele ihrer Kernthemen (z. B. Arzt-Patient-Beziehung, Krankheitsverarbeitung, verschiedene Aspekte ärztlicher Gesprächsführung, Prävention und Gesundheitsförderung) unmittelbare klinische Relevanz haben und ohne entsprechende Erfahrungen, die in den ersten Studienjahren in der Regel noch kaum vorliegen, nur schwer erlernbar sind. Dennoch geht insbesondere von der Fokussierung der mündlich-praktischen M1-Prüfung auf die Naturwissenschaften das Signal aus, alle anderen Inhalte des ersten Studienabschnitts seien offenbar weniger wichtig. Damit wird das zentrale Anliegen der angestrebten Reform, nämlich von Beginn an deutlich zu machen, dass für erfolgreiches ärztliches Handeln mehr notwendig ist als biomedizinisches Expertenwissen, erheblich abgeschwächt. Das ist im Hinblick auf die angestrebte Integration von Grundlagenwissen und klinischem Wissen ungünstig. Denn für alle Kompetenzdomänen gelten die in Kap. 3.2 dargestellten Anforderungen an wissenschaftliche Fundierung, Explikationsfähigkeit, etc. Die im Alltag häufig anzutreffende Unterscheidung in „Hard" und „Soft Skills" oder gar „Hard" und „Soft Science" bezeugt in diesem Zusammenhang ein fundamentales Unverständnis für die Komplexität der Herausforderungen einer wissenschaftlich fundierten ärztlichen Praxis (bzw. einer praktischen Wissenschaft, vgl. Kap. 1.3) [135]. Zudem lassen erste Studienergebnisse vermuten, dass die in Kap. 4.3.3 dargestellten Erkenntnisse zur kognitiven Integration von Grundlagenwissen und klinischen Wissen auch für nicht naturwissenschaftliche Grundlagen gelten, d.h. dass auch hier der Aufbau von kausal miteinander verknüpften Wissensnetzwerken eine wichtige Basis für klinisches Handlungswissen ist [47].

Didaktische Aspekte der psychosozialen Fächer

Ein Blick in den NKLM offenbart, dass in der Medizinischen Psychologie und Medizinischen Soziologie sowie anderen relevanten Grundlagenfächern z.B. Ethik und Recht der Medizin bereits während der ersten beiden Studienjahre Lernziele auf allen Kompetenzstufen erreicht werden sollen. Das heißt, wissensbezogene Lernziele (Faktenwissen, Handlungs- und Begründungswissen) finden sich hier ebenso wie praktische Lernziele, die unter Supervision (z.B. VIII.2-05.1.1 „Sie können sich an das Sprachverständnis von Patientinnen und Patienten anpassen") oder sogar vollkommen selbständig ausgeführt werden sollen (z.B. VIII.6-01.2.8: „Sie können ihr Handeln unter Berücksichtigung von Schweigepflicht und Vertraulichkeit ausrichten"). Die didaktische und methodische Auswahl und Ausgestaltung der Lehrformate muss sich an diesen Lernzielen orientieren, d.h. stofforientierte Methoden (Kleingruppenarbeit, Team-based Learning, problemorientiertes Lernen) sind hier ebenso möglich wie praktische Übungen, z.B. mit Simulationspatientinnen und -patienten. Weitere Aspekte zu Letzteren werden im Zusammenhang mit den praktischen ärztlichen Fertigkeiten in Kap. 4.5.2 diskutiert.

4.4 Feedback

4.4.1 Hintergrund

Konstruktives Feedback gilt als eine der wichtigsten und wirkungsvollsten Komponenten von Lernprozessen, nicht nur in der Medizin. Ziel des Feedbacks ist es allgemein, dass Lernende Informationen zu ihrem Lern- und Leistungsstand, ihren Stärken und Schwächen erhalten, um ihnen damit Weiterentwicklungs- und Verbesserungsmöglichkeiten aufzuzeigen [231]. In der medizinischen Ausbildung kann sich Feedback dabei auf alle Aspekte ärztlicher Kompetenzen beziehen, z.B. praktische Fertigkeiten, klinisches Denken, aber auch auf allgemeine Aspekte des Umgangs und der Kommunikation mit Kranken oder das Verhalten im (interprofessionellen) Team usw.

Feedback kann dabei sehr unterschiedliche Formen annehmen, beispielsweise [19]

- verbales Feedback im direkten Austausch zwischen Lehrenden und Lernenden (unter vier Augen oder in Gruppen),
- Mehrperspektiven- bzw. 360-Grad-Feedback (s. Kap. 5.4.7),
- schriftliches Feedback,
- computerbasiertes Feedback (z.B. automatisierte Auswertung bestimmter Tests),
- haptisches Feedback (z.B. bei Simulatoren),
- videobasiertes Feedback (z.B. gemeinsames Anschauen eines zuvor von den Lernenden aufgenommenen Arzt-Patient-Gesprächs).

Die Ausführungen in diesem Abschnitt beziehen sich hauptsächlich auf das verbale Feedback im direkten Austausch von Lehrenden und Lernenden bzw. von Lernenden untereinander. Andere Aspekte von Feedback finden sich in Kap. 2 im Zusammenhang mit dem Testing-Effekt und in Kap. 5 im Kontext des formativen Prüfens.

In den letzten Jahren hat sich die Diskussion zu Feedback in der internationalen medizindidaktischen Literatur erheblich intensiviert. Dafür gibt es mehrere Gründe: Zum einen werden weit verbreitete, wissenschaftlich allerdings kaum abgesicherte Annahmen und Empfehlungen zur Gestaltung von Feedback vor dem Hintergrund empirischer Befunde kritisch hinterfragt ([151], [153]). So zeigte sich z. B., dass Feedback keineswegs immer zu verbesserten Leistungen führt, und zwar selbst dann nicht, wenn es nach gängigen Regeln (z. B. dem Prinzip des „Feedback-Sandwichs“) erfolgt ([116], [168]). Zum anderen wächst gerade im Rahmen von kompetenzorientierten Studiengängen die Bedeutung von Feedback im Sinne formativer Prüfungen, um die individuelle Kompetenzentwicklung zu fördern. Wie in Kap. 5 ausführlicher dargestellt wird, ist diese formative Funktion, d. h. eine Rückmeldung, die primär das Lernen bzw. die persönliche Entwicklung unterstützen soll und nicht in erster Linie der Leistungsmessung bzw. dem Leistungsvergleich dient, allerdings nur sehr schwer zu etablieren. Das liegt daran, dass Lernende Situationen, in denen ihr Verhalten durch andere (Lehrende, Peers etc.) beurteilt wird, häufig primär als Bewertung oder Kritik verstehen und weniger als eine Hilfestellung bzw. Unterstützung für ihr Lernen [4].

Vor diesem Hintergrund ist das Interesse gewachsen, den Feedbackprozess und die verschiedenen Variablen, die ihn beeinflussen, besser zu verstehen und dabei auch Anschluss an bereits etablierte psychologische und pädagogische Theorien vor allem zu Kommunikations-, Lern- und Veränderungsprozessen zu suchen [185]. Denn lange Zeit war die Literatur zum Thema Feedback in der medizinischen Ausbildung eher von pragmatischen Empfehlungen geprägt, die vor allem auf das Verhalten der Lehrenden fokussiert waren („Wie gibt man am besten Feedback?“). In Analogie zu anderen Feldern der medizinischen Ausbildungsforschung hat sich der Fokus aktuell eher auf die Lernenden verschoben („Wie wird Feedback wahrgenommen, verarbeitet und genutzt?“) bzw. auf die Wechselwirkung verschiedener Variablen der beteiligten Personen und der Lernumgebung („Unter welchen Bedingungen führt welche Form von Feedback zu welchen Reaktionen?“) sowie auf die Ergebnisse von Feedback („Wann und wie führt Feedback zu Veränderungen?“).

Eine vor allen Dingen in praktischer Hinsicht schwierige Herausforderung dieser vertieften Auseinandersetzung mit dem Feedback-Prozess ist eine Fülle von neuen Konzepten und Erkenntnissen, die sich (noch) nicht ohne Weiteres zu einer umfassenden Theorie zusammenfassen lassen. In den folgenden Abschnitten werden einige der aktuell diskutierten Konzepte dargestellt und im Hinblick auf die Konsequenzen für die Praxis diskutiert.

4.4.2 Feedback-Kompetenz (Feedback Literacy)

Feedback kann nur dann zur persönlichen Weiterentwicklung und Verbesserungen führen, wenn die Lernenden die Rückmeldung zu ihrem Verhalten und ihrer Leistung verstehen, akzeptieren und für ihr Lernen nutzen können. Da allerdings verschiedene Studienergebnisse zeigen, dass dies in der Praxis häufig nicht gelingt, ist es notwendig, dass die Studierenden Feedback-Kompetenz entwickeln [45]. Abbildung 4-5 zeigt, welche Aspekte eine solche Feedback-Kompetenz umfasst.

Eine zentrale Voraussetzung für diese Kompetenz ist, dass die Lernenden Feedback als einen Prozess verstehen, in dem sie selbst aktiv werden müssen und Verantwortung dafür übernehmen, unterschiedliche Informationen zu ihrem Verhalten bzw. zu ihrer Leistung einzuholen und sinnvoll zu verarbeiten, um ihr eigenes Lernen und die Weiterentwicklung ihrer Kompetenzen voranzubringen [152]. Um Feedback-

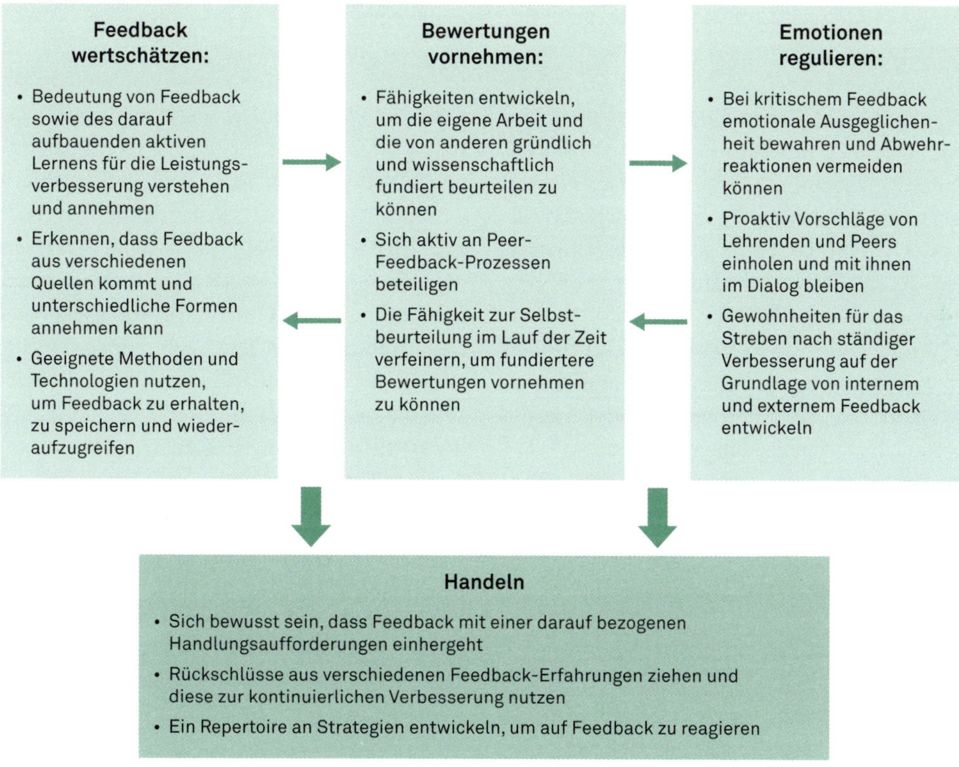

Abbildung 4-5: Feedback-Kompetenz (nach [45]).

Kompetenz in diesem Sinn entwickeln zu können, müssen die Lernenden Feedback als etwas wertschätzen, das ihrem eigenen Lernen und ihrer eigenen, auch persönlichen Weiterentwicklung dient. Sie müssen verstehen, dass sie Feedback nicht nur in Form von persönlichen Rückmeldungen etwa von Lehrenden oder Peers erhalten, sondern dass sie jegliche Form von Information, die sich auf ihr Verhalten oder ihre Leistung bezieht (z.B. Prüfungsergebnisse, Selbst-Tests beim Lernen, Videoaufzeichnungen von Simulationen) als Feedback für sich nutzen können und sollen. Wichtig ist es daher auch, dass sie diese Informationen so für sich dokumentieren und aufbewahren können, dass sie bei Bedarf gezielt darauf zugreifen können. Das kann curricular dadurch unterstützt werden, dass z.B. ein (elektronisches) Portfolio etabliert wird, als zentraler Baustein programmatischen Prüfens (s. Kap. 5.4.8). Die unterschiedlichen Informationsquellen und -formen machen es notwendig, dass die Studierenden lernen, diese Informationen zu bewerten und sinnvoll für sich zu verarbeiten. Das kann insofern eine Herausforderung sein, als Feedback-Informationen nicht immer widerspruchsfrei sind, weil dabei z.B. subjektive Beurteilungstendenzen eine Rolle spielen, oder auch die Tatsache, dass die feedbackgebende Person die Lernenden unterschiedlich gut kennt (z.B. mehrere Wochen während eines PJ-Tertials vs. einmalig im Rahmen einer Übung im Untersuchungskurs). Lernende müssen also grundsätzlich verstehen, wie verlässlich unterschiedliche Informationen sind. Das betrifft auch die Fähigkeit zur Selbsteinschätzung.

Grundsätzlich gilt die Selbsteinschätzung als sehr fehleranfällig und umso unzuverlässiger, je weniger umfassend die Kompetenz in einem bestimmten Bereich ist. Das heißt, Personen mit wenig Erfahrung und Kompetenz neigen dazu, ihre Fähigkeiten eher zu überschätzen, während Fachleute ihre Kompetenz in ihrem Spezialgebiet realistischer einschätzen können (sogenannter Kruger/Dunning-Effekt [122], vgl. [201]). Dennoch oder gerade deshalb ist die Selbsteinschätzung im Rahmen des Feedback-Prozesses wichtig [77]:

- Zum einen zeigt sie der feedbackgebenden Person, wo bei den Lernenden blinde Flecken vorliegen, d.h. Kompetenzdefizite, die sie selbst nicht als solche erkennen.
- Zum anderen ist es wichtig, die Fähigkeit zur Selbsteinschätzung durch den wiederholten Abgleich mit externen Quellen zu verfeinern, um die Grenzen der eigenen Kompetenz zu kennen und Fehler vermeiden zu können [76].

Die Fähigkeit, feedbackbezogene Informationen zu verarbeiten und zu bewerten, wird auch dadurch geschult, dass die Studierenden ihrerseits die Rolle einer feedbackgebenden Person einnehmen und selbst Feedback z.B. für ihre Peers formulieren müssen. Daher ist es sinnvoll, dass Studierende sich regelmäßig gegenseitig fundiertes Feedback zu ihren Leistungen geben, etwa im Rahmen von Simulationen oder auch während klinischer Praktika. Ein weiterer wichtiger Aspekt von Feedback-Kompetenz ist die Regulation und das Management der dabei auftretenden Emotionen. Das gilt insbesondere für Kritik, d.h. Informationen, die auf Kompetenzdefizite oder Fehlverhalten hinweisen. Solche Rückmeldungen können eine Reihe von negativen Emotionen auslösen, z.B. Ärger, Scham, Schuldgefühle oder Ängste. Art und Ausmaß dieser Reaktionen hängen zwar zum einen von individuellen Faktoren bei den Lernenden ab und zum anderen davon, wie die negative Information – insbesondere beim direkten verbalen Feedback – formuliert wird. Dennoch sind solche Reaktionen „normal“ und naheliegend. Daher ist es wichtig, dass Lernende die Fähigkeit und Bereitschaft ausbilden, trotz solcher aversiven Reaktionen regelmäßig Feedback und Verbesserungsvorschläge einzuholen, auch wenn das zunächst mit einem unangenehmen affektiven Erleben einhergeht.

Wie Abbildung 4-5 verdeutlicht, beeinflussen sich die drei bisher beschriebenen Faktoren gegenseitig und alle drei haben Einfluss darauf, ob und in welcher Form das Feedback zu Verhaltensänderungen bzw. Handlungen führt. Diesbezüglich müssen Lernende zunächst verstanden haben, dass mit Feedback ein Appellaspekt verbunden ist, nämlich der, die Informationen für kontinuierliche Verbesserungen zu nutzen. Darüber hinaus müssen sie aber auch wissen, wie sie ihr Verhalten konkret verändern können. Daher ist es zum einen notwendig, die Erwartung, dass Feedback für Veränderungen genutzt wird, klar zu kommunizieren. Zum anderen sollte Feedback aber auch konkrete Verbesserungsvorschläge und Hilfestellungen für die praktische Umsetzung enthalten. Schließlich muss die Frage, ob und wie es den Studierenden gelungen ist, Veränderungsvorschläge umzusetzen, fester Bestandteil des Feedback-Prozesses sein. Zudem brauchen die Studierenden aber auch geeignete Gelegenheiten, damit sie ihr verändertes Verhalten erneut erproben können und dazu wiederum fundierte Rückmeldungen bekommen (vgl. Kap. 2.5.5).

Studienergebnisse zeigen, dass Feedback-Kompetenz bzw. Bereitschaft und Fähigkeit der Studierenden, eine aktive Rolle im Feedback-Prozess einzunehmen, von verschiedenen Variablen beeinflusst wird, die in den beteiligten Personen liegen können, der Feedback-Botschaft selbst (z.B. Form und Inhalt), sowie im Kontext, d.h. in der Lernumgebung bzw. in curricularen Aspekten. Tabelle 4-6 zeigt einige dieser Variablen im Überblick.

Leider ergeben die in Tabelle 4-6 aufgeführten Variablen noch kein einheitliches, theoretisch fundiertes Bild, das ihren Stellenwert für die Feedback-Kompetenz der Studierenden schlüssig erklären kann. Dennoch können zu-

Tabelle 4-6: Variablen, die die Feedback-Kompetenz von Lernenden beeinflussen können (nach [249]).

Feedback-empfangende Person	• Geschlechterunterschiede: Frauen scheinen sich eher mit Feedback aktiv auseinanderzusetzen als Männer • Akademisches Selbstkonzept: Studierende mit mehr Selbstvertrauen in ihre akademischen Fähigkeiten strengen sich als Reaktion auf Feedback mehr an • Selbstwirksamkeitserwartung (SE): Studierende mit einer höheren SE sind möglicherweise eher bereit, sich als Reaktion auf Feedback mehr anzustrengen • Selbstregulation (im Sinne metakognitiver Lernstrategien, vgl. Kap. 2.4.2): Studierende mit besseren selbstregulatorischen Fähigkeiten können Feedback besser nutzen • Leistungsniveau: Studierende mit sehr guten Notenleistungen gehen anders mit Feedback um als solche mit schlechten Leistungen • Vorerfahrungen: Studierende, die bereits die Erfahrung gemacht haben, dass sie ihre Leistungen durch Feedback kaum verbessern können, verhalten sich eher passiv
Feedback-gebende Person	• (wahrgenommene) Glaubwürdigkeit (s. unten) • (wahrgenommene) Zugänglichkeit, Distanz z. B. aufgrund von Statusunterschieden
Feedback-Botschaft	• Umfang: Sowohl ein zu kurzes als auch ein zu ausführliches Feedback kann dazu führen, dass die Studierenden wenig Gebrauch davon machen • Qualität: Feedback, das eindeutige Informationen zu den Bewertungskriterien (dem Vergleichsstandard) enthält und konkrete Hinweise zur Veränderung gibt unterstützt die Studierenden bei der Selbstregulation • Verständlichkeit, Nachvollziehbarkeit: Studierende finden ein Feedback, bei dem kritische Punkte konkret und spezifisch benannt werden (aufgabenspezifisches Feedback) hilfreicher als allgemeine Bewertungen • Entwicklungsaspekt: Feedback, das zukünftige Entwicklungsmöglichkeiten aufzeigt (prozessbezogenes Feedback) kann von den Studierenden leichter umgesetzt werden • Formulierung: Positive Aspekte können die Selbstsicherheit der Studierenden erhöhen, sodass sie eher bereit sind, Feedback zu nutzen. Das scheint vor allem für jüngere Studierende zu gelten, bei erfahreneren Studierenden scheint dieser Aspekt weniger wichtig zu sein
Kontext	• Feedback-Praxis: Studierende brauchen Gelegenheiten, um Feedback im Dialog zu üben, sowohl in der Rolle der feedbackempfangenden Person als auch in der der feedbackgebenden Person (z. B. beim Peer-Feedback) • Curriculare Aspekte: Stark voneinander abgegrenzte Lehreinheiten z. B. Module oder Fächer erschweren die Umsetzung von Feedback, da möglicherweise jeweils sehr unterschiedliche Aspekte betont werden, sodass der Transfer von einer in die andere Lehreinheit nicht gelingt. • Zeitpunkt: Feedback, das jeweils am Ende einer Lehreinheit gegeben wird, motiviert weniger zur Nutzung, da unklar ist, wozu Veränderungen noch vorgenommen werden sollen. Feedback, das erst einige Zeit nach der erbrachten Leistung gegeben wird, wird weniger genutzt. • Institutionelle Vorgaben: Feedback-Checklisten können einerseits den Feedback-Prozess erleichtern, andererseits aber auch das Feedback als Pflichtübung erscheinen lassen.

mindest einige dieser Variablen gezielt beeinflusst oder gestaltet werden, um die Studierenden bei der Entwicklung von Feedback-Kompetenz zu unterstützen.

So zeigte sich in einer Studie aus Australien, dass schon ein relativ kurzer Feedback-Workshop (30–60 Minuten) zu Beginn eines klinischen Blockpraktikums in der Pädiatrie zu einem aktiveren Feedback-Verhalten der Studierenden führte. Die Studierenden gaben nach dem Workshop an, häufiger selbst nach Feedback zu fragen. Allerdings änderte der Workshop kaum etwas daran, wie die Studierenden das Feedback für sich selbst nutzten, konkrete Veränderungen waren eher selten. Offensichtlich bedarf dieser Aspekt der Feedback-Kompetenz noch gezielterer Unterstützung [147].

Auch in einer weiteren Studie, die ebenfalls in Australien durchgeführt wurde, zeigte sich der positive Effekt von gezielten Feedback-Workshops bei Studierenden aus verschiedenen Gesundheitsberufen. Die Workshops bestanden hier aus einer Online-Einheit, einer Präsenzveranstaltung und einem Logbuch, das während der anschließenden Praxisphase geführt wurde. Auch hier gaben die Studierenden an, dass sich ihr Verständnis von Feedback durch den Workshop verändert habe mit der Folge, dass sie aktiver nach Feedback fragten [158]. Allerdings zeigten sich auch einige Herausforderungen: Viele Studierende fanden es nicht einfach, den richtigen Zeitpunkt zu finden, um nach Feedback zu fragen, insbesondere wenn sie das Gefühl hatten, dass alle in Frage kommenden Personen sehr beschäftigt sind. Außerdem fanden sie es herausfordernd, verschiedene Rückmeldungen von unterschiedlichen Personen für sich zu einem sinnvollen Ganzen zu verarbeiten, um daraus Schlüsse für ihr weiteres Verhalten zu ziehen. Die Studierenden zogen zudem insgesamt Feedback vor, das ihnen von Mitgliedern der eigenen Berufsgruppe gegeben wurde, z. B. weil sie der Meinung waren, dass diese sie besser kennen würden und daher auch besser einschätzen könnten.

4.4.3 Die Bildungsbeziehung (Educational Alliance)

Verschiedene Forschungsarbeiten haben gezeigt, dass Wahrnehmung und Wirkung von Feedback vor allem davon abhängen, wie die feedbackempfangende Person die „Quelle" des Feedbacks, also die feedbackgebende Person wahrnimmt und einschätzt. Als besonders wichtig hat sich dabei die wahrgenommene Glaubwürdigkeit der Feedbackquelle herausgestellt. Glaubwürdigkeit kann eine feedbackgebende Person aus Sicht von Lernenden zunächst aus inhaltlichen Gründen gewinnen, wenn sie z. B. über entsprechende klinische Expertise verfügt und im Umgang mit Kranken, aber auch mit anderen Mitgliedern des Behandlungsteams als Rollenmodell wahrgenommen wird (s. Kap. 4.5.2). Die Lernenden differenzieren dabei offensichtlich sehr genau, in welchen Bereichen sie eine Person in diesem Sinne als glaubwürdig erachten (z. B. Expertise im Hinblick auf medikamentöse Behandlung vs. kommunikative Kompetenz für schwierige Gespräche) und sie holen dementsprechend Feedback oder Ratschläge für ihre eigene Arbeit gezielt ein [223]. Neben solchen inhaltlichen Kriterien spielen bei der Beurteilung von Glaubwürdigkeit aber auch noch eine Reihe von Faktoren eine Rolle, die man analog zu psychologischen Kommunikationsmodellen als „Beziehungsaspekt" zusammenfassen kann [222]. So konnten mehrere Studien an Ärztinnen und Ärzten in der Weiterbildung zeigen, dass die wahrgenommene Beziehungsqualität zur feedbackgebenden Person positiven oder negativen Einfluss darauf hatte, inwiefern diese Person als glaubwürdig eingeschätzt wurde und ob das jeweilige Feedback damit als relevant erachtet wurde oder nicht ([20], [200], [239]). Zu den beziehungsbezogenen Variablen, die die Beurteilung der Glaubwürdigkeit beeinflussen gehört die wahrgenommene Authentizität, mit der die feedbackgebende Person die Rolle eines/einer Lehrenden einnimmt, d. h. wieviel Interesse und Engagement sie an der Kompetenzentwicklung der ihr anvertrauten Lernenden zeigt. Das umfasst auch das wahrgenommene Interesse, dass den Lernenden allgemein, d. h. jenseits ihrer Funktion als Lernende in einem spezifischen Lehr-Lern-Kontext entgegengebracht wird. Schließlich spielt auch die Frage eine Rolle, ob die Lernenden das Gefühl haben, gemocht zu werden, ob ihnen mit Sympathie begegnet wird und ob sie grundsätzlich als kompetent erachtet werden [223].

Angesichts der großen Bedeutung, die diese Beziehungsaspekte für die Beurteilung der Glaubwürdigkeit einer Lehrperson und damit für die Relevanz des von ihr gegebenen Feedbacks haben, ist vorgeschlagen worden, von einer „Bildungsbeziehung" (engl.: Educational Alliance) zwischen Lehrenden und Lernenden zu sprechen [222]. Die Begrifflichkeit orientiert sich an Erkenntnissen der Psychotherapieforschung, die zeigen, dass die Qualität der Therapeut-Patient-Beziehung maßgeblichen Einfluss darauf hat, ob eine Psychotherapie erfolgreich ist oder nicht, und zwar unabhängig von den jeweiligen verfahrensspezifischen Aspekten. Besonders wichtig ist, dass es dabei immer um die wahrgenommene Beziehungsqualität aus Sicht der Betroffenen geht und nicht um die Einschätzung der behandelnden Personen.

Drei Faktoren werden für eine förderliche therapeutische Beziehung als besonders wichtig angesehen:

1) ein gemeinsames Verständnis von Ziel und Zweck der Therapie;
2) eine Vereinbarung darüber, wie auf diese Ziele im Rahmen der Therapie hingearbeitet wird sowie
3) Sympathie, Vertrauen und Wertschätzung die die Patientinnen und Patienten ihren Behandlern entgegenbringen.

Es ist naheliegend, dass diese Aspekte auf den Kontext Feedback übertragen werden können, denn auch hier geht es wie in einer Psychotherapie grundsätzlich darum, individuelle Erlebens-, Bewertungs- und Verhaltensmuster – in diesem Fall die der Lernenden – auf der Grundlage von (Lern-)Erfahrungen zu verändern. Insofern wären die folgenden Aspekte für eine Bildungsbeziehung in Bezug auf Feedback wichtig:

- 1) ein gemeinsames Verständnis von Ziel und Zweck des Feedbacks;
- 2) eine gemeinsame Vorstellung davon, wie diese Ziele erreicht werden können und
- 3) eine von Sympathie, Wertschätzung und Vertrauen geprägte Beziehung.

Eine gute und tragfähige Beziehung zwischen Lehrenden und Lernenden ist auch im Hinblick auf einen weiteren Aspekt wichtig, die sogenannte psychologische Sicherheit [229]. Damit ist gemeint, dass die feedbackempfangende Person sich im Kontakt mit der feedbackgebenden Person, bzw. auch in einem Team sicher genug fühlt, um „interpersonelle Risiken" einzugehen, d. h. etwa, Wissenslücken oder Kompetenzdefizite zu zeigen bzw. Fehler einzuräumen. Das Gefühl psychologischer Sicherheit führt idealerweise dazu, dass die Lernenden überhaupt nicht darüber nachdenken, ob ein mögliches Verhalten in interpersoneller Hinsicht „riskant" sein könnte, sondern dass sie die Freiheit haben, zu lernen ohne an die Konsequenzen für das eigene Image zu denken. Das heißt: Wenn sich die Studierenden hinreichend sicher fühlen, sind sie eher bereit Feedback einzuholen, es als eine konstruktive Rückmeldung zu verstehen und dementsprechende Konsequenzen zu ziehen.

Die psychologische Sicherheit wird stark von der Beziehungsqualität zwischen Lehrenden und Lernenden bzw. vom Beziehungsklima in einem Team beeinflusst. Lehrende können das Gefühl von psychologischer Sicherheit beim Feedback aber auch durch ihr Verhalten beeinflussen, wie die Ergebnisse einer qualitativen Studie zeigen, in denen die Feedbackgespräche zwischen Lehrenden und Lernenden verschiedener Gesundheitsberufe analysiert wurden [112]. Die Lernenden zeigten dann mehr Bereitschaft, sich am Feedbackprozess offen zu beteiligen, wenn die Lehrenden

1) die Lernenden gleich zu Beginn zu eigenen Beiträgen aufforderten und mit ihnen den Ablauf des Feedback-Gesprächs abstimmten, bevor sie mit ihrer Rückmeldung begannen;
2) sich unterstützend verhielten, indem sie z.B. Wir-Formulierungen verwendeten, die Lernenden explizit dazu aufforderten, nach Hilfe und Unterstützung zu fragen, Tipps und Verbesserungsvorschläge anboten, die Beurteilungssituation transparent machten und dabei auch auf mögliche Beurteilungsverzerrungen hinwiesen und so ihr eigenes Urteil relativierten;
3) eine langfristige Verbesserungsperspektive einnahmen, indem sie Fehler als unvermeidlichen Bestandteil von Lernprozessen erklärten und die grundsätzliche Veränderbarkeit von Kompetenzen vermittelten (im Sinne eines Growth Mindset, vgl. Kap. 2.1.2);
4) einen interaktiven Dialog etablierten, indem sie die Sichtweise der Lernenden aktiv einforderten, nach etwaigen Schwierigkeiten fragten usw. Umgekehrt zeigte sich, dass ein dominantes Auftreten der Lehrperson Offenheit und auch die Bereitschaft zur Elaboration auf Seiten der Lernenden verringerte.

4.4.4 Muss man beim Feedback höflich sein?

Eine der zentralen Herausforderungen von Feedback liegt darin, dass hier in sich eigentlich widersprüchliche Anforderungen zu bewältigen sind. Einerseits haben Lehrende, Tutorinnen und Tutoren und unter bestimmten Bedingungen auch Peers beim Feedback aufgrund ihrer Rolle, die ihnen dauerhaft oder zeitweise zugeschrieben wird, die Aufgabe, Verhalten, Leistung und möglicherweise auch die Einstellung und Haltung von Lernenden zu beurteilen und zu kritisieren, um ihnen damit die Weiterentwicklung ihrer Kompetenzen zu ermöglichen. Gleichzeitig kann Feedback aber immer auch als eine potenzielle Bedrohung für das Selbstbild der feedbackempfangenden Person empfunden werden und zu entsprechender Abwehr führen, sodass dann z.B. kein Feedback gesucht wird oder in Feedback-Situationen strategisches Verhalten gezeigt wird oder das Feedback bzw. seine Quelle entwertet werden [117].

Damit verstoßen sie andererseits allerdings zugleich gegen typische Gesprächskonventionen der Höflichkeit, die darauf gerichtet sind, unserem Gegenüber jederzeit zu ermöglichen, sein oder ihr Gesicht zu wahren, das durch Kritik grundsätzlich von Verlust bedroht ist. Vor diesem Hintergrund wird seit einiger Zeit untersucht, inwieweit Aspekte der Höflichkeit bzw. der Gesichtswahrung den Feedback-Prozess beeinflussen. In der linguistischen Höflichkeitstheorie werden zwei Formen von „Gesicht" unterschieden, die einen direkten Bezug zu der in Kap. 2.1 dargestellten Selbstbestimmungstheorie der Motivation haben [106]: Die Wahrung von Autonomie, d.h. vereinfacht gesagt, sich so zu verhalten, wie man selbst das für richtig hält, wird als negatives Gesicht bezeichnet, der Erhalt von sozialer Anerkennung und Wertschätzung als positives Gesicht. Dementsprechend lassen sich in Konversationen verschiedene Höflichkeitsstrategien unterscheiden: Formulierungen, die dem Gegenüber einen Handlungsspielraum einräumen und somit autonomieerhaltend wirken, werden als negative, Strategien, die Wertschätzung und Solidarität mit dem Gegenüber zum Ausdruck bringen werden als positive Höflichkeitsstrategien beschrieben. Die zentrale Empfehlung des „Feedback-Sandwich", mit positiven Aspekten zu beginnen und abzuschließen, ist somit ein typisches Beispiel für eine positive Höflichkeitsstrategie. Die Empfehlung, Feedbacks grundsätzlich aus der Ich-Perspektive zu formulieren, ist dagegen ein Beispiel für eine negative Höflichkeitsstrategie: Sie ist autonomieerhaltend, weil sie verdeutlicht, dass die damit eingeleitete Wahrnehmung oder Bewertung grundsätzlich „nur" die Perspektive der feedbackgebenden Person wiedergibt und es der feedbacknehmenden Person grundsätzlich freisteht, sich an die darauf aufbauenden Empfehlungen zu halten oder auch nicht.

Die dem Feedback inhärenten Widersprüche können zu einer Reihe von Problemen und Missverständnissen führen: Feedbackgebende Personen könnten z.B. geneigt sein, aufgrund der Höflichkeitskonvention ihre Kritik abzuschwächen, sie zu entschärfen bzw. ganz auf sie zu verzichten, mit dem Nachteil, dass die Lernenden dem Feedback dann kaum mehr Hinweise darauf entnehmen können, was sie konkret verändern sollen oder gar der Meinung sind, sie müssten nichts verändern. In einer Studie mit Medizinstudierenden konnte allerdings gezeigt werden, dass sich diese „freundliche Zurückhaltung" bereits durch einfache Instruktionen, die über die potenziell negativen Folgen von übertriebener Höflichkeit aufklären, zu direkterem (und immer noch freundlichem) Feedback führen [36].

Aber auch der umgekehrte Fall ist denkbar: Lassen die feedbackgebenden Personen das Höflichkeitsgebot außer Acht, dann fühlen sich die Lernenden durch die „schonungslos" formulierte Kritik möglicherweise zurückgewiesen und nicht genug unterstützt, was negative Auswirkungen auf ihre Lernmotivation haben kann. So bewerteten Studierende verschiedener Fakultäten Feedback-Formulierungen im Rahmen einer Chat-Konversation als angemessener, wenn die tutorierende Person dabei negative Höflichkeitsstrategien einsetzte. Umgekehrt wendeten die Studierenden ihrerseits Höflichkeitsstrategien an, wenn sie dazu aufgefordert wurden, Äußerungen umzuformulieren, die potenziell zu einem Gesichtsverlust der feedbackempfangenen Person führen könnten. Zudem wurde die tutorierende Person sympathischer empfunden, wenn sie Höflichkeitsstrategien einsetzte [38]. Eine andere Studie ergab, dass Studierende, die Feedbacks zu einer fiktiven Leistung erhielten, eine höhere lernbezogene Selbstwirksamkeit entwickelten und sich stärker emotional von der Lehrperson unterstützt fühlten, wenn das Feedback mehr gesichtswahrende Formulierungen enthielt. Zusätzlich wurde festgestellt, dass Studierende, die mehr Angst vor Feedback hatten, auch eine geringere lernbezogene Selbstwirksamkeit zeigten und sich weniger emotional unterstützt fühlten als Studierende, bei denen das nicht der Fall war [96].

Allerdings gibt es auch Befunde, die nahelegen, dass die Bewertung, ob ein Feedback als konstruktiv wahrgenommen wird, möglicherweise stärker von den darin enthaltenen Informationen, als von höflichen Formulierungen abhängt: In einer Studie, wurden College-Studierende gefragt, wie konstruktiv sie schriftliche Feedbacks einschätzten, die unterschiedlich spezifisch und höflich formuliert waren. Dabei zeigte sich, dass ein hohes Ausmaß an spezifischen Informationen der einzige Prädiktor für die Frage war, ob die Studierenden die Feedbacks auch als konstruktiv empfanden. Freundlichkeit war dagegen überraschenderweise kein signifikanter Prädiktor. Dieser Zusammenhang zeigte sich deutlicher bei Studierenden mit einer größeren zielbezogenen Leistungsmotivation, die also hoch motiviert sind, ihre Kompetenzen zu erweitern bzw. bei Studierenden, die eine höhere Selbstwirksamkeitserwartung zeigten [84].

Die Bedeutung von konstruktivem Feedback in diesem Sinn zeigen auch die Ergebnisse einer randomisierten, kontrollierten Studie, in der Studierende entweder spezifische Rückmeldungen oder nur unspezifisches Lob zu ihrer Leistung erhielten, die darin bestand, einen bestimmten chirurgischen Knoten auszuführen [25]. Nur die Studierenden, die spezifisches Feedback erhalten hatten, konnten ihre Leistung im Vorher-/Nachher-Vergleich signifikant verbessern, während die Studierenden, die nur gelobt worden waren, keine Verbesserung zeigten. Interessanterweise waren die gelobten Studierenden aber insgesamt zufriedener als ihre Kommilitonen, die differenziertere Rückmeldungen erhalten hatten. Aus diesem Ergebnis darf allerdings nicht der Schluss gezogen werden, die Studierenden würden differenzierte Rückmeldungen nicht wertschätzen, ganz im

Gegenteil: Studierende sehen die Fähigkeit, Feedback zu geben, als eine der wichtigsten Eigenschaften einer guten klinischen Lehrperson an; qualitatives Feedback erhalten zu haben erwies sich zudem als der beste Prädiktor für die studentische Bewertung klinischen Unterrichts.

4.4.5 Konkretes Vorgehen

Insgesamt zeigen diese Erkenntnisse also, dass es beim Feedback offensichtlich darauf ankommt, die Informationen zwar so konkret und spezifisch wie möglich zu formulieren, gleichzeitig aber darauf zu achten, dass dies auf eine freundliche und höfliche Art und Weise geschieht, um das Gegenüber vor Gesichtsverlust zu schützen. Trotz der zuvor dargestellten Vielfalt an Einflussfaktoren auf den Feedback-Prozess und die Bedeutung der Feedback-Kompetenz auf Seiten der Studierenden ist auch deutlich geworden, dass das Verhalten der feedbackgebenden Person weiterhin eine große Bedeutung für die Wahrnehmung und die Wirkung von Feedback hat. Auch wenn man sicherlich keine allgemeingültigen Regeln für das Feedbackgeben aufstellen kann, die immer passen, lassen sich dennoch einige Maximen angeben, an denen sich feedbackgebende Personen orientieren können (Tabelle 4-7).

Die Ergebnisse einer Studie zeigen, dass die wahrgenommene Qualität des Feedbacks tatsächlich von solchen Maximen beeinflusst wird [103]. Bei einem einwöchigen Training für kommunikative Fertigkeiten wurde überprüft, inwieweit solche Empfehlungen mit der Wahrnehmung der Teilnehmenden zusammenhängen, das Feedback durch die Trainer:innen sei hilfreich bzw. nicht hilfreich gewesen. Dazu wurden als hilfreich bewertete Rückmeldungen mit als nicht hilfreich empfundenen verglichen. Dabei zeigte sich ein deutlicher Zusammenhang zwischen den Empfehlungen und der Bewertung des Feedbacks als hilfreich. Als besonders wichtig wurde angesehen, das Feedback an konkrete Beobachtungen anzuknüpfen, eine respektvolle, wertschätzende Atmosphäre zu schaffen und nicht wertend vorzugehen. Rück-

Tabelle 4-7: Feedback-Maximen (nach [18], [103]).

Feedback sollte ...	Vermeiden sollte man beim Feedback ...
• konstruktiv sein • konkret sein • spezifisch sein • so zeitnah wie möglich erfolgen • an die Gefühle und Selbstwahrnehmungen der Studierenden anknüpfen • sich auf eigene Wahrnehmungen beziehen • sich auf veränderbare Aspekte beziehen • sich auf beobachtbares Verhalten beziehen • sich an Lernzielen orientieren • sich auf wichtige Punkte beschränken • unterstützend und wertschätzend sein • in seinen zentralen Aussagen von den Studierenden zusammengefasst und wiederholt werden • in konkrete Pläne für Veränderungen und erneutes Feedback münden • dokumentiert werden	• wertende Aussagen • allgemeine Aussagen • generalisierende Aussagen • damit Tage oder Wochen zu warten • die Perspektive der Studierenden zu übergehen • sich auf Aussagen von Dritten zu beziehen • Aussagen zu Persönlichkeitseigenschaften • darüber zu spekulieren, welche Absichten dem gezeigten Verhalten zugrunde liegen • unangemessene Maßstäbe heranzuziehen • sich in Details zu verlieren • Vorwürfe und Anklagen • anzunehmen, dass die Studierenden schon wissen, was gemeint ist • auf konkrete weitere Schritte zu verzichten • sich nur auf mündliche Aussagen zu beschränken

meldungen, die als nicht hilfreich bewertet wurden, wichen am deutlichsten in den folgenden Punkten von hilfreichem Feedback ab (und damit auch von den Empfehlungen):

- nicht wertend vorzugehen,
- die richtige Informationsmenge zu geben (weder zu viel noch zu wenig),
- zielgerichtet vorzugehen,
- Vorstellungen und Gefühlen des Teilnehmers zu eruieren sowie
- Veränderungsvorschläge zu vermitteln.

Diese Strategien können somit als besonders wichtig für effektives, hilfreiches Feedback angesehen werden. Vorschläge, wie das konkrete Feedback beim klinischen Unterricht aussehen kann, sind in Werkzeugkasten 8 dargestellt.

Fallbeispiel:
Feedback in der curricularen Praxis

Die Überlegungen zu Feedback-Kompetenz und Bildungsbeziehung verdeutlichen, dass Feedback ein komplexer von individuellen wie sozialen und situativen Variablen beeinflusster Prozess ist. Angesichts der zentralen Bedeutung von Feedback für die Kompetenzentwicklung stellt sich daher die Frage, welche Konsequenzen sich aus diesen Überlegungen für die curriculare Entwicklung ergeben. Dazu ist das Beispiel der medizinischen Fakultät in Sheffield (GB) sehr aufschlussreich ([32], [154]). Ziel einer curricularen Reform war es hier, Lehrende und Lernende zu ermuntern, Feedback stärker zu nutzen. Dazu wurde zunächst ein Mapping durchgeführt, um einen Überblick darüber zu gewinnen, welche wichtigen Feedback-Gelegenheiten im Curriculum bislang etabliert sind (definiert als Situationen, in denen die Lehrenden den Studierenden Feedback geben können) [154]. Damit sollte festgestellt werden, ob es über den gesamten Verlauf des fünfjährigen Curriculums ausreichende Gelegenheiten für Feedback gibt und ob diese für das jeweilige Kompetenzniveau der Studierenden angemessen sind.

Erfasst wurden für das Mapping

- in welcher Lehreinheit (Modul, Kurs etc.) Feedback stattfindet,
- um welche Lernziele es dabei geht (Kenntnisse, Fertigkeiten, Kompetenzen etc.),
- wie häufig in dieser Lehreinheit Feedback gegeben wird,
- welcher Art das Feedback ist (schriftlich, mündlich, online),
- ob es sich um ein individuelles oder kollektives Feedback handelt (von Lehrenden, Peers an einzelne Studierende oder eine Gruppe von Studierenden),
- wie das Feedback-Timing aussieht (unmittelbar nach einer Aufgabe, nach einer Abgabe-Deadline, am Semesterende) und schließlich
- mit welchem Ziel bzw. zu welchem Zweck das Feedback gegeben wird (summativ, formativ, etc.).

Tabelle 4-8 zeigt beispielhaft, wie das Ergebnis dieses Mappings für eine klinische Lehreinheit – in diesem Fall ein siebenwöchiges klinisches Blockpraktikum zu Frauengesundheit – aussieht. Dabei finden sich sowohl geplante, formale Feedback-Gelegenheiten, z. B. die Abschlussprüfung mit mündlichem und schriftlichem Teil, oder fallbezogene Prüfungen im Sinne eines Workplace-based Assessment (s. Kap. 5.4.7), als auch eher informelle Gelegenheiten, wie z. B. tägliche Rückmeldungen, deren Ausgestaltung stark von individuellen Faktoren der Lehrenden und Studierenden geprägt ist.

Die Ergebnisse des Mappings wurden mit den Lehrenden und Lehrverantwortlichen diskutiert. Dabei zeigte sich, dass viele Lehrenden bislang gar nicht wussten, wie häufig Feedback-Gelegenheiten in ihren eigenen Lehrveranstaltungen, aber auch in anderen Abschnitten des Curriculums waren und welche Zielsetzung damit jeweils verfolgt wurde. Auf Grundlage des Mappings konnte daher die Abstimmung innerhalb von Modulen aber auch zwischen den verschiedenen curricularen Abschnitten verbessert werden.

Werkzeugkasten 8

Konkretes Vorgehen beim Feedback [103].

Ziel	Technik	Beispiel
Orientierung und Voraussetzungen	• Person vorab informieren • günstigen Zeitpunkt und Ort auswählen • entspannte und wertschätzende Atmosphäre schaffen • Vorgehen absprechen	• „Ich gebe Ihnen im Anschluss an … eine Rückmeldung/ein Feedback." • „Wir sollten uns im Anschluss kurz zusammensetzen und besprechen, wie es gelaufen ist." • „Lassen Sie uns einen Termin vereinbaren, bei dem wir über Ihre Arbeit sprechen."
Selbsteinschätzung	• Wie hat sich die Person selbst gefühlt? • Was ging aus Sicht der Person gut, wo sieht sie Verbesserungspotenzial? • wichtig: offene Fragen stellen!	• „Wie ging es Ihnen bei …?" • „Was ist aus Ihrer Sicht gut gelaufen?" • „Was war bei … schwierig für Sie?" • „Wo sehen Sie selbst Verbesserungsbedarf?"
Diagnose und Feedback: Welche Stärken gibt es, wo gibt es Entwicklungsmöglichkeiten?	• von konkreten Beobachtungen ausgehen, Wirkung beschreiben • positive und zu verbessernde Aspekte mischen (Tops & Tipps), z. B. als Sandwich: Lob – Verbesserungsbedarf – Lob • wichtig: keine Vermutungen über Absichten, Gefühle, Beweggründe, etc. (Mind Reading: „da wollten Sie sicher …" oder „da merkte man Ihre Unsicherheit …")!	• „Als sie XY sagten (machten, zeigten, etc.), da war ich verwirrt (gespannt, da habe ich mich geärgert etc.), weil …" • „Als Sie auf die Frage des Patienten antworteten, da haben Sie auf mich unsicher gewirkt, weil … " „Gut gefallen hat mir, wie Sie xy gemacht haben, weil …" • „Ich habe gesehen, dass sie …, das fand ich …"
Entwicklungsmöglichkeiten aufzeigen	• Person Vorschläge zur Verbesserung machen lassen • eigene Vorschläge unterbreiten • Möglichkeiten der Unterstützung aufzeigen (z. B. Literatur, Kollegen, Veranstaltungen, etc.), Anleitung, Coaching, etc. selbst anbieten	• „Was meinen Sie, was Sie/wie Sie XY verbessern könnten?" • „Ich würde vorschlagen, dass …" • „Wo können Sie sich Unterstützung für XY holen?" • „Ich zeige Ihnen nochmal, wie ich XY machen würde …" • „Folgendes könnte Ihnen vielleicht helfen …"
Anwendung, Transfer, Zusammenfassung	• Wann, wo und wie können die angeregten Verbesserungen in die Praxis umgesetzt werden? • die wichtigsten Punkte durch Studierende zusammenfassen lassen	• „Was wollen Sie sich für das nächste Mal (die nächste Gelegenheit etc.) konkret vornehmen?" • „Wir könnten uns morgen/nächste Woche noch einmal zusammensetzen, um …"

Tabelle 4-8: Feedback-Gelegenheiten während eines siebenwöchiger klinischen Blockpraktikums für Frauengesundheit an der Universität Sheffield (nach [154]).

Lernergebnis	Häufigkeit des Feedbacks	Feedback-Typ	individuell/ kollektiv	Feedback-Timing	Ziel/Zweck für das Lernen der Studierenden
allgemeine Leistung	einmal	mündliche Abschlussbeurteilung	individuell	am Ende des Blocks	• Lernziele des Blocks sollen erreicht werden • Sicherstellen des erwarteten Leistungsstands
	täglich	mündlich	incividuell	unmittelbar	
beobachteter kurzer Fall	zweimal	mündlich und schriftlich	individuell	unmittelbar	• Demonstrieren von klinischem und analytischem Denken • Sicherstellen von Kompetenzentwicklung
beobachteter langer Fall	einmal	mündlich und schriftlich	individuell	unmittelbar	Summative Rückmeldung für zukünftige Entwicklung, konstruktive Verbesserungsvorschläge
Reflexion zu Fallstudie	einmal	schriftlich (Teil der Abschlussbeurteilung)	ind viduell	am Ende des Blocks	Unterstützen von guter und effektiver schriftlicher Kommunikation sowie von Reflexionsfähigkeit
integrierte Anleitung zum Lernen	sechsmal	verbal	kollektiv	unmittelbar	• Anleiten und Unterstützen des Selbststudiums • Fähigkeit, Fälle zu beurteilen und zu explorieren • Diskussion und Peer-Lernen fördern

In einer qualitativen Folgestudie wurde untersucht, wie die Studierenden, denen die Ergebnisse des Mappings seither als Feedback-Landkarte ihres Studiengangs ebenfalls zur Verfügung gestellt werden, das Feedback sehen [32]. Die Ergebnisse erhellen die Zusammenhänge zwischen dem Feedback-Verhalten bzw. der Feedback-Kompetenz der Studierenden (Feedback erkennen, benutzen und einholen) auf der einen und verschiedenen Variablen auf der anderen Seite (Lernklima, Art des Feedbacks, Eigenschaften der Lehrpersonen, Beziehung zwischen Lehrenden und Studierenden sowie Annahmen, Einstellungen und Wahrnehmungen der Studierenden). So schätzten die Studierenden z.B. die Feedback-Qualität als besser ein, wenn sie mit den Lehrenden über einen längeren Zeitraum in Kontakt waren, sodass sich tatsächlich eine Bildungsbeziehung entwickeln konnte. Allerdings wird gerade das im Kontext des klinischen Unterrichts insofern erschwert, als hier eher kurze Kontakte mit vielen verschiedenen Lehrpersonen typisch sind, was bei den Studierenden die Wahrnehmung förderte, es gehe beim Feedback eher darum, Checklisten abzuhaken. Bestätigt wurde darüber hinaus auch in dieser Studie, dass Studierende insbesondere informelles mündliches Feedback häufig gar nicht als solches erkennen, z.B. weil sie keine klare Vorstellung davon haben, welche Formen Feedback annehmen kann. Das gilt auch für formal geplante Feedback-Gelegenheiten, die von den Studierenden eher als Prüfungen wahrgenommen werden, sodass sie dann davon ausgehen, die Information sei vor allem für die Fakultät wichtig und nicht als Rückmeldung für sie selbst.

Im Hinblick auf die Feedback-Nutzung zeigte sich, dass die Studierenden unabhängig vom Studienjahr ihre Feedbacks nur selten nochmals anschauten oder über die Zeit weiterverfolgten. Studierenden aus höheren Semestern war allerdings eher bewusst, dass mit Feedback auch eine Handlungserwartung verbunden ist und sie waren auch eher bereit, Feedback für die eigene Kompetenzentwicklung zu nutzen. Jüngere Studierende waren dagegen eher der Auffassung, dass die Fakultät sie dazu motivieren müsse, Feedback zu nutzen bzw. Anreize dafür zu schaffen, sich mit Feedback auseinanderzusetzen. Die Art des Feedbacks beeinflusst aus Sicht der Studierenden aber ebenfalls ihre Bereitschaft, sich damit auseinanderzusetzen. Ältere Studierenden fanden mündliches Feedback gewinnbringender, und zwar vor allem dann, wenn es im Sinne der Bildungsbeziehung tatsächlich in Form eines Dialogs mit den Lehrenden stattfand. Schriftliches Feedback wurde aber auch wertgeschätzt, weil es sich langfristig besser dokumentieren lässt und weniger schnell vergessen wird als mündliches Feedback. Ähnlich wurde auch Videofeedback (z.B. bei Simulationen) eingeschätzt, trotz des damit verbundenen erhöhten Aufwands. Besonders unbeliebt waren dagegen schriftliche Feedbacks, wenn sie nicht individuell genug formuliert waren, sondern weitgehend inhaltsgleich, was sich vor dem Hintergrund des Konzepts der Bildungsbeziehung als mangelndes Interesse und Engagement der Lehrenden für die individuellen Studierenden verstehen lässt.

Ob die Studierenden überhaupt aktiv Feedback einholten, wurde ebenfalls von einer Vielzahl an Variablen beeinflusst. Hier zeigten sich erneut deutliche Unterschiede zwischen jüngeren Studierenden und solchen in höheren Semestern: Während sich die jüngeren eher in der Rolle von Feedbackempfangenden sahen, nahmen sich die älteren eher in einer aktiven Rolle wahr und holten bewusst Feedback ein, wobei sie gezielt dazu geeignete Personen auswählten. Die auf Basis des curricularen Mappings entstandene Feedback-Landkarte fanden sie hilfreich, um den Feedback-Prozess selbst aktiver zu steuern. Ähnlich wie in anderen Studien zeigte sich erneut, dass eine gute Beziehung zu den Lehrenden die Wahrscheinlichkeit erhöhte, dass die Studierenden Feedback einholten.

Insgesamt bestätigen diese Ergebnisse also, dass die Beziehung zwischen Studierenden und Lehrenden großen Einfluss auf die Wahrnehmung von und den Umgang mit Feedback hat.

Sie zeigen aber auch, dass das Curriculum bzw. die Lernkultur ebenfalls wichtige Variablen im Feedback-Prozess sind, die auf den Feedback-Dialog zwischen Studierenden und Lehrenden und das Feedback-Verhalten der Studierenden einwirken.

4.5 Klinischer Unterricht

4.5.1 Historischer Hintergrund

Klinischer Unterricht im heutigen Sinn unter Beteiligung von Kranken wurde erst seit der Zeit der Aufklärung zum Bestandteil der akademischen Ärzteausbildung. Zwar wurde auch schon vorher am Krankenbett gelehrt. Allerdings diente diese Unterweisung, wie der anatomische Unterricht zu dieser Zeit auch, der Illustration antiker Texte, denen sich die eigene Beobachtung unterzuordnen hatte [130]. Vor allem durch die Tätigkeit Hermann Boerhaaves (1668–1738) in Utrecht und Leiden sowie seiner Schüler in Edinburgh und Wien verbreitete sich während des 18. Jahrhunderts der klinische Unterricht als zentrale Säule des Medizinstudiums in Europa ([194], [195], [212]). Diese frühen Formen waren in der Regel dozentenzentrierte Demonstrationen, bei denen sich die Studierenden weitgehend auf die Beobachterrolle zu beschränken hatten. Erst gegen Ende des 18. Jahrhunderts wurde es üblich, dass fortgeschrittene Studierende unter Supervision auch selbst ärztlich tätig wurden. Lange konnte diese Form des Unterrichts allerdings nicht durchgehalten werden. Spätestens seit der Mitte des 19. Jahrhunderts stiegen die Studierendenzahlen so stark an, dass der Unterricht am Krankenbett zunehmend von der klinischen Hauptvorlesung abgelöst wurde. Hier wurden zwar auch kranke Menschen vorgestellt. Die Möglichkeit, diese selbständig zu untersuchen und daraus Schlüsse zu ziehen, war für die Studierenden, abgesehen von den zwei oder drei, die in der Vorlesung nach vorne gerufen wurden, damit aber nicht mehr gegeben [130]. Auch aktuell gibt es international eine anhaltende Diskussion über den Stellenwert des klinischen Unterrichts, was vor allem damit zusammenhängt, dass sich offensichtlich in vielen Ländern die Zahl der Stunden, die auf den Unterricht an Patientinnen und Patienten (Bedside Teaching) im Rahmen des Medizinstudiums entfallen, deutlich abgenommen hat [184]. Die Gründe dafür sind vielfältig, angeführt wird u.a. die kürzere Verweildauer der Kranken in der Klinik und die gestiegene Arbeitsbelastung der Ärztinnen und Ärzte [175]. Im deutschen Medizinstudium ist diese Unterrichtsform (Patientenuntersuchung und Patientendemonstration) durch die ÄApprO als obligatorisch vorgegeben, ihr Anteil an der Gesamtstundenzahl aller Unterrichtsveranstaltungen macht etwa ein Drittel aus.

Die Schwierigkeit, wie unter den Bedingungen der Massenuniversität eine praktische Ausbildung gewährleistet werden kann, die es gerechtfertigt erscheinen lässt, mit dem Abschluss des Studiums auch die ärztliche Approbation beanspruchen zu dürfen, begleitet die Diskussion um die ärztliche Ausbildung also bis heute. Das Vertrauen in die universitäre Lehre war dabei immer wieder nicht allzu groß, denn als Lösung des Problems wurden zusätzliche Praxisphasen eingeführt, die als Appendix an das Studium angehängt wurden und nur teilweise in Verantwortung der medizinischen Fakultäten durchgeführt wurden [182]: Die Forderung der Ärzteschaft nach einer Verbesserung der praktischen Ausbildung wurde 1901 mit der Einführung des „Medizinalpraktikanten" beantwortet; angehende Ärzte wurden damit verpflichtet, nach ihrem Examen ein Jahr in einem Krankenhaus praktisch tätig zu sein, bevor sie ihre Bestallung erhielten. Unter den Nationalsozialisten wurde 1939 der Status des Medizinalpraktikanten abgeschafft. Mit dem Examen war seither zugleich eine sogenannte „kleine Bestallung" verbunden, welche die Ausübung der ärztlichen Tätigkeit nur unter Aufsicht gestattete. Erst nach einem Jahr „Pflichtassistentenzeit" und einem „Landvierteljahr" in einer

Landarztpraxis wurde die volle Approbation erteilt. Gleichzeitig mit diesen Veränderungen wurden jeweils sechs Monate Krankenpflegepraktikum und Famulatur vorgeschrieben.

Mit der ersten Bestallungsordnung wurde 1953 in der BRD als Voraussetzung für die ärztliche Approbation eine zweijährige Medizinalassistentenzeit eingeführt, die ebenfalls erst nach dem Examen abzuleisten war und damit nicht in die Verantwortung der Fakultäten fiel. Das änderte sich 1970 grundlegend mit Einführung der Approbationsordnung, die das Praktische Jahr vor das Examen und damit in die Ausbildungsverantwortung der Medizinischen Fakultäten legte, womit vor allem eine einheitlichere Ausbildungsqualität angestrebt wurde. Wenige Jahre später wurde aber bereits deutlich, dass das PJ nicht ausreichte, um eine Ausbildungsqualität sicherzustellen, welche die Approbation direkt nach dem Examen als gerechtfertigt erscheinen ließ. Schließlich wurde nach jahrelangen Diskussionen 1988 mit dem „Arzt im Praktikum" (AiP) eine zusätzliche Praxisphase nach Abschluss des Studiums eingeführt, während der die frisch Examinierten eine „Erlaubnis zur vorübergehenden Ausübung des ärztlichen Berufes" erhielten, bevor ihnen nach 18 Monaten in dieser Position die volle Approbation erteilt wurde. Im Nachklang der letzten umfassenderen Novellierung der Approbationsordnung 2002 wurde der AiP wieder abgeschafft. Der Grund für diese neuerliche Veränderung war die Annahme, dass sich die ärztliche Ausbildung durch die neue Verordnung so entscheidend verbessert, dass die zusätzliche Praxisphase verzichtbar ist [95].

Neben diesen ausbildungsbezogenen Gründen waren es allerdings immer wieder auch berufspolitische Aspekte, welche die Gestaltung der praktischen Ausbildung beeinflussten. So wurde der AiP auch deshalb eingeführt, weil man aufgrund der stark gestiegenen Studierendenzahlen zunächst einen Engpass bei den Weiterbildungsstellen befürchtete und damit langfristig einen Ärztemangel, da die Absolventinnen und Absolventen ohne entsprechende Möglichkeit zur Weiterbildung in andere Berufsfelder abwandern würden. Nachdem sich in den letzten Jahren tatsächlich ein Ärztemangel abzeichnet, allerdings trotz einer Vielzahl an unbesetzten Weiterbildungsstellen, sollte die Abschaffung des AiP auch dazu beitragen, die Attraktivität der kurativen ärztlichen Berufsausübung gerade zu Beginn der praktischen ärztlichen Tätigkeit zu verbessern.

4.5.2 Unterricht an Patientinnen und Patienten

Das zentrale Merkmal des Unterrichts an Patientinnen und Patienten (Unterricht am Krankenbett, Bedside Teaching) ist die „Triade" von Lehrenden, Kranken und Studierenden. Die ärztliche Lehrperson befindet sich bei dieser Lehrform in einer Doppelrolle, denn sie ist einerseits dem oder der Kranken verpflichtet und wird in dieser Rolle von den Studierenden als ein positiv, negativ oder ambivalent bewertetes Rollenmodell wahrgenommen. Gleichzeitig ist sie aber auch den Studierenden verpflichtet, indem sie diese beim Lernen anleitet, unterstützt und supervidiert [226]. Diese Unterrichtsform bietet die Chance, den Studierenden in einer realen klinischen Situation nicht nur interessante Befunde zu demonstrieren oder bestimmte Fertigkeiten beizubringen, sondern vor allem das Arztsein vorzuleben und ihnen damit wichtige Impulse für die Entwicklung ihrer professionellen Identität zu vermitteln ([115], [166]). In dieser komplexen Situation laufen verschiedene bewusste und unbewusste Lernprozesse ab, wobei die Wahrnehmung dessen, was die Lehrperson tut und die Reflexion dieser Wahrnehmung vor dem Hintergrund des individuellen Vorwissens eine wesentliche Rolle spielt ([54], [74]).

Lernen am Modell

Außer durch die direkte Instruktion, Unterweisung oder Anleitung lernen die Studierenden hier also vor allem durch Beobachten der Lehrperson. Hier geht es nicht darum, Verhalten oder Einstellungen einfach nur zu übernehmen oder zu imitieren. Das Lernen am Modell (Beobachtungslernen) ist wesentlich komplexer und bislang nur unzureichend verstanden. Eine erste Annäherung erlauben Studien, die die Eigenschaften von Lehrenden in der Klinik untersucht haben, die sie aus Sicht von Studierenden zu positiven Rollenmodellen machen. Diese Eigenschaften lassen sich in drei Kategorien zusammenfassen ([111], [170], [252]):

Klinische Kompetenz: Studierende nehmen Lehrende dann als positive Rollenmodelle war, wenn diese über ein hohes Maß an klinischer Kompetenz und Erfahrung verfügen. Dazu gehören herausragende diagnostische und therapeutische Fähigkeiten, ein sicheres klinisches Urteil, aber auch medizinische Kenntnisse, die auf dem aktuellen Stand sind. Besonders wichtig ist den Studierenden auch der Umgang mit den Kranken. Positive Rollenmodelle zeigen hier ein besonderes Einfühlungsvermögen, Empathie und Wertschätzung den Patientinnen und Patienten gegenüber. Sie verfügen zudem über hervorragende kommunikative Kompetenzen sowohl im Umgang mit den Kranken als auch im Kontakt mit anderen Berufsgruppen, sodass sie damit auch zu einem positiven Klima im Team beitragen. Ein weiterer wichtiger Aspekt ist ein hohes Maß an Professionalität. Dazu gehört aus Sicht der Studierenden z. B. die Übernahme von Verantwortung auch in schwierigen Situationen sowie überhaupt der Umgang mit Widrigkeiten. Schließlich zeigen positive Rollenmodelle Motivation und Freude für ihre Arbeit.

Lehrkompetenz: Ein besonders wichtiger Aspekt ist hier, dass die Lehrenden einen positiven, unterstützenden Kontakt zu den Studierenden aufbauen und damit für eine sichere Lernumgebung sorgen. Außerdem orientieren sich die als positive Rollenmodelle wahrgenommenen Lehrenden am Lernbedarf der Studierenden und schaffen viele Gelegenheiten, damit die Studierenden möglichst viele verschiedene Patientinnen und Patienten erleben können. Lehrende, die einen größeren Umfang an Lehrverpflichtung haben, werden eher als positive Rollenmodelle wahrgenommen. Es scheint auch wichtig zu sein, dass sich Lehrende ihrer Funktion als Rollenmodell bewusst sind, sich dementsprechend verhalten und die Studierenden auch zur Nachahmung anregen. Schließlich sind auch hier wieder wahrnehmbare Motivation und Freude wichtige weitere Eigenschaften positiver Rollenmodelle.

Persönlichkeitsfaktoren: Hier geht es vor allem um gute Interaktionskompetenzen, sodass positive Rollenmodelle als unkompliziert in der Zusammenarbeit und als kooperativ wahrgenommen werden, außerdem verfügen sie über Führungsqualitäten. Weitere Eigenschaften, die hier beschrieben werden, sind: Geduld, Selbstvertrauen, Selbstwertgefühl, Ehrlichkeit, Bescheidenheit und Integrität.

Auffällig an diesen Befunden ist, dass Forschungskompetenz und Forschungsreputation oder die Zahl der wissenschaftlichen Publikationen manchmal zwar als Eigenschaft positiver Rollenmodelle genannt werden, allerdings mit einem gegenüber den hier aufgeführten Attributen deutlich nachgeordneten Stellenwert. Dieses Ergebnis gibt insofern Anlass zum Nachdenken, als es insbesondere die Forschungskompetenz ist, auf die es bei der akademischen Karriere ankommt. Die Lehrkompetenz spielt demgegenüber bislang praktisch keine Rolle. Somit müssen sich die später in der klinischen Lehre Tätigen aus Karrieregründen auf Aspekte ihrer persönlichen Entwicklung konzentrieren (und damit vermutlich andere vernachlässigen), die sie zumindest in den Augen der von ihnen Lernenden nicht unbedingt auch zum Rollenvorbild prädestinieren. Damit soll ausdrücklich nicht nahegelegt werden, dass hauptsächlich forschende Ärztinnen und Ärzte keine guten Vorbilder sein können oder gar für den klinischen Unterricht nicht geeignet sind [217]. Akzeptiert man allerdings die hier vertretene Auffassung vom Lernen im klinischen Kontext als Sozialisation in eine Handlungsgemeinschaft und berücksichtigt man zusätzlich das

Ziel der Approbationsordnung, die Studierenden auf die ärztliche Praxis vorzubereiten – was im Übrigen auch mehrheitlich ihrem eigenen Wunsch entspricht – dann muss an den Fakultäten für entsprechende Rahmenbedingungen gesorgt werden, was ohne eine Veränderung der derzeitigen Anreizsysteme für akademische Karrieren kaum möglich sein dürfte [83].

Studien zu den Eigenschaften negativer Rollenmodelle wurden seltener durchgeführt. Ihre Ergebnisse bestätigen jedoch „ex negativo" das, was in den Studien zu positiv wahrgenommenen Rollenmodellen gefunden wurde [111]. Im Bereich der klinischen Kompetenzen werden hier Defizite wahrgenommen, z. B. weil sie nicht auf dem aktuellen Stand des medizinischen Wissens sind. Erneut geht es auch um den Umgang mit Kranken: Negative Rollenmodelle verhalten sich gefühllos Kranken gegenüber, kommunizieren schlecht mit Kranken, verhalten sich unkooperativ anderen Berufsgruppen gegenüber und zeigen unprofessionelles Verhalten. Im Hinblick auf die Lehrkompetenz nehmen Studierende negative Rollenmodelle als desinteressiert war, z. B. weil sie sich Namen und Gesichter der Studierenden nicht merken können, die Studierenden nicht unterstützen, z. B. weil sie kein Feedback geben oder auch fehlerhaftes Handeln und Verhalten vermitteln. Auf der persönlichen Ebene schließlich werden negative Rollenmodelle als zynisch, sexistisch, ungeduldig, unflexibel, rechthaberisch, pingelig, streng, unfair und selbstgerecht beschrieben. Andere Aspekte sind mangelndes Selbstvertrauen, fehlende Führungsqualitäten sowie der Eindruck von Überarbeitung bzw. Überanstrengung.

Die Erkenntnisse lassen sich nicht ohne Weiteres auf den deutschsprachigen Raum übertragen, da sie überwiegend an Einrichtungen in Nordamerika gewonnen wurden und somit sowohl kulturelle als auch strukturelle Unterschiede möglich sind. Dennoch gibt es Hinweise darauf, dass die Ergebnisse hierzulande ähnlich ausfallen dürften. In einer Studie, die an der Medizinischen Fakultät in Ulm durchgeführt wurde, wurden Studierende aus unterschiedlichen klinischen Semestern gebeten, während einer Woche ihrer Famulatur zweimal täglich zu dokumentieren, ob sie positive oder negative Rollenmodelle erlebt hatten und gegebenenfalls dann weitere Details dazu anzugeben [113]. Die Ergebnisse zeigen, dass die Studierenden fast täglich Rollenmodelle erlebten, und zwar sehr viel häufiger positive (88,4 %) als negative (11,6 %). Als wichtigste Eigenschaft positiver Rollenmodelle nannten die Befragten den Umgang mit den Studierenden, fast ebenso häufig wurden aber der Umgang mit den Kranken, das Verhalten im Team, die medizinische Expertise sowie Menschlichkeit genannt. Ein weiteres interessantes Ergebnis dieser Studie ist, wen die Studierenden als Rollenmodell identifizierten. Am häufigsten wurden Assistenzärztinnen und -ärzte als Rollenmodell genannt (28,5 %), dicht gefolgt von Ober- bzw. Chefärztinnen und -ärzten (25,1 %) sowie den Pflegekräften (22,4 %). Die wichtigste Eigenschaft, warum diese unterschiedlichen Berufsgruppen als Rollenmodelle wahrgenommen wurden waren unterschiedlich: Bei den Assistenzärztinnen und -ärzten waren es vor allem die Interaktion mit den Studierenden, bei den übergeordneten Ärztinnen und Ärzten die klinische Kompetenz und bei den Pflegekräften das Verhalten im Team sowie ebenfalls die Interaktion mit den Studierenden.

Die Erkenntnisse zu den Eigenschaften von Rollenmodellen legen nahe, dass Studierende diese anhand einer oder mehrerer der hier dargestellten hauptsächlich positiven Eigenschaften identifizieren. Kritisch wird gegen eine solche Interpretation allerdings eingewandt, dass die in den Studien erfassten Attribute nicht die wahren Gründe sein könnten, aufgrund derer eine Person als Rollenmodell identifiziert wird. Es könnte vielmehr auch so sein, dass Studierende das Verhalten von Personen (unreflektiert) nachahmen, die sie aufgrund ihres Status etwa als Chefärztin oder Chefarzt als Rollenmodell wahrnehmen, auch wenn diese Verhaltensweisen zeigen, die nicht mit dem Ideal etwa von Patientenzentrierung oder Kollegialität zusammenpassen

[166]. Da ihnen dieser Konflikt allerdings nicht unbedingt bewusst ist, könnte es sein, dass sie in entsprechenden Studien dennoch angeben, es seien vor allen Dingen klinische Kompetenz und der Umgang mit Patientinnen und Patienten, auf die sie bei Rollenmodellen achten würden. Damit käme dann eher das Idealbild eines Rollenmodells zum Ausdruck.

Diese Problematik verweist auf einen wichtigen weiteren, eingangs schon kurz erwähnten Aspekt des Lernens am Modell: Ob und wenn ja, welche Verhaltensweisen oder Haltungen von einem Rollenmodell übernommen werden, muss im Rahmen eines bewussten, reflektierten Prozesses entschieden werden und nicht einfach nur durch Imitation [17]. Abbildung 4-6 verdeutlicht diese Zusammenhänge auf Grundlage der Ergebnisse einer qualitativen Studie im Rahmen eines allgemeinmedizinischen Blockpraktikums: Nicht immer ist den Studierenden bewusst, was sie alles beobachtet haben. Das kann dazu führen, dass bestimmte Verhaltensweisen dem eigenen Repertoire eingegliedert werden, ohne darüber nachzudenken (Imitation). Die zweite und didaktisch wünschenswertere Möglichkeit besteht darin, die Wahrnehmungen z. B. im Gespräch mit der Lehrperson zunächst bewusst zu machen, indem diese transparent macht, warum sie selbst so gehandelt hat und welche Überlegungen sie während der Handlung möglicherweise angestellt hat. Dadurch erhalten die Studierenden wichtige Einblicke in klinisches Denken, was einerseits die Entwicklung von Krankheitsskripten fördert (s. Kap. 2.5.3) und andererseits das professionelle Verhaltensrepertoire erweitert. Ein weiterer Aspekt des Unterrichts an Patientinnen und Patienten, der ansonsten meist zu kurz kommt in der ärztlichen Ausbildung, ist die Möglichkeit, die in der Situation entstehenden Emotionen zu erkunden. Emotionale Reaktionen (z. B. Scham, Hilflosigkeit) können Hinwei-

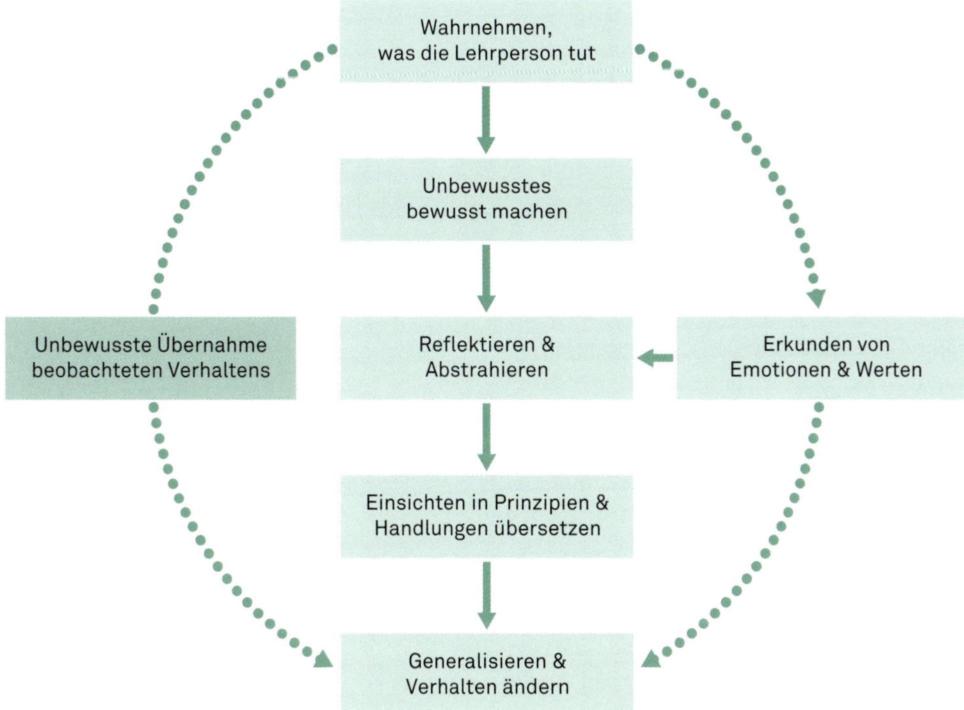

Abbildung 4-6: Lernen durch Beobachtung beim Unterricht am Krankenbett (nach [74]).

se darauf geben, was sich in der Interaktion mit der kranken Person gerade ereignet. Angesichts der „Problemladung“ vieler medizinischer Situationen (z. B. Fragen zu intimen Details des Privatlebens, Überbringen einer schlechten Nachricht) ist das besonders wichtig. Dazu gehört auch, die dem eigenen Verhalten zugrundeliegenden Werte zu reflektieren, da die meisten medizinischen Entscheidungen immer auch Wertentscheidungen sind (z. B. die Abwägung bestimmter therapeutischer Maßnahmen gegenüber der subjektiven Lebensqualität). Auf diese Weise leistet der Unterricht an Patientinnen und Patienten einen wichtigen Beitrag zu den affektiven Lernzielen (vgl. Kap. 3.3.2).

Praktische Aspekte

Für die konkrete Gestaltung des Unterrichts an Patientinnen und Patienten sind verschiedene Konzepte entwickelt worden, in denen die skizzierten Besonderheiten dieser Lernform berücksichtigt werden. Werkzeugkasten 9 informiert über die wichtigsten Punkte, die bei der Vorbereitung, Durchführung und Nachbereitung zu berücksichtigen sind. Wichtig ist dabei vor allem, die Studierenden gut in die Situation und den Ablauf des Unterrichts einzuweisen, damit die Zeit im Patientenzimmer möglichst optimal genutzt werden kann und die Aufmerksamkeit der Studierenden für das Geschehen mit dem oder der Kranken voll zur Verfügung steht. Dazu gehört auch, den Studierenden mitzuteilen, welches Verhalten von ihnen erwartet wird, z. B. ob und wie sie selbst aktiv werden sollen, ob sie alle Themen ansprechen dürfen etc. Der wichtigste Aspekt bei der Durchführung ist eine gute Moderation des Ablaufs, damit alle Studierenden gleichmäßig beteiligt sind. Das umfasst auch die Kontrolle, ob die Studierenden das Lernziel tatsächlich erreicht haben, ob sie z. B. einen bestimmten Befund (z. B. der Palpation oder Auskultation) wirklich selbst nachvollzogen haben. Die Nachbereitung sollte sowohl die inhaltlichen Aspekte als auch die situativen Aspekte berücksichtigen. Für die Studierenden sind möglicherweise während des Patientenkontaktes Fragen entstanden, die nicht unbedingt mit dem eigentlichen Inhalt zu tun haben, sondern z. B. den Umgang mit dem bzw. der Kranken betreffen (z. B. bei heiklen Diagnosen oder „schwierigen“ Themen in der Anamnese) oder ethische Aspekte berühren. Gerade in dieser Vielschichtigkeit liegt die Stärke des Unterrichts an Patientinnen und Patienten, die keinesfalls durch zu starke Fokussierung auf die im engeren Sinn klinischen Aspekte verloren gehen darf.

Werkzeugkasten 9

Unterricht an Patientinnen und Patienten
(vgl. [53], [108], [110], [186])

Vorbereitung

1. ohne Studierende:
   - An welcher Stelle im Curriculum findet die Veranstaltung statt? Welches Vorwissen haben die Studierenden?
   - Welche Lernziele sollen erreicht werden?
   - persönliche Vorbereitung: eigene Kenntnisse, Fertigkeiten im Hinblick auf die Lernziele ausreichend?
   - Ablauf organisieren: Patientin oder Patient informiert, einverstanden? Weiß das Stationsteam Bescheid? Ist der/die Kranke zur geplanten Zeit anwesend?
2. mit den Studierenden:
   - Lernziele benennen, Vorwissen aktivieren (z. B. durch Fragen, Brainstorming, etc.)
   - in die Situation einführen, Orientierung geben (Briefing), Verhaltensregeln festlegen, evtl. Aufgaben/Rollen verteilen: Wer macht was?

Durchführung

- kranke Person begrüßen, nochmals den Sinn und Zweck des Unterrichts benennen und den Ablauf schildern; während des Ablaufs den Kranken oder die Kranke fortwährend informieren

- Studierende anleiten, evtl. korrigieren; Rollenvorbild sein
- in den Hintergrund treten, Studierende machen lassen, dabei beobachten, um evtl. korrigierend eingreifen zu können
- Beteiligung aller Studierenden sicherstellen
- eigene Unsicherheiten, Wissenslücken zugeben, Lernwilligkeit demonstrieren
- Erreichen des Lernziels sicherstellen: Haben alle wirklich das gesehen, getastet, gehört, erfahren, was geplant war?
- Zusammenfassung geben: Was haben die Studierenden gesehen, gehört, getastet, ...?

Nachbereitung

1. mit den Studierenden
   - kurzes „Blitzlicht" (*Debriefing*): Wie haben die Studierenden die Situation erlebt, welche Fragen haben sie (vor allem hinsichtlich der Situation), wie hat die Lehrperson die Situation erlebt?
   - Sammeln und Systematisieren der Eindrücke, Verknüpfen mit Vorwissen
   - inhaltliche Fragen klären, Lektüre zur Vertiefung empfehlen
   - Fazit
   - Evaluation
2. ohne Studierende:
   - Reflexion: Was ist gut, was weniger gut gelaufen, was soll beim nächsten Mal anders sein?

Simulationspatientinnen und -patienten

Ein Problem der praktischen Ausbildung an Patientinnen und Patienten besteht darin, dass es kranken Personen nicht immer zuzumuten ist, sich für Ausbildungszwecke zur Verfügung zu stellen. Das gilt etwa bei schwierigen Gesprächssituationen, z.B. die Aufklärung über eine schwerwiegende Diagnose, die Mitteilung, dass eine nahestehende Person verstorben ist, die Anamnese bei sexuellem Missbrauch oder bei Suizidalität sowie bei bestimmten körperlichen Untersuchungen. Aber selbst dann, wenn der Einsatz von Kranken grundsätzlich möglich wäre, ist er nicht immer so planbar, wie es aufgrund didaktischer Überlegungen eigentlich erforderlich wäre. Für eine standardisierte praktische Prüfung werden beispielsweise sehr viele Personen mit denselben Symptomen oder Krankheitsbildern benötigt, die zudem in der Präsentation ihrer Beschwerden nicht zu weit voneinander abweichen sollten.

Vor diesem Hintergrund werden bereits seit Anfang der 1960er Jahre Simulationspatientinnen und -patienten in der ärztlichen Ausbildung eingesetzt ([10], [50]); der Einfachheit halber wird nachfolgend von Simulationspersonen (SP) gesprochen, zumal auch Rollen denkbar sind, in denen Angehörige oder Teammitglieder simuliert werden. Simulationspersonen sind meist schauspielerisch begabte Laien, seltener professionelle Schauspielerinnen und Schauspieler, die mittels einer eigens geschriebenen Rolle gezielt auf eine bestimmte Lehrsituation vorbereitet werden. Durch entsprechendes Training kann dabei ein großes Maß von Authentizität, aber auch von Standardisierung erreicht werden, was insbesondere bei Prüfungen wichtig ist, um eine hohe Testgüte sicherzustellen (vgl. Kap. 5.4.6). Daher ist manchmal auch von standardisierten Patientinnen und Patienten die Rede, wobei die Begriffe nicht wirklich spezifisch und trennscharf verwendet werden.

Obwohl zwischen „echten" Kranken und Simulationspersonen unterschieden wird, gibt es fließende Übergänge. Erstens werden häufig Details der Krankengeschichte eines oder einer „echten" Kranken für Ausbildungszwecke angepasst und umgekehrt werden die Rollen für Simulationspersonen häufig auf der Basis von realen Krankengeschichten entwickelt. Außerdem werden „echte" Symptome oder Befunde, die Simulationspersonen mitbringen häufig in ihre Rolle eingebaut oder es werden sogar gezielt Simulationspersonen gesucht, die bestimmte Befunde aufweisen. Eine besondere Form von Simulationspersonen sind sogenannten Patient Instructors – „lehrende Kranke", die durch eine entsprechende Ausbildung in der Lage sind, Studierende selbständig zu schulen, indem sie ihnen körperliche Befunde oder bestimmter Aspekte ihrer Krankheitsgeschichte aus ihrer Perspektive darstellen ([121], [253]).

Weltweit gehört der Einsatz von Simulationspersonen in der medizinischen Lehre mittlerweile zum Standard. Auch an vielen medizinischen Fakultäten im deutschsprachigen Raum gibt es dafür eigene Zentren, die die Rekrutierung, das Training und den Einsatz der Simulationspersonen koordinieren [219]. Der Ausschuss für Simulationspersonen der Gesellschaft für Medizinische Ausbildung hat zudem ein Positionspapier zu Mindeststandards und Entwicklungsperspektiven für den Einsatz von SP verfasst [176] und ein deutschsprachiges Handbuch, das umfassend über die Möglichkeiten des SP-Einsatzes informiert, ist ebenfalls verfügbar [177].

Eine Reihe empirischer Studien hat gezeigt, dass der Einsatz von SP insgesamt zuverlässig und valide ist (Übersicht in [244]). In Großbritannien werden Simulationspersonen daher nicht nur für Ausbildungszwecke, sondern auch zur Qualitätssicherung in der hausärztlichen Versorgung eingesetzt [137]. Hier wurde festgestellt, dass selbst erfahrene Ärztinnen und Ärzte in 80–90 % der Fälle nicht bemerkten, dass sie es nicht mit einer tatsächlich kranken Person zu tun hatten. Andere Untersuchungen ergaben, dass eine hohe Übereinstimmung (90–100 %) zwischen der Darstellung und der Rollenvorgabe erreicht werden kann (vorausgesetzt, es erfolgt ein entsprechendes Training) [221]. Das ist v. a. für Prüfungen wichtig, wo bei häufigen Wiederholungen dieselbe Rolle von verschiedenen Schauspielern verkörpert werden muss. Eine hohe Reliabilität kann hier vor allem für die verbalen Anteile der Rolle erreicht werden, eine Standardisierung der non-verbalen Anteile ist dagegen schwieriger [8].

Ein wesentlicher didaktischer Aspekt beim Einsatz von Simulationspersonen, der mit tatsächlich Kranken in der Regel nicht realisiert werden kann, ist das Feedback, das die Studierenden von den Simulationspersonen bekommen. Damit kann neben den inhaltlichen und technischen Aspekten, die sonst häufig im Vordergrund stehen, eine weitere wichtige Ebene des ärztlichen Handelns in den Blick genommen werden, nämlich die Wirkung des ärztlichen Gesprächsverhaltens auf das Gegenüber. Das Feedback muss mit den Simulationspersonen ebenso trainiert werden wie die Darstellung ihrer Rolle, damit das didaktische Potenzial der Methode voll ausgeschöpft wird [26].

4.5.3 Famulaturen, PJ, Blockpraktika

Diskrepanzen zwischen Theorie und Praxis

Die Medizinstudierenden in Deutschland bekommen den Großteil ihrer praktischen Ausbildung nicht in curricularen Lehrveranstaltungen vermittelt, sondern während verschiedener Praxisphasen, bei denen sie mehr oder weniger in den Alltag einer Klinik oder Praxis integriert werden. Es ist naheliegend, dass diese immerhin mehrmonatigen Erfahrungen im „wirklichen Leben“ die Studierenden zumindest ebenso, wenn nicht sogar wesentlich stärker prägen, als es die universitären Lehrveranstaltungen je könnten. Ein Problem dieses dualen Ausbildungssystems liegt allerdings darin begründet, dass die Praxiserfahrungen kaum mit dem an der Universität vermittelten Wissen abgeglichen oder verbunden werden. Diskrepanzen, die sich z. B. zwischen der herrschenden Praxis am Lehrkrankenhaus oder in der Lehrpraxis und dem, was in den universitären Lehrveranstaltungen an der Universität vermittelt wurde, ergeben, werden weder thematisiert noch reflektiert. Insofern bleibt in der Regel offen, wie die Studierenden mögliche Diskrepanzen zwischen Theorie und Praxis für sich verarbeiten und welche Schlüsse sie daraus ziehen. Für die Lehrenden ergibt sich daraus eine besondere Rolle, weil sie einerseits „reale“ ärztliche Praxis vorleben und andererseits genau diese Praxis, die ihr zugrundeliegenden Maximen und Motive, aber auch etwaige Diskrepanzen zu dem im Studium vermittelten Ideal offen thematisieren und mit den Studierenden kritisch reflektieren sollen (Reflection-on-Action, vgl. Kap. 2.3). So wird es den Studierenden wesentlich erleichtert, ihr Wissen anwendungsbezogen zu organisieren und sich mit ihrer künftigen ärztlichen Rolle bewusst auseinander zu setzen.

Erfahrungsbasiertes Lernen

Als in den Vereinigten Staaten um die Wende vom 19. zum 20. Jahrhundert über eine Reform der dortigen, von vielen als katastrophal angesehenen ärztlichen Ausbildung nachgedacht wurde, orientierte man sich vor allem am deutschen Medizinstudium, das damals weltweit als vorbildlich galt (s. Kap. 4.3.3). Allerdings betraf dies vor allem die Lehre in den naturwissenschaftlichen Fächern. Die klinische Ausbildung dagegen wurde aufgrund des großen Anteils an Vorlesungen und dem vergleichsweise geringen Anteil an praktischem Unterricht als wenig nachahmenswert empfunden. Stattdessen orientieren sich die USA an Großbritannien, wo die Studierenden traditionell als sogenannte Clinical Clerks, deren Rolle am ehesten mit der von Lehrlingen in einem Ausbildungsberuf vergleichbar ist, einen festen Platz in der Klinikhierarchie hatten [28]. In Deutschland hatte Hugo von Ziemssen (1829–1902) zunächst in Erlangen und später in München mit einem ähnlichen Modell gute Erfahrungen gemacht [234]. Er verlieh fortgeschrittenen Studierenden für den Zeitraum von sechs Monaten den Status von „Unterärzten", die festgelegte Aufgaben auf den Stationen und in der Ambulanz übernahmen und eigene Patienten zugewiesen bekamen. Von Ziemssens Modell war in vielerlei Hinsicht vorbildlich. Er behandelte die Studierenden als künftige Kollegen, bezahlte ihnen ein kleines Salär für ihre Tätigkeit, verpflichtete sie aber auch, in der Klinik zu wohnen und über die ihnen anvertrauten Patienten genauestens informiert zu sein. Allerdings konnte nur eine kleine Zahl von Studierenden auf diese privilegierte Weise lernen. Die überwiegende Mehrheit musste sich weiterhin mit den Patientendemonstrationen im großen Hörsaal bescheiden. Für die große Masse der Studierenden in Deutschland war die klinische Ausbildung daher trotz solcher Initiativen eine vornehmlich theoretische Angelegenheit.

Von Ziemssen war seiner Zeit voraus und illustriert mit seinem Vorgehen das in Kap. 2.6 dargestellte Modell des situierten Lernens in Handlungsgemeinschaften. Lernen in solchen beruflichen Zusammenhängen, wie es für das Medizinstudium vor allem während der Famulaturen und des PJ und – je nach Ausgestaltung – auch während klinischer Blockpraktika typisch ist, lässt sich am treffendsten als einen Sozialisationsprozess beschreiben, zunächst bezogen auf die konkrete Handlungsgemeinschaft aber auch insgesamt auf den ärztlichen Beruf. Denn hier werden nicht nur Kenntnisse und Wissen erworben, sondern es geht vor allem auch darum, eine professionelle berufliche Identität zu entwickeln. Die Studierenden lernen dabei nicht primär durch formelle Unterweisung durch die Lehrenden, sondern aus den Erfahrungen, die sie in einem bestimmten beruflichen Umfeld machen bzw. aus ihrem Mitwirken an der Krankenversorgung [256].

Obwohl das Lernen „on the Job" seit Jahrhunderten nicht nur in der Medizin, sondern in praktisch allen Berufsfeldern zum Standard gehört und sein Nutzen damit offensichtlich scheint, ist die entscheidende Frage dennoch, was die Studierenden auf diese Art lernen (sollen). Im Gegensatz zu den in Kap. 3 dargestellten Maximen der Curriculumsentwicklung, nach denen sich die Gestaltung der jeweiligen Lernumgebung an zuvor definierten Lernzielen orientieren soll, gilt hier das Primat der Lernumgebung, d. h. es muss überlegt werden, welche Lernziele in diesem besonderen Setting am besten erreicht werden können. Offensichtlich besteht weitgehende Einigkeit darin, dass bestimmte Aspekte ärztlicher Kompetenzen nur erworben werden können, wenn erhebliche Teile der Ausbildung im realen Arbeitsumfeld absolviert werden. Denn rechnet man alle von der ÄApprO vorgeschriebenen Praxisphasen inklusive des PJs zusammen, dann kommt man auf etwa ein Viertel der Studienzeit, die allerdings von der Mehrzahl der Studierenden nicht an universitären Einrichtungen im engeren Sinn absolviert wird. Angesichts dieses enormen Umfangs ist es umso erstaunlicher, dass wenig darüber bekannt ist, was während dieser Zeit genau passiert. Auch in der internationalen Literatur gelten die Praxisphasen der ärztlichen Ausbildung im Hinblick auf das dort stattfindende Lernen bis in die jüngste Zeit hinein als „Black Box". Das hat zum einen sicherlich damit zu tun, dass die Komplexität und die Dynamik der Lernumgebungen (Station in einer Klinik, Notaufnahme, Praxis etc.) extrem groß sind und dass zum anderen die Rolle der Studierenden bzw. die Aufgabe der Lehrenden weniger eindeutig definiert sind, als das bei anderen Lehr- und Lernformen der Fall ist. So bekommen die Studierenden während der Praxisphasen typischerweise verschiedene ärztliche Aufgaben übertragen, die von sehr einfachen Verrichtungen (z.B. Zugänge legen, Blutentnahmen durchführen) bis hin zur weitgehend selbständigen Betreuung von Kranken reichen. Allerdings ist bislang das Anspruchsniveau dieser Aufgaben selten auf die bei den Studierenden bereits vorhandenen Kompetenzen oder Befähigungen abgestimmt, sodass sie damit entweder über- oder unterfordert sind. Beides ist für das Lernen und die Weiterentwicklung von Kompetenzen eher ungünstig. Will man das Potenzial des als unverzichtbar angesehenen Lernen in der Praxis wirklich ausschöpfen, dann ist eine systematische Reflexion auf die damit angestrebten Lernziele, aber auch auf die dazu notwendigen Prozesse und Voraussetzungen notwendig. Dazu kann an die in Kap. 2.6 dargestellten Konzepte der kognitiven Lehrzeit und des situierten Lernens angeknüpft werden, zusätzlich gibt es mittlerweile mit dem Modell des erfahrungsbasierten Lernens ein eigens für die klinischen Praxisphasen entwickeltes Modell, das in Werkzeugkasten 10 zusammenfassend dargestellt ist ([66], [68]).

Das Modell des erfahrungsbasierten Lernens macht viele Anleihen bei der Theorie des situierten Lernens (s. Kap. 2.6). Die zentrale Annahme ist, dass Studierende während klinischer Praxisphasen durch unterstütztes Mitwirken in der Praxis lernen (im Sinne einer legitimierten [peripheren] Teilhabe/Partizipation). Aus Sicht der Lehrenden bzw. der Handlungsgemeinschaft oder auch der Institution Fakultät geht es damit in erster Linie darum, die Studierenden in ihren Partizipationsmöglichkeiten so zu unterstützen, dass sie Erfahrungen in ihrer zukünftigen ärztlichen Rolle machen können, durch deren Reflexion sie ihre Kompetenzen weiterentwickeln können [66]. Grundsätzlich werden damit drei übergeordnete Lernziele verfolgt:

1) Durch die Auseinandersetzung mit realen Kranken lernen die Studierenden Theorie und Praxis miteinander zu verbinden und ihr bisheriges Wissen auf den Einzelfall und im Rahmen spezifischer Kontexte anzuwenden.
2) Besondere Bedeutung haben affektive Lernziele, die zum einen die eigene Person betreffen, weil die Studierenden sich in ihrer zukünftigen ärztlichen Rolle erleben. Sie beziehen sich aber zum anderen auch auf die Kranken (z.B. Empathie, Mitgefühl) oder die anderen Mitglieder der Handlungsgemeinschaft (z.B. Kritikfähigkeit).
3) Schließlich kann eine ganze Reihe von praktischen Lernzielen verfolgt werden, die alle auf die Ausbildung von Befähigungen gerichtet sind, die für die ärztliche Tätigkeit gebraucht werden. Dazu gehört auch die in Kap. 2.5 und Kap. 2.6 geschilderte Verfeinerung von Wissensstrukturen, die Fachpersonen befähigen, Probleme rasch in ihrem Wesenskern zu erfassen und zu lösen (klinisches Denken) bzw. sich professionell zu verhalten.

Gerade im Hinblick auf die praktischen Lernziele ist wichtig, dass es in den klinischen Praktika nicht um eine grundständige Vermittlung klinischer Fertigkeiten gehen sollte. Diese sollten schon aus Gründen der besseren Plan- und Überprüfbarkeit bereits im universitären Kontext z. B. in den Skills Labs oder im klinischen Unterricht erfolgt sein, sodass den Studierenden bereits vor dem Absolvieren der ersten Praktika eine „Famulaturreife" bescheinigt werden kann, womit die Erwartung zum Ausdruck kommt, dass sie von den Lernerfahrungen im „Dickicht" des authentischen Praxisumfeldes profitieren können. Denn vor allem dann, wenn sie bereits über eine gewisse prozedurale Sicherheit und über erste kognitive Strukturen verfügen, um typische klinische Situationsmerkmale erkennen zu können, wird ihnen der Transfer der bisher erworbenen Kenntnisse in die Komplexität des klinischen Alltags möglich sein, was eine wichtige Voraussetzung dafür ist, das Potenzial des erfahrungsbasierten Lernens voll ausschöpfen zu können. Das spricht nicht grundsätzlich dagegen, schon sehr früh solche Praxisphasen vorzusehen, allerdings muss dabei jeweils reflektiert werden, welche Ziele damit erreicht werden sollen ([67], [255]).

Damit diese Lernziele erreicht werden können kommt es – gemäß den Annahmen des situierten Lernens – vor allem darauf an, dass die Studierenden Möglichkeiten zur Teilhabe bzw. Mitwirkung haben. Sie müssen also in ihrer Rolle als Lernende von der Handlungsgemeinschaft, der sie zugeordnet sind, akzeptiert und unterstützt werden. Grundsätzlich sind drei Möglichkeiten der Partizipation denkbar:

1) Die Studierenden beobachten, wie eine andere Person oder das Team etwas tut;
2) sie üben etwas, ohne allerdings dabei tatsächlich zur Krankenversorgung beizutragen (z. B. körperliche Untersuchung eines bereits untersuchten Patienten) oder
3) sie wirken direkt an der Patientenversorgung mit, indem sie bestimmte Aufgaben unter Supervision übernehmen.

Wie bereits angeklungen ist, lässt sich die Frage, welche dieser Lernmöglichkeiten wann, wie häufig, bei wem eingesetzt werden kaum systematisch im Vorhinein planen. Es ist aber eine wichtige Aufgabe der Lehrenden, den Studierenden möglichst solche Aufgaben zu übertragen, die das richtige Maß an Herausforderung beinhalten. Aus lerntheoretischer Sicht geht es dabei um die sogenannte „Zone der nächsten Entwicklung" ([232], [238]): Die den Studierenden übertragenen Aufgaben sollten sich demnach nicht daran orientieren, was sie schon selbständig bewältigen können, sondern eher daran, wozu sie mit Hilfe gezielter Unterstützung durch die Lehrenden in der Lage sind, d. h. ihrer möglichen Entwicklung. In einer Studie mit PJ-Studierenden zeigte sich, dass dieses Ziel in der Praxis noch nicht erreicht wird: Die Studierenden verbesserten ihre Leistungen bei komplexeren Aufgaben (Patientenvorstellung, Anamnese, klinische Untersuchung) nur wenig während eines PJ-Abschnitts in der Inneren Medizin [39].

Damit wird deutlich, dass der Erfolg des erfahrungsbasierten Lernens in der klinischen Praxis auf zahlreichen Voraussetzungen beruht und nicht einfach als gegeben angenommen werden darf, weil in einem authentischen Umfeld gelernt wird. Auch wenn sich das Lernen in der klinischen Praxis nicht in jedem Detail planen lässt, können dennoch Überlegungen dazu angestellt werden, wie das erfahrungsbasierte Lernen in das Curriculum integriert wird. So könnten z. B. die Erfahrungen der Studierenden aus der Praxisphase Bestandteil eines Portfolios werden etwa in Form von dort eingeholten Feedbacks. Andere Voraussetzungen beziehen sich auf die Institution, die verschiedene Ressourcen zur Verfügung stellen musst. Die wichtigsten Voraussetzungen liegen aber in der direkten Unterstützung der Studierenden durch die Lehrenden bzw. durch alle Mitglieder der Handlungsgemeinschaft. Das beginnt bei vermeintlichen Selbstverständlichkeiten wie der Begrüßung der Studierenden bzw. deren Vorstellung im Team sowie einer Orientierung im Hinblick auf das, was von ihnen während der Famulatur, des PJ-Abschnitts oder Praktikums erwartet wird bzw. welche Möglichkeiten der Partizipation sie haben. Besonders wichtig ist darüber hinaus natürlich die direkte Unterstützung durch die Lehrenden, z. B. indem sie den Studierenden geeignete Aufgaben übertragen, spezifisches Feedback geben und indem sie überhaupt ausreichend Zeit haben und für die Studierenden ansprechbar sind [66].

Werkzeugkasten 10

Erfahrungsbasiertes Lernen während klinischer Praxisphasen

Dargestellt sind die Ergebnisse einer Übersichtsarbeit, in die quantitative und qualitative Ergebnisse aus empirischen Studien zum Lernen während klinischer Praxisphasen aufgenommen wurden. Der Fokus lag dabei auf Kausalverbindungen zwischen Voraussetzungen, Lernprozess und Lernergebnissen (nach [68]). Zentrale Annahme des erfahrungsbasierten Lernens: Medizinstudierenden lernen während klinischer Praxisphasen durch **unterstütztes Mitwirken in der Praxis**.

1. Lernergebnisse

a) Lernen mit realen Kranken: Die Studierenden lernen Theorie mit Praxis zu verbinden, sie kontextualisieren, verstärken und integrieren, was sie bisher gelernt haben. Sie verstehen die Komplexität und die Bandbreite von Krankheiten. Sie wenden Fertigkeiten (z. B. klinische Prozeduren durchführen, Patientenakte führen) im Kontext individueller Patientinnen und Patienten an. Sie verbinden das, was sie lernen mit einprägsamen Kranken und sammeln Erfahrungen mit vielen verschiedenen Patientenfällen, sodass sie auf die spätere Praxis vorbereitet werden.
b) Affektives Lernen:
   - Auf die eigene Person bezogen: Zuversicht, Motivation entwickeln, Gratifikation und ein Gefühl der Legitimität und Zugehörigkeit im klinischen Arbeitsumfeld erfahren. Eine Vorstellung von sich selbst als zukünftige Ärztin/Arzt entwickeln.
   - Auf andere Personen bezogen: Mitgefühl, Mitmenschlichkeit, Empathie, Idealismus entwickeln sowie Interesse an und ein Gefühl für Verantwortlichkeit.
c) Praktisches Lernen: Die Studierenden lernen ärztlich tätig zu sein im Hinblick auf …
   - Wissen: Sie entwickeln ein ganzheitliches Verständnis davon, wie man ein Arzt/eine Ärztin wird und ist sowie von den organisatorischen Aspekten der Gesundheitsversorgung und von professionellen Rollen.
   - Fertigkeiten: Sie lernen, Fertigkeiten im realen Praxiskontext anzuwenden. Sie lernen, wie man sich im Kontakt mit Patientinnen und Patienten sowie anderen Berufsgruppen verhält und sie erwerben neue Fähigkeiten, z. B. evidenzbasierte Prinzipien und Praxis.
   - Einstellungen, Haltungen: Sie entwickeln Einstellungen und Haltungen z. B. im Hinblick auf vulnerable Personengruppen, ethische Aspekte der Gesundheitsversorgung und im Hinblick auf ihre eigene Rolle und die Rolle anderer Berufsgruppen.
   - Lernstrategien: Sie lernen, wie sie ihr eigenes Lernen steuern können und wie sie in einem interprofessionellen Kontext lernen können. Sie lernen, Sachverhalte darzustellen und kritisch zu bewerten.

2. Lernprozess

Die Lehrenden schaffen Möglichkeiten zum teilnehmenden/mitwirkenden Lernen.

- Lernumgebungen: Diese können sehr unterschiedlich gestaltet sein. Studierende können z. B. als Mitglied des Stationsteams unter Supervision voll in die Krankenversorgung eingebunden sein, sie können aber auch einer festen Person zugeordnet sein und diese bei ihrer Tätigkeit beobachten. Sie können auf Hausbesuche mitgehen oder an speziellen Sprechstunden teilnehmen. Sie können anderen Berufsgruppen zugeordnet sein und auch in Einrichtungen außerhalb der regulären Gesundheitsversorgung mitarbeiten.

- Arten der Teilnahme/Mitwirkung: Die Studierenden lernen durch Beobachten, Üben oder indem sie direkt zur Patientenversorgung beitragen. Sie lernen am besten, wenn ihnen gezielt Aufgaben übertragen werden, die ansonsten von Assistenzärztinnen bzw. Assistenzärzten durchgeführt würden.

3. Voraussetzungen
Damit das hier beschriebene Lernen in der Praxis und die oben genannten Lernziele erreicht werden können, sind verschiedene Formen von Unterstützung notwendig:

a) Planen der klinischen Erfahrungen auf curricularer Ebene: z.B. sinnvolle Reihenfolge verschiedener Praxisphasen, ausreichende Vielfalt an Erfahrungen, Abstimmung auf das Expertiseniveau der Studierenden, Sicherstellen von Kontinuität über verschiedene Praxisphasen.
b) Ressourcen auf curricularer Ebene: z.B. angemessene Räumlichkeiten, geschützte Zeit für die Lehrenden, angemessene Gruppengrößen, Gelegenheit, verschiedene Abteilungen einer Einrichtung kennenzulernen.
c) Umsetzung im konkreten Kontext: Studierenden Orientierung geben, Erwartungen klar kommunizieren, Gelegenheiten für Erfahrungen mit bestimmten, z.B. besonders interessanten Kranken schaffen, lern- und partizipationsförderliches Umfeld schaffen.
d) Formelle Unterstützung: Lehrende, mentorierende und supervidierende Personen beobachten die Leistung der Studierenden und geben ihnen auf dieser Grundlage Feedback. Die Lehrenden passen ihren Arbeitsablauf so an, dass sie auf die individuellen Bedürfnisse der Studierenden eingehen können, sowie Vor- und Nachbesprechungen mit ihnen durchführen können. Zusätzlich können Instruktionen in der Kleingruppe oder Übungen im Skills Lab erfolgen, um die arbeitsbezogenen Lernerfahrungen zu ergänzen.
e) Informelle Unterstützung: z.B. informelle Gespräche führen, Fragen an Studierende richten, Studierende bei Visitengesprächen einbinden, Studierenden zuhören, Vorschläge unterbreiten, professionelles Verhalten zeigen, Verantwortlichkeit zeigen, Zeit für Studierende haben.
f) Affektive Unterstützung: sich respektvoll verhalten, wohlwollend und offen sein, freundlich, hilfsbereit und fürsorglich sein.

4.5.4 Praktische ärztliche Fertigkeiten

Curriculare Verankerung

Ärztliche Fertigkeiten waren lange Zeit insofern ein Stiefkind der medizinischen Ausbildung, als sie kaum systematisch unterrichtet, geschweige denn geprüft wurden. Allenfalls die körperliche Untersuchung wurde in entsprechenden Kursen gelehrt, andere Prozeduren wie Blutabnehmen, Kanülen und Katheter legen oder kleine chirurgische Handgriffe waren kaum geplanter, obligatorischer Bestandteil des Studiums. Die Studierenden waren vielmehr selbst dafür verantwortlich, dieses Handwerkszeug während Praktika oder Famulaturen zu erlernen, mit dem gravierenden Nachteil, dass die Ausbildungsqualität kaum kontrolliert werden konnte. Auch in anderen Ländern wird dieses Problem diskutiert, da Studienergebnisse gezeigt haben, dass die Qualität ärztlicher Fertigkeiten insgesamt mangelhaft ist, z.B. bei der körperlichen Untersuchung, bei verschiedenen invasiven Prozeduren, aber auch im Bereich grundlegender diagnostischer Fertigkeiten ([41], [196]; s. Kap. 2.5.5). Obwohl für den deutschsprachigen Bereich keine entsprechenden Untersuchungen vorliegen, lassen die in Kap. 1 dargestellten Absolventenstudien, die Hinweise auf Mängel in der praktischen Ausbildung erbrachten, zumindest vermuten, dass es hierzulande kaum anders aussehen dürfte. Vor diesem Hintergrund muss darüber nachgedacht werden, wie die praktische Ausbildung der Studierenden verbessert werden kann [89]. Ein wesentlicher Teil dieser Aufgabe muss auf curricularer Ebene geleistet werden, indem entsprechende Ausbildungsziele definiert werden. Mit dem NKLM ist ein wesentlicher Schritt auf diesem Weg getan, denn hier werden entsprechende Lernziele in den Kapiteln VIII.7 „Klinisch-praktische Fertigkeiten“ benannt, weitere Fertigkeiten finden sich schwerpunktmäßig in den Kapiteln VII.2 „Diagnostische Maßnahmen“, VII.3 „Therapeutische Maßnahmen“ und VII.4 „Notfallmaßnahmen“. Aber auch die didaktische Umsetzung muss überdacht werden, weil angesichts der Erkenntnisse der Expertiseforschung insbesondere zur Rolle des reflektierten Übens kaum davon auszugehen ist, dass Fertigkeiten einfach „nebenbei“ erworben werden, indem die Studierenden im klinischen Alltag mitlaufen. Insofern stellt sich hier die Frage, welche Lehrformen am besten zur Vermittlung bzw. den Erwerb praktischer Fertigkeiten geeignet sind [233].

Trainingszentren – „Skills Labs“

In den letzten Jahren sind an vielen Medizinischen Fakultäten sogenannten Skills Labs - Trainingszentren für ärztliche Fertigkeiten - entstanden, in denen die Studierenden an Modellen und unter Anleitung ärztliche Basisfertigkeiten trainieren können ([33], [40], [70]). Eine Übersichtsarbeit zur Situation im deutschsprachigen Raum ergab, dass von den befragten 43 medizinischen Fakultäten 2007 bereits 24 über ein solches Zentrum verfügten, wenige Jahre später waren es bereits 38 der 43 Fakultäten in der D-A-CH-Region ([57], [211]). Die meisten Skills Labs wurden erst nach 2001 eingerichtet und unterscheiden sich hinsichtlich Ausstattung und curricularer Integration stark voneinander [211]. Aber nicht nur in solchen Trainingszentren, sondern auch insgesamt hat die Bedeutung von Simulationen in der ärztlichen Ausbildung erheblich zugenommen ([5], [33], [155]). Auch wenn mittlerweile zunehmend hochkomplexe und technisch anspruchsvolle Simulationen eingesetzt werden, deren Realitätsnähe offenkundig zu sein scheint, darf nicht vergessen werden, dass auch hier didaktische Überlegungen an erster Stelle stehen müssen [141].

Das wird auch vor dem Hintergrund der verfügbaren empirischen Evidenz deutlich: In einer systematischen Übersichtsarbeit, in die 44 randomisierte kontrollierte Studien aus dem Zeitraum zwischen 1998 und 2006 einbezogen wurden, zeigte sich zwar, dass simulationsbasiertes Training gegenüber dem üblichen klinischen Unterricht oder gar keinem Training zu einer signifikanten Verbesserung praktischer Fertigkeiten führt [138]. Allerdings wurde diese Verbesserung bei den meisten Studien nur unmittelbar nach dem Training und ebenfalls mittels einer Simulation (meist mittels einer OSCE, s. Kap. 5.4.6) gemessen (das trifft auch auf eine deutschsprachige Studie zu, die nicht Bestandteil dieser Übersichtsarbeit war: [157]). Nur zwölf Studien überprüften auch den Transfer der Fertigkeiten in den klinischen Alltag, z. B. bei chirurgischen Operationen. In elf Studien zeigte sich eine bessere Leistung, in einer Studie eine schlechtere Leistung für Personen, die Simulationstraining erhalten hatten (Vergleichsgruppen waren wiederum Personen mit üblicher klinischer Ausbildung oder ohne spezifisches Training). Zwei Studien überprüften, inwieweit die Verbesserungen auch langfristig bestehen bleiben: Grober et al. [92] stellten über einen Zeitraum von vier Monaten insgesamt eine Verschlechterung der trainierten mikrochirurgischen Fertigkeiten fest, wobei die Simulationsgruppe auch nach diesem Zeitraum noch eine deutlich bessere Leistung als die Vergleichsgruppe zeigte, die nur den üblichen Unterricht am Krankenbett erhalten hatte. In dieser Studie zeigte sich unabhängig von der Untersuchungsgruppe auch ein signifikanter Zusammenhang zwischen der Häufigkeit, mit der die Fertigkeiten während dieses Zeitraums angewandt wurden und der beobachteten Leistung. Curran et al. [55] stellten nach vier bzw. acht Monaten ebenfalls eine Verschlechterung der Leistung fest bei zwei Simulationsgruppen (computer- bzw. videogestützt) von fortgeschrittenen Medizinstudierenden, mit denen die Reanimation von Säuglingen trainiert worden war. Beide Gruppen hatten außer dem initialen Training nach vier Monaten ein Auffrischungstraining erhalten, darüber hinaus allerdings keine Gelegenheit, ihre Fertigkeiten praktisch anzuwenden. Beide Studien bestätigen damit die Bedeutung des reflektierten Übens (s. Kap. 2.5.5), um ein einmal erreichtes Kompetenzniveau halten bzw. verbessern zu können.

Werkzeugkasten 11 zeigt die Ergebnisse einer Übersichtsarbeit von Issenberg et al. [109], in die 106 randomisierte-kontrollierte Studien sowie quasi-experimentelle Studien aus dem Zeitraum von 1969 bis 2003 eingeschlossen wurden. Analysiert wurde, auf welche didaktischen Aspekte es beim Einsatz von Simulationen in der ärztlichen Ausbildung ankommt. Mit einigen der Studien wurde zusätzlich eine Metaanalyse erstellt, die ergab, dass die Übungsintensität einen starken Einfluss auf den Erfolg des Trainings im Sinne einer Dosis-Wirkungsbeziehung hat: je mehr geübt wird, desto besser [146].

Werkzeugkasten 11

Wichtige didaktische Aspekte von Simulationen für das Training ärztlicher Fertigkeiten

Prozentangaben: Anteil der Studien bei Issenberg et al. [109], die diesen Aspekt benennen.

- **Feedback** (47 %) wird als der wichtigste Faktor für effektives Lernen angesehen (vgl. Kap. 4.4). Es kann direkt während der Simulation gegeben werden oder im Nachhinein, etwa anhand eines Videos der simulierten Aktivität (z. B. bei Kommunikationstraining). Feedback ermöglicht es den Studierenden, ihre Leistung und ihren Lernfortschritt besser einzuschätzen und zu überwachen, außerdem scheint es den Leistungsabbau zu verlangsamen.
- **Häufiges Üben** (39 %) beschleunigt nicht nur den Erwerb von Fertigkeiten; es erleichtert auch den Transfer in die klinische Praxis, ermöglicht die Fehlerkorrektur und die Automatisierung von Handlungsabläufen. Wichtig ist es, dass das Üben reflektiert erfolgt (s. Kap. 2.5.5). Um diesen Aspekt zu realisieren, muss das Übungszentrum möglichst einfach und zeitlich umfassend für die Studierenden zugänglich sein.
- Die **curriculare Integration** (25 %) ist eine weitere zentrale Voraussetzung für die Effektivität und Nachhaltigkeit von Simulationen [2]. Das Training ärztlicher Fertigkeiten muss als ein zentraler Bestandteil der Lehre wahrgenommen und daher auch entsprechend geprüft werden. Im klinischen Unterricht müssen die Studierenden angehalten werden, ihre während des Trainings erworbenen Fertigkeiten zu „naturalisieren", d. h. in die Alltagsroutine zu übertragen. Das erfordert von den Lehrenden die Auseinandersetzung mit typischen Transferproblemen in ihrem Bereich, damit sie entsprechend konkretes und konstruktives Feedback geben können.
- **Aufgaben unterschiedlicher Schwierigkeitsgrade** (14 %) erlauben es den Studierenden, die Leistung individuell zu steigern; außerdem können damit Standards definiert werden, die jeweils zu bestimmten Zeitpunkten im Curriculum erreicht sein müssen. Auch reflektiertes Üben erfordert es, die Schwierigkeit am individuellen Leistungsstand zu orientieren.
- Simulationen eignen sich für **verschiedene Lernsituationen** (10 %), deren Auswahl sich an Lernzielen orientieren sollte (z. B. Kleingruppen mit Tutor, individuelles Lernen, Demonstration mit großen Gruppen). Die Abstimmung zwischen den individuellen Bedürfnissen der Studierenden, der Notwendigkeit zum Feedback sowie den curricularen Rahmenbedingungen und Ressourcen ist eine zentrale Herausforderung für die Integration eines Skills Lab.

- Simulationen sollten das ganze **Spektrum klinischer Variationen** abdecken (10 %). Damit wird Verzerrungen entgegengewirkt, die z. B. dadurch entstehen, dass aufgrund der starken Spezialisierung der Unikliniken manche Krankheitsbilder dort weniger häufig sind, als es der Versorgungsrealität entspricht. Außerdem können durch den Vergleich von Varianten desselben Phänomens typische Muster besser herausgearbeitet werden (s. Kap. 2.2.3).
- **Kontrollierte Bedingungen** (9 %) sind eine Stärke von Simulationen, weil sie es erlauben, bestimmte kritische Situationen beliebig oft zu wiederholen, in ihrer Dynamik zu verändern oder Zeitsprünge vorzunehmen. Von diesen Variationsmöglichkeiten sollte daher unbedingt Gebrauch gemacht werden.
- Simulationen ermöglichen auf der einen Seite **individualisiertes Lernen** (9 %), weil das Tempo, die Zahl der Wiederholungen, der Schwierigkeitsgrad und andere Aspekte angepasst werden können. Auf der anderen Seite ist damit aber zugleich auch die Definition von Standards für klinische Kompetenzen (6 %) möglich, weil alle Studierenden die Möglichkeit haben, ein bestimmtes Niveau zu erreichen.
- Die **Validität** (3 %) von Simulationen ist bisher unzureichend empirisch untersucht. Je höher der technische Aufwand, umso größer ist in der Regel auch die augenscheinliche Validität, die allerdings erst noch bewiesen werden muss. Der Transfer von Fertigkeiten aus dem Übungszentrum in den klinischen Alltag unterliegt den gleichen Schwierigkeiten wie der Wissenstransfer (s. Kap. 2.2.3) und erfordert daher auch die gleichen Lehrstrategien.

Eine neuere Metaanalyse bestätigt und ergänzt die in Werkzeugkasten 11 dargestellten Prinzipien. Als Best Practices stellten sich hier die folgenden didaktischen Aspekte heraus [52]:

- unterschiedliche Schwierigkeitsgrade der Aufgaben
- wiederholtes Üben, verteiltes Üben (vgl. Kap. 2.2.1)
- kognitive Herausforderung der Lernenden
- Einsatz unterschiedlicher Lehrstrategien (Patientenfälle, Worked Examples [s. Kap. 2.2.4], Diskussionen, Feedback etc.)
- Individualisierung
- Mastery Learning (s. Kap. 2.5.5)
- Feedback (s. Kap. 4.4)
- mehr Zeit
- klinische Variationen (d. h. unterschiedliche Fälle, Kontexte).

Eine besondere Herausforderung ist die Integration der Simulationen in das klinische Curriculum [2]. Solange nämlich die Ausbildung im Übungszentrum zu einem bestimmten Zeitpunkt erfolgt und das klinische Praktikum, bei dem die Fertigkeiten in der Praxis angewandt werden könnten, zu einem anderen Zeitpunkt, wird das Potenzial beider Ausbildungsformate nur unzureichend genutzt [118]. Idealerweise erfolgt eine Verschränkung, wie sie in Abbildung 4-7 skizziert ist: Während der klinischen Tätigkeit (z. B. im Blockpraktikum) identifizierte Defizite werden zeitnah, möglichst unter Anleitung derselben Lehrperson im Übungszentrum gezielt trainiert. Der erneute Transfer in den klinischen Alltag zeigt dann, ob dieses Training bereits ausreichend war oder ob bestimmte Aspekte weiterer reflektierter Übung bedürfen. Notwendig ist dazu neben den materiellen, personellen und strukturellen Ressourcen vor allem ein klinischer Unterricht, in dem die Studierenden entsprechend konkrete und gezielte Rückmeldungen zu ihrem Leistungsstand bekommen.

Didaktische Aspekte der Vermittlung von Fertigkeiten

Unabhängig davon, ob Fertigkeiten im Skills Lab oder am Krankenbett vermittelt werden, Ausgangspunkt sind dieselben didaktischen Grundprinzipien [1]. Wie die in Kap. 3.3.2 dargestellte Lernziel-Taxonomie für psychomotorische Fertigkeiten verdeutlicht, werden diese

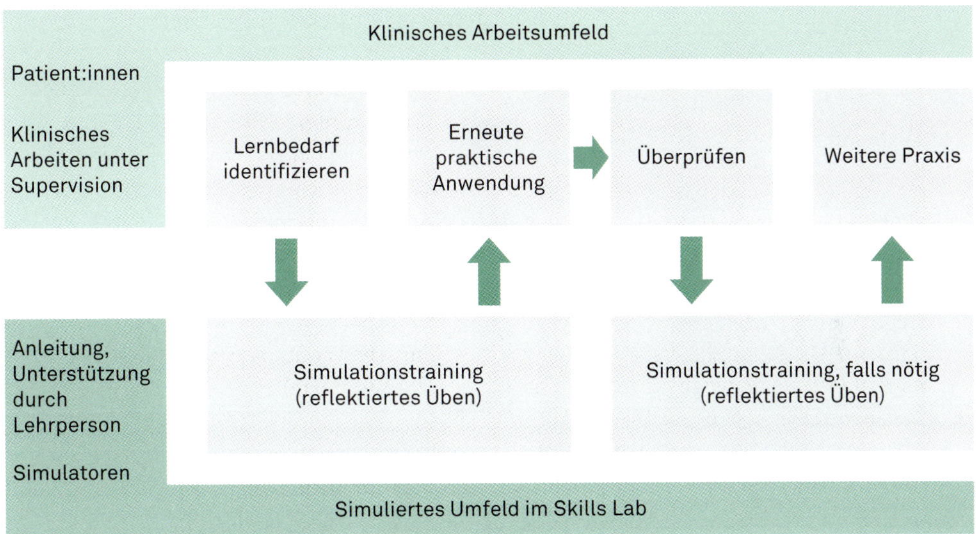

Abbildung 4-7: Abstimmung und Verzahnung von Simulationstraining und klinischer Praxis beim Erwerb praktischer Fertigkeiten [118].

erworben, indem zunächst Handlungsschritte, dann Handlungen und schließlich Handlungsabläufe zunehmend koordinierter ausgeführt werden (das entspricht dem oben aufgeführten Prinzip der unterschiedlichen Schwierigkeit).

Die dazu notwendigen Lernschritte sind in Abbildung 4-8 schematisch dargestellt: Eine Person, die eine bestimmte Fertigkeit nicht beherrscht, befindet sich im Zustand der bewussten oder unbewussten Inkompetenz. Diese Unterscheidung ist insofern wichtig, als bei der bewussten Inkompetenz immerhin eine Vorstellung davon vorhanden ist, dass man etwas nicht kann. Dieses Bewusstsein bewahrt jemanden im Zweifelsfall davor, eine Aufgabe zu übernehmen, die die eigene Kompetenz übersteigen würde. Viel gefährlicher ist daher die unbewusste Inkompetenz, die paradoxerweise dann eintritt, wenn bereits Grundkenntnisse in einem bestimmten Bereich vorhanden sind, die allerdings nicht ausreichen, um etwa die Komplexität oder die Schwierigkeit bestimmter Anforderungen richtig einschätzen zu können [122], vgl. Kap. 4.4.3). Für dieses Phänomen gibt es auch Beispiele aus dem Bereich der medizinischen Ausbildung ([104], [257]).

Der erste wichtige Schritt bei der Vermittlung von Fertigkeiten ist daher der Übergang von der unbewussten zur bewussten Inkompetenz, weil damit auch die Motivation für Lernen geschaffen wird. Mit zunehmender Kompetenz wächst die Fähigkeit, diese realistisch einschätzen zu können, eine wichtige Voraussetzung für selbstreguliertes Lernen. Durch wiederholtes Üben wird ein Zustand der unbewussten Kompetenz erreicht, Routineaufgaben werden dann erledigt, ohne bewusst darüber nachdenken zu müssen (in der Expertiseforschung wird daher auch von Wissen in der Handlung gesprochen, s. Kap. 2.3), d.h. die dazu notwendigen Gedanken- und Handlungsschritte verlaufen automatisiert. Der Übergang von der unbewussten Kompetenz zur unbewussten Inkompetenz geschieht dann, wenn eine Fertigkeit zwar routinemäßig ausgeführt wird, ohne dass dies jedoch zu einer weiteren Verbesserung führt, etwa hinsichtlich der Präzision, Zuverlässigkeit oder Geschwindigkeit, mit der sie ausgeführt werden kann (vorausgesetzt, dass eine solche Verbesserung grundsätzlich möglich ist): Der Person ist nicht bewusst, dass sie ihre Kompetenz weiter steigern könnte. Um einen solchen

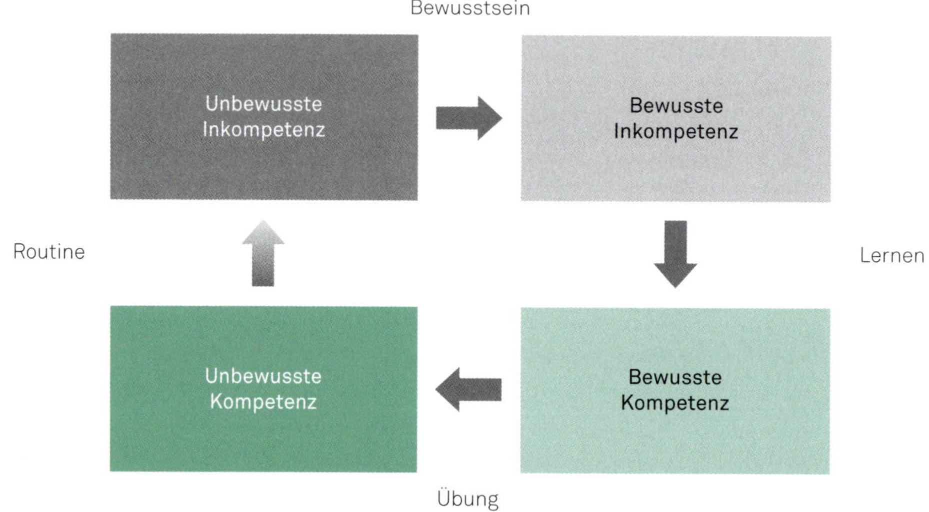

Abbildung 4-8: Lernschritte beim Erwerb praktischer Fertigkeiten (nach [178]).

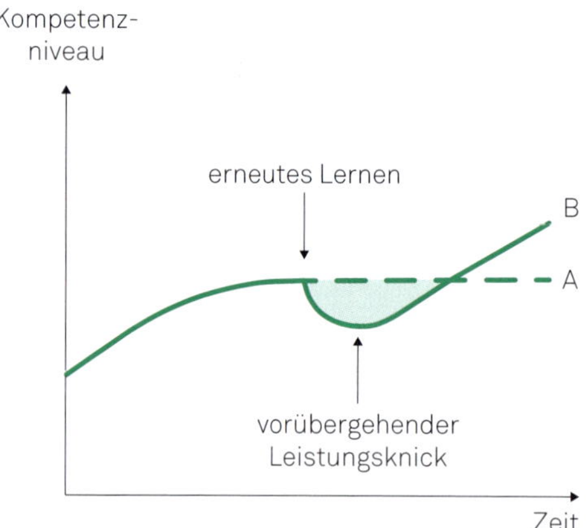

Abbildung 4-9: Entwicklung des Kompetenzniveaus (nach [178]).
Mehr Praxis oder Erfahrung allein führt nicht unbedingt zu einer weiteren Verbesserung von Kompetenz, vielmehr kann es sein, dass ein einmal erreichtes Leistungsniveau gehalten wird (A, sog. Arrested Development) oder sogar wieder nachlässt. Erneutes Lernen, z.B. auf der Grundlage eines spezifischen Feedbacks, um die Leistung weiter zu steigern, kann zwar vorübergehend zu einer Verschlechterung der Leistung führen (als Folge der Umstellung einer Prozedur oder weil eine neue ungewohnte Technik angewandt wird, sog. Performance Dip), zahlt sich aber langfristig aus (B).

Entwicklungsstillstand (Arrested Development: Abbildung 4-9, vgl. Kap. 2.5.5) zu überwinden, ist erneutes Lernen notwendig, bei dem zumindest vorübergehend auch damit gerechnet werden muss, dass sich die Leistung verschlechtert oder vermehrt Fehler auftreten. Vor dem Hintergrund dieser Überlegungen lassen sich die didaktischen Grundprinzipien für die Vermittlung praktischer Fertigkeiten benennen, die in Werkzeugkasten 12 dargestellt sind.

Werkzeugkasten 12

Die Vermittlung praktischer Fertigkeiten – didaktische Prinzipien

Die Vermittlung praktischer Fertigkeiten orientiert sich am besten an den von Walker & Peyton [236] vorgeschlagenen vier Schritten:

1) **Demonstration:** Die lehrende Person führt die Fertigkeit (z.B. einen chirurgischen Knoten) in normaler Geschwindigkeit vor, ohne weitere Erläuterung. Dieser Schritt dient der Information der lernenden Person: Was soll in welcher Reihenfolge, in welchem Tempo getan werden?

2) **Dekonstruktion:** Die lehrende Person demonstriert und erläutert die Fertigkeit langsam und schrittweise. Für diesen Teil muss überlegt werden, in welche Bestandteile die Fertigkeit aufgeteilt werden kann und wie die einzelnen Teile so beschrieben werden können, dass sie leicht nachvollziehbar sind (vgl. [1]). Dazu muss die Lehrperson typische Schwierigkeiten und Fehlerquellen kennen und gezielt darauf aufmerksam machen. Eine prägnante Beschreibung des Handlungsablaufs (z.B. durch Verwendung von Metaphern, Bildern, Eselsbrücken) verbessert die Behaltensleistung.
3) **Verständnis:** Die lernende Person beschreibt die einzelnen Schritte, die gleichzeitig von der lehrenden (!) Person praktisch durchgeführt werden; sie wird also durch die lernende (!) Person angeleitet. Dieser Teil fördert die fehlerfreie mentale Repräsentation des Handlungsablaufs, ohne dass die Aufmerksamkeit (also die Cognitive Load) bereits zwischen Vorstellung und Handeln geteilt werden muss. Durch mentales Wiederholen wird die Fertigkeit zudem nicht nur schneller erlernt, sondern auch besser erinnert.
4) **Durchführung:** Die lernende Person erläutert die einzelnen Schritte und führt sie gleichzeitig selbst durch. Erst jetzt leitet sie sich selbst an; mentale Vorstellung und praktische Ausführung werden zusammengeführt.

Ergänzend dazu sollte auch noch Folgendes berücksichtigt werden [199]:

- Fertigkeiten lassen sich danach abstufen, ob bestimmte gleichbleibende Handlungsabfolgen nur reproduziert werden müssen (**reproduktive Fertigkeiten,** z.B. einen chirurgischen Knoten machen) oder ob die Handlung an sich verändernde, mit Unsicherheiten verbundene Situationen angepasst werden muss (**produktive Fertigkeiten,** z.B. Kommunikation mit Patientinnen und Patienten). Letztere erfordern sehr viel mehr Wissen, Wahrnehmungs-, Bewertungs- und Planungsprozesse. Solche komplexen Fertigkeiten werden am besten vermittelt, indem die Studierenden zuerst selbst Erfahrungen machen (z.B. bei der Lösung eines bestimmten Problems), die danach aufgearbeitet und mit dem idealtypischen Vorgehen verglichen werden. Bei reproduktiven Fertigkeiten dagegen wird am schnellsten durch Imitation gelernt, d.h. hier ist die Reihenfolge erst Demonstration, dann Lernen günstiger. Auch das Üben sollte unterschiedlich gestaltet werden: Reproduktive Fertigkeiten werden am besten in kürzeren Einheiten mit Pausen geübt, während produktive Fertigkeiten von längeren Einheiten mehr profitieren.
- Bei Fertigkeiten, die sich aus verschiedenen aufeinanderfolgenden Schritten aufbauen (A-B-C-D usw.), ist ein progressives Vorgehen am wirkungsvollsten: Erst wird A gelernt, dann A-B, dann A-B-C, usw. Damit wird die Integration der verschiedenen Teile gefördert.
- Mentales Üben des Handlungsablaufs verstärkt das Lernen.
- Feedback sollte eher im Nachhinein gegeben werden, sonst wird es möglicherweise als zu kontrollierend empfunden und die Studierenden entwickeln kein eigenes „Gefühl" für die Handlung. Dann sollte es aber nicht nur Informationen über das Ergebnis, sondern auch über die Ausführung enthalten. Bei produktiven Fertigkeiten sollte das Feedback zusätzlich auch auf die Reflexion-in-der-Handlung (s. Kap. 2.3.2) eingehen, um die Entscheidungsprozesse während der Ausführung transparent zu machen.
- Analog zum Wissenstransfer muss auch der Transfer von Fertigkeiten gezielt gefördert werden. Dabei gelten folgende Grundsätze: Durch kontrastierende und variierende Aufgaben werden Fertigkeiten flexibilisiert (auch hier müssen sich Skripte entwickeln, s. Kap. 2.5.3). Je besser eine

Fertigkeit beherrscht wird, desto leichter gelingt der Transfer (sog. Überlernen).
- Das Anforderungsniveau der Aufgaben darf nicht zu schnell gesteigert werden.

Fazit

Um abzuwägen, welche Lehrmethoden für welche Lernziele und Inhalte am besten geeignet sind, können u.a. die folgenden Aspekte herangezogen werden:
- Die Rolle der Lehrenden: Lehrmethoden, die eher dozentenzentriert sind, sind dann sinnvoll, wenn es auf das Wissen oder das Vorbild einer Fachperson ankommt, z.B. wenn aktuelle Forschungsprozesse und -ergebnisse dargestellt werden sollen (Vorlesung) oder wenn ärztliches Verhalten demonstriert werden soll (Unterricht an Patientinnen und Patienten).
- Die Eigenaktivität der Studierenden: Möglichst häufig sollten Methoden eingesetzt werden, bei denen die Studierenden weitgehend selbständig und interaktiv Lernen (POL, Kleingruppenarbeit), weil damit die Aktivierung von Vorwissen und die individuelle Wissenskonstruktion am besten gefördert wird.
- Die Rolle praktischer Erfahrungen: Methoden, bei denen praktische Erfahrungen gemacht werden (Praktika, Kurse, Unterricht am Krankenbett) fördern die Entstehung anwendungsorientierter Wissensstrukturen. Sind praktische Fertigkeiten als Lernziel definiert, muss ausreichend Gelegenheit zum reflektierten Üben gegeben werden.
- Die Vielschichtigkeit des Lernens: Methoden, bei denen komplexe Erfahrungen gemacht werden (Präparierkurs, Famulaturen, Klinische Praktika) eignen sich besonders für affektive Lernziele. Wichtigstes Element dabei ist die Gelegenheit zur gezielten Reflexion des Erlebten.

Weiterführende Literatur

Boud D, Molloy E, editors. Feedback in higher and professional education. Understanding it and doing it well. Oxon: Routlegde; 2013. https://doi.org/10.4324/9780203074336

Clark RC, Mayer RE. e-Learning and the science of Instruction. Proven guidelines for consumers and designers of multimedia learning. Hoboken, NJ: Wiley; 2016. https://doi.org/10.1002/9781119239086

Cole SA, Bird J, editors. The medical interview. 3rd edition. Philadelphia: Elsevier Saunders; 2014.

Lammerding-Köppel M, Griewatz J. Erfolgreich präsentieren im Studium. Stuttgart: Eugen Ulmer (utb); 2019. https://doi.org/10.36198/9783838552200

McGee S. Evidence-based physical diagnosis. 5th edition. Philadelphia: Elsevier; 2022.

Peters T, Thrien C, Hrsg. Simulationspatienten. Handbuch für die Aus- und Weiterbildung in medizinischen und Gesundheitsberufen. Bern: Hogrefe; 2018.

St. Pierre M, Breuer G, Hrsg. Simulation in der Medizin. Berlin: Springer; 2018.

Literaturverzeichnis

1. Aggarwal R, Grantcharov TP, Darzi A. Framework for systematic training and assessment of technical skills. J Am Coll Surg. 2007;204(4):697–705.
2. Ahlers O. Der richtige Rahmen entscheidet: curriculare Implementierung der Simulation. In: St. Pierre M, Breuer G, Hrsg. Simulation in der Medizin. Berlin: Springer; 2018. S. 91–6.
3. Apel HJ. „Das Abenteuer auf dem Katheder“. Zur Vorlesung als rhetorische Lehrform. Zeitschrift für Pädagogik.1999;45(1):61–79. https://doi.org/10.7788/boehlau.9783412308438
4. Audia PG, Locke EA. Benefiting from negative feedback. Human Resource Management Review. 2003;13(4):631–46. https://doi.org/10.1016/j.hrmr.2003.11.006
5. Ayaz O, Ismail FW. Healthcare simulation: A key to the future of medical education – A review. Adv Med Educ Pract. 2022;13:301–8. https://doi.org/10.2147/AMEP.S353777
6. Azer SA, Peterson R, Guerrero AP, Edgren G. Twelve tips for constructing problem-based

learning cases. Med Teach. 2012;34(5):361–7. https://doi.org/10.3109/0142159X.2011.613500

7. Aziz MA, McKenzie JC, Wilson JS, Cowie RJ, Ayeni SA, Dunn BK. The human cadaver in the age of biomedical informatics. Anat Rec. 2002; 269(1):20–32. https://doi.org/10.1002/ar.10046
8. Baig LA, Beran TN, Vallevand A, Baig ZA, Monroy-Cuadros M. Accuracy of portrayal by standardized patients: results from four OSCE stations conducted for high stakes examinations. BMC Med Educ. 2014;14:97. https://doi.org/10.1186/1472-6920-14-97
9. Bandiera G, Kuper A, Mylopoulos M, Whitehead C, Ruetalo M, Kulasegaram K, et al. Back from basics: integration of science and practice in medical education. Med Educ. 2018;52(1):78–85. https://doi.org/10.1111/medu.13386
10. Barrows HS, Abrahamson S. The programmed patient: a technique for appraising student performance in clinical neurology. Journal of Medical Education. 1964;39:802–5.
11. Barrows HS, Tamblyn RM. Problem-based learning – An approach to medical education. New York: Springer; 1980.
12. Barrows HS. A taxonomy of problem-based learning methods. Med Educ. 1986;20(6):481–6.
13. Barrows HS. Problem-based, self-directed learning. JAMA. 1983;250(22):3077–80. https://doi.org/10.1001/jama.1983.03340220045031
14. Bate E, Hommes J, Duvivier R, Taylor DC. Problem-based learning (PBL): getting the most out of your students – their roles and responsibilities: AMEE Guide No. 84. Med Teach. 2014;36 (1):1–12.
15. Bate E, Taylor DC. Twelve tips on how to survive PBL as a medical student. Med Teach. 2013;35 (2):95–100. https://doi.org/10.3109/0142159X.2013.759198
16. Baulig C, Ahrens ST, Tulka S, Krummenauer F. Multidisziplinärer anonymer Survey zur Vertrautheit von Ärztinnen und Ärzten eines Universitätsklinikums mit gängigen Termini und Kenngrößen der evidenzbasierten Medizin. Dtsch Med Wochenschr. 2019;144(23):e138–44. https://doi.org/10.1055/a-0961-7073
17. Benbassat J. Role modeling in medical education: the importance of a reflective imitation. Acad Med. 2014;89(4):550–4. https://doi.org/10.1097/ACM.0000000000000189
18. Bienstock JL, Katz NT, Cox SM, Hueppchen N, Erickson S, Puscheck EE. To the point: medical education reviews – providing feedback. Am J Obstet Gynecol. 2007;196(6):508–13. https://doi.org/10.1016/j.ajog.2006.08.021
19. Bing-You R, Hayes V, Varaklis K, Trowbridge R, Kemp H, McKelvy D. Feedback for Learners in Med Educ: What Is Known? A Scoping Review. Acad Med. 2017;92(9):1346–54. https://doi.org/10.1097/ACM.0000000000001578
20. Bing-You RG, Paterson J, Levine MA. Feedback falling on deaf ears: residents' receptivity to feedback tempered by sender credibility. Med Teach. 1997;19(1):40–4. https://doi.org/10.3109/01421599709019346
21. Blumberg P. Evaluating the evidence that problem-based learners are self-directed learners: a review of the literature. In: Evensen DH, Hmelo CE, editors. Problem-based learning. A research perspective on learning interactions. Mahwah, NJ: Lawrence Erlbaum; 2000. p. 199–226.
22. BMG (Bundesministerium der Gesundheit). Weiterentwickelter Referentenentwurf. Veordnung zur Neuregelung der ärztlichen Ausbildung. Diskussionsgrundlage Stand 20.08.2021. Berlin: Bundesministerium der Gesundheit; 2021.
23. Bochmann R, Roepke AL, Reiher M, Rindermann H. Mangelnde Anwesenheit in Vorlesungen: Eine fächerübergreifende Einschätzung von Studierenden in Deutschland. Die Hochschullehre. 2019;5:201–22.
24. Boeckers A, Boeckers TM. The dissection course – A psychological burden or an opportunity to teach core medical competencies. A narrative review of the literature. Eur J Anat. 2016; 20(4):287–98.
25. Boehler ML, Rogers DA, Schwind CJ, Mayforth R, Quin J, Williams RG, et al. An investigation of medical student reactions to feedback: a randomised controlled trial. Med Educ. 2006;40 (8):746–9. https://doi.org/10.1111/j.1365-2929.2006.02503.x
26. Bokken L, Linssen T, Scherpbier A, van der Vleuten C, Rethans JJ. Feedback by simulated patients in undergraduate medical education: a systematic review of the literature. Med Educ. 2009;43(3):202–10. https://doi.org/10.1111/j.1365-2923.2008.03268.x
27. Bonner TN. American doctors and german universities: A chapter in international intellectual relations 1870–1914. Lincoln: University of Nebraska Press; 1963.
28. Bonner TN. Becoming a physician. Medical education in Great Britain, France, Germany and

the United States 1750–1945. New York: Oxford University Press; 1995. https://doi.org/10.1093/oso/9780195062984.001.0001

29. Bordes SJ, Walker D, Modica LJ, Buckland J, Sobering AK. Towards the optimal use of video recordings to support the flipped classroom in medical school basic sciences education. Med Educ Online. 2021;26(1):1841406. https://doi.org/10.1080/10872981.2020.1841406
30. Boshuizen HPA, Schmidt HG. The role of biomedical knowledge in clinical reasoning by experts, intermediates and novices. Cogn Sci. 1992;16(2):153–84. https://doi.org/10.1207/s15516709cog1602_1
31. Bourguet CC, Whittier WL, Taslitz N. Survey of the educational roles of the faculty of anatomy departments. Clin Anat. 1997;10(4):264–71. https://doi.org/10.1002/(SICI)1098-2353(1997)10:4<264::AID-CA9>3.0.CO;2-S
32. Bowen L, Marshall M, Murdoch-Eaton D. Medical Student Perceptions of Feedback and Feedback Behaviors Within the Context of the „Educational Alliance“. Acad Med. 2017;92(9):1303–12.
33. Bradley P. The history of simulation in medical education and possible future directions. Med Educ. 2006;40(3):254–62.
34. Brauer DG, Ferguson KJ. The integrated curriculum in medical education: AMEE Guide No. 96. Med Teach. 2015;37(4):312–22. https://doi.org/10.3109/0142159X.2014.970998
35. Brich J. Feasibility, acceptance and impact of team-based learning in neurology: a pilot study. GMS Z Med Ausbild. 2013;30(2):Doc20.
36. Bromme R, Brummernhenrich B, Becker BM, Jucks R. The effects of politeness-related instruction on medical tutoring. Commun Educ. 2012;61(4):358–79. https://doi.org/10.1080/03634523.2012.691979
37. Brooks WS, Woodley KT, Jackson JR, Hoesley CJ. Integration of gross anatomy in an organ system-based medical curriculum: strategies and challenges. Anat Sci Educ. 2015;8(3):266–74. https://doi.org/10.1002/ase.1483
38. Brummernhenrich B, Jucks R. „He shouldn't have put it that way!“ How face threats and mitigation strategies affect person perception in online tutoring, Commun Educ. 2016;65(3):290–306.
39. Bugaj TJ, Nikendei C, Groener JB, Stiepak J, Huber J, Möltner A, et al. Ready to run the wards? – A descriptive follow-up study assessing future doctors' clinical skills. BMC Med Educ. 2018;18(1):257. https://doi.org/10.1186/s12909-018-1370-4
40. Bugaj TJ, Nikendei C. Practical Clinical Training in Skills Labs: Theory and Practice. GMS J Med Educ. 2016;33(4):Doc63.
41. Burch VC, Nash RC, Zabow T, Gibbs T, Aubin L, Jacobs B, et al. A structured assessment of newly qualified medical graduates. Med Educ. 2005;39(7):723–31. https://doi.org/10.1111/j.1365-2929.2005.02192.x
42. Burgess A, van Diggele C, Matar E. Interprofessional Team-based Learning: Building Social Capital. J Med Educ Curric Dev. 2020. https://doi.org/10.1177/2382120520941820
43. Burgess AW, McGregor DM, Mellis CM. Applying established guidelines to team-based learning programs in medical schools: a systematic review. Acad Med. 2014;89(4):678–88. https://doi.org/10.1097/ACM.0000000000000162
44. Burgess AW, McGregor DM. Use of Established Guidelines When Reporting on Interprofessional Team-Based Learning in Health Professions Student Education: A Systematic Review. Acad Med. 2021. https://doi.org/10.1097/ACM.0000000000004372
45. Carless D, Boud D. The development of student feedback literacy: enabling uptake of feedback. Assess Eval High Educ. 2018;43(8):1315–25.
46. Cerbin W. Improving student learning from lectures. Scholarsh Teach Learn Psychol. 2018;4(3):151–63. https://doi.org/10.1037/stl0000113
47. Chaudhary ZK, Mylopoulos M, Barnett R, Sockalingam S, Hawkins M, O'Brian J, et al. Reconsidering Basic: Integrating Social and Behavioral Sciences to Support Learning. Acad Med. 2019;94(11S):S73–8. https://doi.org/10.1097/ACM.0000000000002907
48. Chen F, Lui AM, Martinelli SM. A systematic review of the effectiveness of flipped classrooms in medical education. Med Educ. 2017;51(6):585–97. https://doi.org/10.1111/medu.13272
49. Chen KS, Monrouxe L, Lu YH, Jenq CC, Chang YJ, Chang YC, et al. Academic outcomes of flipped classroom learning: a meta-analysis. Med Educ. 2018;52(9):910–24. https://doi.org/10.1111/medu.13616
50. Cleland JA, Abe K, Rethans JJ. The use of simulated patients in medical education: AMEE Guide No 42. Med Teach. 2009 Jun;31(6):477–86. https://doi.org/10.1080/01421590903002821

51. Coleman W, Holmes FL. Introduction. In: Coleman W, Holmes FL, editors. The investigative enterprise – experimental physiology in nineteenth-century medicine. Berkeley: University of California Press; 1988. p. 1–14. https://doi.org/10.1525/9780520310353-001
52. Cook DA, Hamstra SJ, Brydges R, Zendejas B, Szostek JH, Wang AT, et al. Comparative effectiveness of instructional design features in simulation-based education: systematic review and meta-analysis. Med Teach. 2013;35(1):e867–98. https://doi.org/10.3109/0142159X.2012.714886
53. Cox K. Planning bedside teaching. Medical Journal of Australia. 1993;158(11):493–5. https://doi.org/10.5694/j.1326-5377.1993.tb137586.x
54. Cruess SR, Cruess RL, Steinert Y. Role modelling – making the most of a powerful teaching strategy. BMJ. 2008;336(7646):718–21. https://doi.org/10.1136/bmj.39503.757847.BE
55. Curran VR, Aziz K, O'Young S, Bessell C. Evaluation of the effect of a computerized training simulator (ANAKIN) on the retention of neonatal resuscitation skills. Teach Learn Med. 2004;16(2):157–64. https://doi.org/10.1207/s15328015tlm1602_7
56. Custers EJFM. Long-term retention of basic science knowledge: a review study. Adv Health Sci Educ Theory Pract. 2010;15(1):109–28.
57. Damanakis A. Ein kleiner Statusreport zu Skills Labs in der D-A-CH-Region. Jahrestagung der Gesellschaft für Medizinische Ausbildung (GMA); 05.-08.10.2011; München. Düsseldorf: German Medical Science GMS. 2011:Doc11gma133.
58. Dawson-Saunders B, Feltovich PJ, Coulson RL, Steward DE. A survey of medical school teachers to identify basic biomedical concepts medical students should understand. Acad Med. 1990;65(7):448–54. https://doi.org/10.1097/00001888-199007000-00008
59. DeLozier SJ, Rhodes MG. Flipped classrooms: A review of key ideas and recommendations for practice. Educ Psychol Rev. 2017;29(1):141–51. https://doi.org/10.1007/s10648-015-9356-9
60. Dolmans DH, Gijselaers WH, Moust JH, de Grave WS, Wolfhagen IH, van der Vleuten CP. Trends in research on the tutor in problem-based learning: conclusions and implications for educational practice and research. Med Teach. 2002;24(2):173–80. https://doi.org/10.1080/01421590220125277
61. Dolmans DH, Schmidt HG. What do we know about cognitive and motivational effects of small group tutorials in problem-based learning? Adv Health Sci Educ Theory Pract. 2006;11(4):321–36. https://doi.org/10.1007/s10459-006-9012-8
62. Dolmans DHJM, Snellen-Balendong H. Seven principles of effective case design for a problem-based curriculum. Med Teach. 1997;19(3):185–9.
63. Dolmans DHJM. How theory and design-based research can mature PBL practice and research. Adv Health Sci Educ Theory Pract. 2019;24(5):879–91. https://doi.org/10.1007/s10459-019-09940-2
64. Donner RS, Bickley H. Problem-based learning: an assessment of its feasibility and cost. Hum Pathol. 1990;21(9):881–5. https://doi.org/10.1016/0046-8177(90)90170-A
65. Donnermeyer S, Frey S, Hettwer S, Macke G, Mundinger F, Raether W, et al. Besser Lehren – Praxisorientierte Anregungen und Hilfen für Lehrende in Hochschule und Weiterbildung. Heft 4: Kommunikation in Seminaren. Weinheim: Deutscher Studien Verlag; 1998.
66. Dornan T, Conn R, Monaghan H, Kearney G, Gillespie H, Bennett D. Experience Based Learning (ExBL): Clinical teaching for the twenty-first century. Med Teach. 2019;41(10):1098–1105.
67. Dornan T, Littlewood S, Margolis SA, Scherpbier A, Spencer J, Ypinazar V. How can experience in clinical and community settings contribute to early medical education? A BEME systematic review. Med Teach. 2006;28(1):3–18. https://doi.org/10.1080/01421590500410971
68. Dornan T, Tan N, Boshuizen H, Gick R, Isba R, Mann K, et al. How and what do medical students learn in clerkships? Experience based learning (ExBL). Adv Health Sci Educ Theory Pract. 2014;19(5):721–49.
69. Dornan T. Osler, Flexner, apprenticeship and „the new medical education". J R Soc Med. 2005:98(3):91–5. https://doi.org/10.1177/014107680509800302
70. du Boulay C, Medway C. The clinical skills resource: a review of current practice. Medical Education. 1999;33(3):185–91. https://doi.org/10.1046/j.1365-2923.1999.00384.x
71. Dyer GS, Thorndike ME. Quidne mortui vivos docent? The evolving purpose of human dissection in medical education. Acad Med. 2000;

75(10):969–79. https://doi.org/10.1097/00001888-200010000-00008
72. Dynkowska M, Lobin H, Ermakova V. Erfolgreich präsentieren in der Wissenschaft? Empirische Untersuchungen zur kommunikativen und kognitiven Wirkung von Präsentationen. Zeitschrift für angewandte Linguistik. 2012;57(1):33–65.
73. Elizondo-Omaña RE, Guzmán-López S, García-Rodríguez Mde L. Dissection as a teaching tool: past, present, and future. Anat Rec B New Anat. 2005;285(1):11–15. https://doi.org/10.1002/ar.b.20070
74. Epstein RM, Cole DR, Gawinski BA, Piotrowski-Lee S, Ruddy NB. How students learn from community-based preceptors. Arch Fam Med. 1998;7(2):149–54.
75. Estai M, Bunt S. Best teaching practices in anatomy education: A critical review. Ann Anat. 2016;208:151–7. https://doi.org/10.1016/j.aanat.2016.02.010
76. Eva KW, Regehr G. Knowing when to look it up: a new conception of self-assessment ability. Acad Med. 2007;82(10 Suppl):S81–4. https://doi.org/10.1097/ACM.0b013e31813e6755
77. Eva KW, Regehr G. Self-assessment in the health professions: a reformulation and research agenda. Acad Med. 2005;80(10 Suppl):S46–54.
78. Farrow R, Norman GR. The effectiveness of PBL: the debate continues. Is meta-analysis help ful? Med Educ. 2003;37(12):1131–2. https://doi.org/10.1046/j.1365-2923.2003.01725.x
79. Fatmi M, Hartling L, Hillier T, Campbell S, Oswald AE. The effectiveness of team-based learning on learning outcomes in health professions education: BEME Guide No. 30. Med Teach. 2013;35(12):e1608–24. https://doi.org/10.3109/0142159X.2013.849802
80. Field J. Medical education in the United States. In: O'Malley CD, editor. The history of medical education. Berkeley: University of California Press; 1970. p. 501–30. https://doi.org/10.1525/9780520313446-020
81. Finnerty EP, Chauvin S, Bonaminio G, Andrews M, Carroll RG, Pangaro LN. Flexner revisited: the role and value of the basic sciences in medical education. Acad Med. 2010;85(2):349–55. https://doi.org/10.1097/ACM.0b013e3181c88b09
82. Fischer B, Pabst R. Nadelöhr für die Medizinausbildung. Der personelle Notstand hat vielfältige Ursachen. Dtsch Arztebl. 2003;100(24):A1661.
83. Fischer MR, Fabry G. Clinican Scientists? Medical Scientists? Clinician and Medical Science Educators! GMS J Med Educ. 2016 Nov 15;33(5):Doc78.
84. Fong CJ, Schallert DL, Williams KM, Williamson ZH, Lin S, Kim YW, et al. Making feedback constructive: the interplay of undergraduates' motivation with perceptions of feedback specificity and friendliness. Educ Psychol (Lond). 2021;41(10):1241–59. https://doi.org/10.1080/01443410.2021.1951671
85. Frenk J, Chen L, Bhutta ZA, Cohen J, Crisp N, Evans T, et al. Health professionals for a new century: transforming education to strengthen health systems in an interdependent world. Lancet. 2010;376(9756):1923–58. https://doi.org/10.1016/S0140-6736(10)61854-5
86. Gisjselaers WH, Schmidt HG. Development and evaluation of a causal model of problem-based learning. In: Nooman ZM, Schmidt HG, Ezzat ES, editors. Innovation in medical education: An evaluation of its present status. New York: Springer; 1990. p. 95–113.
87. Glew RH. The problem with problem-based learning – Promises not kept. Biochemistry and Molecular Biology Education. 2003;31(1):52–6. https://doi.org/10.1002/bmb.2003.494031010158
88. Gold A, Souvignier E. Referate in Seminaren. Hochschulwesen. 2001;49(3):70–4.
89. Grantcharov TP, Reznick RK. Teaching procedural skills. BMJ. 2008;336(7653):1129–31. https://doi.org/10.1136/bmj.39517.686956.47
90. Gregory JK, Lachman N, Camp CL, Chen LP, Pawlina W. Restructuring a basic science course for core competencies: an example from anatomy teaching. Med Teach. 2009;31(9):855–61. https://doi.org/10.1080/01421590903183795
91. Griesinger W. Referat über das medicinische Unterrichts- und Prüfungswesen in Würtemberg [1848/1849]. In: Griesinger W: Gesammelte Abhandlungen, 2. Band: Verschiedene Abhandlungen. Berlin: August Hirschwald; 1872. S. 149–70.
92. Grober ED, Hamstra SJ, Wanzel KR, Reznick RK, Matsumoto ED, Sidhu RS, et al. Laboratory based training in urological microsurgery with bench model simulators: a randomized controlled trial evaluating the durability of technical skill. J Urol. 2004;172(1):378–81. https://doi.org/10.1097/01.ju.0000123824.74075.9c
93. Groves M, Régo P, O'Rourke P. Tutoring in problem-based learning medical curricula: the influ-

ence of tutor background and style on effectiveness. BMC Med Educ. 2005;5(1):20. https://doi.org/10.1186/1472-6920-5-20

94. Gullo C, Ha TC, Cook S. Twelve tips for facilitating team-based learning. Med Teach. 2015;37(9):819–24. https://doi.org/10.3109/0142159X.2014.1001729
95. Haage H. Der AiP entfällt zum 1. Oktober 2004. Medizinrecht. 2004;22(10):533–40.
96. Hadden AA, Frisby BN. Face threat mitigation in feedback: An examination of student feedback anxiety, self-efficacy, and perceived emotional support. Commun Q. 2019;67(1):60–75. https://doi.org/10.1080/01463373.2018.1531043
97. Haidet P, O'Malley KJ, Richards B. An initial experience with „team learning" in medical education. Acad Med. 2002;77(1):40–4. https://doi.org/10.1097/00001888-200201000-00009
98. Harper G. Breaking taboos and steadying the self in medical school. Lancet. 1993;342(8876):913–5. https://doi.org/10.1016/0140-6736(93)91952-I
99. Hartling L, Spooner C, Tjosvold L, Oswald A. Problem-based learning in pre-clinical medical education: 22 years of outcome research. Med Teach. 2010;32(1):28–35. https://doi.org/10.3109/01421590903200789
100. Hausendorf H, Hochuli K, Jud J, Zoller A. Der Raum der Vorlesung: Vom Auditorium zum „multi media hub". Zeitschrift für germanistische Linguistik. 2021;49(3):653–701. https://doi.org/10.1515/zgl-2021-2042
101. Hendry GD, Ryan G, Harris J. Group problems in problem-based learning. Med Teach. 2003;25(6):609–16. https://doi.org/10.1080/0142159031000137427
102. Hew KF, Bai S, Dawson P, Chung KL. Meta-analyses of flipped classroom studies: A review of methodology. Educ Res Rev. 2021;22:100393. https://doi.org/10.1016/j.edurev.2021.100393
103. Hewson MG, Little ML. Giving feedback in medical education. Verification of recommended techniques. J Gen Intern Med. 1998;13(2):111–6.
104. Hodges B, Regehr G, Martin D. Difficulties in recognizing one's own incompetence: novice physicians who are unskilled and unaware of it. Acad Med. 2001;76(10 Suppl):S87–9. https://doi.org/10.1097/00001888-200110001-00029
105. Hölscher UM, Gausmann P, Haindl H, Heidecke CD, Hübner NO, Lauer W, et al. Übersichtsartikel: Patientensicherheit als nationales Gesundheitsziel: Status und notwendige Handlungsfelder für die Gesundheitsversorgung in Deutschland. Z Evid Fortbild Qual Gesundhwes. 2014;108(1):6–14.
106. Holtgraves T. Social Psychology, Cognitive Psychology, and Linguistic Politeness. Journal of Politeness Research. 2005;1(1):73–93. https://doi.org/10.1515/jplr.2005.1.1.73
107. Hung W, Dolmans DHJM, van Merriënboer JJG. A review to identify key perspectives in PBL meta-analyses and reviews: trends, gaps and future research directions. Adv Health Sci Educ Theory Pract. 2019;24(5):943–57. https://doi.org/10.1007/s10459-019-09945-x
108. Irby D. How attending physicians make instructional decisions when conducting teaching rounds. Acad Med. 1992;67(10):630–8. https://doi.org/10.1097/00001888-199210000-00002
109. Issenberg SB, McGaghie WC, Petrusa ER, Lee Gordon D, Scalese RJ. Features and uses of high-fidelity medical simulations that lead to effective learning: a BEME systematic review. Med Teach. 2005;27(1):10–28.
110. Janicik RW, Fletcher KE. Teaching at the bedside: a new model. Med Teach. 2003;25(2):127–30. https://doi.org/10.1080/0142159031000092490
111. Jochemsen-van der Leeuw HG, van Dijk N, van Etten-Jamaludin FS, Wieringa-de Waard M. The attributes of the clinical trainer as a role model: a systematic review. Acad Med. 2013;88(1):26–34.
112. Johnson CE, Keating JL, Molloy EK. Psychological safety in feedback: What does it look like and how can educators work with learners to foster it? Med Educ. 2020 Jun;54(6):559–70. https://doi.org/10.1111/medu.14154
113. Keis O, Schneider A, Heindl F, Huber-Lang M, Öchsner W, Grab-Kroll C. How do German medical students perceive role models during clinical placements („Famulatur")? An empirical study. BMC Med Educ. 2019;19(1):184. https://doi.org/10.1186/s12909-019-1624-9
114. Kenner A, Jahn D. Flipped Classroom – Hochschullehre und Tutorien umgedreht gedacht. In: Eßer A, Kröpke H, editors. Tutorienarbeit im Diskurs III – Qualifizierung für die Zukunft. Münster: WTM Verlag für wissenschaftliche Texte und Medien; 2016. S. 35–58.
115. Kenny NP, Mann KV, MacLeod H. Role modeling in physicians' professional formation: reconsidering an essential but untapped educational strategy. Acad Med. 2003;78(12):1203–10.

https://doi.org/10.1097/00001888-200312000-00002
116. Kluger AN, DeNisi A. The effects of feedback interventions on performance: A historical review, a meta-analysis, and a preliminary feedback intervention theory. Psychol Bull. 1996;119(2):254–84. https://doi.org/10.1037/0033-2909.119.2.254
117. Kluger AN, Van Dijk D. Feedback, the various tasks of the doctor, and the feedforward alternative. Med Educ. 2010 Dec;44(12):1166–74.
118. Kneebone RL, Scott W, Darzi A, Horrocks M. Simulation and clinical practice: strengthening the relationship. Med Educ. 2004;38(10):1095–102. https://doi.org/10.1111/j.1365-2929.2004.01959.x
119. Koens F, Custers EJ, ten Cate OT. Clinical and basic science teachers' opinions about the required depth of biomedical knowledge for medical students. Med Teach. 2006;28(3):234–8.
120. Koh JHL. Four pedagogical dimensions for understanding flipped classroom practices in higher education: A systematic review. Educational Sciences: Theory & Practice. 2019;19(4):14–33.
121. Krautter M, Diefenbacher K, Schultz JH, Maatouk I, Herrmann-Werner A, Koehl-Hackert N, et al. Physical examination skills training: Faculty staff vs. patient instructor feedback-A controlled trial. PLoS One. 2017;12(7):e0180308. https://doi.org/10.1371/journal.pone.0180308
122. Kruger J, Dunning D. Unskilled and unaware of it: how difficulties in recognizing one's own incompetence lead to inflated self-assessments. J Pers Soc Psychol. 1999;77:1121–34.
123. Kulasegaram K, Manzone JC, Ku C, Skye A, Wadey V, Woods NN. Cause and Effect: Testing a Mechanism and Method for the Cognitive Integration of Basic Science. Acad Med. 2015;90(11 Suppl):S63–9. https://doi.org/10.1097/ACM.0000000000000896
124. Kulasegaram KM, Martimianakis MA, Mylopoulos M, Whitehead CR, Woods NN. Cognition before curriculum: rethinking the integration of basic science and clinical learning. Acad Med. 2013;88(10):1578–85.
125. Kumar Ghosh S, Kumar A. Building Professionalism in Human Dissection Room as a Component of Hidden Curriculum Delivery: A Systematic Review of Good Practices. Anat Sci Educ. 2019;12(2):210–1. https://doi.org/10.1002/ase.1836
126. Kuper A, Veinot P, Leavitt J, Levitt S, Li A, Goguen J, et al. Epistemology, culture, justice and power: non-bioscientific knowledge for medical training. Med Educ. 2017;51(2):158–3. https://doi.org/10.1111/medu.13115
127. Leary H, Walker A, Shelton BE, Fitt MH. Exploring the relationships between tutor background, tutor training, and student learning: A problem-based learning meta-analysis. Interdiscip J Probl Based Learn. 2013;7(1):40–66. https://doi.org/10.7771/1541-5015.1331
128. Leber J, Renkl A, Nückles M, Wäschle K. When the type of assessment counteracts teaching for understanding. Learning: Research and Practice. 2018;4(2):161–79. https://doi.org/10.1080/23735082.2017.1285422
129. Lempp HK. Perceptions of dissection by students in one medical school: beyond learning about anatomy. A qualitative study. Med Educ. 2005;39(3):318–25. https://doi.org/10.1111/j.1365-2929.2005.02095.x
130. Lesky E. The development of bedside teaching at the Vienna medical school from scholastic times to special clinics. In: O'Malley CD, editor. The history of medical education. Berkeley: University of California Press; 1970. p. 217–34.
131. Lin H-C, Hwang G-J. Research trends of flipped classroom studies for medical courses: A review of journal publications from 2008 to 2017 based on the technology-enhanced learning model. Interactive Learning Environments. 2019;27(8):1011–27. https://doi.org/10.1080/10494820.2018.1467462
132. Lisk K, Agur AM, Woods NN. Exploring cognitive integration of basic science and its effect on diagnostic reasoning in novices. Perspect Med Educ. 2016;5(3):147–53. https://doi.org/10.1007/s40037-016-0268-2
133. Lobin H. The lecture and the presentation – rhetorics and technology. In: Leßmöllmann A, Dascal M, Gloning T, editors. Handbooks of communication science, vol. 17: Science communication. Berlin: De Gruyter Mouton; 2020. p. 257–70.
134. Losco CD, Grant WD, Armson A, Meyer AJ, Walker BF. Effective methods of teaching and learning in anatomy as a basic science: A BEME systematic review: BEME guide no. 44. Med Teach. 2017;39(3):234–43. https://doi.org/10.1080/0142159X.2016.1271944
135. Lovy A, Paskhover B, Trachtman H. Teaching bioethics: the tale of a „soft" science in a hard world. Teach Learn Med. 2010;22(4):319–22. https://doi.org/10.1080/10401334.2010.513196

136. Lucey CR. Medical education: part of the problem and part of the solution. JAMA Intern Med. 2013;173(17):1639–43. https://doi.org/10.1001/jamainternmed.2013.9074
137. Luck J, Peabody JW. Using standardised patients to measure physicians' practice: validation study using audio recordings. BMJ. 2002;325(7366):679. https://doi.org/10.1136/bmj.325.7366.679
138. Lynagh M, Burton R, Sanson-Fisher R. A systematic review of medical skills laboratory training: where to from here? Med Educ. 2007;41(9):879–87. https://doi.org/10.1111/j.1365-2923.2007.02821.x
139. MacLeod A. Six ways problem-based learning cases can sabotage patient-centered medical education. Acad Med. 2011;86(7):818–25. https://doi.org/10.1097/ACM.0b013e31821db670
140. Marks SC Jr, Bertman SL, Penney JC. Human anatomy: a foundation for education about death and dying in medicine. Clin Anat. 1997;10(2):118–22. https://doi.org/10.1002/(SICI)1098-2353(1997)10:2<118::AID-CA8>3.0.CO;2-R
141. Massoth C, Röder H, Ohlenburg H, Hessler M, Zarbock A, Pöpping DM, et al. High-fidelity is not superior to low-fidelity simulation but leads to overconfidence in medical students. BMC Med Educ. 2019;19(1):29. https://doi.org/10.1186/s12909-019-1464-7
142. Matheson C. The educational value and effectiveness of lectures. Clin Teach. 2008;5: 218–21. https://doi.org/10.1111/j.1743-498X.2008.00238.x
143. Maudsley G. Do we all mean the same thing by „problem-based learning"? A review of the concepts and a formulation of the ground rules. Acad Med. 1999;74(2):178–85. https://doi.org/10.1097/00001888-199902000-00016
144. Maudsley G. Roles and responsibilities of the problem-based learning tutor in the undergraduate medical curriculum. BMJ. 1999;318(7184):657–61. https://doi.org/10.1136/bmj.318.7184.657
145. Mayer RE. Multimedia Learning. 3rd edition. Cambridge: Cambridge University Press; 2021. https://doi.org/10.1017/9781108894333.003
146. McGaghie WC, Issenberg SB, Petrusa ER, Scalese RJ. Effect of practice on standardised learning outcomes in simulation-based medical education. Med Educ. 2006;40(8):792–7. https://doi.org/10.1111/j.1365-2929.2006.02528.x
147. McGinness HT, Caldwell PHY, Gunasekera H, Scott KM. An educational intervention to increase student engagement in feedback. Med Teach. 2020;42(11):1289–97. https://doi.org/10.1080/0142159X.2020.1804055
148. McMenamin PG, McLachlan J, Wilson A, McBride JM, Evans DJR, Winkelmann A. Do we really need cadavers anymore to learn anatomy in undergraduate medicine? Med Teach. 2018;40(10):1020–9.
149. Michaelsen LK, Sweet M. The essential elements of team-based learning. New directions for teaching and learning. 2008;116:7–27.
150. Moffett J. Twelve tips for „flipping" the classroom. Med Teach. 2015;37(4):331–6. https://doi.org/10.3109/0142159X.2014.943710
151. Molloy E, Ajjawi R, Bearman M, Noble C, Rudland J, Ryan A. Challenging feedback myths: Values, learner involvement and promoting effects beyond the immediate task. Med Educ. 2020;54(1):33–9. https://doi.org/10.1111/medu.13802
152. Molloy E, Boud D, Henderson M. Developing a learning-centred framework for feedback literacy. Assess Eval High Educ. 2020;45(4):527–40. https://doi.org/10.1080/02602938.2019.1667955
153. Morris R, Perry T, Wardle L. Formative assessment and feedback for learning in higher education: A systematic review. Rev Educ. 2012;9:e3292. https://doi.org/10.1002/rev3.3292
154. Murdoch-Eaton D, Bowen L. Feedback mapping – The curricular cornerstone of an „educational alliance". Med Teach. 2017;39(5):540–7.
155. Murphy JG, Cremonini F, Kane GC, Dunn W. Is simulation based medicine training the future of clinical medicine? Eur Rev Med Pharmacol Sci. 2007;11(1):1–8.
156. Neville AJ. Problem-based learning and medical education forty years on. A review of its effects on knowledge and clinical performance. Med Princ Pract. 2009;18(1):1–9.
157. Nikendei C, Schilling T, Nawroth, P, Hensel M, Ho AD, Schwenger V, et al. Integriertes Skills-Lab-Konzept für die studentische Ausbildung in der Inneren Medizin. Dtsch Med Wochenschr. 2005;30(18):1133–8. https://doi.org/10.1055/s-2005-866799
158. Noble C, Billett S, Armit L, Collier L, Hilder J, Sly C, et al. „It's yours to take": generating learner feedback literacy in the workplace. Adv Health Sci Educ Theory Pract. 2020;25(1):55–74.

159. Nordmann E, Calder C, Bishop P, Irwin A, Comber D. Turn up, tune in, don't drop out: the relationship between lecture attendance, use of lecture recordings, and achievement at different levels of study. High Educ. 2019;77:1065–84. https://doi.org/10.1007/s10734-018-0320-8
160. Nordmann E, Clark A, Spaeth E, MacKay JRD. Lights, camera, active! Appreciation of active learning predicts positive attitudes towards lecture capture. High Educ. 2022;83:481–502.
161. Nordmann E, Kuepper-Tetzel CE, Robson L, Phillipson S, Lipan GI, McGeorge P. Lecture capture: Practical recommendations for students and instructors. Scholarsh Teach Learn Psychol. 2020; advance online publication. https://doi.org/10.1037/stl0000190
162. Nordmann E, Kuepper-Tetzel CE, Robson L, Phillipson S, Lipan GI, McGeorge P. Lecture capture: Practical recommendations for students and lecturers. (Deutsche Übersetzung von Bea Elkermann und Daniel Ebbert, Zentrum für Hochschullehre der Universität Münster) [Internet, abgerufen am 01.03.2022]. Verfügbar unter: https://osf.io/esd2q/
163. Novak GM. Just-in-time teaching. New Directions for Teaching and Learning. 2011;128:63–73. https://doi.org/10.1002/tl.469
164. O'Callaghan FV, Neumann DL, Jones L, Creed PA. The use of lecture recordings in higher education: A review of institutional, student, and lecturer issues. Educ Inf Technol (Dordr). 2017; 22(1):399–415.
165. Oh CS, Bailenson JN, Welch GF. A systematic review of social presence: definition, antecedents, and implications. Front Robot AI. 2018;5:114. https://doi.org/10.3389/frobt.2018.00114
166. Paice E, Heard S, Moss F. How important are role models in making good doctors? BMJ. 2002;325(7366):707–10.
167. Papinczak T, Tunny T, Young L. Conducting the symphony: a qualitative study of facilitation in problem-based learning tutorials. Med Educ. 2009;43(4):377–83. https://doi.org/10.1111/j.1365-2923.2009.03293.x
168. Parkes J, Abercrombie S, McCarty T. Feedback sandwiches affect perceptions but not performance. Adv Health Sci Educ Theory Pract. 2013; 18(3):397–407. https://doi.org/10.1007/s10459-012-9377-9
169. Parmelee D, Michaelsen LK, Cook S, Hudes PD. Team-based learning: a practical guide: AMEE guide no. 65. Med Teach. 2012;34(5):e275–87.
170. Passi V, Johnson S, Peile E, Wright S, Hafferty F, Johnson N. Doctor role modelling in medical education: BEME Guide No. 27. Med Teach. 2013; 35(9):e1422–36. https://doi.org/10.3109/0142159X.2013.806982
171. Patel VL, Groen GJ, Norman GR. Effects of conventional and problem-based medical curricula on problem-solving. Acad Med. 1991;66(7):380–9. https://doi.org/10.1097/00001888-199107000-00002
172. Patel VL, Groen GJ. Knowledge based solution strategies in medical reasoning. Cogn Sci. 1986; 10(1):91–116. https://doi.org/10.1207/s15516709cog1001_4
173. Persky AM, McLaughlin JE. The flipped classroom – from theory to practice in health professional education. Am J Pharm Educ. 2017;81(6): 118. https://doi.org/10.5688/ajpe816118
174. Persky AM, McLaughlin JE. Troubleshooting the flipped Classroom in Med Educ: Common Challenges and Lessons Learned. Med Sci Educ. 2018;28:235–41. https://doi.org/10.1007/s40670-017-0505-2
175. Peters M, ten Cate O. Bedside teaching in medical education: a literature review. Perspect Med Educ. 2014;3(2):76–88. https://doi.org/10.1007/s40037-013-0083-y
176. Peters T, Sommer M, Fritz AH, Kursch A, Thrien C. Minimum standards and development perspectives for the use of simulated patients – a position paper of the committee for simulated patients of the German Association for Medical Education. GMS J Med Educ. 2019;36(3):Doc31.
177. Peters T, Thrien C, Hrsg. Simulationspatienten. Handbuch für die Aus- und Weiterbildung in medizinischen und Gesundheitsberufen. Bern: Hogrefe; 2018. https://doi.org/10.1024/85756-000
178. Peyton R. The learning cycle. In: Peyton JWR, editor. Teaching and learning in medical practice. Rickmansworth (Manticore); 1998. p. 13–9.
179. Phoebus P. Ueber die Naturwissenschaften als Gegenstand des Studiums, des Unterrichts und der Prüfung angehender Aerzte. Nordhausen: Adolph Büchting; 1849.
180. Pisanski K, Feinberg DR. Vocal Attractiveness. In: Frühholz S, Berlin P, editors. The Oxford handbook of voice perception. Oxford: Oxford University Press; 2019:607–25. https://doi.org/10.1093/oxfordhb/9780198743187.013.27
181. Psillos D, Niedderer H. Issues and questions regarding the effectiveness of labwork. In: Psillos

D, Niedderer H, editors. Teaching and Learning in the Science Laboratory. Dordrecht: Kluwer Academic Publishers; 2002. p. 21–30. https://doi.org/10.1007/0-306-48196-0_4
182. Pütter N. Arztausbildungsreform – Ein Ausschnitt bundesrepublikanischer Gesundheitspolitik. Frankfurt am Main: Peter Lang; 1988.
183. Putz R. Der Leichnam in der Anatomie. Zeitschrift für Medizinische Ethik. 1999;45(1): 27–32.
184. Qureshi Z, Maxwell S. Has bedside teaching had its day? Adv Health Sci Educ Theory Pract. 2012;17(2):301–4. https://doi.org/10.1007/s10459-011-9308-1
185. Ramani S, Könings KD, Ginsburg S, van der Vleuten CP. Feedback Redefined: Principles and Practice. J Gen Intern Med. 2019;34(5):744–9.
186. Ramani S. Twelve tips to improve bedside teaching. Med Teach. 2003;25(2):112–5. https://doi.org/10.1080/0142159031000092463
187. Rehkämper G. Human dissection in medical education: More than just anatomy. GMS J Med Educ. 2016;33(5):Doc68.
188. Reigeluth CM, Stein R. Elaboration theory. In: Reigeluth CM, editor: Instructional-design theories and models: An overview of their current status. Hilsdale, NJ: Erlbaum; 1983. p. 335–81. https://doi.org/10.4324/9780203824283
189. Reimschisel T, Herring AL, Huang J, Minor TJ. A systematic review of the published literature on team-based learning in health professions education. Med Teach. 2017;39(12):1227–37. https://doi.org/10.1080/0142159X.2017.1340636
190. Reinmann G. Die Vorlesung in der Hochschuldidaktik. In: Egger R, Eugster B, editors. Lob der Vorlesung, Doing Higher Education. Wiesbaden: Springer; 2020. S. 93–111.
191. Reinmann-Rothmeier G, Mandl H. Unterrichten und Lernumgebungen gestalten. In: Krapp A, Weidenmann B, Hrsg. Pädagogische Psychologie. Weinheim: Beltz PVU; 2006. S. 613–57.
192. Renkl A, Eitel A, Glogger-Frey I. Die Vorlesung – nur schlecht, wenn schlecht vorgelesen: Warum eine gut gemachte Vorlesung einen Platz im Methodenrepertoire verdient. In: Egger R, Eugster B, Hrsg. Lob der Vorlesung, Doing Higher Education. Wiesbaden: Springer; 2020. S. 113–36.
193. Renkl A. Methoden zur Aktivierung von Studierenden: Ideen zur Verbesserung der Lehre. Hochschulwesen. 1997;45(2):109–12.
194. Renschler HE. Definition der Fallmethode aus ihrer geschichtlichen Entwicklung in den Medizinschulen Europas. Schweizerische Rundschau für Medizin. 1987;76(36):981–96.
195. Renschler HE. Die Praxisphase im Medizinstudium. Die geschichtliche Entwicklung der klinischen Ausbildung mit der Fallmethode. Berlin: Springer; 1987. https://doi.org/10.1007/978-3-642-71520-4
196. Ringsted C, Schroeder TV, Henriksen J, Ramsing B, Lyngdorf P, Jønsson V, et al. Medical students' experience in practical skills is far from stakeholders' expectations. Med Teach. 2001;23(4):412–6. https://doi.org/10.1080/01421590120043017
197. Rizzolo LJ. Human dissection: an approach to interweaving the traditional and humanistic goals of medical education. Anat Rec. 2002;269(6): 242–8. https://doi.org/10.1002/ar.10188
198. Roepke AL, Bochmann R, Reiher M, Rindermann H. Vorlesungen heute: eine Studie zum fachkulturellen Zusammenhang zwischen Lehrmethoden in Vorlesungen und Lehransätzen von Dozierenden. Die Hochschullehre. 2019;5: 474–500.
199. Romiszowski A. The development of physical skills: instruction in the psychomotor domain. In: Reigeluth CM, editor. Instructional-design theories and models. A new paradigm of instructional theory. Volume II, Chapter 19. Mahwah: Lawrence Erlbaum; 1999. p. 457–81.
200. Sargeant J, Armson H, Chesluk B, Dornan T, Eva K, Holmboe E, et al. The processes and dimensions of informed self-assessment: a conceptual model. Acad Med. 2010;85(7):1212–20. https://doi.org/10.1097/ACM.0b013e3181d85a4e
201. Sawdon M, Finn G. The ‚unskilled and unaware' effect is linear in a real-world setting. J Anat. 2014;224:279–85. https://doi.org/10.1111/joa.12072
202. Sawicki PT. Qualität der Gesundheitsversorgung in Deutschland. Med Klin. 2005;100: 755–68. https://doi.org/10.1007/s00063-005-1105-2
203. Schmidt H, Moust J. Designing Problems. In: van Berkel H, Scherpbier A, Hillen H, van der Vleuten C, editors. Lessons from problem-based learning. Oxford: Oxford University Press; 2010. p. 31–45.
204. Schmidt HG, Moust JHC. Factors affecting small-group tutorial learning: a review of research. In: Evensen DH, Hmelo CE, editors. Problem-based learning. A research perspective

on learning interactions. Mahwah, NJ: Lawrence Erlbaum; 2000. p. 19–51.

205. Schmidt HG, Rotgans JI, Yew EHJ. The process of problem-based learning: what works and why. Med Educ. 2011;45(8):792–806. https://doi.org/10.1111/j.1365-2923.2011.04035.x
206. Schmidt HG, Rotgans JI, Yew EHJ. Cognitive constructivist foundations of problem-based learning. In: Moallem M, Hung W, Dabbagh N, editors. The Wiley Handbook of Problem-Based Learning. Hoboken: Wiley Blackwell; 2019. p. 5–50. https://doi.org/10.1002/9781119173243.ch2
207. Schmidt HG, van der Molen HT, te Winkel WWR, Wijnen WHFW. Constructivist, problem-based learning does work: A meta-analysis of curricular comparisons involving a single medical school. Educ Psychol. 2009;44(4):227–49. https://doi.org/10.1080/00461520903213592
208. Schmidt HG, Vermeulen LM, van der Molen HT. Longterm effects of problem-based learning: a comparison of competencies acquired by graduates of a problem-based and a conventional medical school. Med Educ. 2006;40(6):562–7. https://doi.org/10.1111/j.1365-2929.2006.02483.x
209. Schmidt HG. Problem-based learning: Rationale and description. Med Educ. 1983;17:11–6. https://doi.org/10.1111/j.1365-2923.1983.tb01086.x
210. Schneider M, Preckel F. Variables associated with achievement in higher education: A systematic review of meta-analyses. Psychol Bull. 2017;143(6):565–600. https://doi.org/10.1037/bul0000098
211. Segarra LM, Schwedler A, Weih M, Hahn EG, Schmidt A. Der Einsatz von medizinischen Trainingszentren für die Ausbildung zum Arzt in Deutschland, Österreich und der deutschsprachigen Schweiz. GMS Z Med Ausbild. 2008;25(2): Doc80.
212. Seidler E. Die Medizinische Fakultät der Albert-Ludwigs-Universität Freiburg im Breisgau. o. O. [Heidelberg]: Springer; 1991. https://doi.org/10.1007/978-3-662-06665-2
213. Servant-Miklos VFC, Norman GR, Schmidt HG. A short intellectual history of problem-based learning. In: Moallem M, Hung W, Dabbagh N, editors. The Wiley Handbook of Problem-Based Learning. Hoboken: Wiley Blackwell; 2019. p. 3–24.
214. Servant-Miklos VFC. Problem solving skills versus knowledge acquisition: the historical dispute that split problem-based learning into two camps. Adv Health Sci Educ Theory Pract. 2019; 24(3):619–35. https://doi.org/10.1007/s10459-018-9835-0
215. Shaffer K. Teaching anatomy in the digital world. N Engl J Med. 2004;351(13):1279–81. https://doi.org/10.1056/NEJMp048100
216. Sharma N, Lau CS, Doherty I, Harbutt D. How we flipped the medical classroom. Med Teach. 2015;37(4):327–30. https://doi.org/10.3109/0142159X.2014.923821
217. Skeff KM, Mutha S. Role models – Guiding the future of medicine. N Engl J Med. 1998;339(27): 2015–7. https://doi.org/10.1056/NEJM199812313392710
218. Smith MK, Wood WB, Adams WK, Wieman C, Knight JK, et al. Why peer discussion improves student performance on in-class concept questions. Science. 2009;323(5910):122–4. https://doi.org/10.1126/science.1165919
219. Sommer M, Fritz AH, Thrien C, Kursch A, Peters T. Simulationspatienten in der Medizinischen Ausbildung – Eine Umfrage zum IST-Stand in Deutschland, Österreich und der Schweiz. GMS J Med Educ. 2019;36(3):Doc27.
220. Strobel J, van Barneveld A. When is PBL more effective? A meta-synthesis of meta-analyses comparing PBL to conventional classrooms. Interdisciplinary Journal of Problem-Based Learning. 2009;3(1):44–58. https://doi.org/10.7771/1541-5015.1046
221. Tamblyn RM, Klass DJ, Schnabl GK, Kopelow ML. The accuracy of standardized patient presentation. Med Educ. 1991;25(2):100–9. https://doi.org/10.1111/j.1365-2923.1991.tb00035.x
222. Telio S, Ajjawi R, Regehr G. The „educational alliance" as a framework for reconceptualizing feedback in medical education. Acad Med. 2015; 90(5):609–14.
223. Telio S, Regehr G, Ajjawi R. Feedback and the educational alliance: examining credibility judgements and their consequences. Med Educ. 2016;50(9):933–42.
224. Theyßen H. Didaktische Rekonstruktion eines Physikpraktikums für Medizinstudierende. Zeitschrift für Didaktik der Naturwissenschaften. 2005;11(1):57–63.
225. Theyßen H. Ein Physikpraktikum für Studierende der Medizin: Darstellung der Entwicklung und Evaluation eines adressatenspezifischen

Praktikums nach dem Modell der didaktischen Rekonstruktion. Berlin: Logos Verlag; 2000.

226. Tiberius RG, Sinai J, Flak EA. The role of the teacher-learner relationship in medical education. In: Norman GR, van der Vleuten CPM, Newble DI, editors: International handbook of research in medical education. Part One. Dordrecht: Kluwer; 2002. p. 462–97. https://doi.org/10.1007/978-94-010-0462-6_19
227. Tolks D, Schäfer C, Raupach T, Kruse L, Sarikas A, Gerhardt-Szép S, et al. An Introduction to the inverted/flipped classroom model in education and advanced training in medicine and in the healthcare professions. GMS J Med Educ. 2016; 33(3):Doc46.
228. Tschernig T, Schlaud M, Pabst R. Emotional reactions of medical students to dissecting human bodies: a conceptual approach and its evaluation. Anat Rec. 2000;261(1):11–3. https://doi.org/10.1002/(SICI)1097-0185(20000215)261:1<11::AID-AR4>3.0.CO;2-K
229. Tsuei SH, Lee D, Ho C, Regehr G, Nimmon L. Exploring the Construct of Psychological Safety in Medical Education. Acad Med. 2019;94(11S): S28-S35. https://doi.org/10.1097/ACM.0000000000002897
230. van Berkel HJM, Schmidt HG. Motivation to commit oneself as a determinant of achievement in problem-based learning. High Educ (Dordr). 2000;40:231–42. https://doi.org/10.1023/A:1004022116365
231. van de Ridder JM, Stokking KM, McGaghie WC, ten Cate OT. What is feedback in clinical education? Med Educ. 2008;42(2):189–97. https://doi.org/10.1111/j.1365-2923.2007.02973.x
232. van der Zwet J, Zwietering PJ, Teunissen PW, van der Vleuten CP, Scherpbier AJ. Workplace learning from a socio-cultural perspective: creating developmental space during the general practice clerkship. Adv Health Sci Educ Theory Pract. 2011;16(3):359–73. https://doi.org/10.1007/s10459-010-9268-x
233. Vogel D, Harendza S. Basic practical skills teaching and learning in undergraduate medical education – a review on methodological evidence. GMS J Med Educ. 2016;33(4):Doc64.
234. von Ziemssen H. Ueber den klinischen Unterricht in Deutschland. Deutsches Archiv für Klinische Medizin. 1874;13(1/2):1–20.
235. Wainman B, Wolak L, Pukas G, Zheng E, Norman GR. The superiority of three-dimensional physical models to two-dimensional computer presentations in anatomy learning. Med Educ. 2018;52(11):1138–46. https://doi.org/10.1111/medu.13683
236. Walker M, Peyton R. Teaching in the theatre. In: Peyton JWR, editor. Teaching and learning in medical practice. Rickmansworth: Manticore; 1998. p. 171–80.
237. Wammes JD, Ralph BCW, Mills C, Bosch N, Duncan TL, Smilek D. Disengagement during lectures: Media multitasking and mind wandering in university classrooms. Comput Educ. 2019; 132:76–89. https://doi.org/10.1016/j.compedu.2018.12.007
238. Wass R, Golding C. Sharpening a tool for teaching: the zone of proximal development. Teaching in Higher Education. 2014;19(6):671–84. https://doi.org/10.1080/13562517.2014.901958
239. Watling C, Driessen E, van der Vleuten CP, Lingard L. Learning from clinical work: the roles of learning cues and credibility judgements. Med Educ. 2012;46(2):192–200. https://doi.org/10.1111/j.1365-2923.2011.04126.x
240. Weatherall DJ. Science in the undergraduate curriculum during the 20th century. Med Educ. 2006;40(3):195–201. https://doi.org/10.1111/j.1365-2929.2006.02399.x
241. Weber C. Ein Review zum Einsatz von automatisierten Vorlesungsaufzeichnungen an Hochschulen. Deggendorf: Technische Hochschule Deggendorf; 2020.
242. Wiese C, Newton G. Use of Lecture Capture in Undergraduate Biological Science Education. Canadian Journal for the Scholarship of Teaching and Learning. 2013;4(2):4. https://doi.org/10.5206/cjsotl-rcacea.2013.2.4
243. Wijnia L, Loyens SMM, Rikers RMJP. The problem-based learning process: an overview of different models. In: Moallem M, Hung W, Dabbagh N, editors. The Wiley Handbook of Problem-Based Learning. Hoboken: Wiley Blackwell; 2019. p. 273–95.
244. Williams RG. Have standardized patient examinations stood the test of time and experience? Teach Learn Med. 2004;16(2):215–22. https://doi.org/10.1207/s15328015tlm1602_16
245. Wilson AB, Miller CH, Klein BA, Taylor MA, Goodwin M, Boyle EK, et al. A meta-analysis of anatomy laboratory pedagogies. Clin Anat. 2018;31(1):122–33. https://doi.org/10.1002/ca.22934
246. Winkelmann A, Hendrix S, Kiessling C. What do students actually do during a dissection course?

First steps towards understanding a complex learning experience. Acad Med. 2007;82(10): 989–95. https://doi.org/10.1097/ACM.0b013e31814a51ef

247. Winkelmann A. Anatomical dissection as a teaching method in medical school: a review of the evidence. Med Educ. 2007;41(1):15–22. https://doi.org/10.1111/j.1365-2929.2006.02625.x
248. Winkelmann A. Der Alptraum des Lehrkoordinators? GMS J Med Educ. 2019;36(5):Doc48.
249. Winstone, NE, Nash RA, Parker M, Rowntree J. Supporting learners' agentic engagement with feedback: A systematic review and a taxonomy of recipience processes. Educ Psychol. 2017;52 (1):17–37. https://doi.org/10.1080/00461520.2016.1207538
250. Woods NN, Neville AJ, Levinson AJ, Howey EH, Oczkowski WJ, Norman GR. The value of basic science in clinical diagnosis. Acad Med. 2006; 81(10 Suppl):S124–7.
251. Woods NN. Science is fundamental: the role of biomedical knowledge in clinical reasoning. Med Educ. 2007;41(12):1173–7. https://doi.org/10.1111/j.1365-2923.2007.02911.x
252. Wright S. Examining what residents look for in their role models. Academic Medicine. 1996;71 (3):290–2. https://doi.org/10.1097/00001888-199603000-00024
253. Wykurz G, Kelly D. Developing the role of patients as teachers: literature review. BMJ. 2002; 325(7368):818–21. https://doi.org/10.1136/bmj.325.7368.818
254. Yammine K, Violato C. The effectiveness of physical models in teaching anatomy: a meta-analysis of comparative studies. Adv Health Sci Educ Theory Pract. 2016;21(4):883–95.
255. Yardley S, Littlewood S, Margolis SA, Scherpbier A, Spencer J, Ypinazar V, et al. What has changed in the evidence for early experience? Update of a BEME systematic review. Med Teach. 2010;32 (9):740–6. https://doi.org/10.3109/0142159X.2010.496007
256. Yardley S, Teunissen PW, Dornan T. Experiential learning: AMEE Guide No. 63. Med Teach. 2012;34(2):e102–15. https://doi.org/10.3109/0142159X.2012.650741
257. Yudkowsky R, Downing SM, Ommert D. Prior experiences associated with residents' scores on a communication and interpersonal skill OSCE. Patient Educ Couns. 2006;62(3):368–73. https://doi.org/10.1016/j.pec.2006.03.004

5 Prüfungen: Information und Ergebniskontrolle

5.1 Status quo und Quo vadis

Die zentrale Bedeutung von Prüfungen für die ärztliche Ausbildung zeigt sich schon daran, dass das Medizinstudium in Deutschland bis heute zu den wenigen noch verbliebenen Studiengängen gehört, bei der die entscheidenden Prüfungen durch den Staat erfolgen. Und auch in anderen Ländern gibt es häufig vergleichbare zentralisierte Prüfungen (z. B. die eidgenössische Prüfung in Humanmedizin der Schweiz, [58]), auch wenn diese nicht direkt durch den Staat, sondern nur in staatlichem Auftrag durchgeführt werden (z. B. in den USA durch das National Board of Medical Examiners, NBME) [147]). Offensichtlich ist diese Tatsache Ausdruck eines gesellschaftlichen Bedürfnisses nach einer möglichst einheitlichen Kontrolle, die sicherstellen soll, dass niemand ärztlich tätig werden darf, der oder die nicht über ein Mindestmaß an dazu notwendigen Kompetenzen verfügt. Angesichts einer wachsenden Zahl von Ausbildungsstätten, deren Curricula sich zudem auch noch stärker als noch vor einigen Jahren voneinander unterscheiden und einer zunehmenden Zahl von ausländischen Ärztinnen und Ärzten wird auch in Ländern, die bislang keine Staatsexamina haben, über deren Einführung nachgedacht [184].

Ob die staatlichen Prüfungen dieser Erwartung gerecht werden bzw. ob sie einen spezifischen und unverzichtbaren Beitrag zu dieser Kontrolle leisten, ist allerdings umstritten, da es bislang an robuster wissenschaftlicher Evidenz dazu fehlt (Übersicht in [5]): So konnte zwar in Studien aus den USA und Kanada festgestellt werden, dass Ärztinnen und Ärzte mit schlechteren Noten in den staatlichen Prüfungen im weiteren Verlauf schlechtere Bewertungen durch die von ihnen Behandelten erhielten bzw. häufiger wegen Behandlungsfehlern angezeigt wurden. Allerdings ist die Interpretation dieser Ergebnisse aufgrund der Vielzahl an Variablen schwierig: „Bessere" Ärztinnen und Ärzte scheinen zwar bessere Examensergebnisse zu haben, allerdings bedeutet das nicht, dass sie deshalb besser sind, weil sie an einer Staatsprüfung teilnehmen mussten (und nicht etwa nur an universitätsinternen Prüfungen). Außerdem gilt zumindest für die nordamerikanischen Länder, dass Absolventinnen und Absolventen mit besseren Examensnoten größere Chancen haben, in ein besser bewertetes Programm für die Facharztweiterbildung (Residency) zu kommen, weil der Zugang zu solchen Programmen sehr kompetitiv ist und Examensnoten dabei eine große Rolle spielen. Somit könnten sich auch institutionelle Faktoren direkt wie indirekt auf die Qualitäts- bzw. Zufriedenheitsbewertungen auswirken.

Auch mögliche negative Folgen von einheitlichen staatlichen Prüfungen werden diskutiert [6]: So ist es allein aus logistischen Gründen schwer, nicht kognitive Leistungen valide zu prüfen, die aber für eine kompetenzbasierte ärztliche Ausbildung als besonders wichtig angesehen werden (s. unten). Zudem könnte eine zu starke Vereinheitlichung durch staatliche Prüfungen dazu führen, dass sich in den lokalen Curricula weniger Lehrinnovationen und Diversität finden, weil diese für die Prüfungsziele der übergeordneten Examina keine entscheidende Rolle spielen. Schließlich wird angesichts der typischerweise sehr hohen Bestehensquoten in den Staatsexamina angezweifelt, ob sie tatsächlich eine zuverlässige Aussage über die zu erwartende Qualität der späteren Berufstätigkeit zulassen.

Neben den staatlichen Prüfungen haben auch viele der universitätsintern durchgeführten Prüfungen einen kontrollierenden Charakter, d. h. mit ihnen soll festgestellt werden, ob die Studierenden zu einem definierten Zeitpunkt über bestimme Kenntnisse oder Fähigkeiten verfügen und damit etwa zu einem weiteren Studienabschnitt zugelassen werden. Ist das nicht der Fall, dann hat das in der Regel Konsequenzen, z. B. dass mindestens die Prüfung, möglicherweise aber auch die Veranstaltung wiederholt werden muss oder dass sogar das Studium nicht fortgesetzt werden kann.

Die Bedeutung und Tragweite, die in der Regel sowohl aus Sicht der Studierenden als auch aus Sicht der Lehrenden mit Prüfungen verbunden werden, insbesondere bei den staatlichen Prüfungen, die den Zugang zum ärztlichen Beruf regulieren, haben tiefgreifende Auswirkungen auf das Studium. Denn aufgrund der Tatsache, dass „gelernt wird, was geprüft wird" prägen Prüfungen das Lehren und Lernen vermutlich stärker als jeder andere Faktor [177]. Dieser starke Einfluss von Prüfungen auf das Lernen wird oft als Problem angesehen, vor allem dann, wenn die Prüfungsziele nicht mit den Lernzielen des Curriculums übereinstimmen. Hier gibt es zumindest in Deutschland bisher insofern ein Problem, als die staatlichen Prüfungen vor allen Dingen Wissensprüfungen sind, weil diese besonders leicht zu erstellen sowie objektiv und zuverlässig bewertet werden können. Im Hinblick auf die Kontrollfunktion ist das insofern ein Vorteil, weil damit gleiche Anforderungen für alle Prüflinge sichergestellt werden können, was nicht zuletzt der Grund dafür war, diese Prüfungen überhaupt einzuführen. Dadurch werden allerdings Lernziele aus anderen Domänen, z. B. Fertigkeiten und Einstelllungen, geschweige denn ärztliche Kompetenzen bislang kaum geprüft [63]. Auch die mündlich-praktischen Prüfungen in den Staatsexamina können das aufgrund ihrer formalen Ausgestaltung bisher nicht leisten, da die Inhalte dieser Prüfungen letztendlich arbiträr sind. Selbst wenn alle Beteiligten solche Lernziele als wichtig ansehen, geraten sie somit immer in Gefahr, im Wettkampf um die begrenzten Lehr- und Lernressourcen ins Hintertreffen zu geraten. Vor dem Hintergrund kompetenzorientierter Ausbildungsmodelle ist diese Übergewichtung von Wissen allerdings ungünstig, weil Kompetenz eben sehr viel mehr umfasst als Wissen. Schon aus diesem Grund erfordert die Kompetenzorientierung auch eine Neuausrichtung der staatlichen und studienbegleitenden, hochschuleigenen Prüfungen [103].

5.2 Kompetenzorientiert prüfen – Was heißt das?

5.2.1 Kompetenz ist mehr als die Summe ihrer Teile

Wie in Kap. 3 ausführlicher diskutiert wird, sollte man von Kompetenzen nur dann sprechen, wenn eine Person, die ihr verfügbaren kognitiven (z. B. Wissen, Bewertungsmuster), affektiven (z. B. Einstellungen, Haltungen, Bereitschaften) und verhaltensbezogenen (z. B. Fertigkeiten, Handlungsroutinen) Ressourcen ziel- und lösungsorientiert einsetzt, um sich mit spezifischen, nicht trivialen Anforderungen (z. B. den Symptomen und Beschwerden einer Patientin oder eines Patienten) lösungsorientiert auseinanderzusetzen. Außerdem gehören dazu auch die Bereitschaft und Fähigkeit zur Weiterentwicklung der eigenen Kompetenzen („lebenslanges Lernen").

Legt man dieses Verständnis zugrunde, dann folgt daraus, dass es in einer kompetenzorientierten Ausbildung nicht ausreichen wird, lediglich zu prüfen, ob eine Person über einzelne

Ressourcen, also Bausteine für Kompetenz verfügt, etwa über Wissen oder bestimmte Fertigkeiten. Diese Voraussetzungen sind zwar eine notwendige Bedingung für Kompetenz und daher behalten auch die dafür geeigneten Prüfungsverfahren grundsätzlich ihren Stellenwert. Sie sind aber noch nicht hinreichend, weil Kompetenz mehr ist als die Summe ihrer Teile. Selbst wenn eine Person über das notwendige Wissen und die praktischen Fertigkeiten für typische medizinische Problemstellungen verfügt, bedeutet das noch nicht, dass sie auch in der Lage ist, diese in einer realen Anforderungssituation tatsächlich adäquat und zielorientiert zur Anwendung zu bringen. Das liegt vor allen Dingen daran, dass die Komplexität einer realen klinischen Situation aufgrund von Kontextfaktoren (z.B. Lärm, Anwesenheit anderer Personen, ungewohntes Setting etwa bei Hausbesuchen oder Notfalleinsätzen), individueller (z.B. Müdigkeit, Stress) und interaktiver Aspekte (z.B. Herausforderungen in der Kommunikation, Kooperation) sowie intrinsischer Variablen (z.B. uneindeutige Symptome und Befunde) ungleich größer ist als in einer standardisierten Testsituation. Insofern muss Kompetenz auch direkt geprüft werden, d.h. die erfolgreiche Integration und Organisation der Kompetenzbausteine [155]. Um den dynamischen Aspekt von Kompetenz zu erfassen, ist es darüber hinaus auch notwendig sicherzustellen, dass eine Person zu zielgerichtetem, selbstgesteuertem Lernen und damit zur Weiterentwicklung ihrer Kompetenzen in der Lage ist. Damit wird zum einen eine stärkere Gewichtung von Prüfungsverfahren notwendig, mit denen Kompetenz direkt geprüft werden kann. Zum anderen muss aber auch sichergestellt werden, dass die Prüfungen insgesamt die individuelle Entwicklung einer Person abbilden können. Diese Anforderungen lassen sich nur erfüllen, wenn verschiedene Prüfungsverfahren sinnvoll über den gesamten Verlauf des Medizinstudiums zu einem Prüfungsprogramm kombiniert werden.

5.2.2 Was kann/soll geprüft werden?

Betrachtet man die bisher in der ärztlichen Ausbildung etablierten Prüfungsverfahren, dann gibt es prinzipiell für alle die gerade beschriebenen Zwecke bereits etablierte Verfahren wie Abbildung 5-1 anhand der sogenannten „Miller-Pyramide“ verdeutlicht (benannt nach George Miller, 1919–1998, dem Gründungsdirektor des

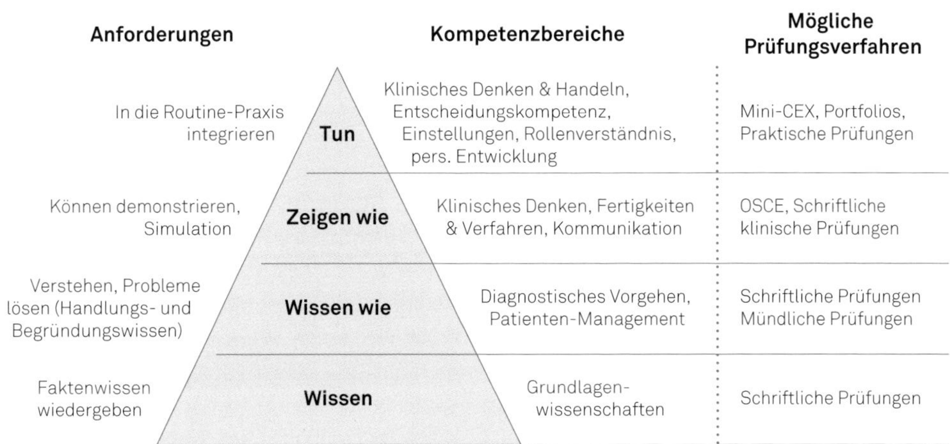

Abbildung 5-1: Verschiedene Kompetenzniveaus, Kompetenzbereiche & Prüfungsverfahren in der Medizinischen Ausbildung (nach [113], [181]).

heutigen Departments of Medical Education an der University of Illinois in Chicago). Die Miller-Pyramide veranschaulicht, welche Qualitäten in der ärztlichen Ausbildung geprüft werden können und sollen, wobei die verschiedene Größe der Pyramidenstufen die Häufigkeit darstellt, mit der diese Qualität tatsächlich geprüft wird. Auch wenn die Miller-Pyramide den Status quo des Medizinstudiums vor mehr als 30 Jahren abbildet, hat sie sich als pragmatisches Modell, um Prüfungen in der ärztlichen Ausbildung zu kategorisieren und einzuordnen, bis heute gehalten [141].

Auch aktuell wird sowohl im Medizinstudium als auch in den Staatsexamina vor allem die Reproduktion von Faktenwissen geprüft (entsprechend der NKLM-Kompetenztiefe 1). Das liegt nicht zuletzt daran, dass dazu geeignete und auch zuverlässige schriftliche Prüfungsaufgaben mit verhältnismäßig wenig Aufwand erstellt werden können. Aus Faktenwissen allein entsteht aber noch keine Kompetenz, vielmehr müssen die Studierenden auch wissen, wie sie diese Kenntnisse in der Praxis anwenden können, um spezifische Anforderungen zu bewältigen und sie müssen in der Lage sein zu begründen, warum sie eine bestimmte Herangehensweise wählen würden bzw. welche Alternativen gegebenenfalls in Frage kämen [162]. Auch solches Handlungs- und Begründungswissen (NKLM-Kompetenztiefe 2) und bis zu einem gewissen Grad auch Einstellungen und Haltungen können zuverlässig geprüft werden, z. B. durch Key-Feature-Aufgaben (s. Kap. 5.4.4) oder Situational-Judgment-Tests [142]. Dennoch ist der Aufwand für die Erstellung und Auswertung hier bereits deutlich höher als bei der Abfrage von Faktenwissen, was ein Grund dafür sein dürfte, dass diese Formate seltener zum Einsatz kommen. Eine weitere Voraussetzung für Kompetenzen sind praktische Fertigkeiten und Fähigkeiten unterschiedlicher Komplexität. Diese können mit hinreichender Zuverlässigkeit durch Simulationen geprüft werden, z. B. in einer OSCE (s. Kap. 5.4.6), weil sich so der Anforderungs- und Komplexitätsgrad der jeweiligen Aufgaben genau an die entsprechenden Lernziele anpassen lässt.

Für die unteren drei Stufen der Miller-Pyramide stehen also jeweils standardisierte Verfahren zur Verfügung, die – mit mehr oder weniger Aufwand – so ausgestaltet werden können, dass sie den Anforderungen an die klassischen Testgütekriterien Objektivität, Reliabilität und Validität gerecht werden. Auch wenn durch aufwendige Simulationen bereits nicht mehr nur isolierte Fertigkeiten, sondern tatsächlich Kompetenzen geprüft werden können, z. B. komplexe Handlungsabläufe, die in einer Notfallsituation interaktiv im Team organisiert und integriert werden müssen, um ein Problem erfolgreich zu bewältigen, zeigt erst das Verhalten einer Person in der realen Praxis, ob sie wirklich kompetent ist. Dementsprechend muss sie dazu bei ihrer Arbeit direkt beobachtet und bewertet werden. Auch dazu gibt es verschiedene Verfahren, z. B. die Mini-CEX oder die DOPS (s. Kap. 5.4.7), die primär aus der ärztlichen Weiterbildung stammen, grundsätzlich aber auch in der medizinischen Ausbildung eingesetzt werden können. Allerdings sind diese Verfahren, weil sie von den Unwägbarkeiten des klinischen Alltags bestimmt sind, nicht standardisierbar und stärker vom subjektiven Urteil der Prüfenden abhängig [190]. Dennoch können diese Prüfungen valide sein, allerdings muss dazu das Verständnis der Qualitätsanforderungen an Prüfungen über die Gütekriterien der klassischen Testtheorie hinaus erweitert werden (s. Kap. 5.3, [175]).

5.2.3 Summatives und formatives Prüfen

Was die Miller-Pyramide allenfalls indirekt erfasst – wenn man davon ausgeht, dass die Pyramide im Lauf des Studiums von der Basis zur Spitze „erklommen" wird –, ist der Aspekt der Kompetenzentwicklung. Bislang werden Prüfungsverfahren im Medizinstudium meist nur punktuell eingesetzt, z. B. um den Leistungsstand am Ende einer Lehrveranstaltung bzw. eines Studienabschnitts festzustellen. Verbunden damit ist meistens eine Entscheidung, vor allem die, ob Studierende die Prüfung bestanden und damit die Lernziele der Veranstaltung, des Moduls oder Studienabschnitts erreicht haben oder nicht. Diese Funktion von Prüfungen wird daher auch als *summativ* bezeichnet, sie dient in erster Linie der Ergebniskontrolle (Assessment *of* Learning). Diese Funktion von Prüfungen, die aus gesellschaftlicher Sicht angesichts der Tragweite ärztlichen Handelns ohne Frage besonders wichtig ist, dominierte lange Zeit den Diskurs über Prüfungen im Medizinstudium [67]. Das hatte zur Folge, dass viel Aufmerksamkeit darauf verwendet wurde, Prüfungsverfahren zu entwickeln und zu etablieren, die die klassischen Testgütekriterien Objektivität, Reliabilität und Validität erfüllen (s. Kap. 5.3, [74]).

Prüfungen können und sollten darüber hinaus aber noch eine weitere Funktion haben, nämlich Lernende (und Lehrende) darüber zu informieren, über welche Kenntnisse und Fertigkeiten sie bereits verfügen bzw. wo noch Kompetenzdefizite bestehen. Diese Funktion von Prüfungen wird auch als *formativ* bezeichnet, sie dient dem Feedback zum Lernprozess (Assessment *for* Learning, vgl. auch Kap. 2.2.1 zum Testing-Effekt) [173]. Angesichts der in Kap. 3 geschilderten Herausforderungen, dass insbesondere akademisch geprägte Kompetenzen prinzipiell offen sein müssen und auch auf neue, noch unbekannte Situationen vorbereiten sollen, wird gerade dieser formative Aspekt von Prüfungen als besonders wichtig angesehen. Denn selbst wenn eine Person in einer realen klinischen Anforderungssituation Kompetenz gezeigt hat, oder in einer praktischen Prüfung unter Beweis gestellt hat, dass sie eine bestimmte Prozedur beherrscht, kann noch keine Aussage darüber gemacht werden, ob das auch in anderen Situationen oder unter anderen Umständen in gleicher Weise gilt. Zum einen sind auch bzw. gerade Kompetenzen in hohem Maße kontext- bzw. inhaltsspezifisch und erst eine Vielzahl von Beobachtungen durch unterschiedliche Beobachter in unterschiedlichen klinischen Situationen lässt eine hinreichend zuverlässige Generalisierung zu [214]. Zum anderen sind Kompetenzen genauso wenig wie die ihnen zugrunde liegenden Ressourcen zeitlich stabil, sodass sich aus der Tatsache, dass eine Person zum Zeitpunkt X gezeigt hat, dass sie über bestimmte Fähigkeiten verfügt, keine verlässliche Aussage darüber zulässt, ob das zu einem anderen Zeitpunkt auch noch gilt [50]. Schließlich unterliegt gerade das medizinische Wissen – wenn auch nicht in allen Bereichen gleichermaßen – einer enormen Veränderungsdynamik, sodass einige Inhalte, die die Studierenden während des Studiums erworben haben, zum Zeitpunkt ihres Berufsstarts bereits wieder überholt sind. Dementsprechend sind in allen kompetenzorientierten Modellen wie dem NKLM (z. B. in Kapitel VIII.1 und VIII.6) auch die Fähigkeit und Bereitschaft zum lebenslangen Lernen und zur Weiterentwicklung der eigenen Kompetenzen als wichtige Ziele des Studiums enthalten. Es geht hier in erster Linie um die Kompetenz der „adaptiven Expertise“, d. h. um die Reflexion des eigenen Handelns mit dem Ziel, Kompetenzdefizite zu identifizieren und diese durch geeignete Maßnahmen zu beseitigen [120]. Im Rahmen der Ausbildung könnte das dadurch geschehen, dass die Studierenden die Rückmeldungen aus den verschiedenen Prüfungen und verschiedenen anderen Feedback-Situationen (z. B. während klinischer Praktika oder Famulaturen) nutzen, um ihr weiteres Lernen spezifisch an ihrem individuellen Bedarf zu orientieren [188]. Um diesen Lernprozess zu unterstützen und zugleich zu Prüfungszwecken zu dokumentieren, eignen sich insbesondere (elektronische) Portfolios, die von den Studierenden in Eigenverantwortung geführt werden, zusätzlich aber unbedingt mentoriert werden sollten (s. Kap. 5.4.8). Vor diesem Hintergrund hat sich der Diskurs über die Anforderungen an Prüfungen parallel zur zunehmenden Rezeption kompetenzorientierter Ausbildungsmodelle dahingehend gewandelt, dass zum einen eine Stärkung der formativen Funktion von Prüfungen gefordert wird und zum anderen auch die Bedeutung klassischer testtheoretischer Gütekriterien relativiert wird (s. Kap. 5.3, [74]).

Allerdings besteht hier ein Problem insofern, als sich die summative und die formative Funktion von Prüfungen nicht ohne Weiteres miteinander verbinden lassen bzw., dass es in der Praxis grundsätzlich schwierig ist, eine formative Funktion von Prüfungen überhaupt zu etablieren. Das hängt zum einen damit zusammen, dass Studierende ihr Lernverhalten ab dem Moment, in dem sie realisieren, dass sie geprüft werden, primär auf das Bestehen der Prüfung ausrichten und nicht primär auf das, was sie selbst oder ihre Lehrpersonen vielleicht für die persönliche Entwicklung aus inhaltlichen Gründen am sinnvollsten halten würden [213]. Das gilt häufig selbst dann, wenn die Prüfung ausdrücklich in formativer Absicht durchgeführt wird. Besonders betroffen sind davon klinische Situationen, in denen die Studierenden direkt beobachtet werden. Gerade solche Situationen wären besonders geeignet für ein spezifisches Feedback an die Studierenden, das sie zur weiteren Entwicklung ihrer Kompetenz nutzen können. Offensichtlich interpretieren die Studierenden aber allein die Tatsache, dass sie von einer Lehrperson beobachtet werden als Hinweis auf eine eher summative Prüfungssituation, die es ihnen erschwert, sich authentisch zu verhalten, was dann wiederum Wert und Nutzen der daraufhin erfolgenden Rückmeldung schmälert [97]. Will man die formative Funktion von Prüfungen bzw. von Feedback stärken, dann kommt es offensichtlich entscheidend darauf an, dass eine Lehr- und Lernkultur etabliert wird, in der für alle Beteiligten nicht die Kontrollfunktion von Prüfungen dominiert, sondern deren Potenzial, das Lernen und die individuelle Entwicklung der Studierenden zu unterstützen [79]. Um einen solchen Kulturwandel zu initiieren, können zunächst fakultative Lehrveranstaltungen angeboten werden, in denen diese Form des Lehrens und Lernens erprobt wird [215].

Eine besonders kritische Rolle spielen in diesem Zusammenhang die staatlichen Prüfungen, weil hier die Kontrollfunktion so sehr im Vordergrund steht, dass sie das studentische Lernen stark determinieren und kaum als Informationsquelle für das eigene Lernen genutzt werden. Das liegt zum einen daran, dass bislang die Rückmeldung der Leistungen an die Studierenden kaum in einer Form erfolgt, der sie konkrete Hinweise auf eigene Stärken und Schwächen entnehmen können, geschweige denn konkrete Hinweise darauf, wie sie dort festgestellte Wissensdefizite am besten beseitigen könnten. Zum anderen ist aber auch fraglich, ob eine solche Rückmeldung angesichts des bereits angesprochenen gezielten und strategischen Prüfungslernens überhaupt sinnvoll verwendet werden könnte, weil das für die Prüfung meist kurzfristig angelernte Wissen keine wirklich validen Rückschlüsse auf die Fähigkeiten der Studierenden zulässt.

5.2.4 Von der Einzelprüfung zum Prüfungssystem

Was ist ein Prüfungssystem?

Die zentrale Herausforderung des kompetenzorientierten Prüfens liegt somit weniger in der Entwicklung neuer Prüfungsverfahren, auch wenn die verschiedenen Formate zur direkten Beobachtung im realen Arbeitsumfeld (Workplace-based Assessment) an Bedeutung gewinnen werden und die Miller-Pyramide sich damit eher der Trapezform annähert. Wichtiger jedoch als einzelne Verfahren, die ihre je eigenen Stärken und Schwächen haben, wird zukünftig deren sinnvolle und geplante Kombination und Gewichtung sein. Das Ziel ist dabei, die Informationen aus verschiedenen Prüfungen über den gesamten Studienverlauf so miteinander in Beziehung zu setzen, dass sie zum einen von den Studierenden für ihre individuelle Kompetenzentwicklung genutzt werden können und zum anderen zu definierten Zeitpunkten Entscheidungen darüber zulassen, ob die Studierenden die Lernziele erreicht und damit die Voraussetzungen für den nächsten Studienabschnitt bzw. die ärztliche Berufsausübung erfüllt haben. Diese komplexe Aufgabe kann am ehesten ein Prüfungssystem erfüllen, das aus einer sinnvollen Kombination verschiedener Verfahren und Formate besteht [128]. Auf der Grundlage der Lernziele und des daraus resultierenden Curriculums muss dabei im Vorhinein gezielt darüber nachgedacht werden, welche Qualitäten zu welchem Zeitpunkt wie oft und von wem geprüft werden. Dabei muss sichergestellt sein, dass auch solche Qualitäten geprüft werden, die bislang eher weniger im Fokus standen, z. B. praktische Fertigkeiten, Einstellungen, Haltungen, Reflexionsfähigkeit. Um ein insgesamt ausgewogenes Gesamtbild zu erreichen, eignen sich hierzu Blueprints (s. Kap. 5.4.6 und Kap. 5.4.8). Vor dem Hintergrund des geschilderten Konflikts von summativer und formativer Prüfungsfunktion sollten – um die formative Funktion zu stärken – eher häufige Prüfungen von geringer Tragweite („Low-Stakes") stattfinden, mit denen weder Sanktionen noch formale Anreize verbunden sind, um strategisches Verhalten und Lernen zu verhindern. Diejenigen, die diese formativen Prüfungen abnehmen bzw. die Feedback zu Leistungen der Studierenden geben, sollten zudem nicht dieselben Personen sein, die entscheiden, ob die in einem bestimmten Zeitraum kumulierten Einzelleistungen in der Summe den individuellen Studienerfolg ausreichend dokumentieren und damit z. B. die Zulassung zum Staatsexamen oder den Übergang in die nächste Studienphase rechtfertigen. Um die summative Funktion sicherzustellen wäre es somit notwendig, Prüfungskommissionen zu etablieren, die in definierten Abständen die individuellen Studienleistungen sichten und im Zweifelsfall bewerten und entscheiden, ob eine Person den Anforderungen gerecht geworden ist oder nicht. Schließlich kann nicht genug betont werden, dass ein solches Prüfungssystem nur dann funktionieren kann, wenn es von einem kulturellen Wandel begleitet wird, in dem Prüfungen nicht primär über ihre Kontrollfunktion definiert, sondern eher als eine individuelle rückfragebasierte Lernstrategie verstanden werden, bei der die so gewonnenen externen Informationen benutzt werden, um die eigenen Erfahrungen besser zu verstehen und daraus einen Plan für gezielte Verbesserungen zu entwickeln, idealerweise unter der Begleitung eins Peers oder Mentors [50].

Programmatisches Prüfen

Ein konzeptuell gut ausgearbeitetes Modell eines Prüfungssystems, für das konkrete Implementierungsleitlinien, Praxisbeispiele und empirische Forschungsdaten vorliegen ist das programmatische Prüfen ([200], [202]). Die grundlegenden Maximen dieses Modells konkretisieren die im vorigen Abschnitt dargestellten Überlegungen weiter [197]:

1. Ob eine Person bestanden hat oder nicht, wird nicht aufgrund einer einzelnen Prüfung entschieden.

Vielmehr wird jede einzelne Prüfung als ein Datenpunkt für das gesamte Programm betrachtet (analog zu einem Pixel in einem Bild). Die einzelne Prüfung hat in erster Linie eine formative Funktion, sie gibt den Lernenden Feedback zu ihrem Lernstand bzw. weiteren Verbesserungsmöglichkeiten und soll auch genau für diese Funktion optimiert werden [183]. Einzelne Prüfungen können sowohl in standardisierter Form durchgeführt werden (z. B. als MC-Test oder als OSCE) als auch in nicht standardisierter Form (z. B. als Mini-CEX oder als Feedback nach einer Simulation). Während die Ergebnisse standardisierter Tests in Zahlenform vorliegen können (z. B. Zahl der richtig beantworteten Aufgaben, erreichte Punkte, Prozentrang), sind die Ergebnisse der nicht standardisierten Tests narrativ und sollen auch detailliert dokumentiert werden, damit keine Informationen verloren gehen.

2. Das Programm besteht aus einem gezielt zusammengestellten Spektrum verschiedener Prüfungsverfahren.
Welche Prüfungsverfahren zu welchem Zeitpunkt im Studienverlauf eingesetzt werden, richtet sich nach den Lernzielen des Curriculums und den dort gegebenenfalls benannten Meilensteinen. Im NKLM werden z. B. für die Kapitel VII und VIII (übergeordnete Lernziele bzw. übergeordnete Kompetenzen) vier verschiedene Meilensteine beschrieben, die für die Lernziele zu unterschiedlichen Zeitpunkten im Curriculum erreicht werden sollen. Wird dort, z. B. zum Ende des 6. Semesters, bereits „Handlungskompetenz" gefordert, dann müssen bereits zuvor Prüfungsverfahren zum Einsatz kommen, bei denen diese Kompetenz entweder im Rahmen einer Simulation oder aber in der Praxis direkt beobachtet werden kann. Soll dagegen zu diesem Zeitpunkt „Faktenwissen" vorhanden sein, dann können hier durchaus typische standardisierte Testverfahren wie MC-Tests zum Einsatz kommen. Da die einzelnen Prüfungsverfahren erst im Rahmen einer Gesamtschau auch summativ ausgewertet werden, muss dabei nicht jede einzelne Prüfung im Hinblick auf die klassischen Testgütekriterien optimiert werden. Daher sind auch subjektive, nicht standardisierte Bewertungen zulässig und – wegen der damit möglichen Differenziertheit – sogar erwünscht. Erst in der Summe (unterschiedliche Prüfpersonen in unterschiedlichen Situationen zu unterschiedlichen Zeitpunkten) werden diese Einzelprüfungen bestehensrelevant. Das Prüfungsprogramm sollte zudem neben einzeitigen, punktuellen Formaten (z. B. Klausuren oder mündlichen Prüfungen) auch longitudinale Formate beinhalten, um die Entwicklung der Studierenden besser abbilden zu können. Besonders geeignet sind dafür z. B. Progress-Tests (s. Kap. 5.4.8, [148]).

3. Die Lernenden werden kontinuierlich darin unterstützt, Feedback zu nutzen und selbstgesteuert zu lernen.
Wie oben bereits dargestellt wurde, kann Feedback zwar grundsätzlich sehr wirkungsvoll und hilfreich für den Lernprozess sein, allerdings nur dann, wenn dazu geeignete Rahmenbedingungen gegeben sind. Dazu gehört insbesondere, dass allen Beteiligten klar ist – und dass dies im Prozess auch so eingelöst wird –, dass einzelne Prüfungen oder Feedbacksituationen primär formative Funktion haben und erst in der Summe auch zu Entscheidungen über den Studienerfolg herangezogen werden ([152], [188]). Das sollte dadurch unterstützt werden, dass die Studierenden durch Mentoren begleitet werden, die sie zwar im Hinblick auf den Lernprozess beraten und unterstützen, aber nicht direkt an den summativen Entscheidungen beteiligt sind. Die Lehrenden müssen durch entsprechende medizindidaktische Qualifikationsangebote auf diese Aufgaben vorbereitet werden [79].

4. Die Anzahl der einzelnen Datenpunkte, die für eine summative Entscheidung benötigt wird, hängt von der Tragweite dieser Entscheidung ab.
Je größer die Tragweite ist, desto mehr und desto vielfältigere Einzelinformationen sind erforderlich. Diese Maxime wird auch als Proportionalitätsprinzip bezeichnet [196]. Dabei wird von einem Kontinuum zwischen den Polen summativ und formativ ausgegangen: Einzelne Prüfungen, also Datenpunkte, haben (fast) keine summative Funktion, weil sie erst in kumulierter Form zu summativen Entscheidungen beitragen. Entscheidungen mittlerer Tragweite könnten sich z. B. darauf beziehen, ob ein Studienmodul oder ein Studienabschnitt erfolgreich abgeschlossen wurde. Da die Studierenden kontinuierlich Feedback zu ihrem Lernstand und -prozess erhalten, sollten die Ergebnisse solcher summativen Entscheidungen grundsätzlich nicht unerwartet sein, sondern sich vor dem Hintergrund der vorangegangenen Entwicklung abzeichnen. Einzelne Prüfungen haben immer

das Ziel, den Studierenden konkrete Hinweise zu geben, wie sie ihre Leistung verbessern oder gegebenenfalls auch korrigieren können, während summative Entscheidungen auch zur Folge haben können, dass ein bestimmter Studienabschnitt wiederholt werden muss.

5. Summative Entscheidungen von großer Tragweite werden von einem erfahrenen und eigens dazu ausgebildeten Prüfungskomitee getroffen.

Die einzelnen Informationen für eine summative Entscheidung zusammenzuführen ist alles andere als trivial. Da hier sowohl Ergebnisse aus standardisierten als auch aus nicht standardisierten Verfahren berücksichtigt werden müssen, erfordert die Entscheidung eine Bewertung und Gewichtung der verschiedenen Datenpunkte. Das ist in der Medizin an sich nichts Ungewöhnliches, denn auch bei der Behandlung von Kranken müssen sowohl Zahlenwerte, z. B. aus Laboruntersuchungen, als auch narrative Informationen, etwa aus der Anamnese, miteinander kombiniert und bewertet werden, um auf dieser Grundlage eine Entscheidung zu treffen. Der Prozess zur Bewertung von Studienleistungen kann analog dazu gedacht werden [168]. Wichtig ist dabei, dass die verschiedenen Informationen inhaltsbezogen zusammengeführt werden, und zwar unabhängig davon, mit welchem Verfahren sie erhoben wurden. Dieses Vorgehen kann man in Analogie zur qualitativen Forschungsmethodik auch als Triangulation bezeichnen, weil derselbe Inhalt mittels unterschiedlicher Methoden beleuchtet wird [196]. Das heißt: Um zu beurteilen, ob eine Studentin oder ein Student einen vorgesehenen Meilenstein in kommunikativer Kompetenz erreicht hat, können die Ergebnisse aus diesbezüglichen Wissenstests (oder auf diese Inhalte bezogenen Prüfungsfragen), OSCE-Stationen, Feedbacks von Simulationen und aus klinischen Beobachtungssituationen zusammengeführt werden. Das ist insofern ungewöhnlich, als bislang Prüfungsinformationen eher verfahrensspezifisch ausgewertet werden, z. B. als Gesamtergebnis aus einer OSCE mit inhaltlich sehr unterschiedlichen Stationen oder das Gesamtergebnis einer Klausur, in der zu sehr vielen verschiedenen Inhalten Fragen gestellt werden.

Eine Herausforderung ist die Rolle der mentorierenden Personen im Entscheidungsprozess: Damit sich die formative Funktion des Programms überhaupt entfalten kann, müssen die Studierenden so viel Vertrauen haben, dass sie sich der sie mentorierenden Person gegenüber nicht prüfungsstrategisch verhalten. Um das zu unterstützen wäre es an sich wünschenswert, wenn die mentorierende Person nicht in die summativen Entscheidungen eingebunden ist. Auf der anderen Seite sind es gerade diese Personen, die die Studierenden am besten kennen und daher die vorliegenden Informationen differenziert bewerten und gewichten können. Insofern erscheint es widersinnig, sie vollständig aus dem Prozess herauszuhalten. Ein Kompromiss könnte etwa darin bestehen, dass die mentorierenden Personen eine Empfehlung im Hinblick auf die anstehende Entscheidung abgeben, ohne dass sie am eigentlichen Entscheidungsprozess des Prüfungskomitees beteiligt sind.

Forschungsergebnisse zum programmatischen Prüfen

Eine erste Übersichtsarbeit, in die 27 empirische Studien zum programmatischen Prüfen eingeschlossen werden konnten, zeigt, dass der Ansatz des programmatischen Prüfens grundsätzlich geeignet ist, um die angestrebten Ziele zu erreichen [165]. Formative und summative Funktion von Prüfungen lassen sich demnach tatsächlich miteinander verbinden, sodass einerseits zuverlässige Entscheidungen auch von großer Tragweite („High-Stakes") möglich sind und andererseits das eigenverantwortete Lernen der Studierenden unterstützt wird. Dennoch erbrachten einige Studien auch Hinweise auf den bereits angesprochenen Konflikt, dass die wahrgenommene Kontrollfunktion von Prüfungen deren formatives Potenzial korrumpieren kann (z.B. [70], [164]). So scheinen zwar häufigere Prüfungen tatsächlich die Wahrnehmung einer primär formativen Funktion zu unterstützen, gleichzeitig werden häufigere Prüfungen aber auch insofern negativ bewertet, als damit der Arbeitsumfang sowohl für die Studierenden als auch für die Lehrenden steigt und sie damit eher als wenig hilfreich wahrgenommen werden. Hier muss also sehr viel Augenmerk auf eine gute Balance dieser verschiedenen Aspekte gelegt werden, indem z. B. die Frage, wieviel Information welcher Art für beide Funktionen tatsächlich benötigt wird, schon bei der Entwicklung des Prüfungsprogramms mit allen Beteiligten diskutiert wird. Das trifft insbesondere für den klinischen Bereich zu, wo bislang die meisten empirischen Studien zu programmatischem Prüfen durchgeführt wurden: Hier zeigte sich z. B., dass Lernende nicht nach Feedback fragen wollten, weil sie fürchteten, damit die Arbeitsbelastung ihrer Mentorinnen und Mentoren noch weiter zu vergrößern. Umgekehrt gaben einige der mentorierenden Personen an, eher kein negatives Feedback zu geben, weil sie befürchteten, sich damit in der Folge noch mehr Arbeit aufzuhalsen. Hier sind unter anderem Ressourcenfragen angesprochen, denn es muss den Lehrenden natürlich auch möglich sein, ihrer mentorierende Funktion überhaupt nachkommen zu können.

5.2.5 Die Kernfrage: Welche Aufgaben können einer Person anvertraut werden?

Das Konzept der EPAs

Prüfungen haben im Kern eine, allerdings nicht immer explizit gemachte prognostische Funktion: Es wird nämlich abgewogen, ob eine Person aufgrund ihrer in der Prüfung festgestellten Fähigkeiten in der Lage ist, mit zukünftigen Anforderungen zurecht zu kommen. Das folgt auch unmittelbar aus § 1 der ÄApprO, der als Ziel des Medizinstudiums zur „eigenverantwortlichen und selbständigen ärztlichen Berufsausübung“ befähigte Ärztinnen und Ärzte benennt. Allerdings wird diese Befähigung nicht wirklich überprüft, da die Studierenden während des Studiums kaum jemals selbständig und eigenverantwortlich in der Patientenversorgung arbeiten (sie dürften es rechtlich auch gar nicht). Damit entsteht aber das Problem, dass die angehenden Ärztinnen und Ärzte ab dem ersten Tag ihrer Facharztweiterbildung über Fähigkeiten verfügen müssen, von denen weder sie selbst noch andere wissen, ob das tatsächlich auch der Fall ist. Dieses Problem besteht auch deshalb, weil die Leistungen in den studienbegleitenden Prüfungen bislang nicht zur Beurteilung der Berufsfähigkeit herangezogen werden (allenfalls indirekt, wenn eine Person studienbegleitende Prüfungen nicht besteht und daher nicht zum Staatsexamen zugelassen wird), wobei die meisten dieser Prüfungen bislang auch gar nicht so ausgestaltet sind, dass sie einen wirklich substanziellen Beitrag zur Frage der Berufsbefähigung leisten könnten. Somit wird letztlich allein auf Grundlage der staatlichen Prüfung entschieden, ob man einer Person zutraut, künftig eigenverantwortlich und selbständig ärztlich tätig zu werden. Dieser Aspekt fließt allerdings nicht explizit als Kriterium zur Beurteilung der Prüfungsleistungen mit ein, sondern allenfalls indirekt, z. B. bei der Bewertung der mündlich-praktischen Leistungen, wobei diese in ihrer bisherigen Form kaum in der Lage sind, hier zuverlässige und valide Ergebnisse zu erbringen.

Prinzipiell haben Prüfungen auch schon in den Grundlagenfächern des Studiums eine prognostische Funktion, da dort zumindest idealerweise die kognitiven, psychomotorischen und affektiven Voraussetzungen für darauf aufbauende Studienabschnitte erworben werden. Besonders relevant wird der prognostische Aspekt allerdings erst dann, wenn die Studierenden mehr und mehr in die Versorgung von Kranken eingebunden werden. Im klinischen Alltag geht es nämlich immer wieder um die Frage, welche Aufgaben einer noch lernenden Person aufgrund ihrer Kompetenz anvertraut werden können, ohne die Kranken dabei zu gefährden. Die Antwort auf diese Frage erfolgt bislang oft intuitiv aufgrund des Eindrucks, den die betreffende Person bei ihren Vorgesetzten hinterlässt. Das hat den Nachteil, dass u. a. aufgrund von Beobachtungs- und Beurteilungsfehlern (s. Kap. 5.4.5) solche Entscheidungen nicht unbedingt zuverlässig sind. Allerdings enthalten sie einen im Hinblick auf die Validität sehr wichtigen und dazu noch sehr anschaulichen und konkreten Aspekt, der die Beurteilung der Leistung erleichtert: Es geht nämlich nicht darum, ob eine Person eine Prüfung bestanden hat, weil er oder sie eine bestimmte Punktzahl erreicht hat (die zudem häufig willkürlich festgelegt wird). Vielmehr muss die supervidierende Person entscheiden, ob sie dem oder der Studierenden hinreichend vertraut, um ihm oder ihr eine bestimmte Aufgabe zur eigenverantwortlichen Ausführung zu übertragen. In eine pragmatische Form gebracht könnte die entscheidende Frage dabei z. B. lauten: „Würde ich dieser Person meine Familienmitglieder zur Behandlung anvertrauen?" oder auch „Würde ich diese Person gerne in meinem Team haben?". Diese Fragen machen unmittelbar deutlich, dass es hier nicht nur um fachliche Kompetenz geht, sondern auch um andere Qualitäten, die Vertrauenswürdigkeit ausmachen, z. B. Integrität, Zuverlässigkeit, Demut und Eigenständigkeit.

Diese Überlegung, die grundsätzlich jeder klinisch tätigen Person vertraut ist, die Umgang mit Lernenden im Gesundheitswesen hat, wurde in jüngster Zeit systematisch weiterentwickelt zum Konzept der „anvertraubaren professionellen [beruflichen] Tätigkeiten" (APTs) (engl.: Entrusted Professional Activities, EPAs – hier wird im Weiteren die englische Bezeichnung und Abkürzung verwendet, weil sie auch im NKLM benutzt wird) [192]. Dieses Konzept eignet sich besonders gut, um die beruflichen Anforderungen zu konkretisieren, auf die das Medizinstudium vorbereiten soll und ermöglicht damit auch Entscheidungen darüber, ob Studierenden diesen Anforderungen zukünftig auch gewachsen sein werden. Kompetenzen und EPAs verhalten sich somit komplementär zueinander: Während Kompetenzen die individuellen Ressourcen oder Eigenschaften beschreiben, die einer Person zur Verfügung stehen, um bestimmte Aufgaben zu bewältigen und Probleme zu lösen, charakterisieren EPAs die spezifischen Eigenschaften der Aufgaben oder Probleme, die es zu lösen gilt. Sie konkretisieren damit das Ausbildungsziel des Medizinstudiums, sodass eindeutig erkennbar wird, was die angehenden Ärztinnen und Ärzte am ersten Tag ihrer ärztlichen Weiterbildung können sollen. In den folgenden Abschnitten wird das Konzept der EPAs und ihre Bewertung näher dargestellt.

Was sind EPAs?

Wie bereits angeklungen ist, beschreiben EPAs typische ärztliche Aufgaben, d. h. abgrenzbare Handlungsakte („Units of Work"), die Lernenden in der medizinischen Aus-, Weiter- und Fortbildung anvertraut werden können und die zusammengenommen die Anforderungen des ärztlichen Berufsalltags abbilden. Um EPAs erfolgreich bewältigen zu können, müssen in der Regel verschiedene Kompetenzen angewandt und integriert werden. Damit lassen sie sich begrifflich von bloßen Fertigkeiten abgrenzen, bei denen es in erster Linie um die technische Bewältigung von Anforderungen geht (z. B. einen venösen Zugang zu legen). EPAs gehen darüber hinaus, weil hier der technische Aspekt nur einer von vielen anderen ist, zu denen auch die adäquate Kommunikation mit den Patientinnen und Patienten vor bzw. während der Prozedur gehört oder die Indikationsstellung, d. h. die Frage, ob es überhaupt notwendig ist, eine bestimmte Maßnahme vorzunehmen. EPAs führen in einem überschaubaren Zeitrahmen zu einem konkreten Ergebnis, das beobachtbar und messbar ist, mit dem also der Erfolg und die Qualität des Handelns festgestellt werden kann (z. B. die stationäre Aufnahme eines Patienten, zu der neben einer situationsadäquaten Anamnese und körperlichen Untersuchung auch das Erstellen eines Arbeitsplanes, die Information des Patienten, die Absprache mit dem Team und vieles mehr gehört).

Das Konzept der EPAs wurde ursprünglich mit Blick auf die ärztliche Weiterbildung entwickelt, wird aber mittlerweile auch für die medizinische Ausbildung benutzt, weil sich so sehr konkret beschreiben lässt, welchen Anforderungen die Absolventinnen und Absolventen des Medizinstudiums gewachsen sein müssen, damit sie „selbständig und eigenverantwortlich" in ihre ärztliche Weiterbildung starten können.

Der NKLM 2.0 [125] benennt in seinem Absolventenprofil sechs übergeordnete, sogenannte „Master"-EPAs, auf die das Medizinstudium die Studierenden vorbereiten soll:

A. Stationäre Aufnahme von Patientinnen und Patienten
B. Stationäre Betreuung von Patientinnen und Patienten
C. Entlassung von Patientinnen und Patienten
D. Ambulante Betreuung von Patientinnen und Patienten mit einer akuten Erkrankung
E. Ambulante Betreuung von Patientinnen und Patienten mit einer chronischen Erkrankung
F. Durchführung von Prävention und Früherkennung

Jedes dieser Master-EPAs wird im Absolventenprofil des NKLM genauer inhaltlich und im Hinblick auf die Prüfungsanforderungen spezifiziert. Außerdem wird beschrieben, welche Teilleistungen oder Bausteine notwendig sind, um den Anforderungen, die das Master-EPA als Ganzes stellt, gerecht zu werden. Diese Bausteine lassen sich ebenfalls als EPAs beschreiben, die allerdings weniger komplex und umfangreich sind als die übergeordneten Master-EPAs. Sie werden im Absolventenprofil des NKLM als „Nested-EPAs" beschrieben, weil sie in den Master-EPAs „verschachtelt" sind. Insgesamt sieht der NKLM 14 Nested-EPAs vor, aus denen sich die Master-EPAs in je spezifischer Weise zusammensetzen (Tabelle 5-1).

Diese Übersicht verdeutlicht, dass die kleiner dimensionierten Nested-EPAs bis auf eine Ausnahme (Nr. 2 „Vorstellung der Krankengeschichte auf der Visite") gleich für mehrere Master-EPAs wichtig sind und damit als universelle Bausteine oder Facetten der ärztlichen Tätigkeit angesehen werden können, die natürlich noch auf die jeweilige Situation oder den Kontext angepasst werden müssen. Auch die Nested-EPAs werden im Absolventenprofil des NKLM näher inhaltlich charakterisiert und es finden sich auch Verweise auf die verschiedenen Kapitel des NKLM, da dessen Lernziele die notwendigen Kenntnisse, Fertigkeiten und Einstellungen für die Nested-EPAs beschreiben. So lässt sich etwa Kapitel VIII.7 (Klinisch-praktische Fertigkeiten) heranziehen, um näheren Aufschluss darüber zu erhalten, welche ärztliche Prozeduren es sind, die die Studierenden am Ende ihrer Ausbildung „patientensicher durchführen" sollen (Nested-EPA Nr. 5) und auf welchem Kompetenzniveau diese jeweils beherrscht werden sollen.

Betrachtet man den NKLM als Ganzes, dann finden sich die Inhalte des Studiums darin also mehrfach wieder: Erstens in Kapitel VIII in Form von übergeordneten Kompetenzen (Rollen) mit den ihnen zugeordneten Teilkompetenzen und Lernzielen (wobei das Kapitel VII „Übergeordnete und krankheitsbezogene Lernziele" zusammen mit Kapitel VIII.7 „Klinisch-praktische Fertigkeiten" die Kompetenzdomäne der Medizinischen Expertise spezifiziert). Zweitens stecken die Inhalte nochmals anders organisiert in den Kapiteln V „Konsultationsanlässe" und VI „Erkrankungen" sowie in den ergänzenden Listen zu Arzneistoffen, Erregern sowie dem Arzt-, Medizin- und Patientenrecht. Ein drittes Mal finden sich die Inhalte dann in den EPAs wieder, die aufgrund ihrer verschachtelten Struktur im Prinzip nochmal den gesamten Katalog umfassen. Erstellte man eine genaue Konkordanz zwischen den EPAs und den anderen Abschnitten des NKLM, dann müsste jedes Lernziel auf mindestens ein EPA verweisen und umgekehrt müssten sich alle Lernziele des NKLM von den EPAs aus erschließen las-

Tabelle 5-1: Im Absolventenprofil des NKLM aufgelistete Nested-EPAs und ihre Zuordnung zu den Master-EPAs.

	Master-EPA	**A**	**B**	**C**	**D**	**E**	**F**
1.	Situationsadäquate Durchführung von Anamnese und körperlicher Untersuchung sowie strukturierte Zusammenfassung der Ergebnisse	×	×		×	×	×
2.	Strukturierte Vorstellung der Krankengeschichte von Patientinnen und Patienten in der Visite oder einer Fallbesprechung		×				
3.	Erstellung und Umsetzung eines (differenzial-)diagnostischen Arbeitsplans nach den Prinzipien der EbM und klinischen Entscheidungsfindung	×	×		×	×	
4.	Einverständnis für Untersuchungen und Prozeduren patientenzentriert einholen	×	×		×	×	×
5.	Ärztliche Prozeduren patientensicher durchführen	×	×		×	×	×
6.	Kritische Interpretation von Untersuchungsergebnissen und Einleitung weiterführender Schritte	×	×	×	×	×	×
7.	Erstellung und Umsetzung eines Therapieplans nach den Prinzipien der EbM und klinischen Entscheidungsfindung	×	×		×	×	
8.	Strukturierte Information und Beratung von Patientinnen und Patienten	×	×	×	×	×	×
9.	Strukturierte intra- und interprofessionelle Übergabe von Patientinnen und Patienten	×	×	×	×	×	
10.	Management einer Station, Ambulanz oder Praxis	×	×		×	×	
11.	Erkennen und Management von Notfallsituationen unter Berücksichtigung der eigenen Grenzen	×	×		×	×	
12.	Nachsorge- und Teilhabeplanung sowie Entlassmanagement von Patientinnen und Patienten		×	×		×	
13.	Beitragen zur Patientensicherheit und Systemverbesserung	×	×	×	×	×	×
14.	Bearbeiten von Fragestellungen nach dem EbM-Konzept und Umsetzung in der Patientenversorgung		×		×	×	×

sen. Teilweise sind solche Verweise im NKLM auch gesetzt bzw. sie gehen aus den Beschreibungen der EPAs im Absolventenprofil hervor.

Wie lassen sich EPAs zu Prüfungszwecken nutzen?

Mit dem Konzept der EPAs werden die bisherigen Überlegungen zu Prüfungen in der ärztlichen Ausbildung um ein wichtiges Kriterium ergänzt, das in dieser Form bisher kein (expliziter) Bestandteil von Prüfungen ist: Vertrauen. Das ist deshalb ein besonders wichtiges Kriterium, weil es sich auf die Zukunft bezieht: Aufgrund der bisher von einer Person gezeigten Leistungen bzw. aufgrund ihres Verhaltens und des Eindrucks, den sie bei anderen Personen hinterlassen hat, wird ihr im Hinblick auf die in einem EPA beschriebenen Aufgaben mehr oder weniger Selbständigkeit zugetraut bzw. es wird prognostiziert, welches Ausmaß an Supervision dabei noch für notwendig erachtet wird. Um eine solche Entscheidung treffen zu können, ist neben der Beurteilung der Kompetenz vor allem eine Risikoeinschätzung notwendig. Es muss nämlich eine Abwägung vorgenommen werden zwischen einer möglichst großen Selbständigkeit für die Studierenden auf der einen Seite – die u. a. im Hinblick auf eine schrittweise Verantwortungsübernahme und Berufsvorbereitung wichtig ist – und einem gerade noch akzeptablen Risiko für die Kranken auf der anderen Seite. Welche Konsequenzen diese zweistufige Beurteilung haben kann, lässt sich leicht an einem Beispiel verdeutlichen: So kann z. B. einer Studentin, die über durchschnittliche Kenntnisse und Fertigkeiten verfügt, aber bereitwillig nach Hilfe fragt, wenn sie sich unsicher ist, mehr Selbständigkeit zugestanden werden als einem Studenten, dessen Wissen und Fertigkeiten zwar überdurchschnittlich sind, der aber von sich aus kaum um Hilfe und Unterstützung fragen würde und sich selbst eher zu viel zutraut. Wichtig ist in diesem Zusammenhang, dass der Student bei einer herkömmlichen Prüfung vermutlich bessere Noten als die Studentin erhalten würde, weil die Fähigkeit und Bereitschaft, eigene Kompetenzdefizite zu erkennen und dementsprechend zu handeln, selbst bei den Workplace-based Assessments (s. Kap. 5.4.7) kaum explizit beurteilt wird. Für die Frage, in welchem Umfang einer Person bestimmte klinische Tätigkeiten anvertraut werden können, ist dieser Aspekt aber zentral. Insofern könnte man die zu Beginn dieses Kapitels eingeführte Miller-Pyramide um eine weitere Stufe ergänzen (Abbildung 5-2) [189]. Im englischsprachigen Original wird diese Stufe mit „trusted (with future care)" bezeichnet, was sich sinngemäß übersetzen ließe mit „zukünftig Patientenversorgung anvertraut bekommen". Allerdings benennt die Miller-Pyramide auf allen anderen Stufen jeweils Leistungen bzw. Ressourcen der zu prüfenden Person und nicht die Zuschreibung bzw. Beurteilung durch andere. Insofern erscheint es folgerichtiger, auf der neuen Stufe keinen Perspektivenwechsel vorzunehmen, sondern ebenfalls die individuelle Voraussetzung zu benennen, die notwendig ist, damit einer Person etwas anvertraut wird, also vertrauenswürdig zu sein [87]. Wichtig ist allerdings, dass es hier nicht um Vertrauenswürdigkeit ganz allgemein geht, sondern sehr spezifisch um das Ausmaß an Supervision, das für bestimmte Aufgaben noch als notwendig erachtet wird.

Anforderungen
Kompetenzbereiche
Mögliche Prüfungsverfahren
Selbständig und eigenverantwortlich handeln
Ver-trauens-würdig sein
Adaptive Expertise, Reflexion des eigenen Handelns, eigene Grenzen erkennen und entsprechend handeln
EPAs, kurze/lange Beobachtungen in der Praxis, Arbeitsproben
Handeln im realen Arbeitsumfeld
Tun
Klinisches Denken & Handeln, Entscheidungskompetenz, Einstellungen, Rollenverständnis, pers. Entwicklung
Mini-CEX, Portfolios, Praktische Prüfungen
Können demonstrieren, Simulation
Zeigen wie
Klinisches Denken, Fertigkeiten & Verfahren, Kommunikation
OSCE, Schriftliche klinische Prüfungen
Handlungs- und Begründungswissen
Wissen wie
Diagnostisches Vorgehen, Patienten-Management
Schriftliche Prüfungen
Mündliche Prüfungen
Faktenwissen wiedergeben
Wissen
Grundlagen-wissenschaften
Schriftliche Prüfungen

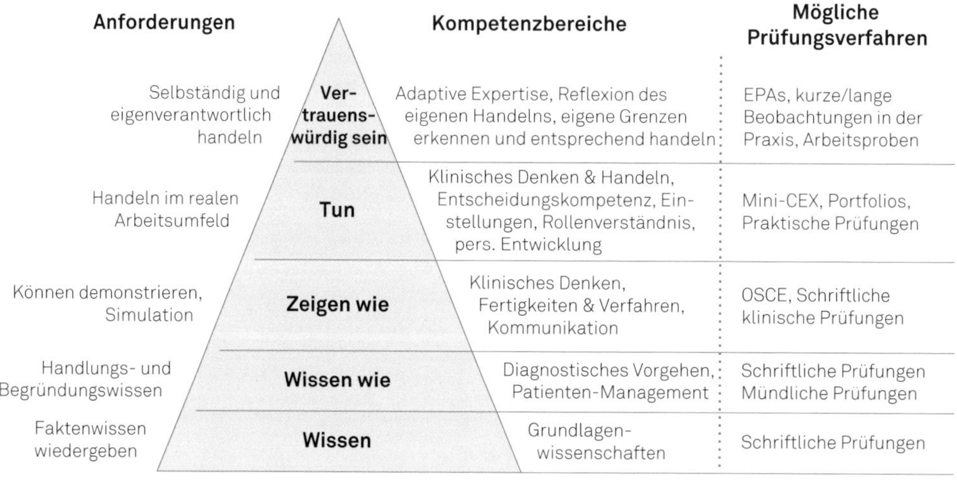

Abbildung 5-2: Die erweiterte Miller-Pyramide (nach [189], vgl. Abbildung 5-1).

Wie wird entschieden, welche EPAs einer Person in welchem Ausmaß anvertraut werden können?

Zentral für das Verständnis von EPAs ist die Idee, dass das Ausmaß an Supervision bzw. Selbständigkeit, mit dem die beschriebene Aufgabe durchgeführt werden darf, in Abhängigkeit von der Kompetenz des Prüflings abgestuft wird. Für diese Abstufung wurde ursprünglich eine fünfstufige Skala entwickelt, die aber je nach Anwendungsbereich angepasst werden muss. Das gilt vor allem für das Medizinstudium, weil hier eine vollumfängliche Selbständigkeit überhaupt nicht intendiert ist, dafür aber die Intensität der noch notwendigen Supervision feiner abgestuft werden kann. Tabelle 5-2 zeigt in der linken Spalte die ursprüngliche Bewertungsskala und in der rechten Spalte die Skala, wie sie auch im NKLM Verwendung findet.

Das Supervisions-Niveau für sämtliche sechs Master-EPAs des NKLM liegt bei IIIc, bei einzelnen Nested-EPAs liegt es auch noch deutlich darunter (z.B. IIa bei oder IIb bei „Ärztliche Prozeduren patientensicher durchführen"). In der medizinischen Ausbildung wird also Selbständigkeit nur insofern erreicht, als mindestens immer noch eine „moderate Aufsicht" bei den EPAs notwendig ist, bei bestimmten, patientenbezogenen Prozeduren auch eine direkte Beobachtung durch die supervidierende Person. Von diesem Ausgangsniveau aus kann dann im Verlauf der ersten Monate der Weiterbildung Niveau 4 erreicht werden, das z.B. für die Durchführung von Nachtdiensten in der Klinik notwendig ist, wenn die supervidierende Person nur mehr telefonisch erreichbar ist. Gerade diese Entscheidung („Wann traue ich einer Person zu, Nachtdienste zu machen?"), die zwar nicht mehr zur medizinischen Ausbildung gehört, verdeutlicht nochmals, dass der Grundgedanke der EPAs bislang auch schon eine zentrale Rolle in der Aus-, Weiter- und Fortbildung gespielt hat, allerdings wurden solche Entscheidungen eher implizit und intuitiv getroffen und meist nicht auf der Grundlage zuverlässiger und nachvollziehbarer Evidenz.

Tabelle 5-2: Skala zur Bewertung von anvertraubaren professionellen Tätigkeiten (EPAs).

Die Kandidatin, der Kandidat darf ... (ten Cate 2010 [191])	Der/die Studierende ... (NKLM)
1. die EPA nicht ausführen.	I. hat Vorwissen, darf die EPA beobachten.
2. die EPA nur unter proaktiver umfassender Supervision ausführen.	II. darf die EPA unter **enger Aufsicht** durchführen: a. **gemeinsame** Ausführung einer EPA. b. Ausführung mit **direkter Beobachtung** durch Supervisor/in.
3. die EPA unter reaktiver Supervision/Supervision bei Bedarf durchführen.	III. darf die EPA unter **moderater Aufsicht** durchführen: a. eigenständige Ausführung, **alles/vieles** wird nachgeprüft, Supervisor/in **rasch** verfügbar. b. eigenständige Ausführung, **Wichtiges** wird nachgeprüft, Supervisor/in **rasch** verfügbar. c. eigenständige Ausführung, **Wichtiges** wird nachgeprüft, Supervisor/in **nicht rasch** verfügbar.
4. die EPA selbständig durchführen.	IV. darf die EPA mit entfernter Supervision durchführen.
5. die EPA bei anderen supervidieren.	V. darf selbst als Supervisor/in, Dozent/in agieren.

Wie bereits angedeutet wurde, ist das entscheidende Charakteristikum der EPA-Bewertung, das sie von sonstigen Prüfungsmodalitäten unterscheidet, dass sie sich nicht auf die gegenwärtige Leistung bezieht („Wieviel Supervision/Unterstützung *hat* die/der Studierende benötigt?") – diese kann als ein Kriterium neben anderen in die Bewertung miteinfließen – sondern darauf, wie viel Selbständigkeit der geprüften Person *zukünftig* zugestanden wird. Diese Unterscheidung ist insofern wichtig, als es z. B. sein kann, dass ein Student eine bestimmte ärztliche Prozedur selbständig durchgeführt hat, dabei aber deutlich geworden ist, dass erhebliche Zweifel an seiner Kompetenz angebracht sind und er daher diese Prozedur zukünftig zunächst nur noch unter engerer Supervision durchführen darf.

Ein weiterer wichtiger Aspekt betrifft die Kriterien, auf deren Grundlage die Entscheidung über das zukünftige Ausmaß an Selbständigkeit getroffen wird. Hier gelten prinzipiell die gleichen Überlegungen, die bereits im Zusammenhang mit dem programmatischen Prüfen angestellt worden sind: Je mehr von der Entscheidung abhängt, desto gründlicher muss sie vorbereitet werden und desto mehr Datenpunkte müssen mit einbezogen werden, damit ein möglichst zuverlässiges Bild von der Kompetenz der zu prüfenden Person entsteht. Ad-hoc-Entscheidungen, die intuitiv, „aus dem Bauch heraus" getroffen werden, wie das im klinischen Alltag oft geschieht, sind bei folgenreichen Entscheidungen dazu kaum ausreichend. Zwar gilt auch hier, dass subjektive Beurteilungen durch supervidierende oder mentorierende Personen grundsätzlich eine sehr valide Quelle für die Bewertung sein können. Für Entscheidungen von großer Tragweite, die z. B. die Zulassung zu weiteren Studienabschnitten, Abschlussprüfungen oder gar die Berufszulassung betreffen, können sie aber nur dann verwendet werden, wenn solche Bewertungen von mehreren, voneinander unabhängigen Personen, in unterschiedlichen und repräsentativen Situationen vorliegen. Zusätzlich sollten für solche weitreichenden „High-Stakes" Entscheidungen auch noch andere Aspekte mit einbezogen werden, z. B. Prüfungsergebnisse aus formalisierten Prüfungen, vor allem Workplace-based Assessments (s. Kap. 5.4.7) und Arbeitsproben, die etwa in Form von Krankenakten oder Arztbriefen dokumentiert sein können.

Am wichtigsten für die Entscheidung darüber, was einer Person in welchem Umfang anvertraut werden kann, ist die kontinuierliche, über einen längeren Zeitraum erfolgende Beobachtung in der Praxis, und zwar am besten durch mehrere Personen unterschiedlicher Berufsgruppen im Sinne eines Mehrperspektiven-Feedbacks (360-Grad-Feedback, s. Kap. 5.4.7). Rahmenbedingungen, die solche Beurteilungen ermöglichen, finden sich am ehesten im PJ, wo daher das EPA-Konzept im eigentlichen Sinne auch am besten eingesetzt werden kann. Das ist auch insofern wichtig, als das PJ als letzte Studienphase vor dem Eintritt in die Berufstätigkeit eine zentrale Funktion hat, um die Studierenden auf ihre zukünftigen ärztlichen Aufgaben vorzubereiten. Die Arbeitsgruppe PJ des Medizinischen Fakultätentages (MFT) hat vor diesem Hintergrund und unter Berücksichtigung des NKLM für die Fächer Innere Medizin, Chirurgie und Allgemeinmedizin Leitfäden entwickelt, in denen die Umsetzung des EPA-Konzepts für das PJ detailliert beschrieben wird [4]. Darin finden sich auch Vorlagen für die Dokumentation von Feedback-Gesprächen und für verschiedene Prüfungsformate des Workplace-based Assessments (vgl. Kap. 5.4.7). Auf Grundlage dieser Leitfäden können die bisherigen PJ-Logbücher an den Fakultäten an das Konzept der EPAs und damit an die Anforderungen einer kompetenzorientierten Ausbildung, wie sie der NKLM vorsieht, angepasst werden [12].

Insgesamt lassen sich die Charakteristika des kompetenzorientierten Prüfens somit folgendermaßen zusammenfassen ([65], [78]):

- Neben einzelnen Kompetenzressourcen (Wissen, Fertigkeiten etc.) müssen Kompetenzen vermehrt integrativ in authentischen

Situationen, d.h. durch die direkte Beobachtung im Arbeitsumfeld (Workplace-based Assessment) geprüft werden.

- Dadurch wächst die Bedeutung nicht standardisierter Prüfungsformate, bei denen die Validität stärker von der Prüfperson abhängt als vom Prüfungsverfahren selbst. Dem muss durch eine entsprechende personelle Auswahl und Schulung von Rechnung getragen werden [79]. Zur Qualitätssicherung bei diesen Formaten eignen sich Konzepte der qualitativen Forschung (Triangulation, Sättigung etc.).
- Die Bedeutung der formativen Funktion von Prüfungen (Assessment for Learning) in Form von häufigem, kontinuierlichem und spezifischem Feedback wächst. Das erfordert ein entsprechendes Verständnis sowohl auf Seiten der Lehrenden wie auch der Studierenden [66].
- Insgesamt sind Prüfungsprogramme wie das programmatische Prüfen besonders geeignet, um den Anforderungen an kompetenzorientiertes Prüfen gerecht zu werden. Sie ermöglichen die Verbindung formativer und summativer Aspekte, balancieren die Stärken und Schwächen einzelner Prüfungsverfahren aus und können die longitudinale Entwicklung von Kompetenzen abbilden.

5.3 Formale Anforderungen an Prüfungen

5.3.1 Qualitätskriterien

Wie bereits angeklungen ist, müssen Prüfungen bestimmte Qualitätskriterien erfüllen, damit sie den an sie gerichteten Erwartungen, z.B. im Hinblick auf ihre Kontroll- und Feedbackfunktion gerecht werden können. Lange Zeit wurde dabei vor allem auf die Konzepte der klassischen Testtheorie Bezug genommen, d.h. Prüfungen wurden als eine Form psychologischer Testverfahren angesehen [98]. Demnach sollen Prüfungen eine meist quantifizierbare Aussage darüber machen, ob und in welchem Ausmaß die Studierenden über bestimmte Eigenschaften z.B. bestimmte Kenntnisse oder Fertigkeiten verfügen. Dabei wird implizit und vereinfachend angenommen, dass die zu messenden Eigenschaften stabile, klar abgrenzbare Entitäten darstellen („Traits" im psychologischen Sinn), z.B. Wissen, Fertigkeiten, Problemlösekompetenz etc. [174]. Allerdings wird diese Annahme vor dem Hintergrund aktueller Erkenntnisse etwa aus Expertiseforschung und Kognitionspsychologie sowie im Hinblick auf kompetenzorientierte Ausbildungsmodelle zunehmend in Frage gestellt ([74], [170], [171]). Für komplexere Fragestellungen, z.B. im Rahmen des programmatischen Prüfens, gibt es zudem andere psychometrische Konzepte, deren Darstellung hier allerdings den Rahmen sprengen würde [160], [222]. Trotz dieser Kritik und neueren Entwicklungen behält die klassische Testtheorie allerdings vor allem für die summative Funktion von Prüfungen ihre Berechtigung, weshalb sie hier in ihren Grundzügen dargestellt wird [143].

Will man überprüfen, ob Studierenden zu einem bestimmten Zeitpunkt über bestimmte Kenntnisse oder Fertigkeiten verfügen, dann kann aus praktischen Gründen dabei nur stichprobenhaft vorgegangen werden. Es werden also nicht das gesamte relevante Wissen oder alle wichtigen Fertigkeiten geprüft, sondern jeweils nur ein kleiner Teil davon, von dem aus dann Generalisierungen vorgenommen werden. Damit solche Generalisierungen überhaupt zulässig sind, müssen drei Bedingungen erfüllt sein: Die eingesetzten Verfahren müssen objektiv, reliabel und valide sein [98]. Außer diesen Hauptkriterien müssen Prüfungen, die im Medizinstudium Anwendung finden sollen, noch weitere Anforderungen, d.h. Nebenkriterien erfüllen: Sie sollten den Lernprozess unterstützen, kosteneffizient sein und bei Lehrenden, Studierenden sowie letztendlich der Gesellschaft insgesamt auf Akzeptanz stoßen ([201], vgl. [17], S. 449).

5.3.2 Objektivität – Unabhängigkeit

Das Kriterium der Objektivität bezieht sich auf Erstellung, Durchführung, Auswertung und Interpretation einer Prüfung bzw. ihrer Ergebnisse. Ganz allgemein ist mit Objektivität gemeint, dass alle diese Aspekte einer Prüfung von der prüfenden Person, von ihren persönlichen Einstellungen, Gefühlen und Motiven möglichst unbeeinflusst sein sollen. So sollte z. B. die Auswahl der Fragen in einer Klausur nicht von den individuellen Vorlieben einer Dozentin oder eines Dozenten abhängen, sondern von der Relevanz der Inhalte und am besten mittels eines Blueprints erfolgen, um für eine ausgewogene inhaltliche Verteilung zu sorgen. Um die Objektivität von Prüfungen sicherzustellen, sind somit verschiedene Objektivierungsstrategien gebräuchlich [198]. So werden für wissensbezogene Prüfungen häufig Aufgabenformate verwendet, bei denen aus bereits vorgegebenen Antworten, die richtige(n) oder falschen ausgewählt werden müssen (z. B. Multiple Choice). Da bei diesen Prüfungen alle Prüflinge dieselben Aufgaben bearbeiten müssen, die Rahmenbedingungen häufig einheitlich sind (gleicher Tag, gleiche Uhrzeit und Prüfungsdauer etc.) und auch die Auswertung und Interpretation der Ergebnisse nach definierten einheitlichen Regeln oder sogar maschinell erfolgt, können solche Prüfungen als objektiv gelten.

Für die Prüfung praktischer Fertigkeiten haben sich ebenfalls Formate durchgesetzt, die Objektivierungsstrategien einsetzen. Am bekanntesten sind die objektivierten strukturierten klinischen Prüfungen (Objective Structured Clinical Examination, OSCE). Eine hohe Objektivität wird hier durch verschiedene Maßnahmen erreicht: Die Prüfungsaufgaben sind standardisiert, d.h. jeder Prüfling erhält dieselben Aufgaben, die jeweils in einem vorher festgelegten Zeitraum bewältigt werden müssen. Jede Aufgabe wird von jeweils einer anderen Person abgenommen, wodurch der Einfluss einzelner etwa besonders strenger, unfairer oder wohlwollender Prüfpersonen minimiert wird. Den Prüfpersonen an den einzelnen Stationen ist in der Regel nicht bekannt, wie der jeweilige Prüfling an den anderen Stationen abgeschnitten hat, sodass ihr Urteil nicht durch die vorausgegangene Leistung beeinflusst wird. Weitere Details zur OSCE werden in Kap. 5.4.6 dargestellt.

Nach den Annahmen der klassischen Testtheorie ist Objektivität eine zentrale Voraussetzung für das im folgenden Abschnitt geschilderte Kriterium der Reliabilität, also der Zuverlässigkeit. Das erscheint insofern als folgerichtig, weil ein zuverlässiges Ergebnis nur dann erwartet werden kann, wenn individuelle Einflüsse durch die prüfende Person nicht von vornherein zu Verzerrungen führen. Allerdings gilt das nicht in jedem Fall. Zum einen gibt es nämlich gute Argumente dafür, dass gerade in der Medizin, wo die Bewertung klinischer Probleme unterschiedlich ausfallen kann, subjektive Urteile ihre Berechtigung haben, weil es z. B. mehrere Wege gibt, die zum Ziel führen oder weil es mehrere Lösungsmöglichkeiten, also Ziele gibt [156]. Zum anderen können subjektive Urteile sehr differenziert sein und damit Aspekte von Leistungen erfassen, die nur schwer mit standardisierten Kriterien abzubilden sind. Das gilt insbesondere bei komplexen Leistungen, für die verschiedene Kompetenzen organisiert und integriert werden müssen. Wird hier zu stark standardisiert, dann besteht die Gefahr der Trivialisierung, weil sich gerade die erfolgreiche Integration z. B. von Fachwissen, kommunikativer Kompetenz und professionellem Verhalten in einem Aufklärungsgespräch, in der einer Patientin oder einem Patienten eine schwerwiegende Diagnose mitgeteilt werden muss, kaum nur nach objektivierbaren Kriterien (z. B. „verwendet offene Fragen“, „spiegelt Emotionen“, „erläutert verschiedene Therapieoptionen“) hinreichend differenziert erfassen lässt. Was sich in solchen Situationen wesentlich besser eignet, ist die holistische Beurteilung durch eine Person mit großer Expertise. Auch solche subjektiven Bewertungen können im Übrigen eine hohe Reliabilität erreichen, nämlich dann, wenn nicht nur eine Person die Leistung bewertet, sondern mehrere Personen unabhängig voneinander, und zwar am besten in unterschiedlichen Situationen. Vor dem Hintergrund solcher Überlegungen wird die Bedeutung von Objektivität als unabdingbarer Voraussetzung für Reliabilität und Validität in aktuellen, kompetenzorientierten Konzepten für die medizinische Ausbildung relativiert ([74], [155], [156]).

5.3.3 Reliabilität – Zuverlässigkeit

Die Reliabilität (Zuverlässigkeit) eines Tests sagt aus, inwieweit das Ergebnis frei von zufälligen Einflüssen ist. Ein Prüfungsergebnis besteht somit immer aus dem wahren Ergebnis – das durch die Leistung des Prüflings bestimmt ist – und einem gewissen Fehler. Die einfachste Möglichkeit das Ausmaß dieses Fehlers zu bestimmen ist die Wiederholung des Tests [45]: Würde eine Gruppe von Studierenden zu zwei unterschiedlichen Zeitpunkten mit demselben Testverfahren geprüft, dann müssten sie in beiden Fällen annähernd die gleichen Ergebnisse erreichen (unter der Voraussetzung, dass sich ihr Wissen während dieses Zeitraums nicht verändert). Aufgrund praktischer Schwierigkeiten, die mit der Bestimmung dieser sogenannten Retest-Reliabilität verbunden sind, werden meist andere Verfahren eingesetzt. Für die Split-Half-Reliabilität wird der Test in zwei äquivalente Hälften geteilt (z. B. nach dem Zufallsprinzip oder durch Parallelisierung der Aufgaben anhand ihrer Schwierigkeit) und die Reliabilität aus der Korrelation dieser beiden Untertests berechnet ([17] S. 444). Die Testergebnisse sind umso reliabler, je besser die Ergebnisse der beiden Untertests miteinander korrelieren. Ein häufig angegebenes Maß, das in ähnlicher Weise gebildet wird, ist die interne Konsistenz (häufig als Cronbachs Alpha bezeichnet). Dabei wird berechnet, wie stark jedes einzelne Item (bzw. jede Aufgabe oder OSCE-Station) mit der Gesamtheit der übrigen Items (Aufgaben, Stationen) korreliert ([17] S. 444).

Ähnlich wie bei der Objektivität muss allerdings auch hier differenziert werden, ob dieses Verständnis von Reliabilität immer angemessen ist. Kritisiert wird z. B., dass die Reliabilität häufig für eine ganze Prüfung berechnet wird, auch dann, wenn diese sich aus inhaltlich unterschiedlichen Teilen zusammensetzt. Wird z. B. die Reliabilität einer OSCE-Prüfung berechnet, dann fließen dort möglicherweise Stationen ein, in denen sehr unterschiedliche Kompetenzen, etwa Kommunikation und prozedurale motorische Fertigkeiten geprüft werden. Ähnliches gilt auch für Wissensprüfungen: Selbst dann, wenn sie in einem Fach durchgeführt werden, können durchaus sehr unterschiedliche Wissensdomänen vorkommen. Insofern müsste in solchen Fällen im Zweifelsfall die Reliabilität sinnvoll abgegrenzter Prüfungsteile berechnet werden. Der Hintergrund für diese Kritik ist das Phänomen der Kontext- bzw. Inhaltsspezifität von Kompetenzen: Demnach ist die Korrelation von einem Wissenstest mit einer praktischen OSCE-Station, in der ähnliche Inhalte geprüft werden (z. B. Anatomie des Kniegelenks und Untersuchung des Kniegelenks) häufig größer als die Korrelation inhaltlich unterschiedlicher OSCE-Stationen oder Klausurteile untereinander. Zudem muss gerade im Hinblick auf die formative Funktion von Prüfungen die Annahme hinterfragt werden, dass die zu prüfenden Eigenschaften zeitlich stabil sind: So würde man ja durchaus erwarten, dass eine wiederholt durchgeführte direkte Beobachtung klinischer Kompetenzen etwa in einer Mini-CEX dazu führt, dass sich die Leistung verbessert [175]. Aktuelle Konzepte für kompetenzorientiertes Prüfen wie etwa das programmatische Prüfen sehen daher vor, Prüfungsergebnisse nach inhaltlichen Kriterien über unterschiedliche Methoden hinweg zusammenzufassen, weil sie als verschiedene Facetten einer Kompetenzdomäne verstanden werden können [199].

Die Reliabilität von Prüfungsformen, bei denen das Urteil der einzelnen Prüfperson eine zentrale Rolle spielt (z. B. mündliche Prüfungen, Prüfung am Krankenbett), hängt weniger von den verwendeten Items oder Aufgaben ab, sondern vor allem davon, ob eine andere Person zu einem weitgehend ähnlichen Urteil kommen würde. Bei der Berechnung dieser Interrater-Reliabilität ist zu berücksichtigen, dass zwei Prüfpersonen auch zufällig zum gleichen Urteil kommen können (z. B., wenn beide raten) und nicht nur aufgrund der tatsächlichen Leistung. Daher reichen einfache Berechnungen (z. B. die prozentuale Übereinstimmung des Urteils) für eine zuverlässige Bestimmung der Interrater-Reliabilität nicht aus. Besser geeignet ist auch hier die Berechnung eines Korrelationskoeffizienten (z. B. Cohens Kappa, vgl. [17] S. 556).

Wie hoch der Wert für die Reliabilität sein muss, lässt sich nicht absolut festlegen. Für justiziable Prüfungen gelten im allgemeinen Werte ≥ 0.8 als Mindestanforderung [98]. Ein solcher Wert bedeutet, dass die Unterschiede in den Ergebnissen von verschiedenen Prüfungskandidaten zu 80 % auf wirkliche Unterschiede zurückzuführen sind (z. B. auf besseres Wissen, größere Kompetenz) und zu 20 % durch Fehlereinflüsse zu erklären sind. Ob möglicherweise auch eine niedrigere Reliabilität akzeptabel ist, hängt auch vom Ziel und Zweck der Prüfung ab (Tabelle 5-3).

Ein wichtiger Ansatzpunkt, um die Reliabilität einer Prüfung zu verbessern, ist deren inhaltliche „Breite“: Je größer die Anzahl der Aufgaben ist, je repräsentativer also die gezogene Wissens- oder Fertigkeitenstichprobe, umso größer ist in der Regel auch die Reliabilität (natürlich nur unter der Voraussetzung, dass angemessene und sinnvolle Aufgaben zum Einsatz kommen). Aufgrund der Reliabilitätskoeffizienten einer Prüfung lässt sich berechnen, um wieviel größer die Zahl der Aufgaben sein müsste, damit ein bestimmtes Reliabilitätsniveau erreicht wird [115]. Der Zusammenhang zwischen dem Umfang einer Prüfung und ihrer Zuverlässigkeit ist der Grund dafür, warum Prüfungsformate, die eine größere „Aufgabendichte“ pro Zeiteinheit erlauben (z. B. Multiple-Choice-Fragen, OSCE) in der Regel eine höhere Reliabilität aufweisen als weniger standardisierte Formate wie etwa die klassische mündliche Prüfung: Da in der Praxis nur eine begrenzte Prüfungszeit zur Verfügung steht, kann mit den „höherfrequenten“ Verfahren eine größere Anzahl an Aufgaben aus verschiedenen Wissensbereichen geprüft werden. Die Wissensstichprobe wird damit repräsentativer und erlaubt mit größerer Zuverlässigkeit ein Urteil über

Tabelle 5-3: Anforderungen an die Reliabilität in Abhängigkeit vom Zweck der Prüfung (nach [114] S. 132, vgl. [127]).

Eine hohe Reliabilität (≥ 0.8) ist erforderlich, wenn …	**Eine geringere Reliabilität (≥ 0.6) ist akzeptabel, wenn …**
• die Prüfung entscheidende Bedeutung hat • es sich um eine Abschlussprüfung handelt • das Ergebnis nicht korrigiert werden kann (z. B., weil keine weiteren Prüfungen mehr stattfinden) • das Ergebnis nicht durch andere Quellen bestätigt werden kann • einzelne Personen beurteilt werden • die Prüfung langfristige Konsequenzen hat (z. B. Bewerbungschancen)	• die Prüfung weniger wichtig ist (z. B. einzelnes Testat in einem Fach) • die Prüfung zu einem frühen Zeitpunkt im Curriculum stattfindet • das Ergebnis korrigiert werden kann • das Ergebnis durch zusätzliche Informationen abgesichert werden kann • Gruppen beurteilt werden (z. B. Orientierung über den Leistungsstand einer Kohorte von Studierenden) • die Auswirkungen der Prüfung zeitlich begrenzt sind (z. B. bis zur folgenden Prüfung)

Tabelle 5-4: Geschätzte Reliabilität verschiedener Prüfungsverfahren in Abhängigkeit von der Prüfungsdauer (nach [200]).

Verfahren	Reliabilität bei Prüfungszeit			
	1h	2h	4h	8h
Multiple-Choice-Prüfung	0.62	0.76	0.93	0.93
mündliche Prüfung anhand von Patientenfällen	0.50	0.69	0.82	0.90
mündliche Prüfung anhand eines zuvor unbekannten Patienten („langer Fall“)	0.60	0.75	0.86	0.90
OSCE	0.54	0.69	0.82	0.90
Mini-CEX: kurze mündliche Prüfung in realer klinischer Situation	0.73	0.84	0.92	0.96

das Leistungsniveau der Prüflinge. Umgekehrt gilt aber auch, dass grundsätzlich auch mit weniger standardisierten und objektivierten Methoden reliable Prüfungen machbar sind, vorausgesetzt sie sind entsprechend umfangreich (Tabelle 5-4).

5.3.4 Validität – Gültigkeit

Definition

Die Validität ist das wichtigste und zugleich das komplexeste der Gütekriterien. Eine der bekanntesten Definitionen bestimmt Validität als das Ausmaß, mit dem ein Test das misst, was er zu messen vorgibt. Das würde bedeuten, dass ein valider Intelligenztest tatsächlich eine Aussage über die Intelligenz und nicht etwa über die Kreativität einer Person macht. Nach dieser Definition ist Validität eine Eigenschaft des Tests und es gilt, dass unterschiedliche Ausprägungen des zu messenden Merkmals auch zu unterschiedlichen Testergebnissen führen müssen. Dementsprechend findet sich in vielen wissenschaftlichen Studien die Angabe, man habe für eine Messung oder eine Prüfung ein bereits „validiertes“ Instrument eingesetzt.

Nach aktuellem Verständnis ist diese Definition von Validität allerdings unvollständig, manche Fachleute würden sie sogar als falsch bezeichnen, weil sich mittlerweile die Auffassung durchgesetzt hat, dass nur die Aussagen oder Schlussfolgerungen, die man auf Grundlage der mit einem Test erhobenen Daten trifft, valide sein können, nicht aber die Instrumente, also die Tests an sich [46]. Diese Auffassung versteht Validität somit als das Ausmaß, mit dem bestimmte Annahmen oder Rückschlüsse, die auf der Grundlage von Prüfungs- oder Testergebnissen gemacht werden, Gültigkeit beanspruchen können bzw. angemessen und zweckdienlich sind [86]. Die Validität lässt sich also nur dann bestimmen, wenn nicht nur definiert ist, was geprüft wird, sondern auch wozu etwas geprüft wird, wenn also Ziel und Zweck einer Prüfung oder Testung mitberücksichtigt werden.

Das betrifft im Übrigen nicht nur Tests in der Psychologie oder Prüfungsverfahren im Rahmen von Aus-, Fort- und Weiterbildung, sondern auch klinische Tests, wie sich etwa am Beispiel des PSA-Tests zeigen lässt [31]: Die Frage ist auch hier nicht, ob der Test an sich valide ist, sondern für welchen Zweck er valide ist, etwa für die Früherkennung des Prostatakarzinoms oder die Verlaufsbeobachtung einer bereits diagnostizierten Erkrankung. Während der Test für letztere als sehr valide gilt, ist seine Eignung für den breiten Einsatz im Rahmen des Screenings auf Prostatakrebs mindestens umstritten, weil es Evidenz gibt, die in diesem Zusammenhang ein ungünstiges Schaden-/Nutzen-Verhältnis nahelegt. So sind eine Reihe negativer Konsequenzen belegt, z.B. die Diagnose von

Krebserkrankungen, die keine Behandlung erfordern würden, relativ hohe Raten an falsch-positiven und falsch-negativen Ergebnissen, die zusammengenommen den potenziellen Nutzen – also die frühe Erkennung und Behandlung von Krebserkrankungen – übersteigen.

Insofern ist es auch bei der Validierung von Prüfungen wichtig, zunächst ihren Zweck zu definieren. Prüfungen werden etwa durchgeführt, um festzustellen, ob die Lernziele eines bestimmten Studienabschnitts erreicht wurden. Andere Prüfungsergebnisse sollen mit einiger Sicherheit voraussagen können, ob eine Person über ausreichende Kompetenzen verfügt, um bestimmte Aufgaben in der beruflichen Praxis erfolgreich bewältigen zu können. Vor Beginn des Studiums wiederum werden Tests durchgeführt, um den mutmaßlich Studien- oder sogar den Berufserfolg einer Person vorherzusagen. Diese Beispiele machen deutlich, dass jeweils überprüft werden muss, inwieweit ein Test für den jeweiligen Zweck geeignet ist, wozu wiederum jeweils sehr unterschiedliche Validitätsarten herangezogen werden müssen.

Um beispielsweise das Staatsexamen zu validieren, müsste man zunächst definieren, welche Rückschlüsse auf Grundlage der Ergebnisse gezogen werden sollen. Eine naheliegende Annahme wäre etwa, dass Studierende, die das Examen bestanden haben, die Inhalte beherrschen, die im Studium vermittelt wurden. Um diese Annahme zu überprüfen, wäre es notwendig nachzuweisen, dass die Prüfungsaufgaben eine repräsentative Stichprobe der im Studium vermittelten Inhalte darstellen. Dieser Aspekt von Validität wird als *Inhaltsvalidität* bezeichnet und könnte bereits beim Erstellen der Prüfung berücksichtigt werden, z. B. durch den Einsatz von Blueprints [29].

Mit dem Staatsexamen werden in der Regel aber noch weitere Annahmen verknüpft, z. B. die, dass eine Person, die diese Prüfung bestanden hat, in der Lage ist, berufstypische Anforderungen der ärztlichen Praxis erfolgreich zu erfüllen. Diese Annahme ist wesentlich schwieriger zu überprüfen, denn dazu müsste man ein Kriterium definieren, mit dem diese Befähigung festgestellt werden kann. Dieser Aspekt von Validität wird daher auch als *Kriteriumsvalidität* bezeichnet. Man könnte z. B. annehmen, dass Studierende, die bessere Noten im Staatsexamen haben in der klinischen Praxis weniger Behandlungsfehler machen als Studierende mit schlechteren Noten. Diese Hypothese ließe sich empirisch überprüfen, in dem z. B. Daten zur Mortalität bei Patientinnen und Patienten mit Myokardinfarkt systematisch erfasst werden und dann in Relation zu den Prüfungsergebnissen der sie behandelnden Ärztinnen und Ärzte gesetzt werden (vgl. [131]). Eine andere Annahme könnte sein, dass Studierende, die besser im Examen abschneiden auch besser in der Lage sind, auf Grundlage typischer, ärztlicherseits erhobener Befunde richtige Diagnosen zu stellen. Um diese Hypothese zu überprüfen könnten z. B. die Ergebnisse von entsprechenden Prüfungen während der ärztlichen Weiterbildung herangezogen werden.

Diese Beispiele zeigen ein wichtiges Prinzip der Validitätsprüfung: Je weitgehender die Annahmen sind, die auf Grundlage eines Prüfungs- bzw. Testergebnisses gemacht werden, umso aufwendiger ist die Validierung dieser Annahmen. Umgekehrt gilt aber auch: Sind diese Annahmen überschaubar, weil es beispielsweise nur darum geht, festzustellen, ob eine Person ein bestimmtes Stoffgebiet beherrscht – etwa als Voraussetzung für einen darauf aufbauenden Kurs – dann ist es auch nicht notwendig, aufwendige Validitätsstudien im Sinne der Kriteriumsvalidität durchzuführen [86].

Die Überprüfung der Validität kann somit als ein Prozess verstanden werden – analog zu dem des wissenschaftlichen Erkenntnisgewinns –, für den unterschiedliche Quellen von Evidenz systematisch und logisch konsistent so zusammengefasst werden müssen, dass sie eine Einschätzung erlauben, inwieweit die auf Grundlage der Prüfungs- oder Testergebnisse getroffenen Annahmen und Rückschlüsse gerechtfertigt bzw. plausibel sind. Die Verwendung desselben Testverfahrens kann daher zu unterschiedlichen Ergebnissen bei der Validität führen, je nachdem in welchem Kontext und mit welchem Ziel und Zweck es eingesetzt wird. Validität ist somit keine Eigenschaft, die entweder vorhanden ist oder nicht, sondern sie ist eine Frage von Mehr oder Weniger und ihre Beantwortung ist – ähnlich wie die Erkenntnisse wissenschaftlicher Forschung – prinzipiell vorläufig ([31], [111]).

Argumentationsbasierte Validierungskonzepte

Um diese Überlegungen weiter zu konkretisieren, wird in der internationalen Literatur zur medizinischen Ausbildung zunehmend auf die argumentationsbasierten Validierungskonzepte von Kane und Messick Bezug genommen, die als Weiterentwicklung des Konzepts der *Konstruktvalidität* verstanden werden können ([86], [111]). Da psychologische Konstrukte wie Intelligenz oder Motivation (bzw. pädagogisch-didaktische Konstrukte wie Kompetenz) weder direkt gemessen noch durch ein eindeutiges externes Kriterium überprüft werden können, ist auch die Validierung entsprechender Testverfahren nicht direkt möglich. Sie können nur indirekt validiert werden, da es Theorien über Intelligenz und Motivation (bzw. über Kompetenz) gibt, aus denen sich bestimmte Hypothesen ableiten lassen, deren Gültigkeit empirisch überprüft werden kann [33]. Lassen sich die konstruktbezogenen Hypothesen einer Theorie auf der Grundlage von Testergebnissen empirisch belegen, dann ist das ein starker Beleg für ihre Validität und damit für die Qualität des Tests.

Die argumentationsbasierten Konzepte gehen ähnlich vor, allerdings setzen sie keine konsistente Theorie mit daraus stringent ableitbaren Hypothesen voraus, weil es für gängige Konstrukte (z. B. kritisches Denken, Empathie, klinisches Problemlösen) weder in der medizinischen Ausbildung noch in Psychologie und Pädagogik generell solche „starken“ Theorien gibt. Vielmehr sehen sie vor, die Annahmen bzw. Entscheidungen, die auf Grundlage von Test- bzw. Prüfungsergebnissen gemacht werden, zu einer schlüssigen Argumentation zusammenzufassen und diese dann mittels dazu geeigneter empirischer Evidenz auf ihre Plausibilität hin zu überprüfen.

Die Konzepte von Kane und Messick setzen dabei unterschiedliche Schwerpunkte, sind sich aber in vielen Aspekten sehr ähnlich [102]: Das Modell von Kane beschreibt vor allem, wie aus den prüfungsbasierten Annahmen eine Argumentation entwickelt wird, die dann mittels Evidenz überprüft werden kann. Das Modell von Messick dagegen benennt die wichtigsten Quellen, die Evidenz dafür liefern können, ob und inwieweit die prüfungsbasierten Annahmen valide sind. Beiden Modellen gemeinsam ist, dass sie Anhaltspunkte geben für das logisch-argumentative Vorgehen auf der einen (Kane) und die inhaltlichen Aspekte von Validität (Messick) auf der anderen Seite. Für den Stellenwert einzelner Argumente bzw. die Bedeutung oder das Gewicht unterschiedlicher Indizien (Evidenzarten) im Gesamtzusammenhang der jeweiligen „Beweisführung“ für die Validität gibt es – in Ermangelung einer stringenten Theorie, aus der eindeutige Gesetzmäßigkeiten abzuleiten wären – aber keine a priori feststehenden Kriterien. Vielmehr muss jeweils im konkreten Fall vor dem Hintergrund der prüfungsbezogenen Annahmen bzw. der angestrebten Verwendung der Prüfungsergebnisse entschieden und begründet werden, welche Form von Evidenz benötigt wird, um diese Annahmen zu begründen bzw. die Verwendung zu rechtfertigen. Diese Offenheit des argumentationsbasierten Vorgehens wird auch kritisch diskutiert, weil damit das Konzept der Konstruktvalidität so stark aufgeweicht werde, dass damit keine belastbaren Rückschlüsse auf die vermuteten Konstrukte mehr möglich seien [30]. Trotz dieser Kritik werden aber gerade im Bildungsbereich die argumentationsbasierten Validitätskonzepte aktuell als maßgeblich angesehen und auch im Kontext der medizinischen Ausbildung zunehmend rezipiert ([2], [31]).

Nachfolgend werden beide Modelle kurz dargestellt und ihre Anwendung dann anhand konkreter Beispiele illustriert.

Validität argumentativ herleiten (Kane)

Im Modell von Kane stehen der Zweck bzw. die Verwendung von Prüfungsergebnissen im Vordergrund. Alle diesbezüglich gemachten Annahmen sollen a priori explizit formuliert werden, sodass sich daraus dann ergibt, welche Evidenz notwendig ist, um diese Annahmen zu validieren. Ausgangspunkt ist das sogenannte „Interpretations-/Verwendungs-Argument" (Interpretation/Use Argument, IUA), in dem alle Annahmen zusammengefasst werden, die dem Einsatz eines bestimmten Prüfungsverfahrens zugrunde liegen.

Kane benennt vier besonders wichtige oder typische Kategorien, die auf Annahmen überprüft werden sollten ([31], [86], [102]):

1) **Punktevergabe (Scoring):** Ist die Punktzahl z. B. an einer OSCE-Station oder in einer Klausur ein genaues Abbild der Leistung des jeweiligen Prüfungskandidaten? Hier fließen Aspekte der Objektivität, aber auch der Interrater-Reliabilität mit ein. Wenn es sich um ein qualitatives Verfahren handelt, dann ist hier z. B. die Erfahrung der Prüfer oder die Vielfalt der einbezogenen Beobachtungssituationen wichtig.
2) **Verallgemeinerbarkeit (Generalization):** Lässt das Testergebnis zuverlässige Rückschlüsse auf die wahre Leistung des Prüflings zu? Wie im Zusammenhang mit der Reliabilität dargestellt wurde (s. Kap. 5.3.3) sind Prüfungen aus Praktikabilitätsgründen Stichproben aus der Menge möglicher (Prüfungs-) Aufgaben, auf deren Grundlage dann auf die tatsächliche Leistung geschlossen wird. Hier geht es also auch um die Inhaltsvalidität. Für qualitative Verfahren wäre hier ebenfalls die Sampling-Strategie von Bedeutung (also die Art und Weise, wie die Stichprobe der Leistung zustande kommt), aber auch Kriterien wie Triangulation (d.h. die Absicherung der Ergebnisse durch Beteiligung von verschiedenen Beobachtern, die Zusammenfassung über mehrere Zeitpunkte) und Sättigung (d.h. wenn weitere Prüfungsergebnisse das Bild der Leistung des Prüflings nicht mehr verändern).
3) **Extrapolierbarkeit (Extrapolation):** Lässt das Testergebnis eine angemessene Voraussage darüber zu, wie sich der Prüfungskandidat in der Praxis (und nicht nur in der Testsituation) bewähren wird? Solche prognostischen Aussagen erfordern in der Regel die Überprüfung mit Hilfe eines externen Kriteriums (Kriteriumsvalidität).
4) **Folgerungen/Entscheidungen (Implications/Decisions):** Wie angemessen sind die Entscheidungen, die auf Grundlage des Prüfungs-/Testergebnisses getroffen werden und die daraus resultierenden Folgen für alle Beteiligten? Bei diesem Aspekt geht es z. B. darum, ob durch eine Prüfung eine systematische Benachteiligung bestimmter Personengruppen stattfindet.

Alle Annahmen, die im Zusammenhang mit der Verwendung der Prüfungsergebnisse gemacht werden, werden ausformuliert und bilden zusammengenommen das Interpretations-/Verwendungs-Argument. Sodann muss überlegt werden, wie die einzelnen Annahmen des Arguments am besten belegt werden können (s. unten, Fallbeispiel). Einen Überblick über die typischen und wesentlichen Quellen von Evidenz für Validität gibt das im folgenden Abschnitt dargestellte Modell von Messick. Um den Validierungsprozess nicht endlos ausufern zu lassen, sollte der Schwerpunkt auf die Überprüfung derjenigen Annahmen gelegt werden, die am kritischsten, schwächsten, fragwürdigsten sind, z. B., weil sie bislang noch nie überprüft wurden oder weil sie die größte Tragweite z. B. im Hinblick auf die Konsequenzen der Prüfung haben. Darauf aufbauend sollte ein Plan erstellt werden, aus dem hervorgeht, welche Annahme auf welche Weise überprüft wird.

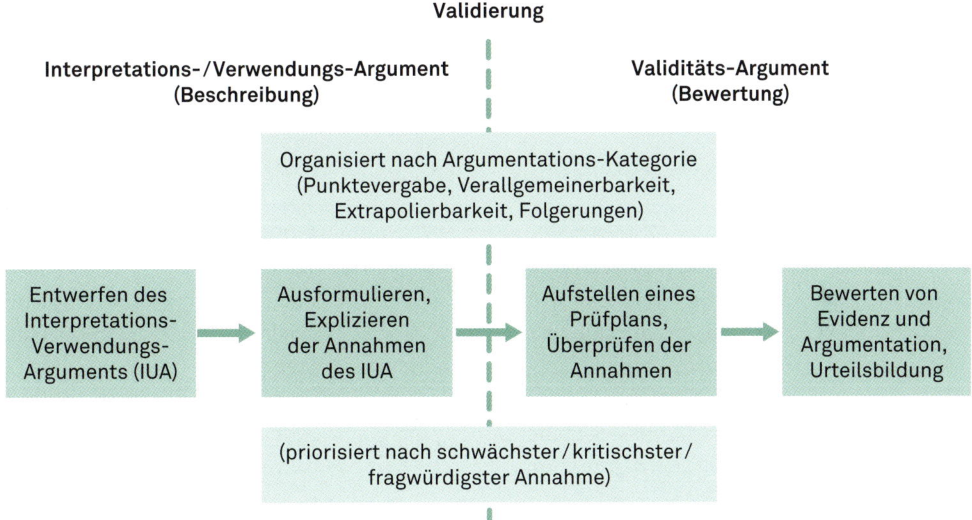

Abbildung 5-3: Validierung nach dem argumentationsbasierten Konzept von Kane (nach [186]).

Die daraus resultierende Evidenz wird abschließend bewertet und es muss entschieden werden, ob sich die Annahmen des Interpretations-/Verwendungs-Arguments hinreichend belegen lassen und sich daraus ein stichhaltiges Validitätsargument für die Verwendung der Prüfung ergibt [54]. Abbildung 5-3 zeigt diesen Prozess nochmals schematisch.

Quellen für Validität (Messick)

Das Konzept von Messick wird häufig herangezogen, um mögliche Quellen von Evidenz für Validität zu benennen, die dann wie im eben beschriebenen Modell von Kane aufeinander bezogen werden müssen, um ein schlüssiges Argument für zu bilden ([46], [102], [111]):

1) **Inhaltliche Evidenz:** Inhalte und Anforderungen von Prüfungsaufgaben bzw. die Formulierung von Testitems sind eindeutig auf die Inhalte, Konstrukte bezogen, die geprüft werden sollen.
2) **Evidenz aus dem Antwortprozess** [95]: Der Ausgang der Prüfung sollte primär von der zu testenden Eigenschaft bzw. dem Konstrukt abhängen, das geprüft werden soll (z. B. Wissen). Prüflinge und Prüfende sollten sich daher primär mit den Inhalten der Prüfung befassen. Das bedeutet z. B., dass die Aufgaben und Items so verständlich formuliert sein müssen, dass die Aufgabe klar erkennbar ist. Analog gilt, dass auch die Prüfenden eindeutige Bewertungskriterien haben, bzw. dass die Auswertung der Aufgaben nach eindeutigen Regeln und Kriterien erfolgt. Hier fließt die Objektivität mit ein.
3) **Evidenz zur internen Konsistenz:** Die Testitems und Prüfungsaufgaben lassen sich im Sinne des erwarteten Konstrukts bzw. seiner Struktur interpretieren. Das kann z. B. durch Kennwerte wie Cronbachs Alpha oder durch die Ergebnisse einer Faktorenanalyse überprüft werden. Hier fließt die Reliabilität mit ein.
4) **Evidenz aus dem Verhältnis zu anderen Variablen/Konstrukten:** Die Testergebnisse sind mit Ergebnissen aus anderen Tests zu ähnlichen Inhalts-/Kompetenzbereichen konkordant und werden nicht durch irrelevante Variablen z. B. Geschlecht, Alter, etc. beeinflusst.
5) **Evidenz im Hinblick auf die Konsequenzen, Folgen:** Die Konsequenzen, die aus den

Prüfungsergebnissen folgen (z.B. Zulassung zu anderen Kursen, Berufsqualifikation) sind angemessen, negative Konsequenzen etwa die Benachteiligung bestimmter Personengruppen sind minimiert [32].

6) **Evidenz zur Generalisierbarkeit:** Test bzw. Prüfung enthalten eine repräsentative Stichprobe der betreffenden Inhalte bzw. sind geeignet, das jeweilige Konstrukt zuverlässig zu erfassen. Zufällige Einflüsse z.B. durch zeitliche Schwankungen oder den Einfluss von verzerrten Prüferbewertungen werden hinreichend kontrolliert.

Im Zusammenhang mit möglichen Quellen von Evidenz, die die Validität von Prüfungsergebnissen stützen können, sollte auch an mögliche Störfaktoren gedacht werden, die die Validität beeinträchtigen können. Zwei der wichtigsten „Bedrohungen" für die Validität im Kontext von Prüfungen sind eine zu geringe Berücksichtigung des betreffenden Konstrukts (wenn das Konstrukt also unterrepräsentiert ist) auf der einen und zu viel konstruktirrelevante Varianz, also systematische Fehler auf der anderen Seite [44]. Tabelle 5-5 zeigt die wichtigsten Aspekte dieser beiden Störfaktoren im Hinblick auf schriftliche, mündliche und praktische Prüfungen.

Ein typisches Problem schriftlicher Prüfungen ist z.B., dass sie zu kurz sind und damit die Inhalte, die sie prüfen sollen, nur unzureichend abbilden (als grobe Faustregel für eine MC-Prüfung in einem Fach kann eine Mindestanzahl von 30 bis 40 Items angenommen werden). Wird die Prüfung nicht systematisch geplant, z.B. mit Hilfe eines Blueprints, dann resultiert häufig das Problem, dass ein Wissensgebiet unausgewogen abgefragt wird mit der Folge einer schlechten Reliabilität und Validität, weil die

Tabelle 5-5: Störfaktoren der Validität (nach [43]).

	Schriftliche Prüfung	Praktische Prüfung	Klinische Beobachtung (Workplace based Assessment)
Konstrukt unterrepräsentiert	• zu wenig Items (Fragen, Aufgaben) um die Inhalte adäquat abzubilden • Stichprobe von Items mit Bias (nicht repräsentativ gewichtet) • geringe Reliabilität des Testscores	• zu wenig Fälle, Stationen im OSCE • Fälle nicht repräsentativ • geringe Interrater-Reliabilität	• zu wenig Beobachtungen • zu wenig unabhängige Beobachter • unvollständige Beobachtungen • geringe Reliabilität der Beobachtungen
Konstrukt-irrelevante Varianz	• fehleranfällige Itemformate (z.B. Negativauswahl) • Items mit Bias (bestimmte Prüflinge haben Vor-/Nachteile) • zu schwere, zu leichte Items • Täuschung • Teaching to the Test	• fehlerhafte Fälle, Checklisten • Fälle oder Prüfpersonen mit Bias • zu schwere, zu leichte Fälle • unzureichende Vorbereitung, Darstellung, Authentizität der Simulationspersonen	• unangemessene Beurteilungskategorien • voreingenommene Beobachter:innen • Beobachtungs- und Beurteilungsfehler: Halo-Effekt, Milde-/Härte-Fehler, etc. • unzureichendes Beobachtertraining

Stichprobe des Wissens nicht repräsentativ genug ist. Systematische – also nicht zufällige – Fehler in schriftlichen Prüfungen können z. B. durch fehleranfällige Aufgabenformate entstehen, etwa durch zu viele Negativauswahlfragen bei MC-Tests (in denen die falsche Alternative die richtige Antwort ist). Fehler können aber auch dadurch entstehen, dass die Items zu kompliziert formuliert sind, sodass z. B. ausländische Studierende hier Nachteile haben. Die Validität ist aber auch gefährdet, wenn Lehrende ihren Unterricht primär an Prüfungsaufgaben ausrichten (Teaching to the Test), insbesondere dann, wenn diese auch noch schlecht mit den Lernzielen abgeglichen sind.

Auch bei praktischen Prüfungen z. B. OSCEs finden sich diese Störfaktoren in ähnlicher Weise. Hier sind zu wenige Fälle oder Stationen bzw. Fälle, die nicht repräsentativ für die zu prüfenden Inhalte sind, der Grund für eine unzureichende Berücksichtigung des Konstrukts bzw. der inhaltlichen Domäne, die geprüft werden soll. Probleme entstehen aber auch dadurch, dass die Prüfpersonen nicht gut genug trainiert sind und vergleichbare Leistungen unterschiedlich bewerten. Systematische Fehler können hier z. B. durch Unterschiede in der Darstellungsqualität von Simulationspersonen entstehen, die denselben Fall dadurch schwerer oder leichter für die Studierenden machen können. Eine Standardisierung ist hier mit deutlich größerem Aufwand verbunden als bei einer schriftlichen Prüfung.

Beobachtungen im klinischen Kontext haben auf den ersten Blick eine hohe Validität, weil die Prüflinge im authentischen Arbeitsumfeld beobachtet werden. Dennoch gibt es auch hier Störfaktoren, die die Validität beeinflussen können. Denn auch hier kann die zu prüfende Kompetenz unterrepräsentiert sein, wenn zu wenige oder auch unvollständige Beobachtungen gemacht werden (wenn also z. B. die Durchführung der Anamnese und/oder körperlichen Untersuchung nicht vollständig beobachtet wird). Als Faustregel gilt, dass etwa acht bis zwölf Beobachtungen notwendig sind, um zu einem einigermaßen verlässlichen Urteil zu kommen. Außerdem ist es wichtig, dass mehrere, voneinander unabhängige Prüfpersonen die Leistung beobachten, die aber dennoch eine gemeinsam geteilte Vorstellung davon haben, was beobachtet werden soll. Konstruktirrelevante Varianz entsteht vor allem durch typischen Beobachtungs- und Beurteilungsfehler, z. B. wenn eine Studierende aufgrund ihrer Eloquenz auch für besonders kompetent gehalten wird (sogenannter Halo-Effekt) oder wenn ein Prüfer grundsätzlich strenger oder milder als andere Prüfpersonen bewertet. Vor diesem Hintergrund ist es hier, wie auch bei den praktischen Prüfungen sinnvoll, die Prüfpersonen regelmäßig zu schulen und zu kalibrieren, d. h. sich darüber zu verständigen, was als Minimalstandard für das Bestehen gelten soll bzw. was für eine gute oder sehr gute Leistung erwartet wird.

Fallbeispiel

Das folgende Beispiel eines Autorenteams aus Kanada illustriert, wie die argumentationsbasierte Validierung in der Praxis angewendet werden kann [186]. In diesem Fall ging es um eine simulationsbasierte Prüfung, auf deren Grundlage über die Zulassung zur beruflichen Tätigkeit für Rettungssanitäterinnen und -sanitäter (Paramedics) entschieden werden sollte. Die Prüfung erfolgte als ein OSCE mit sieben fallbasierten Stationen, die jeweils zwölf Minuten dauerten. Jede Station wurde von jeweils zwei Prüfern bewertet, die dabei eine bereits zuvor eingesetzte globale Bewertungsskala mit sieben Dimensionen verwendeten (Situationsbewusstsein, Anamnese erheben, Patientenuntersuchung, Entscheiden, Ressourceneinsatz, Kommunikation, prozedurale Fertigkeiten). Die Dimensionen wurden mittels einer siebenfach abgestuften Skala bewertet. Die Leistung der Prüflinge wurde für jede Dimension über alle Stationen hinweg gemittelt. Das Autorenteam bezieht sich bei der Validierung explizit auf das von Kane beschriebene Konzept und formuliert dazu die folgenden acht Annahmen für das Interpretations-/Verwendungsargument.

Punktevergabe

Diesem Aspekt wurde eher eine nachgeordnete Bedeutung beigemessen, da die Bewertungsskala und ihr Einsatz bereits in vorausgegangenen Studien von denselben Autoren überprüft worden war.

1) *Die Dimensionen der globalen Bewertungsskala sind weitgehend unabhängig voneinander:* Diese Annahme konnte aufgrund entsprechender Werte für die Inter-Item- und die Item-Gesamtwert-Korrelationen bestätigt werden.
2) *Analysen der Reliabilität zeigen nur kleine Fehlervarianzen für die Items der Skala bzw. der Prüfer:* Dazu wurden Analysen auf Grundlage der Generalisierbarkeitstheorie gerechnet, die tatsächlich nur sehr kleine Fehlervarianzen für Items und Prüfer zeigten.
3) *Die Interrater-Reliabilität ist mittel bis hoch:* Auch diese Annahme konnte aufgrund entsprechender Berechnungen bestätigt werden.

Verallgemeinerbarkeit

Dieser Aspekt war bereits in Vorstudien untersucht worden mit dem Ergebnis, dass eigentlich zehn OSCE-Stationen notwendig wären, um eine akzeptable Reliabilität zu erreichen. Aus Gründen der Praktikabilität konnten aber weiterhin nur sieben Stationen realisiert werden. Aus diesem Grund wurde besonders viel Wert daraufgelegt, die Repräsentativität der Inhalte sicherzustellen (Inhaltsvalidität).

4) *Die Zusammenstellung der Stichprobe für die Prüfung führt zu einer zuverlässigen Einschätzung der notfallmedizinischen Kompetenzen der Prüflinge:* Hierzu wurde analysiert, inwieweit die Inhalte der OSCE-Stationen die Inhalte von entsprechenden Vorgaben und Dokumenten (z.B. Rahmenwerken zu notfallmedizinischen Kompetenzen) abbilden. Dem wurde bereits bei der Entwicklung der Fälle für die Stationen durch den Einsatz von Blueprints und der Beteiligung von inhaltskundigen Sachverständigen Rechnung getragen. So wurde sichergestellt, dass die inhaltlichen Anforderungen der wesentlichen Rahmenwerke mehrheitlich berücksichtigt wurden.
5) *Die erreichte Punktzahl wäre sehr ähnlich, wenn eine völlig andere Zusammenstellung von Fällen eingesetzt würde:* Diese Annahme wurde ebenfalls mit einer Studie auf Grundlage der Generalisierbarkeitstheorie überprüft. Dabei zeigte sich eine Reliabilität von .70, was für eine Prüfung dieser Tragweite eher zu niedrig ist. Weitere Analysen bestätigten den aus vorausgegangenen Studien bereits bekannten Befund, dass mehr – in diesem Fall elf – Stationen notwendig wären, um unter denselben Bedingungen eine Reliabilität von .80 zu erreichen.

Extrapolierbarkeit

Dieser Aspekt war zuvor noch nie untersucht worden und ist auch am aufwendigsten zu überprüfen, weil dazu externe Kriterien herangezogen werden müssen.

6) *Das Prüfungsergebnis prognostiziert oder korreliert mit späteren Leistungen in der klinischen Praxis:* Dazu wurde von der Mehrzahl der Prüflinge in den 210 Tagen nach dem erfolgreichen Bestehen des Examens Daten zur Häufigkeit von Fehlern erhoben. Berücksichtigt wurden Fehler, die durch ein bereits etabliertes elektronisches Erfassungssystem dokumentiert waren. Dabei wurde auch die jeweilige Zahl der Patientenkontakte mit einbezogen. Die individuelle Fehlerrate betrug durchschnittlich 0,76 %, ein signifikanter Zusammenhang mit den Prüfungsleistungen zeigte sich jedoch nicht.

Entscheidungen

Dieser Aspekt wurde am kritischsten eingeschätzt, da das Bestehen der Prüfung auf der einen Seite massive Konsequenzen für die berufliche Laufbahn der Prüflinge hat, auf der anderen Seite aber auch sichergestellt werden muss, dass die Zuschreibung von Kompetenz in der Prüfung auch in der Praxis Bestand hat.

7) *Die Anwendung der Grenzfall-Gruppen-Methode (Borderline Group Method) zur Ermittlung der Bestehensgrenze (s. Kap. 5.3.5) wird aufgrund der homogenen und hochselektiven Prüfungsgruppe dazu führen, dass nur wenige Prüflinge die Prüfung nicht bestehen:* Diese Annahme konnte bestätigt werden, 8 von 125 Prüflingen (6,4 %) verfehlten an mindestens einer Station die Bestehensgrenze, womit die Prüfung insgesamt als nicht bestanden galt.
8) *In der klinischen Praxis werden Prüflinge, die diese Prüfung bestehen, nicht mehr Fehler machen als erfolgreiche Prüflinge aus früheren Kohorten:* Auch hierzu wurden Daten aus dem bereits etablierten elektronischen Fehlererfassungssystem herangezogen, wobei eine Stichprobe aus früheren Kohorten mit der aktuellen Prüfungskohorte verglichen wurde. Dabei zeigten sich keine signifikanten Unterschiede.

Das Autorenteam kommt zu dem Schluss, dass die Evidenz in den Kategorien Punktevergabe, Verallgemeinerbarkeit und Entscheidungen hinreichend ist, um die Validität der dort gemachten Annahmen zu belegen. Die Annahme zur Extrapolierbarkeit dagegen konnte nicht validiert werden und daher sollten sich weitere Validierungsstudien vor allem auf diesen Punkt konzentrieren. Insgesamt bewerten sie die vorliegende Evidenz jedoch als ausreichend, um die übergeordnete Annahme, dass die Prüfung eine angemessene Einschätzung der klinischen Kompetenz der Kandidatinnen und Kandidaten erlaubt, als valide anzusehen.

Es gibt in der Literatur einige weitere Beispiele wie das argumentationsbasierte Validitätskonzept in der medizinischen Aus-, Fort- und Weiterbildung angewandt werden kann: Im Kontext des programmatischen Prüfens [14], zur Validierung einer objektivierten strukturierten Prüfung für chirurgische Fertigkeiten (OSATS) [68], einer Simulationsprüfung für klinische Kompetenzen von Studierenden im letzten Studienjahr [194], eines Testverfahrens für Entscheidungen zur Anvertraubarkeit von klinischen Aufgaben [215], eines Prüfungsverfahrens für klinische Kompetenzen in den letzten beiden Studienjahren [145], sowie im Hinblick auf das Prüfen professioneller Kompetenzen [28].

Zusammenhang der drei testtheoretischen Hauptkriterien

Wie hoffentlich deutlich geworden ist, lassen sich die drei beschriebenen Kriterien Objektivität, Reliabilität und Validität nur bedingt voneinander trennen. Nach klassischer Vorstellung sind sie vielmehr hierarchisch aufeinander bezogen und es gilt im Allgemeinen, dass eine Prüfung, die nicht objektiv ist, nicht reliabel und damit auch nicht valide sein kann. Allerdings bezieht sich dieser Zusammenhang auf die Prüfung bzw. das Prüfungsprogramm insgesamt und nicht bereits auf jede einzelne der dabei verwendeten Methoden. Auch Verfahren, die für sich genommen anfällig für Beurteilungsfehler sind oder bei denen subjektive Aspekte einen großen Einfluss haben, können bei einer entsprechenden Gesamtkonstruktion eines Prüfungsverfahrens bzw. eines Prüfungsprogramms dennoch zu einem reliablen und validen Gesamtergebnis beitragen. So kann z. B. ein Test mit frei zu formulierenden Antworten bei entsprechender Testdauer und dem Einsatz mehrerer unabhängiger Prüfer für die Auswertung genauso reliabel sein wie ein inhaltsgleicher Multiple-Choice-Test [182]. Auch für OSCEs konnte gezeigt werden, dass die globale Einschätzung der Leistung eines Prüflings an einer Station die gleichen oder sogar bessere Reliabilitätswerte erreicht als die Verwendung detaillierter Checklisten ([72], [73]). Checklisten bringen zwar einen Zuwachs an Objektivität; angesichts der großen Zahl der beteiligten Prüfpersonen fallen deren subjektive Beurteilungstendenzen insgesamt aber weniger ins Gewicht, weil sie in aller Regel nicht gleichgerichtet sind (eine Person urteilt strenger, eine andere milder, eine dritte mit Tendenz zur Mitte etc.) und sich außerdem auch durch ein gutes Training der Prüfenden verringern lassen. Schließlich wird die Reliabilität weitaus stärker durch die inhaltliche Breite bzw. die Dauer der Prüfung, d.h. die herangezogene Wissensstichprobe beeinflusst. Ein Übermaß an Objektivierung hat möglicherweise sogar negative Effekte im Hinblick auf die Validität einer Prüfung, weil komplexe Kompetenzen sich nicht einfach in einzelne gut zu operationalisierende Fertigkeiten zerlegen lassen [134].

5.3.5 Die Bestehensgrenze

Für jede summative Prüfung muss eine Bestehensgrenze festgelegt werden. Dazu werden unterschiedliche Verfahren eingesetzt, die sich im Wesentlichen in zwei Gruppen unterteilen lassen: normbezogene (relative) und kriterienbezogene (absolute) Verfahren [34]. Während bei der *normbezogenen Festlegung* die Anzahl der Teilnehmer definiert wird, die die Prüfung bestehen bzw. nicht bestehen sollen, wird bei einer *kriterienbezogenen Festlegung* eine inhaltliche Entscheidung darüber getroffen, was als minimale Voraussetzung für das Bestehen gelten soll.

Normbezogene Festlegungen finden sich vor allem bei Aufnahmeprüfungen, wenn es z.B. darum geht, 100 Personen für Studienplätze auszuwählen. Für Prüfungen im Medizinstudium sind in der Regel kriterienbezogene Verfahren geeigneter, weil die Sicherstellung bestimmter Mindeststandards von Kompetenz ein wichtiges Ziel der medizinischen Ausbildung ist.

Der in der Praxis am häufigsten anzutreffende Fall eines kriterienbezogenen Verfahrens ist die intuitive Festlegung, indem z.B. bei einer MC-Klausur ein Anteil von 60% richtiger Antworten als Bestehensgrenze definiert wird. Der Nachteil einer solchen intuitiven Festlegung besteht darin, dass nicht transparent wird, warum die Bestehensgrenze gerade bei diesem Wert liegen soll, da kaum reflektiert wird, auf welcher Grundlage diese Entscheidung getroffen wurde und sie damit letztendlich willkürlich ist [187]. Aus diesem Grund wurden verschiedene empirische Verfahren entwickelt, mit denen eine nachvollziehbare Grundlage für die Definition von Bestehensgrenzen geschaffen werden soll.

Diese kriterienbezogenen Verfahren lassen sich in zwei Gruppen unterteilen:

- Bei den *inhaltbezogenen Verfahren* wird die Bestehensgrenze ermittelt, indem die Prüfungsaufgaben z.B. im Hinblick auf ihre Schwierigkeit einer Bewertung unterzogen werden.
- Bei den *kandidatenbezogenen Verfahren* dient die tatsächliche Leistung der Prüflinge als Kriterium.

Beiden Verfahrensformen ist gemeinsam, dass jeweils eine Gruppe von Fachleuten, die mit den Inhalten, dem Verfahren und dem Zweck der Prüfung vertraut sein müssen, definiert, was eine gerade noch akzeptable Prüfungsleistung wäre. In kompetenzorientierten Rahmenwerken wie dem NKLM wird diese Aufgabe insofern erleichtert, als durch die Definition von Meilensteinen bereits ein Leistungsstandard definiert wurde, der zu einem bestimmten Zeitpunkt im Studienverlauf erreicht werden soll. Diese Definitionen sollten natürlich auch im Prozess zur Definition von Bestehensgrenzen herangezogen werden.

In der Literatur sind eine Vielzahl von kriterienbezogenen Verfahren beschrieben worden, um Bestehensgrenzen zu bestimmen, von denen hier nur einige der am häufigsten verwendeten in ihren Grundzügen dargestellt werden können. Für weitere Details, wie diese Methoden bei MC-Fragen bzw. bei praktischen Prüfungen angewandt werden können, sei auf die weiterführende Literatur verwiesen ([9], [109]).

Ein Beispiel aus der Gruppe der inhaltbezogenen Verfahren ist die nach ihrem Erstbeschreiber benannte *Angoff-Methode* [34]. Dazu wird ein Expertenpanel gebildet, aus dem jedes Mitglied für jede einzelne Aufgabe (z.B. eine MC-Frage) einschätzt, wieviel Prozent einer gedachten Gruppe von Prüflingen, die gerade eben die Mindestanforderungen erfüllen (sog. Grenzfall-Prüflinge), diese Aufgabe richtig lösen würden. Als Dezimalwert ausgedrückt (bei 60 % also 0,6) entspricht dies der Wahrscheinlichkeit, mit der eine einzelne Grenzfall-Person die Aufgabe richtig lösen würde. Die Methode kann auch bei OSCE-Prüfungen eingesetzt werden. Bei OSCE-Prüfungen bezieht sich die Bewertung des Experten-Panels dann entweder auf die einzelnen Items der eingesetzten Checkliste (Wieviel Prozent der Grenzfall-Personen bekommen hier einen Punkt?) oder auf die Station insgesamt (Wieviel Prozent der Grenzfall-Personen bestehen diese Station, z.B. durch Erreichen der Mindestpunktzahl?) [109]. Die Dezimalwerte aller Mitglieder des Expertenpanels werden summiert. Der Mittelwert der Summenwerte des Experten-Panels definiert dann die Bestehensgrenze (Tabelle 5-6). Je nach den Erfordernissen der Prüfung, z.B. im Hinblick auf die Punkteverteilung bei einzelnen Aufgaben, kann die Methode entsprechend angepasst werden [13]. Ein Nachteil des Verfahrens besteht darin, dass es bei großen Aufgabenzahlen nicht mehr praktikabel ist und dass es außerdem nicht ganz einfach ist, sich eine konkrete Vorstellung von „Grenzfall-Prüflingen" zu bilden. Die beteiligten Fachleute müssen daher nicht nur inhaltlich kompetent sein, sondern auch eine gute Vorstellung vom Leistungsvermögen der Studierenden haben.

Die zweite Möglichkeit, Kriterien für die Bestehensgrenze zu bestimmen, sind die konkret gezeigte Leistungen der Prüflinge. Bei der *Gruppenkontrastmethode* (auch davon gibt es verschiedene Varianten, [34]) wird eine Stichprobe der Prüfungen ausgewertet und von einer Expertengruppe als „bestanden" bzw. „nicht bestanden" klassifiziert. Für die Punktwerte dieser Prüfungen werden dann jeweils Verteilungskurven gezeichnet (Abbildung 5-4), wobei sich zwei Kurven mit unterschiedlichen Maxima ergeben. Als Bestehensgrenze wird der Punktwert am Schnittpunkt der beiden Kurven definiert. Sollen falsch-positive Ergebnisse minimiert werden, wird die Bestehensgrenze am rechten Endpunkt der „Nicht bestanden"-Verteilung festgelegt, sollen falsch-negative Ergebnisse minimiert werden dagegen am linken Endpunkt der „Bestanden"-Verteilung.

Bei der *Grenzfall-Methode*, die besonders häufig bei OSCE-Prüfungen eingesetzt wird, wird an den Stationen einer OSCE von den Prüfpersonen (zusätzlich zur Bewertung der gezeigten Leistung mittels Checkliste) eine globale Einschätzung vorgenommen, ob aufgrund dieser Leistung die Station als „bestanden",

Tabelle 5-6: Angoff-Methode: vereinfachtes Beispiel für einen Test mit 5 Aufgaben.

	Wahrscheinlichkeiten für richtige Lösung bei Grenzfall-Prüflingen		
	Experte 1	**Expertin 2**	**Expertin 3**
Aufgabe 1	0,8	0,4	0,6
Aufgabe 2	0,6	0,4	0,6
Aufgabe 3	0,5	0,5	0,5
Aufgabe 4	0,6	0,4	0,4
Aufgabe 5	0,4	0,5	0,5
Summe	2,9	2,2	2,6
Mittelwert des Expertenpanels	2,9 + 2,2 + 2,6 = 7,7 / 3 = 2,57		
Bestehensgrenze	2,5		

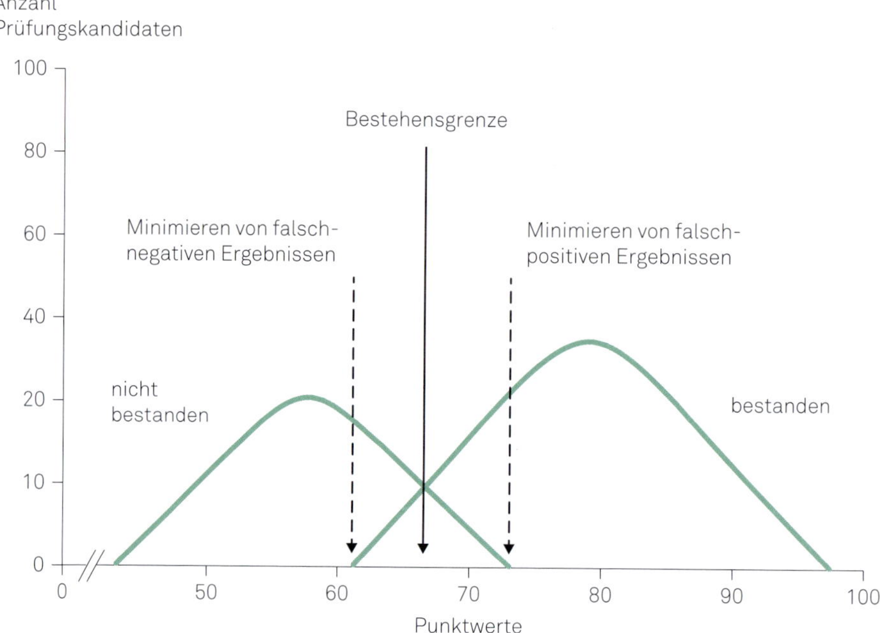

Abbildung 5-4: Festlegen der Bestehensgrenze nach der Gruppenkontrastmethode (nach [126]).

„nicht bestanden" oder „grenzwertig bestanden" einzuschätzen ist. Anschließend wird für jede Station entweder der Mittelwert oder der Median aller Punktwerte von „grenzwertigen" Leistungen bestimmt, der dann als Bestehensgrenze für diese Station gilt. Auch für diese Methode gibt es verschiedene Varianten [109]. Die wichtigste ist sicherlich die *Grenzfall-Regressions-Methode*, weil sie das Problem löst, dass bei einer relativ kleinen Zahl von Grenzfall-Prüflingen die Bestehensgrenze sehr unzuverlässig sein kann [220]. Ein Nachteil sowohl der Gruppenkontrast- als auch der Grenzfall-Methode besteht darin, dass sie erst im Nachhinein angewandt werden können und daher keine Bestehensgrenze vor der Prüfung bekannt gegeben werden kann, es sei denn, man benutzt nicht die Werte der Prüfungsgruppe selbst, sondern die einer repräsentativen Pilotgruppe, an der man die Prüfung vorab testet.

Eine weitere wichtige Entscheidung im Hinblick auf die Frage, wann und wie eine Prüfung als bestanden gilt, ist die, ob die Prüfung insgesamt oder ob verschiedene Teile der Prüfung einzeln bestanden werden müssen. Im ersten Fall wäre es möglich, schlechte Leistungen bei einer Aufgabe (oder einem Prüfungsteil) durch gute Leistungen in einem anderen Teil zu kompensieren, im zweiten Fall müssten alle Aufgaben (bzw. Prüfungsteile) für sich bestanden werden. Diese Frage stellt sich vor allem vor dem Hintergrund der bereits mehrfach angeklungenen Inhaltsspezifität von Kompetenzen. Auch bei einer praktischen Prüfung, z. B. einer OSCE, ist es durchaus gängig, die Leistung über alle Stationen hinweg miteinander zu verrechnen, sodass die Prüfung insgesamt bestanden werden muss. Allerdings kann man sich fragen, ob das auch inhaltlich sinnvoll ist, da z. B. die Fähigkeit, eine Schultergelenkuntersuchung durchzuführen wenig mit der Fähigkeit zu tun hat, einen Patienten über eine schwerwiegende Diagnose aufzuklären. Hier würde es eigentlich mehr Sinn machen, die Prüfungsleistungen über verschiedene Prüfungen hinweg in denselben Inhaltsbereichen zusammenzufassen, wie dies am Beispiel des programmatischen Prüfens diskutiert wurde (s. Kap. 5.2.4). Dieses Beispiel zeigt, dass sich auch die Entscheidungen zu den Bestehensmodalitäten von Prüfungen an den übergeordneten Zielen des Curriculums orientieren müssen.

5.4 Prüfungsverfahren

Wie in den vorangegangenen Abschnitten bereits dargestellt wurde, gibt es kein ideales Prüfungsverfahren für die medizinische Ausbildung. Vielmehr müssen Prüfungsverfahren über den Verlauf des Studiengangs so miteinander kombiniert werden, dass sie die verschiedenen Aspekte von Kompetenz hinreichend sicher und aussagekräftig erfassen und gleichzeitig die Kompetenzentwicklung, also das Lernen der Studierenden unterstützen. Als Orientierungsrahmen kann dabei die Miller-Pyramide dienen, die die Qualitäten benennt, die im Medizinstudium geprüft werden sollten (5.2.2 bzw. 5.2.5). Die Stufen der Miller-Pyramide lassen sich auch gut auf die Kompetenztiefen beziehen, die im NLKM benannt sind:

- „Wissen"; NKLM: 1. Faktenwissen
- „Wissen wie"; NKLM: 2. Handlungs- und Begründungswissen
- „Zeigen wie"; NKLM: 3a. Handlungskompetenz (unter Anleitung) demonstrieren
- „Tun"; NKLM: 3b. Handlungskompetenz selbständig und situationsadäquat durchführen.

Eine weitere sinnvolle Unterscheidung ist die in standardisierte Formate (z.B. MC-Tests, OSCEs) und nicht standardisierte Formate (z.B. Beobachtung im Arbeitsumfeld, Portfolios). Diese Unterscheidung ist insbesondere im Hinblick auf die formalen Anforderungen an Prüfungen wichtig (vor allem Objektivität und Reliabilität) aber auch im Hinblick auf die formative Funktion (Feedback, Assessment for Learning) von Prüfungen. Auch hier kommt es mit Blick auf das Gesamtcurriculum auf eine gute Balance der beiden Formate an.

5.4.1 Schriftliche Prüfungen

Schriftliche Prüfungen werden häufig nach der Art ihres Antwortformates kategorisiert: Bei Freitextaufgaben muss die Antwort vom Prüfling selbst formuliert werden, wobei sich die Länge zwischen einem Wort und mehrseitigen Texten bewegen kann. Bei Antwortwahlaufgaben (Multiple Choice) dagegen müssen vorgegebene Alternativen beurteilt werden. Aufgaben nach dem Antwortwahlverfahren haben keinen guten Ruf. So wird immer wieder vermutet, dass sie ein auf Verständnis von Zusammenhängen gerichtetes Tiefenlernen zugunsten eines oberflächlichen Memorierens von Fakten verdrängen. Diese Annahme scheint naheliegend und plausibel; die bislang dazu vorliegenden empirischen Befunde sind allerdings nicht eindeutig, weil in diesem Zusammenhang auch andere Faktoren der Lernumgebung berücksichtigt werden müssen ([157], [178]). Dass die Unterschiede zwischen geschlossenen und offenen Antwortformaten vielleicht weniger groß sind als angenommen, wird auch durch die Ergebnisse aus anderen Vergleichsstudien gestützt, in denen mehrfach gezeigt werden konnte, dass die Leistungen der Studierenden in beiden Formaten gut miteinander korrelieren ([176], [133]): Zwar werden bei den Antwortwahlaufgaben in der Regel höhere Punktwerte erreicht, sodass Bestehensgrenze und Bewertungsmaßstab angepasst werden müssen, die Rangfolge innerhalb einer Gruppe von Studierenden verändert sich aber nicht.

Die uneinheitlichen empirischen Befunde lassen sich am ehesten damit erklären, dass nicht in erster Linie das Antwortformat die Art der kognitiven Auseinandersetzung mit einer Prüfungsaufgabe bestimmt, sondern vor allem das Stimulusformat, die Art der Aufgabenstellung also [172]. Hier lassen sich zwei Kategorien unterscheiden: kontexthaltige und kontextfreie Aufgaben bzw. Erinnerungs- und Anwendungs-Aufgaben. Mit kontextfreien Aufgaben wird in der Regel ausschließlich Faktenwissen abgefragt (z. B. „Was sind die häufigsten Ursachen der Herzinsuffizienz?", „Welche Gefäße zweigen aus der Arteria carotis externa ab?"). Kontexthaltige Fragen dagegen beziehen sich auf einen bestimmten zuvor geschilderten Sachverhalt, z. B. eine Fallvignette, die im Hinblick auf bestimmte Aspekte zu beurteilen ist (z. B. „Welche Diagnose ist hier am wahrscheinlichsten?", „Wie können die Symptome pathophysiologisch erklärt werden?"). Während sich mit kontextfreien Aufgaben in der Regel nur Faktenwissen (also die Behaltensleistung) prüfen lässt, können mit kontexthaltigen Aufgaben auch komplexere kognitive Leistungen wie Verständnis, Analyse und Bewertung von Sachverhalten überprüft werden (also Handlungs- und Begründungswissen) [179]. Solche Fragen können z. B. nach dem Key-Feature-Prinzip erstellt werden (s. Kap. 5.4.4).

5.4.2 Antwortwahlaufgaben (Multiple Choice)

Zu diesem Aufgabenformat existieren sehr viele verschiedene Unterformen, von denen die wichtigsten in Tabelle 5-7 dargestellt sind. Alle anderen teilweise noch bei universitätsinternen Prüfungen gebräuchlichen Formate (z. B. die Kombination mehrerer Antwortmöglichkeiten „A, B und E sind richtig" oder Aufgaben, bei denen zwei Aussagen zunächst auf ihre Richtigkeit und dann auf ihren logischen Zusammenhang hin beurteilt werden müssen) bringen keinen zusätzlichen Nutzen, sondern haben im Gegenteil schlechtere testtheoretische Qualitäten; daher sollte man sich bei der Konstruktion einer MC-Prüfung auf die in der Tabelle aufgeführten Formate beschränken [94]. Ein wichtiges, in der Tabelle benanntes Qualitätskriterium für Prüfungsfragen ist ihre Trennschärfe. Sie gibt an, wie gut die Beantwortung eines bestimmten Items das Gesamtergebnis der Prüfung vorhersagt ([17] S. 478): Studierende, die gut im Test abschneiden beantworten ein trennscharfes Item mit hoher Wahrscheinlichkeit richtig, Studierende mit einem schlechten Testergebnis dagegen nicht.

Ein großer Vorteil des MC-Verfahrens liegt in der einfachen und zugleich objektiven Auswertung der Ergebnisse auch bei großen Studierendenzahlen. Diesem Vorteil steht allerdings ein großer Aufwand bei der Fragenkonstruktion gegenüber. Denn die Qualität einer MC-Frage hängt nicht nur von einer guten Frage ab, sondern auch von den „Distraktoren", d. h. den Antwortmöglichkeiten, die falsch sind, aber dennoch nahe genug an der richtigen Lösung liegen müssen, damit die Aufgabe anspruchsvoll ist [59]. Diese Schwierigkeiten bei der Konstruktion zeigen sich auch daran, dass dem Fragentext sowie den Antwortmöglichkeiten häufig Hinweise darauf entnommen werden können, welches die richtige Lösung ist (Cueing – Bahnung). Damit reicht bereits ein Teilwissen aus, um die richtige Lösung zu erraten. Allerdings ist auch der umgekehrte, ebenfalls unerwünschte Fall denkbar, dass eine Person durch die angebotenen Antwortalternativen von der richtigen Lösung abgelenkt wird, obwohl sie eigentlich über das notwendige Wissen verfügt. Beide Effekte schmälern die Reliabilität, weil Zufallseffekte verstärkt werden. In empirischen Studien zeigte sich, dass bis zu 20 % aller Fragen in Multiple-Choice-Aufgaben von solchen Bahnungseffekten betroffen sind [169]. Dabei überwiegen die Verzerrungen hin zur richtigen Lösung, sodass das Gesamtergebnis einer Multiple-Choice-Prüfung im Vergleich zu einem inhaltsgleichen Test mit frei zu formulierenden Antworten um etwa 7 % zu gut ausfällt. Nicht alle Formen von Antwortwahlaufgaben sind gleich anfällig für solche Bahnungseffekte. Vor allem die erweiterten Antwortformate, bei denen umfangreichen Antwortlisten vorgegeben werden, haben hier Vorteile, weil es angesichts von 20 oder mehr Lösungsmöglichkeiten schon allein aus zeitökonomischen Gründen einfacher ist, über die richtige Lösung aktiv nachzudenken, als nach versteckten Hinweisen auf die richtige Lösung zu suchen.

Tabelle 5-7: Formen von Antwortwahlaufgaben (die Bezeichnung in Klammern folgt der international gebräuchlichen Terminologie) (vgl. [94], [122]).

Bezeichnung	Beschreibung	Bewertung
Richtig-Falsch	Jeweils eine Aussage muss als richtig oder falsch bewertet werden.	Die einfachste Form der Antwortwahlaufgabe. Aufgrund der hohen Ratewahrscheinlichkeit von 50 % ist eine große Zahl von Aufgaben notwendig, um eine ausreichende Reliabilität zu erreichen. Der große Vorteil dieses Aufgabenformats liegt in der einfachen und daher ressourcensparenden Konstruktion von Aufgaben. Gebräuchlich ist auch die Verwendung der zusätzlichen Antwortkategorie „weiß nicht“. Wird dieses Antwortalternative angekreuzt, dann wird die Aufgabe mit 0 Punkten bewertet. Wird dagegen eine falsche Antwort angekreuzt, werden Punkte abgezogen. Dieser Bewertungsmodus soll die Studierenden vom Raten abhalten, ist allerdings nicht unumstritten [21].
Einfachauswahl (Typ A)	Aus mehreren Alternativen (meist 4 oder 5) muss eine richtige Antwort ausgewählt werden.	Beide Formate weisen eine hohe Reliabilität und eine gute Trennschärfe auf, d. h. gute und schlechte Prüfungsteilnehmer lassen sich zuverlässig unterscheiden. Typ-A-Fragen sind eher leicht zu beantworten. Aus didaktischen Gründen sollte der Typ A negativ nur dann Verwendung finden, wenn er inhaltlich angemessen ist, z. B. wenn es darum geht, eine wichtige Ausnahme zu kennen oder einen häufigen Fehler zu vermeiden.
Negative Einfachauswahl (Typ A negativ)	Aus mehreren Alternativen (meist 4 oder 5) muss die falsche Antwort ausgewählt werden.	
Erweiterte Auswahl	Es wird eine Liste von Antwortalternativen vorgegeben (z. B. Substanzen, Erreger etc.); dann folgen eine oder mehrere Aufgaben, zu denen jeweils die passenden Lösungen aus der Liste angegeben werden müssen.	Auch dieses Format hat gute Werte für Reliabilität und Trennschärfe. Insbesondere wenn umfangreiche Antwortlisten vorgegeben werden (z. B. mit 10-20 Items), sinkt die Ratewahrscheinlichkeit und auch Bahnungseffekte (Cueing) treten kaum noch auf. Eignet sich z. B. im Zusammenhang mit dem Key-Feature-Format (s. Kap. 5.4.4).
Mehrfach Richtig-Falsch (K-prim, Pick-N)	Aus mehreren Alternativen (meist 4 oder 5) müssen mehrere richtige Lösungen ausgewählt werden, wobei nicht angegeben wird, wie viele Lösungen richtig sind.	Hohe Reliabilität und Trennschärfe. Dieses Format ist vergleichsweise schwer, weil die Zahl der richtigen Lösungen nicht bekannt ist. Aber auch die Konstruktion ist schwerer, da jede der vorgegebenen Alternativen eine Richtig/Falsch-Entscheidung zulassen muss (im Gegensatz zu Typ A, wo im Aufgabenstamm auch Formulierungen wie „am ehesten“, „am wahrscheinlichsten“ verwendet werden können). Damit ist es nicht für alle Inhalte geeignet. Bei der Bewertung können auch für Teillösungen Punkte vergeben werden, was sich positiv auf die Reliabilität auswirkt [10].

Die wichtigsten Ursachen von Bahnungseffekten (Cueing) und andere technische Schwierigkeiten von MC-Fragen sind in Tabelle 5-8 aufgeführt. Das zentrale Prinzip der Konstruktion von MC-Fragen wird daraus leicht erkennbar: Ob eine Aufgabe als leicht oder schwer empfunden wird, sollte sich ausschließlich nach ihrem Inhalt bestimmen und nicht nach den Spitzfindigkeiten ihrer Formulierung oder ihres Aufbaus. Werden solche Prinzipien berücksichtigt, dann sind MC-Fragen allerdings auch sehr aufwendig zu konstruieren, sodass genau abgewogen werden muss, ob die dazu erforderlichen Ressourcen durch die einfachere Auswertung tatsächlich wieder aufgewogen werden oder ob Freitextaufgaben nicht besser geeignet sind.

5.4.3 Freitextaufgaben

Aufgaben mit frei zu formulierenden Antworten werden im Allgemeinen danach unterschieden, ob nur eine kurze, stichwortartige Antwort gegeben werden muss (Kurzantwortfragen, Short-Answer-Questions, SAQ) oder ob die Studierenden einen ausformulierten Text erstellen sollen. Das wichtigste Charakteristikum dieser Aufgabenformate liegt darin, dass die Studierenden spontan über die richtige Lösung nachdenken müssen und nicht lediglich auf vorgegebene Alternativen zu reagieren haben. Ausformulierte Texte können darüber hinaus über die Qualität des Gedankengangs (z. B. logische Folgerichtigkeit, klinisches Problemlösen) Aufschluss geben. Freitextantworten stoßen daher im Allgemeinen auf größere Akzeptanz als Antwortwahlaufgaben [172].

Tabelle 5-8: Häufige „technische“ Schwierigkeiten von MC-Fragen (nach [122], vgl. [94]).

Bahnung (Cueing) durch …
• grammatikalische Hinweise (eine oder mehrere Antwortmöglichkeiten passen grammatikalisch nicht zum Aufgabenstamm: z. B. „Bei X handelt es sich um eine Tumor“) • logische Hinweise (eine Teilmenge der Antwortmöglichkeiten deckt bereits das gesamte Lösungsspektrum ab, die anderen Möglichkeiten kommen daher nicht in Betracht) • absolute Adjektive (einige Antwortmöglichkeiten weisen Adjektive wie „immer“, „stets“, „niemals“ auf und sind daher unwahrscheinlicher als andere, die „meist“, „häufig“ etc. enthalten) • unterschiedliche Antwortlänge (die richtige Antwort ist ausführlicher, spezifischer oder vollständiger formuliert als die Distraktoren) • Wortwiederholungen (im Fragenstamm und der richtigen Lösung tauchen dieselben Begriffe auf) • Konvergenz (die richtige Antwort enthält die meisten der Elemente, die teilweise auch in den anderen Antwortmöglichkeiten enthalten sind) • Hinweise aus einer anderen Aufgabe in der gleichen Prüfung
Irrelevante Erschwernis der Aufgaben durch …
• zu umfangreiche und komplizierte Antwortmöglichkeiten, die sehr viel Leseaufwand und Aufmerksamkeit beanspruchen • zu komplizierte und verwirrende Aufgabenkonstruktion (z. B. durch Abkürzungen oder komplexe formelhafte Schreibweisen, Kombination von Antwortmöglichkeiten) • uneinheitliche Angabe von numerischen Daten, z. B. absolute Werte und Prozentwerte in derselben Aufgabe • ungenaue Häufigkeitsangaben (die Vorstellungen darüber, welche Häufigkeiten Begriffen wie „in der Regel“, „selten“, „häufig“, „meistens“ zugrundeliegen, sind sehr unterschiedlich)

Die Schwierigkeiten bei diesen Frageformaten liegen weniger in der Konstruktion der Aufgaben als vielmehr in deren Auswertung, die anfällig ist für subjektive Verzerrungen. Das muss nicht unbedingt ein Problem sein, wenn z. B. dieses Format mehrfach in unterschiedlichen Kontexten eingesetzt wird und von unterschiedlichen Prüfpersonen bewertet wird. Abhilfe können zudem vorformulierte Erwartungshorizonte oder Musteraufgaben schaffen, an denen sich die Prüfpersonen bei der Auswertung orientieren müssen. Gerade bei höherrangigen Lernzielen, bei denen es z. B. auf die Bewertung von Sachverhalten ankommt, reichen diese Maßnahmen aber nicht aus. Akzeptable Reliabilitätswerte wird man hier nur durch den Einsatz mehrerer Prüfpersonen erreichen, die jeweils für die Auswertung unterschiedlicher Aufgaben zuständig sind (z. B. Prüfer 1 für Aufgabe 1, Prüferin 2 für Aufgabe 2 etc.).

5.4.4 Schriftliche Prüfungsformate für klinisches Denken

Anforderungen an passende Prüfungsformate

Anknüpfend an die in Kap. 2 dargestellten Erkenntnisse, wie man sich die Entwicklung von klinischem Denken vorstellt und wie dessen Entwicklung in der Ausbildung gefördert werden kann, stellt sich die Frage nach dazu passenden Prüfungsformaten.

Im Detail besteht keineswegs Einigkeit darin, was unter klinischem Denken genau verstanden werden soll (vgl. Kap. 2.5). Es lässt sich pragmatisch definieren als einen Prozess, bei dem die Fachperson (Ärztin, Arzt, Pflegeperson, Therapeutin, Therapeut etc.) in Interaktion mit den Kranken und ihrem Umfeld (Behandlungsteam, situative Aspekte etc.) Informationen gezielt erhebt und bewusst oder unbewusst verarbeitet und bewertet, die Chancen und Risiken von Handlungsoptionen unter Berücksichtigung der Präferenzen des Patienten abwägt, um eine (vorläufige) Diagnose zu stellen bzw. einen Diagnostik- und Behandlungsplan zu erarbeiten mit dem Ziel, die Gesundheit und das Wohlbefinden des Patienten zu verbessern [151].

Diese Definition macht schon deutlich, dass es vermutlich kein einzelnes Prüfungsformat geben wird, mit dem alle diese Aspekte zuverlässig und aussagekräftig erfasst werden können. Um diese für das erfolgreiche Handeln in den Gesundheitsberufen zentrale Kompetenz zu prüfen, ist es vielmehr notwendig, verschiedene standardisierte und nicht standardisierte Verfahren zu unterschiedlichen Zeitpunkten der Ausbildung sinnvoll miteinander zu kombinieren [36]. Wichtig ist zudem, dass klinisches Denken nicht direkt geprüft werden kann, sondern aufgrund des beobachteten Verhaltens (z. B. in klinischen Prüfungen) bzw. der von den Lernenden gezogenen Schlüsse oder berichteten Ergebnisse (z. B. in schriftlichen Prüfungen, Patientenvorstellungen, Übergabegesprächen) nur indirekt erschlossen werden kann. Aufgrund dieser fortbestehenden Unsicherheiten bei der Definition des Konstrukts einerseits, sowie der daraus folgenden Schwierigkeiten bei den Prüfungsverfahren andererseits, bleiben daher auch noch viele Fragen offen, z. B. die, welchen spezifischen Beitrag die einzelnen Verfahren zur Erfassung klinischen Denkens leisten [96].

Eine wichtige Bedingung für solche Prüfungen ist, dass sie die spezifische Organisation und Integration klinischen Wissens erfassen und nicht nur Faktenwissen prüfen (auch wenn dieses eine wichtige Voraussetzung für klinisches Denken ist). Die ersten, in Nordamerika entwickelten schriftlichen Prüfungsverfahren für klinisches Problemlösen waren auf sehr ausführlichen Patientenfällen aufgebaut (Patient Management Problems, PMP), die analog zu einer idealisiert gedachten Behandlungssituation Schritt für Schritt gelöst werden sollten. Obwohl dieses Prüfungsformat vor dem Hintergrund der damaligen Vorstellungen zum klinischen Denken und auch aus Sicht praktisch tätiger Ärzte eine große Inhaltsvalidität besaß, wurde rasch deutlich, dass diese Annahme einer testtheoretischen Überprüfung nicht standhielt [15]: Es zeigte sich, dass die Leistungen der Prüflinge über verschiedene Fälle nur wenig miteinander korrelierten, das heißt, die erfolgreiche Lösung eines Falls ließ keine zuverlässige Voraussage zu über die erfolgreiche Lösung eines zweiten Falls (sog. Kontext-Spezifität). Da die Lösung einer Aufgabe sehr viel Zeit in Anspruch nahm, war die Reliabilität der PMP-Prüfung unzureichend, weil nur wenige Fälle gelöst werden konnten und damit die Basis für eine Beurteilung der individuellen Leistung nicht repräsentativ genug war. Um akzeptable Werte zu erreichen, hätte man die Dauer der Prüfung so stark verlängern müssen, dass sie nicht mehr praktikabel gewesen wäre. Entgegen den ursprünglichen Erwartungen zeigte sich im Übrigen auch, dass mit der Prüfung nicht im gewünschten Ausmaß zwischen erfahrenen Fachleuten und fachlich noch unerfahrenen Personen differenziert werden konnte, was man von einer validen Prüfung klinischen Denkens hätte erwarten müssen. Statt klinischer Expertise belohnte das Verfahren vor allem genaues Faktensammeln und weniger ein rasches, ergebnisorientiertes Vorgehen. Dieses historische Beispiel zeigt somit zwei zentrale Herausforderungen bei der Prüfung klinischen Denkens: Die Kompetenz klinische Probleme zu lösen ist in hohem Maße inhalts- bzw. kontextspezifisch und keine generalisierbare Fähigkeit. Daher kommt es für eine zuverlässige Prüfung vor allem darauf an, die notwendigen Inhaltsbereiche hinreichend in der Prüfung zu berücksichtigen (die Stichprobe der Kompetenz also möglichst repräsentativ zu machen). Zum anderen ist es aber auch wichtig, die Verfahren so zu gestalten, dass sie tatsächlich die zielgerichtete und zweckmäßige Integration von Informationen prüfen und nicht nur die Fähigkeit, Informationen z. B. durch Anamnese und Diagnostik zu erheben [22].

Key-Feature-Formate

Aufgrund dieser Erfahrungen und unter Berücksichtigung neuerer Vorstellungen von klinischer Expertise wurde daher mit dem Key-Feature-Format ein neues Verfahren entwickelt, um klinische Kompetenz zunächst in der Fort- und Weiterbildung zu prüfen, mittlerweile gibt es aber auch Erfahrungen im Rahmen des Medizinstudiums ([16], [53], [82], [140]). Dem Key-Feature-Ansatz liegt die Überlegung zugrunde, dass die geschilderte Kontextspezifität klinischer Expertise darin begründet ist, dass jedes klinische Problem aus einem Kern an spezifischen Merkmalen besteht, die berücksichtigt werden müssen, damit genau dieses Problem gelöst werden kann. Um klinische Kompetenz zu prüfen, ist es demnach ausreichend, diese entscheidenden Schlüssel-Aspekte abzufragen, womit sich die Zeit, die pro Fall in der Prüfung aufgewendet werden muss, erheblich verkürzt.

Ein Key-Feature-Fall besteht typischerweise aus einer kurzen klinischen Fallvignette, zu der dann zwei oder drei Fragen gestellt werden, die sich auf die zentralen Herausforderungen dieses Problem beziehen (s. Box). Damit kann eine wesentlich größere Anzahl von Fällen in die Prüfung einbezogen werden, womit sich ihre Reliabilität erhöht.

Ein zweiter wichtiger Bestandteil des Key-Feature-Ansatzes, der dazu beiträgt, die Qualität der Prüfung zu verbessern, ist das systematische Vorgehen bei der Konstruktion der Prüfungsaufgaben (Werkzeugkasten 13). Der Fokus liegt dabei zum einen auf einer möglichst relevanten Auswahl der Prüfungsinhalte, indem mit Hilfe eines Prüfungsplans (Blueprint), eine Orientierung an praxisorientierten Kriterien erfolgt (z. B. der Häufigkeit bestimmter medizinischer Probleme). Zum anderen wird auf Aspekte fokussiert, die für klinische Entscheidungen und klinisches Handeln wichtig sind (z. B. die Berücksichtigung bestimmter Differenzialdiagnosen, wichtige anamnestische Fragen, entscheidende diagnostische Maßnahmen). Zusätzlich berücksichtigt werden Kriterien wie Dringlichkeit und Relevanz (Was muss zuerst getan werden? Was darf auf keinen Fall getan werden? Welche Maßnahmen sind am wichtigsten?) sowie häufige Fehlerquellen, z. B. typische Fehlschlüsse.

Beispiel für eine Key-Feature-Aufgabe
(nach [52])

Eine 35jährige Mutter von drei Kindern stellt sich gegen 17 Uhr in Ihrer Praxis vor. Sie klagt über starke wässrige Durchfälle. Auf Nachfrage gibt sie an, dass sie seit etwa 24 Stunden krank ist. Sie hatte in dieser Zeit 15-mal wässrigen Stuhlgang, fühlte sich schwindelig, hat aber nicht erbrochen. Sie arbeitet als Köchin in einem Pflegeheim und kommt direkt von der Arbeit zu Ihnen. Der Blutdruck der Patientin liegt bei 104/50 mmHg im Liegen (Puls 110/min) und 90/40 im Stehen, die sublinguale Temperatur bei 36,8 °C. Körperliche Untersuchung: trockene Schleimhäute, lebhafte Darmgeräusche. Urinbefund: normal, spez. Gewicht 1,030.

1) Auf welche(s) Problem(e) der Patientin konzentrieren Sie sich zunächst? Nennen Sie bis zu drei.
2) Wie sollten Sie die Patientin unmittelbar behandeln? Wählen Sie bis zu drei der folgenden Möglichkeiten aus. (angeboten wird eine Liste mit 16 Möglichkeiten: z. B. orale Flüssigkeitszufuhr, orale Ampicillingabe, i. v. Ringer-Lactat-Lösung)
3) Nachdem die akute Problematik behandelt ist: Welche zusätzlichen Untersuchungen würden sie veranlassen? Wählen Sie bis zu vier der folgenden Möglichkeiten aus oder markieren Sie „keine", wenn sie keine weiteren Untersuchungen veranlassen würden. (angeboten wird eine Liste mit 11 Möglichkeiten; z. B. Koloskopie, Stuhlkultur)

Werkzeugkasten 13

Vorgehen bei der Konstruktion von Key-Feature-Aufgaben
([121], vgl. [93], [52])

Definition aller klinischen Probleme (nicht Diagnosen!), mit denen die Studierenden vertraut sein sollen
Hier können die klinischen Disziplinen auflisten, was aus ihrer Sicht wichtig ist. Hierzu kann z. B. das Kapitel V „Konsultationsanlässe" des NKLM herangezogen werden (vgl. Kap. 3.2.2).

Aufstellen eines Prüfungsplans (Blueprint)
Aus der Gesamtzahl aller definierten Probleme wird anhand von bestimmten Kriterien eine repräsentative Auswahl getroffen. Mögliche Kriterien für eine solche Auswahl können z. B. die Häufigkeit der Probleme in Praxis oder Klinik sein, die Altersverteilung der Patientinnen und Patienten oder deren Geschlechterverteilung.

Formulieren von klinischen Situationen, in denen die Probleme typischerweise in der Praxis eingebettet sind
Dazu können z. B. die folgenden Kategorien verwendet werden:

1) undifferenzierte Probleme oder Beschwerden;
2) ein einzelnes Problem in typischer oder atypischer Gestalt;
3) ein Problem, bei dem mehrere Organsysteme betroffen sind;
4) lebensbedrohliche Situationen;
5) Probleme der Prävention und Gesundheitsförderung.

Ein Problem kann in verschiedene klinische Situationen eingebettet werden (z. B. einmal als Notfall, einmal als noch unbestimmte Beschwerden), womit jeweils andere Schlüsselmerkmale wichtig werden. Hierzu können z. B. die im NKLM vergebenen „Deskriptoren" herangezogen werden, die die Konsultationsanlässe aus Kapitel V näher beschreiben.

Identifizieren der Schlüsselmerkmale, d. h. der zentralen Herausforderungen des Falls, die folgendermaßen definiert sind:

1) Kritische Aspekte, die für die Lösung des Problems wichtig sind;
2) Aspekte, die typischerweise von Studierenden bei der Lösung des Problems falsch gemacht werden;
3) Aspekte, die in der Praxis das Erkennen und das Management des Problems erschweren.

Dieser Schritt in der Aufgabenkonstruktion ist der anspruchsvollste. Er entspricht dem Freilegen der „Tiefenstruktur" eines Problems

(vgl. Kap. 2.2.3), die z. B. sichtbar wird, wenn verschiedene konkrete Fälle auf ihre Gemeinsamkeiten hin verglichen werden. Typischerweise werden zwei oder drei solcher Key-Features definiert.
Ein Beispiel (Page et al. 1995). Für das Problem „Schmerzfreie Blutung im letzten Drittel der Schwangerschaft" wurden folgende Schlüsselmerkmale identifiziert:

1) „Plazenta praevia" als wichtigste Verdachtsdiagnose annehmen;
2) keine gynäkologische Untersuchung vornehmen (da kritische Blutung ausgelöst werden kann);
3) Patientin nicht wieder gehen lassen;
4) Gerinnungstests und Kreuzproben anordnen.

Formulieren einer Fallvignette
Diese enthält einerseits Grunddaten zur Situation (Setting) und zur betroffenen Person (Alter, Geschlecht etc.) und andererseits alle weiteren Informationen, die im Hinblick auf die jeweiligen Key-Features wichtig sind.

Formulieren von Fragen
Typischerweise werden zwei oder drei Fragen pro Fallvignette gestellt, die sich jeweils auf eine der Schlüsselstellen beziehen, z. B.: „Welche Verdachtsdiagnose(n) stellen Sie?", „Welche Maßnahmen ergreifen Sie sofort?" Die Angabe qualifizierender Wörter wie „sofort", „zuerst", „am wichtigsten", „auf keinen Fall" ist nicht zwingend, verdeutlicht aber den klinischen Zusammenhang.

Auswahl des Fragenformats
Key-Feature-Aufgaben können sowohl als Kurzantwortfragen (die Studierenden müssen ihre Antwort eintragen), als auch als MC-Fragen gestaltet werden, wobei sich hierzu die erweitere Auswahl (Tabelle 5-7) am besten eignet.

Festlegen eines Bewertungsschlüssels
Dieser orientiert sich am Fragenformat bzw. an der Art der Antwort, z. B. ein Punkt, wenn die richtige Verdachtsdiagnose genannt wird, ¼ Punkt, wenn eine von vier möglichen Diagnosen genannt wird, Punktabzug, wenn eine gefährliche falsche Lösung genannt wird.

Testen der Aufgabe in einer Pilotphase mit Studierenden, aber auch mit Kolleg:innen
Wird das Kurzantwortformat verwendet, dann können aus den gegebenen Antworten zum einen Synonyme für richtige Lösungen generiert werden, zum anderen aber auch Distraktoren für MC-Formate.

Krankheitsskripte prüfen: Skript-Konkordanz-Test

Ein weiteres Verfahren, um klinisches Denken zu prüfen, ist der sogenannte Skript-Konkordanz-Test, der einige Gemeinsamkeiten mit dem Key-Feature-Ansatz aufweist [25]. Er knüpft an die in Kap. 2.5 dargestellte Theorie an, dass klinisches Wissen in Krankheitsskripten organisiert ist, die typische Bestandteile und zeitliche Muster von klinischen Situationen bzw. Krankheiten repräsentieren. Vereinfacht gesagt, wird bei diesem Prüfungsverfahren verglichen, inwieweit die Skripte der Prüflinge mit denen von ärztlichen Fachleuten übereinstimmen. Dabei wird berücksichtigt, dass Krankheitsskripte, entsprechend der im klinischen Handeln immer enthaltenen Unsicherheit und im Gegensatz zu kanonisiertem Lehrbuchwissen, durchaus gewisse Unterschiede und Variationen aufweisen können. Vorgegeben wird eine Fallvignette, auf die sich verschiedene Fragen beziehen, die in einer spezifischen Weise aus drei Elementen aufgebaut sind:

1) Zunächst wird eine bestimmte, z. B. diagnostische Hypothese formuliert;
2) dann werden neue Informationen, z. B. zusätzliche anamnestische Angaben der betroffenen Person präsentiert;
3) dann muss auf einer fünffach abgestuften Beurteilungsskala angegeben werden, inwieweit diese Informationen die gegebene Hypothese erhärten, abschwächen oder unbeeinflusst lassen.

Tabelle 5-9: Beispiel für eine diagnosebezogene Aufgabe in einem Skript-Konkordanz-Test (nach [25]).

Eine 20jährige Patientin kommt zu Ihnen in die Praxis, weil sie seit einer Woche „vaginalen Ausfluss“ hat. Seit drei Monaten hat sie einen neuen Sexualpartner und sie macht sich Sorgen, dass sie sich mit einer sexuell übertragbaren Erkrankung angesteckt hat.

Sie denken an eine Infektion mit	... die Patientin berichtet Ihnen bzw. Sie stellen fest,	Dadurch wird die Hypothese ...				
... Hefe-Pilzen	... dass sie vor ein paar Jahren eine sexuell übertragbare Krankheit hatte	−2	−1	0	+1	+2
... Hefe-Pilzen	... dass der Ausfluss grünlich und juckend ist	−2	−1	0	+1	+2
... Herpes	... über Juckreiz an der Vulva	−2	−1	0	+1	+2
... Herpes	... über Dysurie	−2	−1	0	+1	+2
... Chlamydien	... dass sie Kontrazeptiva einnimmt	−2	−1	0	+1	+2

Bewertung:
−2 = (fast) ausgeschlossen +2 = (fast) sicher
−1 = unwahrscheinlicher +1 = wahrscheinlicher
0 = weder unwahrscheinlicher noch wahrscheinlicher

Tabelle 5-9 zeigt ein Beispiel für eine diagnosebezogene Aufgabe; es sind aber auch andere Inhalte möglich, z. B. therapiebezogene Aufgaben („Sie erwägen die therapeutische Option X ... und stellen fest, dass ...“, „Damit wird diese Option kontraindiziert/weniger sinnvoll/weder noch/sinnvoller/dringend notwendig“). Die inhaltliche Auswahl der Probleme und der daran zu erarbeitenden Aufgaben folgt dem Key-Feature-Ansatz, d.h. auch hier geht es um die für eine Lösung relevanter Probleme kritischen Aspekte und typischen Fehlerquellen [42].

Die eigentliche Besonderheit des Verfahrens besteht neben dem Antwortformat darin, wie die Antworten bewertet werden. Dazu werden die Aufgaben nämlich zunächst von einem für den jeweiligen Inhaltsbereich kompetenten Expertenpanel beantwortet, das groß genug sein muss (z. B. 5–10 Experten), damit eine ausreichende Bandbreite an Meinungen vertreten ist. Typischerweise stimmen die Experten bei vielen Aufgaben in ihren Antworten überein; bei einigen Aufgaben allerdings gibt es mehr oder minder stark abweichende Auffassungen über die richtige Lösung. Diese Abweichungen werden als Ausdruck der im klinischen Alltag herrschenden Unsicherheit verstanden und daher nicht vereinheitlicht, sondern genutzt, um die Antworten der Studierenden zu bewerten: Für jede Lösung wird ein Quotient gebildet aus der Anzahl der Experten, die diese Lösung für die beste halten und dem Modalwert.[3] Halten acht von zehn Experten bei einer Aufgabe „0“ für die richtige Lösung, ein Experte „-1“ und ein Experte „+1“, dann wird die Aufgabe später wie folgt bewertet: Ein Studierender der „0“ ankreuzt erhält 1 Punkt (8/8), für „-1“ bzw. „+1“ hätte er 0,125 Punkte (1/8) erhalten. Die Aufgaben können also in ihrer maximal möglichen Punktzahl voneinander abweichen. Das Gesamtergebnis ist die Summe aller erreichten Punkte und wird der Vergleichbarkeit halber auf eine 100-Punkteskala umgerechnet.

3 Der Modalwert bezeichnet bei nominal skalierten Daten den Merkmalswert, der am häufigsten vorkommt; in diesem Fall entspricht er der Anzahl von Experten bei der Lösung, der am häufigsten zugestimmt wird.

Empirische Studien zeigen, dass der Skript-Konkordanz-Test gut zwischen verschiedenen Expertiseniveaus unterscheiden kann, d.h. erfahrene Fachleute erreichen durchschnittlich höhere Werte als Studierende, was für die Konstruktvalidität des Verfahrens spricht ([105], [26]). Im direkten Vergleich mit einem konsensuellen Bewertungsverfahren, bei dem sich das Expertenpanel auf eine jeweils beste Lösung einigen musste, erwies sich das hier dargestellte diversifizierte Bewertungsverfahren als überlegen im Hinblick auf die Unterscheidung zwischen Gruppen mit unterschiedlichem Expertiseniveau: Wurde das Konsensverfahren angewandt, konnten im Gegensatz zur diversifizierten Bewertung keine signifikanten Unterschiede mehr zwischen Studierenden und ärztlichen Fachleuten festgestellt werden [24]. Neuere Arbeiten zeigen allerdings, dass andere Aspekte von Validität, vor allem im Hinblick auf den Antwortprozess – der ja ein Spezifikum des Verfahrens darstellt – nicht belegt werden können ([100], [101]). Außerdem zeigt sich, dass der Antwortprozess von einer Vielzahl an Faktoren beeinflusst werden kann, z. B. von Verständnisproblemen aber auch von sozialer Erwünschtheit, die im Sinne von konstruktirrelevanter Varianz das Ergebnis verzerren können [57].

Insgesamt bleiben damit wichtige Fragen zur Testgüte des Skript-Konkordanz-Tests offen, sodass sich das Verfahren möglicherweise besser für formative Zwecke eignet (im Sinne des Assessment for Learning), um die Auseinandersetzung über die in klinischen Problemen häufig enthaltene Unsicherheit zu fördern [99].

5.4.5 Mündliche Prüfungen

Mündliche Prüfungen haben in der ärztlichen Ausbildung eine große Tradition; lange Zeit waren sie die Prüfungsform schlechthin. Als vorherrschendes Prüfungsformat in den Examina in Deutschland wurden sie erst 1970, mit der Einführung der Approbationsordnung, von den schriftlichen Prüfungen zunächst fast vollständig verdrängt. In den folgenden Novellierungen der ÄApprO kam es dann im Hinblick auf die Staatsexamina immer wieder zu einer unterschiedlichen Gewichtung von mündlichen und schriftlichen Prüfungen, was verdeutlicht, wie schwierig es offensichtlich ist, die verschiedenen Eigenschaften der beiden Prüfungsverfahren in ein gutes Gleichgewicht zu bringen. Studienbegleitende, fakultätsinterne Prüfungen werden bis heute auch als mündliche Prüfungen durchgeführt.

Die Akzeptanz mündlicher Prüfungen ist sehr unterschiedlich: Einerseits gelten sie als wenig objektiv und reliabel; Prüflinge beschweren sich nicht selten über Ungerechtigkeiten bei der Notenvergabe oder Willkür von Prüfpersonen. Andererseits werden sie aber aufgrund des direkten Kontakts zwischen Prüfenden und Prüflingen für valide gehalten, da die Prüfperson den Eindruck bekommt, sich ein direktes Bild von den Wissensleistungen und klinisch-praktischen Fähigkeiten eines Prüflings machen zu können. Der persönliche Kontakt wird außerdem als ein Wert an sich empfunden. Aus methodischer, testtheoretischer Sicht sind „klassische" mündliche Prüfungen allerdings sehr anfällig für verschiedene Beurteilungstendenzen und -fehler, die in Tabelle 5-10 aufgeführt sind.

Aufgrund dieser zahlreichen Einflüsse auf den Prüfungsprozess ist es nicht verwunderlich, dass in empirischen Studien zu mündlichen Prüfungen die Interrater-Reliabilität, also die Übereinstimmung der Leistungsbeurteilung durch verschiedene Prüfer, keine zufriedenstellenden Werte erreicht. Einschränkend muss allerdings hinzugefügt werden, dass es kaum aktuelle Studien gibt, in denen die Testgüte mündlicher Prüfungen untersucht worden ist. Die meisten dazu durchgeführten Studien dazu sind Jahrzehnte alt, sodass mögliche Anpassungen in der Durchführung von mündlichen Prüfungen hier nicht erfasst sind ([85], [193]).

Damit mündliche Prüfungen zu einigermaßen zuverlässigen Ergebnissen führen, müssen

Tabelle 5-10: Beispiele für Beurteilungstendenzen und -fehler bei mündlichen Prüfungen (vgl. [193], [208]).

Beurteilungstenzenz	Erläuterung
Halo-Effekt	Eine besonders hervorstechende Eigenschaft des Prüflings (z. B. Redegewandtheit) verleitet dazu, andere Eigenschaften z. B. besondere Intelligenz oder Kompetenz einfach anzunehmen (Halo, engl.: Heiligenschein).
Kontrasteffekt	Die Beurteilung eines Prüflings wird durch die besonders gute oder besonders schlechte Leistung ihres Vorgängers beeinflusst. Kann sich auch auf eine ganze Prüfungsgruppe beziehen.
Milde-Fehler	Schlechte Leistungen werden milder beurteilt, z. B. aus Scheu vor negativen Urteilen oder um dem Prüfling nicht zu schaden.
Zentrale Tendenz	Die Prüfpersonen vergeben vor allem Noten im Mittelbereich der Skala und vermeiden sehr gute und sehr schlechte Bewertungen selbst dann, wenn diese angemessen wären.
Tendenz, reines Faktenwissen zu prüfen	Obwohl mündliche Prüfungen gerade deshalb gefordert werden, weil sie es erlauben, komplexere kognitive Leistungen wie Analyse und Beurteilung zu prüfen, neigen Prüfpersonen dennoch dazu, reines Faktenwissen abzufragen, das auch in einer Klausur geprüft werden könnte.
Einfluss irrelevanter Faktoren	Die Beurteilung der Prüfungsleistung kann von vielen Faktoren beeinflusst werden, die mit der Kompetenz der Prüflinge nichts zu tun haben: Aussehen, Geschlecht, extrovertiertes, selbstsicheres Auftreten, Kleidung, Sprachgebrauch etc. Auch organisatorische Rahmenbedingungen können die Bewertung beeinflussen, z. B. durch Ermüdungseffekte bei mehreren Prüfungen an einem Tag.
Einfluss der sozialen Bezugsnorm	Die Prüfpersonen lassen sich bei der Bewertung der Prüfungsleistung in einer Gruppenprüfung vom Niveau der Prüfungsgruppe insgesamt beeinflussen und orientieren sich nicht an zuvor definierten Kriterien.
Keine Einzelnoten für Teilleistungen	Die Gesamtnote für eine Prüfung sollte sich immer aus Noten für einzelne Leistungen (z. B. verschiedene Aufgaben oder Bereiche der Prüfung) zusammensetzen. Wird am Ende der Prüfung ohne solche Indikatoren einfach „global" eine Gesamtnote vergeben, ist die Gefahr von Beurteilungsfehlern besonders groß.
Prüfling bekannt/ unbekannt	Ist einer Prüfperson ein Prüfling bereits aus vorangegangen Praxisphasen (PJ, Blockpraktikum etc.) dann besteht die Gefahr, dass neben der aktuellen Prüfungsleistung der Gesamteindruck aus der vorangegangenen klinischen Arbeit in die Bewertung mit einfließt, was eine Verzerrung den anderen „unbekannten" Prüflingen gegenüber bedeutet.

gezielte Strategien bei der Vorbereitung und Durchführung der Prüfung eingesetzt werden [211]. Die wichtigsten Maßnahmen sind in Werkzeugkasten 14 aufgeführt.

Werkzeugkasten 14

Strategien zur Verbesserung der mündlichen Prüfung
(vgl. [208])

Objektivieren

- Einsatz mehrerer Prüfpersonen, die ihre Bewertung zunächst unabhängig voneinander vornehmen und erst nach Abschluss der Prüfung zu einer Gesamtnote verrechnen. Dabei müssen alle Prüfpersonen alle Leistungen eines Prüflings bewerten und nicht nur die zu den von ihnen selbst gestellten Aufgaben ihres Fachgebiets.
- Erwartungshorizont formulieren, Bewertungsmaßstab konkretisieren: Welche Antwort würde eine sehr gute Bewertung nach sich ziehen, welche Antwort wäre unzureichend, etc. Solche Erwartungshorizonte sollten die Prüfpersonen vor der Prüfung untereinander austauschen, dann ist auch eine Bewertung, der ihnen fachfremden Inhalte möglich.
- Kalibrierungsfragen: Fragen, von denen bekannt ist, wie sie ein durchschnittlicher oder aber ein sehr guter Prüfling beantwortet. Damit kann auch über mehrere Kohorten ein Leistungsvergleich erfolgen.
- Fragen vorformulieren und hierarchisieren: In der Prüfungssituation den Schwierigkeitsgrad von ad hoc gestellten Fragen einzuschätzen, ist schwer. Besser: vorab Fragen formulieren und nach Schwierigkeitsgrad ordnen.
- Die Vornoten der Studierenden aus den schriftlichen Prüfungen sollten nicht bekannt sein (manche Prüfpersonen fragen die Studierenden danach und verringern damit die Chance auf eine objektive Beurteilung).

Strukturieren

- Mehrere Themen eines Fachgebiets abfragen: In vielen mündlichen Prüfungen werden Prüflinge nur zu einem oder zu zwei Wissensgebieten befragt. Auf dieser Grundlage ist keine verlässliche Aussage über ihre Leistung möglich. Daher sollte das Thema gewechselt werden, sobald ein begründetes Urteil über die Leistung in diesem Bereich möglich ist.
- Prüfungsplan (Blueprint) erstellen: Die verschiedenen Themen der Prüfung müssen sich an den Ausbildungszielen orientieren und möglichst repräsentativ sein. Gerade für die Abstimmung verschiedener Prüfer untereinander ist daher eine vorherige Festlegung der Prüfungsinhalte hilfreich, um Dopplungen, aber auch Lücken bei relevanten Themen zu vermeiden.
- Zeitvorgabe pro Thema: Es ist sinnvoll festzulegen, wie lange eine Person zu einem Thema geprüft wird, bevor das Thema gewechselt wird. Damit wird die inhaltliche Breite der Prüfung und damit die Basis für die Leistungsbewertung vergrößert.

Moderieren

Um die Prüfungszeit möglichst effizient zu nutzen, sollte die prüfende Person den Ablauf der Prüfung so moderieren, dass der Kandidat möglichst rasch auf die Aspekte zu sprechen kommt, die zur Beurteilung der Leistung wichtig sind. Das Prinzip des Key-Feature-Ansatzes (vgl. Kap. 5.4.4) kann auch für die Aufgaben einer mündlichen Prüfung hilfreich sein.

Viele dieser Strategien erscheinen mit vertretbarem Aufwand realisierbar; in der Praxis treten aber dennoch Schwierigkeiten auf. So werden etwa die mündlichen Prüfungen in den deutschen Staatsexamina als Panelprüfung durchgeführt, d.h. alle Prüfpersonen sind gleichzeitig anwesend. Damit wäre im Prinzip eine wichtige Voraussetzung für eine objektive Bewertung der Prüfungsleistung gegeben, weil die Leistung von mehreren Prüfpersonen bewertet wird. Die Erfahrung zeigt aber, dass sich zum einen nicht alle Prüfer eine Bewertung auch der ihnen fachfremden Inhalte zutrauen und daher die Bewertung der jeweils fachlich versierteren Person ein größeres Gewicht bekommt. Zudem ist von Panelprüfungen bekannt, dass die Prüfpersonen in ihrer Bewertung nicht wirklich unabhängig sind und sich gegenseitig in ihrer Bewertung unbewusst beeinflussen (z. B. durch para- und non-verbale Hinweise). Damit wächst auch die Gefahr von Beurteilungsfehlern. Hier klaffen der Anspruch der Approbationsordnung, das Medizinstudium müsse für alle Ärztinnen und Ärzte relevante Kenntnisse und Fertigkeiten vermitteln (die dann im Prinzip auch jede erfahrene ärztliche Person müsste prüfen können), und die Wirklichkeit der Spezialisierung gerade an den Universitätskliniken weit auseinander. Offensichtlich kann nicht ohne Weiteres erwartet werden, dass alle Prüfenden mit allen potenziellen Prüfungsinhalten so vertraut sind, dass sie diese einigermaßen zuverlässig bewerten können.

Vor dem Hintergrund der methodischen Fallstricke mündlicher Prüfungen und der skizzierten inhaltlichen Schwierigkeiten erscheint daher eine obligatorische Ausbildung aller Prüfenden, die in den staatlichen Examina tätig werden, als unerlässlich. Dabei müssen Strategien vermittelt werden, mit denen nicht nur die Durchführung der Prüfung und die Bewertung der Prüfungsleistung optimiert werden können, sondern auch die Vorbereitung der Prüfung (was bislang in der Praxis kaum üblich war). Hier geht es insbesondere um den Austausch und die Abstimmung von Prüfungsinhalten und -aufgaben sowie von Erwartungshorizonten, an denen die Leistungsbeurteilung orientiert werden kann. Die Erfahrungen mit solchen Prüfungsworkshops sind ermutigend: So gaben Lehrpersonen, die an einem entsprechenden Workshop teilgenommen hatten, auch noch mehrere Jahre nach ihrer Teilnahme an, dass sie durch den Workshop eine bessere Kenntnis der Stärken und Schwächen mündlicher Prüfungen, insbesondere bezüglich ihrer Reliabilität und Validität sowie im Hinblick auf die formalen Regularien und die Aufgabenkonstruktion erworben hätten und diese Kenntnisse bei ihrer Prüfungstätigkeit auch umzusetzen versuchten [137]. Eine weitere Studie zeigte, dass Prüfpersonen, die an einem Prüfungstraining teilgenommen hatten, bei der Bewertung von Leistungen eine größere Bandbreite an Noten vergeben (also das gesamte Notenspektrum ausnutzen) und insgesamt die Leistungen der Prüflinge etwas schlechter bewerteten als Prüfpersonen, die kein solches Training erhalten hatten, was als Hinweis auf das Vermeiden von Beurteilungsfehlern (z. B. zentrale Tendenz, Milde-Fehler) interpretiert werden kann [161].

5.4.6 Praktische Prüfungen

Auch praktische Prüfungen haben im Medizinstudium eine lange Tradition, vor allem in Form der Prüfung am Krankenbett. Mit dem zunehmenden Bewusstsein für die Bedeutung der in Kap. 5.3 beschriebenen Qualitätsanforderungen an Prüfungen und den Erkenntnissen zur Inhalts- bzw. Kontextspezifität von ärztlichen Kompetenzen wurde aber seit den 1970er Jahren nach stärker standardisierten, objektiveren, verlässlicheren und damit letztendlich auch valideren Alternativen gesucht. Die vor diesem Hintergrund entwickelte OSCE-Prüfung (s. unten) gilt seither als Standardverfahren zur Prüfung praktischer Fertigkeiten bzw. Kompetenzen. Bezogen auf die Miller-Pyramide lässt sich die OSCE-Prüfung der Stufe des „Zeigen wie“, also dem Demonstrieren von Kompetenz (NKLM-Kompetenztiefe 3a) zuordnen.

Die praktische Prüfung am Krankenbett (der „lange Fall“)

Dieses traditionsreiche Prüfungsformat läuft in der Regel – derzeit z. B. noch im praktischen Teil des klinischen Staatsexamens in Deutschland –

so ab, dass die Prüfungskandidatinnen und -kandidaten, oft bereits am Tag vor der eigentlichen Prüfung, einen oder mehrere Patient:innen zugewiesen bekommt, bei denen er oder sie eine Anamnese und körperliche Untersuchung durchführen muss und deren Krankheitsbilder dann, eventuell auch schriftlich und unter Zuhilfenahme weiterer Untersuchungsbefunde, im Hinblick auf alle medizinischen Dimensionen erläutert werden müssen. Geprüft werden soll damit das klinische Management an einem oder wenigen exemplarischen Krankheitsfällen.

Dieses Prüfungsformat stößt im Allgemeinen auf große Akzeptanz, weil seine Nähe zur ärztlichen Tätigkeit unverkennbar ist und es daher eine hohe Inhaltsvalidität besitzt. Allerdings wurde die Frage der Validität bisher nur selten in Studien überprüft [210]. Ähnlich wie bei der klassischen mündlichen Prüfung bestehen auch bei diesem Format Zweifel hinsichtlich der Objektivität, wenn nur eine Prüfperson beteiligt ist, aber auch an der Reliabilität, wenn die Zeit, die für einen einzigen Kranken aufgewendet wird, so lang ist, dass die Zeit nur für sehr wenige, manchmal sogar nur für einen einzigen Fall reicht. Aufgrund der Kontextspezifität ist zu vermuten, dass zuverlässige Aussagen über die Kompetenzen der Prüflinge auf der Grundlage einer so schmalen Datenbasis kaum zuverlässig möglich sind.

Ähnlich wie die mündliche Prüfung muss also auch die Prüfung am Krankenbett, die einen unbestreitbar hohen Authentizitätsgrad aufweist, modifiziert werden, damit sie testtheoretischen Ansprüchen genügt. Eine Maßnahme besteht wiederum darin, die Prüfung inhaltlich zu „verbreitern", d.h. die Anzahl der Patientinnen und Patienten mit verschiedenen Beschwerden bzw. Erkrankungen zu vergrößern, um die Reliabilität zu verbessern. Wass et al. [209] haben auf Grundlage ihrer Daten berechnet, dass jeder Prüfling an etwa 10 unterschiedlichen Fällen von jeweils einer anderen (!) Prüfperson geprüft werden müsste, um eine Reliabilität von ≥ 0.8 zu erreichen. Die Prüfungsdauer pro Fall wurde dabei mit jeweils 20 Minuten veranschlagt, was eine Gesamtprüfungsdauer von etwa 3,5 Stunden je Prüfling entspricht. Im Unterschied zum ansonsten vielerorts üblichen Procedere wurden die Prüflinge zudem bei der Anamneseerhebung beobachtet (sie mussten also nicht nur die Ergebnisse ihrer Befunderhebung präsentieren). Schon diese Maßnahme allein trägt möglicherweise zu einer größeren Aussagekraft der Prüfung am Krankenbett bei [123]. Eine Studie aus der Facharztweiterbildung zeigt ähnliche Ergebnisse: Die Reliabilität eines Falls lag hier bei 0.38. Um eine Reliabilität von >0.7 zu erreichen wäre nach diesen Ergebnissen eine Prüfungsdauer von vier bis fünf Stunden notwendig [216].

Um die Nachteile der klassischen Prüfung am Krankenbett auszugleichen wurden – ähnlich wie bei der klassischen mündlichen Prüfung – verschiedene Modifikationen vorgeschlagen, vor allem eine stärkere Strukturierung und eine deutlich erhöhte Fallzahl [144]. Ein Prüfungsformat, mit dem diese Strategien für die praktische Prüfung am Krankenbett systematisch umgesetzt werden, ist die OSLER (Objective Structured Long Examination Record, [60]). Dazu wird jeweils ein Prüfling von zwei Prüfpersonen an verschiedenen Patient:innen geprüft. Die Bewertung der Prüfungsleistung erfolgt mittels eines strukturierten Beobachtungsbogens, auf dem insgesamt zehn Items vorgegeben sind (Werkzeugkasten 15). Die Prüfung dauert pro Fall etwa 20 Minuten und umfasst nicht nur die Diskussion der klinischen Befunde und des klinischen Managements, sondern auch die direkte Beobachtung des Prüflings bei der Gesprächsführung und klinischen Untersuchung. Der Prüfling kann die Patientin oder den Patienten dazu vorab bereits untersucht haben. In diesem Fall wird ein bestimmter Aspekt der Gesprächsführung z. B. die symptombezogene Anamnese oder die Information über das weitere Vorgehen, über therapeutische Optionen etc. in der eigentlichen Prüfungssituation wiederholt (Entsprechendes gilt für die körperliche Untersuchung). Eine andere Möglichkeit besteht darin, den Patientenkonk-

Werkzeugkasten 15

Beispiel für den Bewertungsbogen einer OSLER
(nach [60])

Kandidat/in:	Datum:
Prüfperson 1:	
Prüfperson 2:	

Beide Prüfpersonen müssen jede der unten aufgeführten 10 Kategorien zunächst individuell bewerten und auch eine Gesamtbewertung der Leistung der Kandidatin/des Kandidaten vornehmen, bevor die jeweiligen Bewertungen miteinander abgeglichen werden. Folgende Bewertungen stehen zur Verfügung (zu den Kriterien für die abschließende Vergabe der Punktwerte siehe Text):
+ = sehr gut, hervorragend
o = bestanden, grenzwertig
– = nicht bestanden

	Bewertung	
	individuell	gemeinsam
Präsentation der Krankengeschichte		
1. Effizienz, Prägnanz		
2. Kommunikation mit dem/der Kranken		
3. Systematik, Aufbau		
4. inhaltliche Richtigkeit		
Körperliche Untersuchung		
5. Systematik		
6. Technik (inkl. Haltung dem/der Kranken gegenüber)		
7. korrekte Befunde erhoben		
Klinisches Management		
8. diagnostische Maßnahmen (folge-)richtig benannt		
9. therapeutische Maßnahmen (folge-)richtig benannt		
10. klinisches Denken, Herangehensweise		

Ergänzende Kommentare:

Beurteilung der Schwierigkeit (bitte ankreuzen)			individuelle Bewertung		gemeinsame Bewertung	
	individuell	gemeinsam	insgesamt	Punkte	insgesamt	Punkte
einfach						
mittel						
schwer						

takt von vornherein auf einen bestimmten Aspekt einzuschränken, z.B. auf die symptombezogene Anamnese und Untersuchung, die diesbezügliche Information der kranken Person und die Diskussion des dementsprechenden klinischen Managements.

Die Bewertung wird zunächst von jeder der beiden Prüfpersonen individuell vorgenommen, wobei für jedes der zehn Items nur eine globale Einschätzung mit Hilfe einer dreistufigen Skala erfolgt. Die Gesamtleistung wird dann in Punktwerte übersetzt (Details zum Notenschema in [60]), damit eine differenzierte Notenvergabe möglich ist, z.B.

- 80 Punkte: In jeglicher Beziehung hervorragende Leistung hinsichtlich des Vorgehens und der Kommunikation mit dem/der Kranken. Alle Informationen und Befunde korrekt ermittelt.
- 60 Punkte: In den meisten Punkten sehr gute Leistung mit insgesamt gut entwickeltem klinischem Vorgehen.
- 45 Punkte: Mangelhafte Präsentation und Kommunikation. Unzulängliche Identifikation der Probleme des/der Kranken.

Abschließend einigen sich beide Prüfpersonen auf eine Gesamtbewertung.

Die objektivierte strukturierte klinische Prüfung (OSCE)

Das mit Abstand am längsten praktizierte objektivierte und standardisierte Prüfungsformat für klinische Kompetenzen ist die objektivierte strukturierte klinische Prüfung (Objective Structured Clinical Examination, OSCE; [62], [75], [89]). Die OSCE ist im Grunde einem Zirkeltraining im Sport vergleichbar [64]: Die Prüflinge rotieren in kurzen Zeiteinheiten durch einen Parcours verschiedener Stationen, bei denen sie jeweils andere Aufgaben zu bewältigen haben. Möglich sind etwa die Demonstration bestimmter Techniken der Untersuchung und Gesprächsführung (z.B. präoperative Aufklärung, krankheits- oder symptombezogene Anamnese) oder der Intervention (z.B. Reanimation) sowie die Interpretation von klinischen Daten (Labor, Bildgebung, EKG etc.). Da für viele Stationen Patientinnen und Patienten benötigt werden und die Belastung durch die Prüfung einer kranken Person kaum zumutbar ist, werden bei der OSCE in der Regel Simulationspersonen eingesetzt ([1], [185]). Ein akustisches Signal kennzeichnet den Beginn und das Ende der Prüfungszeit an den Stationen und signalisiert den Wechsel zur nächsten Station. Die Leistung der Studierenden wird an jeder Station durch eine jeweils andere Prüfperson mittels einer Checkliste beurteilt.

Schon diese kurze Skizze macht deutlich, dass die Durchführung einer OSCE erheblichen organisatorischen und logistischen Aufwand erfordert. Bei der konkreten Planung und Umsetzung der OSCE sind daher viele Details zu beachten, die hier nur in einer Annäherung dargestellt werden können ([37], [88], [124]).

Prüfungsplan

Der Prüfungsplan (Blueprint; [29], [149]) soll sicherstellen, dass zum einen alle Inhaltsbereiche (z.B. alle beteiligten klinischen Disziplinen, alle Themengebiete) und zum anderen verschiedene Kompetenzen bzw. Fertigkeiten (z.B. körperliche Untersuchung, kommunikative Kompetenzen, klinisches Management) ausreichend repräsentativ in der OSCE abgebildet sind. Tabelle 5-11 zeigt ein stark vereinfachtes Beispiel für einen solchen Plan: An manchen Stationen umfassen die Aufgaben zwei verschiedene Aspekte, z.B. die symptombezogene Anamnese und die dazu gehörige körperliche Untersuchung, an anderen wird nur die Demonstration einer bestimmten klinischen Fertigkeit verlangt.

Anzahl der Stationen

Wie viele Stationen für die OSCE vorgesehen werden, richtet sich in erster Linie nach dem Zweck der Prüfung (summativ, formativ, Low-stakes, High-Stakes etc.), dem Umfang der Prüfungsinhalte und natürlich nach den verfügbaren Ressourcen. Auch die Reliabilität wird von

Tabelle 5-11: Vereinfachtes Beispiel eines Blueprint für eine OSCE.

Inhaltsbereich / Fertigkeit	kardiovaskuläres System	respiratorisches System	gastrointestinales System	endokrinologisches System	etc.
Anamnese		Station 1: Asthma			
körperliche Untersuchung		Station 1: Auskultation Lunge	Station 4: Palpation Leber		
klinische Prozeduren	Station 3: EKG-Auswertung			Station 2: Blutentnahme	
Information & Beratung der Patienten	Station 3: Vorhofflimmern				
etc.					

der Anzahl der Stationen bzw. der Dauer der Prüfung beeinflusst. Grundsätzlich gilt, dass eine größere Anzahl an Stationen die Reliabilität verbessert, allerdings gilt das nicht in jedem Fall: In der Literatur werden OSCEs beschrieben, die mit weniger als zehn Stationen eine Reliabilität von > 0.8 erreichen und OSCEs, die mit mehr als 25 Stationen diesen Wert nicht erreichen [19]. In einer Studie aus Heidelberg wurde mit 12 Stationen von jeweils fünf Minuten Dauer eine Reliabilität von etwa 0.7 erzielt [124]. Diese großen Schwankungen weisen darauf hin, dass die Reliabilität noch von vielen anderen Faktoren beeinflusst wird, z. B. Erfahrung der Prüfpersonen, Verständlichkeit und Eindeutigkeit der eingesetzten Checklisten bzw. Bewertungsskalen, inhaltliche Auswahl und Gestaltung der Stationen, Verständlichkeit der Aufgabenstellung für die Studierenden etc. [19].

Umfang der einzelnen Aufgaben

In der Literatur finden sich unterschiedliche Angaben zur Dauer der einzelnen OSCE-Stationen, die fünf Minuten, aber auch 10–15 Minuten oder länger betragen kann. Viele kurze Stationen haben den Vorteil, dass ein breiterer Inhaltsbereich abgedeckt werden kann und damit die Stichprobe der ausgewählten Kompetenzen oder Fertigkeiten repräsentativer wird. Sind es weniger, aber dafür länger dauernde Stationen können komplexere, dem klinischen Alltag stärker angenäherte kompetenzbezogene Aufgaben gestellt werden. Wichtig ist, dass alle Stationen die gleiche Bearbeitungszeit aufweisen, weil sonst das Rotationsprinzip nicht durchgeführt werden kann.

Aufbau der einzelnen Stationen

Die Aufgabenbeschreibung für die Studierenden sollte gut verständlich und selbsterklärend sein, da weitere Hilfestellungen durch die Prüfpersonen nicht vorgesehen sind, um die Objektivität der Prüfung nicht zu beeinträchtigen. Daher sollte auch genau festgelegt werden, welche Hinweise eine Prüfperson im Zweifelsfall dennoch geben darf.

Bewertung mit Checklisten oder globalen Bewertungsskalen

Für die Bewertung der Prüfungsleistung werden häufig detaillierte Checklisten eingesetzt. Dazu muss die zu prüfende Kompetenz bzw. Fertigkeit operationalisiert werden, d.h. es werden einzelne Schritte definiert, aus denen sich das jeweilige Verhalten aufbaut (z.B. Anamnese: Patientin oder Patienten begrüßen – sich mit Namen vorstellen – offene Eingangsfrage stellen – etc.). Die einzelnen Punkte werden zu einem Summenscore addiert, aus dem hervorgeht, ob die einzelne Aufgabe erfolgreich bewältigt wurde oder nicht. Ziel der Verwendung solcher Checklisten ist eine größere Objektivität, weil der Bewertung konkrete, vorher definierte Einzelleistungen zugrunde gelegt werden. Wie in Kap. 5.3 bereits angedeutet wurde, kann allerdings ein Zuviel an Objektivierung auch zu einem Verlust an Validität führen, weil die Prüfungssituation durch Überstrukturierung an Realitätsgehalt einbüßt [217]. Daher wird seit Langem kontrovers diskutiert, ob globale Bewertungsskalen, mit denen die Qualität weniger, dafür aber umfassenderer Aspekte eingeschätzt wird (z.B. Anamnese: Empathie, Struktur des Gesprächs, Verständlichkeit) nicht besser geeignet sind, um komplexe Leistungen einzuschätzen [132]. Studienergebnisse, in denen Checklisten direkt mit globalen Bewertungsskalen verglichen wurden, zeigen allerdings, dass die Unterschiede zwischen beiden Instrumenten nicht sehr groß sind und dass die Interrater-Reliabilität von Checklisten etwas besser ist als die von globalen Bewertungsskalen (was angesichts der detaillierteren Operationalisierung nicht unbedingt erstaunlich ist) [83]. Allerdings sind Checklisten sehr viel stärker als globale Bewertungsskalen inhaltsspezifisch, d.h. dass gegebenenfalls für jede OSCE-Station eine andere Checkliste verwendet werden muss. Erschwerend kommt hinzu, dass manche Inhalte (z.B. prozedurale klinische Fertigkeiten) leichter zu operationalisieren und zu bewerten sind als andere. Schwierigkeiten gibt es insbesondere im Bereich der Kommunikation, wo eine Vielzahl von Checklisten in Gebrauch ist, die aber inhaltlich schon aufgrund einer fehlenden einheitlichen Terminologie nur schwer miteinander vergleichbar sind [180]. Globale Bewertungsskalen dagegen können auch für mehrere unterschiedliche Stationen eingesetzt werden, erfordern dann allerdings mehr Expertise auf Seiten der Prüfpersonen bzw. ein spezifisches Training, damit eine akzeptable Reliabilität erreicht werden kann [83]. Globale Bewertungsskalen eignen sich zudem möglicherweise besser, um schlecht operationalisierbare Kompetenzen wie etwa Kommunikation zu erfassen ([72], [73], [150]).

Auswahl und Training der Prüfpersonen

Die Leistung der Prüflinge an den einzelnen Stationen wird in der Regel durch Fachpersonen vorgenommen, also die Lehrenden. Das muss aber nicht unbedingt so sein, denn gerade kommunikative Kompetenzen und die Interaktionsqualität können zuverlässig auch von den dabei ohnehin eingesetzten Simulationspersonen bewertet werden. So zeigte sich z.B. eine hohe Korrelation der Beurteilung kommunikativer Kompetenzen durch Simulationspersonen, die im Rahmen einer OSCE dazu eine detaillierte Checkliste benutzten mit der globalen Bewertung von Ärztinnen und Ärzten, die dieselben Prüflinge mittels einer globalen Bewertungsskala im Rahmen einer Mini-CEX u.a. hinsichtlich ihrer Gesprächsführungskompetenz bewerteten [18].

Unabhängig davon, welche Prüfpersonen eingesetzt werden, sollte auf jeden Fall im Vorfeld der OSCE eine Prüfungsschulung vorgenommen werden, damit alle Beteiligten hinreichende Kenntnis von Prüfungsformat, Aufgabenstellungen, eingesetzten Bewertungsinstrumenten, Erwartungshorizonten und Bewertungsmaßstäben haben ([146], [167]). In der Regel wird pro Station eine Prüfperson eingesetzt, es gibt allerdings auch Hinweise darauf, dass sich die Reliabilität der Prüfung durch den Einsatz von zwei Prüfpersonen pro Station verbessern lässt, wenn diese die Leistung unabhängig voneinander bewerten [19]. Die Interrater-Reliabilität wird dabei allerdings von verschiedenen Faktoren wie Geschlecht (gleiches vs. unterschiedliches Geschlecht der Prüfpersonen), professionellem Hintergrund der Prüfpersonen (z.B. klinischer vs. nicht klinischer Hintergrund) und der Erfahrung bei der OSCE-Prüfung beeinflusst: Ähneln sich die Prüfpersonen in diesen Merkmalen, dann ist die Interrater-Reliabilität höher, was ein Hinweis auf die Inhalts- bzw. Kontextspezifität von Kompetenzen bzw. ihrer Bewertung sein könnte [119].

Gesamtbewertung

Hinsichtlich der Gesamtbewertung der Prüfungsleistung muss entschieden werden, ob jede Station einzeln bestanden werden muss oder ob insgesamt eine Mindestanzahl von Punkten ausreichend ist. Im ersten Fall hätte ein Prüfling bereits dann die Gesamtprüfung nicht bestanden, wenn er oder sie an einer (bestimmten) einzelnen Station nicht besteht; im zweiten Fall könnte die schlechte Leistung an einer Station durch eine gute Leistung an einer anderen Station ausgeglichen werden. Um die Bestehensgrenze festzulegen kann eins der in Kap. 5.3.5 geschilderten Verfahren eingesetzt werden [109].

Einordnung der OSCE

Die OSCE hat sich in vielen Ländern als ein Standardverfahren für Prüfungen in der Medizinischen Ausbildung praktisch flächendeckend durchgesetzt, denn die Vorteile liegen auf der Hand: Bei hoher testtheoretischer Qualität erlaubt es diese Methode, klinische Situationen zu simulieren und praktische Fertigkeiten bzw. Kompetenzen zu prüfen, ohne Kranke oder Studierende zu gefährden. Im Hinblick auf die Steuerungswirkung für das studentische Lernen bewirkt die OSCE eine stärkere Fokussierung auf den Erwerb praktischer Fertigkeiten und Fähigkeiten (z. B. klinisches Denken), die ansonsten häufig gegenüber den reinen Wissensanteilen zu kurz kommen.

Eher anekdotisch wird in diesem Zusammenhang kritisch diskutiert, ob die OSCE auch negative Auswirkungen haben kann, insofern als die Studierenden Checklisten auswendig lernen und dann eine „Pseudo-Kompetenz“ einzelner Fertigkeiten demonstrieren ohne über „wirkliche“ klinische Kompetenzen zu verfügen. Unmut wird auch darüber geäußert, dass die OSCE, zumindest wo sie die klassische mündliche Prüfung am Krankenbett ersetzt, den persönlichen Kontakt zwischen Prüfpersonen und Studierenden auf ein Minimum reduziert, wodurch ein für beide Seiten potenziell gewinnbringendes Element der Prüfungssituation verloren gehe. Solche Kritikpunkte – vorausgesetzt, sie sind überhaupt zutreffend – beziehen sich allerdings nur auf die Prüfungsmethode selbst, die ja in der Regel niemals exklusiv eingesetzt wird, sondern durch andere Verfahren ergänzt wird. Gerade unter diesem Aspekt erscheint die OSCE als eine wichtige Ergänzung zu den in Deutschland dominierenden schriftlichen und mündlichen Prüfungen. Das gilt insbesondere angesichts der Tatsache, dass Prüfungen als einer der wichtigsten Einflussfaktoren für das Lernverhalten der Studierenden gelten.

5.4.7 Prüfungen im realen Arbeitsumfeld (Workplace-based Assessment)

Tradition und Zukunft

Eine Person dabei zu beobachten, wie sie bei ihrer alltäglichen Arbeit typische Aufgaben und Herausforderungen unterschiedlicher Schwierigkeitsgrade bewältigt, erscheint intuitiv als der direkteste und plausibelste Weg, um berufliche Kompetenz festzustellen und zu bewerten. Insofern ist es nicht erstaunlich, dass Prüfungen bzw. direkte Beobachtungen im realen Arbeitsumfeld (Workplace-based Assessments) als besonders geeignet für die kompetenzorientierte Ausbildung angesehen werden ([56], [78]). Sie sind in der ärztlichen Ausbildung auch nichts prinzipiell Neues, sondern – wie im Zusammenhang mit der Prüfung am Krankenbett bereits erwähnt wurde – ein traditionsreiches Element. Allerdings wurde ihr Potenzial aus verschiedenen Gründen bislang kaum ausgeschöpft. So werden Studierende während ihrer Ausbildung tatsächlich eher selten direkt bei der Ausübung ärztlicher Tätigkeiten beobachtet [35]. Üblicher ist es dagegen, dass sie bei Anamnese und körperlicher Untersuchung weitgehend unbeobachtet sind und nur die von ihnen erhobenen Befunde bzw. die auf dieser Basis angestellten differenzialdiagnostischen Überlegungen und darauf aufbauende therapeutische Strategien zum eigentlichen Gegenstand der Prüfung werden. Damit werden aber wesentliche Bestandteile ärztlicher Kompetenz nicht geprüft, sondern nur indirekt aus dem Ergebnis erschlossen. Zudem besteht bei seltenen Prüfungen die Gefahr, dass die in Kap. 5.3 geschilderten Testgütekriterien nicht erfüllt werden, weil die Stichprobe der ärztlichen Kompetenz zu klein und/oder verzerrt und damit nicht repräsentativ ist und zudem Beobachtungs- und Beurteilungsfehler stark ins Gewicht fallen können. Das Potenzial der Prüfung wird aber auch in formativer Hinsicht nicht ausgeschöpft, wenn der Fokus primär auf den Ergebnissen liegt, weil die Studierenden dann keine spezifischen Hinweise bekommen, was sie schon gut bzw. was sie weniger gut können und wie sie ihr ärztliches Handeln und Verhalten gezielt verbessern und weiterentwickeln können.

Vor diesem Hintergrund sind vermehrt Instrumente für Prüfungen im realen Arbeitsumfeld entwickelt worden, die sich auf der einen Seite die unbestreitbare inhaltliche Validität von direkten Beobachtungen zu Nutze machen, die aber auf der anderen Seite darauf zielen, den Feedback-Aspekt der Prüfung systematisch auszubauen und die Testgüte der nicht standardisierbaren Beobachtungen zu verbessern ([92], [129]).

Die bisherigen Erfahrungen mit diesen Instrumenten zeigen, dass diese Ziele tatsächlich erreicht werden können, allerdings nur dann, wenn sowohl die Rahmenbedingungen als auch alle Beteiligten, d.h. in erster Linie die Lernenden und Lehrenden, ihren Einsatz unterstützen ([91], [104]). Einer der wichtigsten limitierenden Faktoren im Hinblick auf die Rahmenbedingungen ist der Faktor Zeit, d.h., dass es insbesondere für die Lehrenden eine große Herausforderung darstellt, die direkte Beobachtung mit anschließendem Feedback in ihren ohnehin schon dicht gepackten klinischen Arbeitsalltag zu integrieren [163]. Weitere wichtige Faktoren sind die Kenntnisse und Einstellungen sowohl der Lehrenden als auch der Lernenden zu den direkten Beobachtungen. Sehen die direkt Beteiligten diese Form der Beurteilungen eher als lästige Pflichtübung an, die im wahrsten Sinne „abgehakt" werden muss, dann sind weder zuverlässige summative Informationen über die Leistung der Lernenden zu erwarten noch hilfreiche formative Rückmeldungen, die die Lernenden zur Weiterentwicklung ihrer Kompetenzen nutzen können [104]. Insofern ist es wichtig, beide Seiten sowohl über die eingesetzten Instrumente, den Zweck ihres Einsatzes und deren Stellenwert im Curriculum gründlich zu informieren.

Da Feedback eines der wichtigsten Elemente des Workplace-based Assessment ist, müssen die Lehrenden darüber hinaus auf diesen Aspekt besonders intensiv vorbereitet und dazu geschult werden (s. Kap. 4.4.5). Aber auch die Studierenden müssen erst lernen, mit Feedback richtig umzugehen: So kann die direkte Beobachtung dazu verleiten, sich anders zu verhalten, als man das ansonsten tun würde, um keinen schlechten Eindruck zu hinterlassen [97]. Dann wären allerdings weder die Beurteilung noch das Feedback besonders aussagekräftig. Insofern müssen auf der einen Seite die Lernenden bereit sein, sich in der Beobachtungssituation so zu zeigen, wie sie sind und möglicherweise gerade dann um eine Beurteilung bitten, wenn sie sich im Hinblick auf die Qualität ihres Handelns und Verhaltens eher unsicher sind. Dazu bedarf es aber auf der anderen Seite einer Lernkultur, in der genau diese Offenheit gefördert und belohnt wird und nicht etwa strategisches Verhalten, das der impliziten Erwartung Rechnung trägt, man dürfe weder Schwächen noch Fehler zeigen (s. Kap. 4.4.2; [153], [212]).

Einige der wichtigsten Leitlinien zur Durchführung von direkten Beobachtungen klinischer Kompetenzen sind in Tabelle 5-12 zusammengefasst.

Tabelle 5-12: Leitlinien zur Durchführung von direkten Beobachtungen klinischer Kompetenzen [91].

	Leitlinie	Stärke der Empfehlung*
1.	Die Beobachtungen sollten sich auf authentische klinische Aktivitäten im realen Arbeitsumfeld beziehen (z. B. Anamnese bei neu aufzunehmenden Patientinnen und Patienten, körperliche Untersuchung bei noch nicht voruntersuchten Personen etc.).	stark
2.	Die Lernenden sollten vor der Beobachtung genau darüber informiert sein, welche Ziele und Erwartungen mit der Beobachtung/Prüfung verbunden sind und welche Konsequenzen daraus folgen. Das setzt unter anderem voraus, dass Standards bzw. Meilensteine für klinische Kompetenzen definiert wurden. Dazu kann insbesondere das Kapitel VIII.7 des NKLM (klinisch-praktische Fertigkeiten) herangezogen werden.	stark
3.	Lernende sollten in ihrer Fähigkeit zum selbstregulierten Lernen unterstützt werden. Dazu ist vor allem spezifisches und zeitnahes Feedback notwendig, aus dem konkrete Lernziele und geeignete Lernaktivitäten abgeleitet werden können.	mittel
4.	Wichtige klinische Kompetenzen müssen direkt beobachtet werden und nicht lediglich aus den Ergebnissen indirekt erschlossen werden.	stark
5.	Die klinische Aktivität sollte während der Beobachtung nach Möglichkeit nicht unterbrochen werden. Die Anwesenheit von Dritten (Lehrenden, Peers) beeinflusst ohnehin schon die Interaktion zwischen Lernenden und Kranken, daher sollten weitere Störungen möglichst unterbleiben.	vermutet
6.	Beobachtungs- und Beurteilungsfehler können das Ergebnis beeinflussen und sollten daher bei der Bewertung mit bedacht werden (vgl. Tabelle 5-10).	stark
7.	Das Feedback sollte direkt im Anschluss an die Beobachtung stattfinden und möglichst konkret und spezifisch sein, d. h. sich auf beobachtbares Verhalten beziehen (vgl. Kap. 4.4.4).	stark
8.	Um die Umsetzung des Feedbacks durch die Lernenden zu bewerten, sollten longitudinale Beobachtungen durchgeführt werden. Hier muss eine gute Balance gefunden werden zwischen summativer und formativer Funktion der Prüfung: Für die summative Funktion ist es besser, wenn viele verschiedene Lehrende ihre Bewertung abgeben, während die formative Funktion unter Umständen davon profitiert, dass eine Lehrperson eine/n Lernende/n über einen längeren Zeitraum begleiten kann. Da das in der Praxis häufig kaum möglich ist, sollten gegebenenfalls auch „Übergaben" von Lernenden durchgeführt werden, um die longitudinale Entwicklung zu fördern ([41], [81]).	mittel

Tabelle 5-12: Fortsetzung

Leitlinie	Stärke der Empfehlung*
9. Direkte Beobachtung kann auch zu Widerstand oder Stress bei den Lernenden führen, daher sind angemessene Strategien für den Umgang mit diesen Phänomenen wichtig. Diese können z. B. bereits auf curricularer Ebene etabliert werden, indem z. B. die direkte Beobachtung mit Feedback von Studienbeginn an (z. B. zunächst während Simulationen) ein obligatorischer und häufiger Bestandteil der Lehre ist. Aber auch die Einstellung der Lehrenden zu direkter Beobachtung und ihre Verfügbarkeit (Zeit, Ansprechbarkeit, etc.) spielen hier eine große Rolle	stark
10. Feedback sollte sich nicht auf quantitative Rückmeldungen beschränken (z. B. die erreichte Punktzahl oder Note). Daher sollten die Vorlagen für die Assessment-Instrumente unbedingt die Möglichkeit von Freitext-Feldern vorsehen, damit das narrative Feedback von vornherein als obligatorisches Element wahrgenommen wird. Gerade die Möglichkeit zu differenziertem narrativem Feedback ist eine der großen Stärken der direkten Beobachtung im Arbeitsumfeld.	mittel
11. Feedback sollte nicht in Anwesenheit von Patientinnen und Patienten gegeben werden, es sei denn, alle Beteiligten sind darauf vorbereitet und damit einverstanden. Feedback sollte immer zeitnah, in einem geeigneten, ruhigen und ungestörten Umfeld gegeben werden. Daher eignet sich in der Regel ein eigener Raum besser als das Krankenzimmer.	vermutet
12. Die kognitive Belastung durch die Aufgabe kann sowohl für die Lernenden als auch für die Lehrenden sehr groß sein und sollte im Vorfeld mitbedacht werden (vgl. Kap. 2.2.4). Lehrende beurteilen bei einer direkten Beobachtung häufig mehrere Aspekte gleichzeitig und sind zudem noch für die Sicherheit und das Wohlbefinden der Patient:innen verantwortlich. Daher sollten z. B. die Beurteilungsinstrumente möglichst leicht handhabbar sein, bzw. die Lehrenden sollten damit vertraut sein. Für die Lernenden müssen die Aufgaben auf ihr Expertiseniveau abgestimmt sein.	unklar
13. Die geeignete Dauer der Beobachtung hängt von verschiedenen Faktoren ab: Kurze Beobachtungen sind leichter in den Arbeitsalltag zu integrieren, manche Kompetenzen erfordern aber möglicherweise längere Beobachtungszeiten.	unklar

*stark: umfangreiche und eindeutige Evidenz/mittel: belastbare Evidenz aus einer oder mehreren Studien plus Konsens der Autoren/vermutet: begrenzte Evidenz plus Konsens der Autoren/unklar: weitere Evidenz notwendig, Studienlage noch zu unsicher

Die kleine klinische Bewertungsübung (Mini-CEX)

Das bekannteste Beispiel für eine strukturierte und objektivierte Form der klinischen Prüfung im realen Arbeitsumfeld ist die sogenannte Mini-Clinical Evaluation Exercise, Mini-CEX [130]. Die Mini-CEX wurde zunächst für die Fort- und Weiterbildung entwickelt; in modifizierter Form kann sie aber auch für fortgeschrittene Studierende etwa während eines Blockpraktikums verwendet werden ([71], [90]). Die Grundidee ist die, die Leistung der Lernenden in verschiedenen klinischen Situationen mittels eines strukturierten Leitfadens während der alltäglichen Routine zu bewerten. Es werden also keine speziellen Prüfungssituationen geschaffen, sondern ohnehin auftretende Routinesituationen zu solchen definiert. Das kann etwa die gezielte Untersuchung von Kranken während der Visite sein, die Anamnese in der Notaufnahme oder die Versorgung einer verletzten Person in der Ambulanz. Als Prüfpersonen fungieren die in dieser Situation ohnehin beteiligten supervidierenden Ärztinnen und Ärzte. Die Beurteilung erfolgt mit Hilfe eines strukturierten Leitfadens, auf dem die Rahmenbedingungen, die Patientendaten sowie Art und Schwierigkeitsgrad der Aufgabe angegeben werden. Die Leistung der Lernenden wird anhand mehrerer Skalen, z. B. zur Qualität der Gesprächsführung, der körperlichen Untersuchung, des professionellen Verhaltens oder des klinischen Urteils eingeschätzt. Werkzeugkasten 16 zeigt ein Beispiel für einen solchen Beurteilungsbogen. Auf Basis der Bewertung erfolgt ein mündliches Feedback durch die Prüfperson an die Lernenden, sodass die Prüfung auch zur gezielten Verbesserung der klinischen Kompetenz genutzt werden kann [80].

Eine einzelne Mini-CEX hat in der Regel ausschließlich formative Funktion, d. h. es geht nicht nur darum, den Lernenden ihren individuellen Leistungsstand zurückzumelden, sondern auch, ihnen durch das Feedback gezielte Hinweise zu ihrer Weiterentwicklung zu geben. Das Instrument kann aber auch zur summativen Bewertung eingesetzt werden, indem mehrere Einzelbeurteilungen von verschiedenen, voneinander unabhängigen Prüfpersonen in unterschiedlichen Situationen über einen bestimmten Zeitraum zusammengefasst werden [130]. Insgesamt gehört die Mini-CEX zu den meistuntersuchten Prüfungsverfahren im realen Arbeitsumfeld, sowohl in der medizinischen Ausbildung als auch in der Fort- und Weiterbildung. Daher liegen auch umfangreiche Erkenntnisse zu ihrer Reliabilität, Validität und ihrem Nutzen für formative und summative Prüfungen vor [118].

Direkte Beobachtung klinischer Fertigkeiten (DOPS)

Die DOPS (Direct Observation of Clinical Skills) ist der Mini-CEX eng verwandt und die Abgrenzung der beiden Verfahren auch nicht in jedem Fall ganz trennscharf. Der Fokus der DOPS ist allerdings spezifischer, es geht hier nämlich um die direkte Beobachtung und das Feedback zu definierten prozeduralen Fertigkeiten und Fähigkeiten.

Auch dieses Prüfungsformat wurde zunächst für die ärztliche Fort- und Weiterbildung entwickelt, wird aber mittlerweile auch in der medizinischen Ausbildung eingesetzt ([110], [118]). Denn während der medizinischen Ausbildung sollen die Studierenden als eine wesentliche Facette ärztlicher Kompetenzen auch grundlegende praktische Fertigkeiten und Fähigkeiten erwerben, z. B. bestimmte Untersuchungstechniken, Blutentnahmen, periphere Zugänge legen etc. Für das deutsche Medizinstudium sind diese klinischen Fertigkeiten in Kapitel VIII.7 „Klinisch-praktische Fertigkeiten" des NKLM definiert, und zwar auch im Hinblick auf die Meilensteine, d. h. welcher Grad von Selbständigkeit in welchem Lehr-/Lernsetting (z. B. Simulation, reales Arbeitsumfeld) zu welchem Zeitpunkt im Studium erreicht sein soll. Die DOPS ist vor allem für sol-

Werkzeugkasten 16

Beispiel für einen Beurteilungsbogen einer Mini-CEX

Prüfer/in:			Datum:					
Kandidat/in:			Ausbildungsstand:					
Diagnose/Problem des/der Patienten/in:								
Setting:	○ stationär		○ Ambulanz		○ Notaufnahme			
Schwierigkeit:	○ einfach		○ mittel		○ schwer			
Fokus:	○ diagnostisch		○ therapeutisch		○ Beratung			
1. Ärztliche Gesprächsführung (○ nicht beurteilt)								
1	2	3	4	5	6	7	8	9
	Nicht ausreichend			Zufriedenstellend			Exzellent	
2. Körperliche Untersuchung (○ nicht beurteilt)								
1	2	3	4	5	6	7	8	9
	Nicht ausreichend			Zufriedenstellend			Exzellent	
3. Professionelles Verhalten (○ nicht beurteilt)								
1	2	3	4	5	6	7	8	9
	Nicht ausreichend			Zufriedenstellend			Exzellent	
4. Klinisches Urteil (○ nicht beurteilt)								
1	2	3	4	5	6	7	8	9
	Nicht ausreichend			Zufriedenstellend			Exzellent	
5. Beratung des Patienten (○ nicht beurteilt)								
1	2	3	4	5	6	7	8	9
	Nicht ausreichend			Zufriedenstellend			Exzellent	
6. Organisation/Effizienz (○ nicht beurteilt)								
1	2	3	4	5	6	7	8	9
	Nicht ausreichend			Zufriedenstellend			Exzellent	
Gesamteindruck der klinischen Kompetenz (○ nicht beurteilt)								
1	2	3	4	5	6	7	8	9
	Nicht ausreichend			Zufriedenstellend			Exzellent	
Zeit	Beobachtungsdauer:				Feedbackdauer:			
Zufriedenheit der Prüfperson mit der Mini-CEX:								
1	2	3	4	5	6	7	8	9
	gering						hoch	
Zufriedenheit des/der Lernenden mit der Mini-CEX:								
1	2	3	4	5	6	7	8	9
	gering						hoch	
Kommentare:								
Unterschriften:								
	Lernende/r				Prüfperson			

che Fertigkeiten und Fähigkeiten geeignet, bei denen im NKLM die Kompetenztiefe 3b vorgesehen ist („Handlungskompetenz: selbständig und situationsadäquat in Kenntnis der Konsequenzen durchführen"). Hier kommt es nicht mehr nur darauf an, die Technik an sich zu demonstrieren, was auch in einer simulierten Situation möglich wäre, sondern sie „situationsadäquat" durchzuführen, wozu beispielsweise die angemessene Information des Patienten/der Patientin sowie die in der jeweiligen Situation notwendigen Hygienemaßnahmen, die Dokumentation der Maßnahme und ihrer Durchführung oder gegebenenfalls auch die Interaktion mit weiteren Mitgliedern des Behandlungsteams gehören. Aufgrund aller dieser Begleitumstände erhöht sich die Komplexität der Aufgabe deutlich.

Die Dokumentation von Beobachtung und Feedback erfolgt mit ähnlichen Checklisten, wie sie für die Mini-CEX vorgesehen sind. Es sind dabei sehr unterschiedliche Instrumente in Gebrauch, manche sind spezifisch auf die einzelnen Schritte der jeweiligen technischen Durchführung fokussiert, andere sind eher allgemein gehalten, sodass z.B. die rein technische Durchführung als eine Dimension global bewertet wird ([3], [92]). Welche Checklisten sich besser eignen, hängt unter anderem von der Komplexität der jeweiligen Prozedur ab, bzw. auch davon, ob es einen Konsens darüber gibt, dass bestimmte Schritte der Durchführung in einer bestimmten Reihenfolge und nur in einer bestimmten Art und Weise durchgeführt werden dürfen. Viele Checklisten sehen zudem offene Fragen für das Feedback vor, z.B. „Was war gut?", „Wo gibt es Verbesserungsbedarf?", was für die Lernenden bei der Planung konkreter weiterer Lernschritte hilfreich ist und den Feedbackprozess unterstützt.

Mehrperspektiven-Feedback

Während bei der Mini-CEX und der DOPS die Leistung in der Regel von einer Fachperson beurteilt wird, geht es beim Mehrperspektiven-Feedback (Multisource Feedback, 360-Grad-Feedback) darum, viele verschiedene Sichtweisen auf die Leistung und das Verhalten einer Person einzubeziehen. Daher werden hier neben Beurteilungen von Fachpersonen auch Beurteilungen von Peers – in der medizinischen Ausbildung also von Studierenden – von anderen Gesundheitsberufen (z.B. von der Pflege, von Therapieberufen, vom Sozialdienst) und manchmal auch von Patientinnen und Patienten eingeholt. Beurteilt werden sollen neben der fachlichen Kompetenz vor allem solche Kompetenzen, die ansonsten eher schwer zu operationalisieren sind, also z.B. professionelles Verhalten, kommunikative Kompetenzen, Wissenschaftlichkeit.

Auch dieses Format entstand zunächst in der Fort- und Weiterbildung unter anderem mit dem Ziel, damit Transparenz und Verantwortlichkeit der Öffentlichkeit gegenüber zu zeigen. In nicht medizinischen Bereichen sind solche Mehrperspektiven-Feedbacks ebenfalls schon seit Jahrzehnten in Gebrauch und intensiv beforscht worden [219].

Durchgeführt wird diese Form des Feedbacks in der Regel so, dass zu definierten Zeitpunkten die für das Feedback vorgesehenen Personen gebeten werden, mittels eines (zunehmend online verfügbaren) Fragebogens eine Beurteilung über die Kandidatin oder den Kandidaten abzugeben, wobei sowohl numerische Bewertungen als auch Freitext-Kommentare vorgesehen sind. Die Beurteilenden können entweder von den Prüflingen selbst ausgewählt werden oder von Seiten der das Feedback beaufsichtigenden Person oder Institution angefragt werden. Die Bewertungen werden anonym abgegeben, in geeigneter Weise zusammengefasst und dann den Lernenden zugänglich gemacht. Zusätzlich kann auch noch eine Selbsteinschätzung durch die Lernenden erfolgen, um die Fremdeinschätzungen damit abgleichen zu können. Die Ergebnisse werden in der Regel mit einer mentorierenden oder supervidierenden Person besprochen, um auch hier wiederum konkrete

Lernschritte für die individuelle Weiterentwicklung planen zu können.

Es ist naheliegend, dass die verschiedenen Beteiligten die verschiedenen Qualitäten eines Prüflings aus ihrer jeweiligen Perspektive unterschiedlich bewerten. Dennoch, oder vielleicht auch gerade deswegen, kann dieses Verfahren aber tatsächlich zu reliablen und validen Ergebnissen führen [40]. So zeigte sich in einer Studie aus den Niederlanden, die im Rahmen der ärztlichen Weiterbildung durchgeführt wurde und bei der sich das Feedback an den ärztlichen Rollen des CanMEDS-Modells orientierte, das auch dem NKLM zugrunde liegt, dass eine Reliabilität von 0.8 schon mit zwei solcher Multiperspektiven-Feedbacks erreicht werden kann, wenn zehn ärztliche und zehn nicht ärztliche Prüfpersonen beteiligt sind [117]. Bei drei Feedbacks sind schon fünf Prüfpersonen pro Gruppe ausreichend. In dieser Studie zeigte sich außerdem, dass die Rolle des „Health Advocate" (im NKLM Kapitel VIII.4: „Gesundheitsberatung und -förderung, Prävention und Rehabilitation") weder von den ärztlichen noch von den nicht ärztlichen Prüfpersonen zuverlässig beurteilt werden konnte. Letztere taten sich zudem schwer, die Rolle des „Scholars" (im NKLM Kapitel VIII.1: „Medizinisch-wissenschaftliche Fertigkeiten") zuverlässig zu bewerten. Diese Befunde zeigen, dass nicht alle Beurteilenden alle Aspekte gleichermaßen gut bewerten können, was gegebenenfalls bei der Ausgestaltung der für das Feedback verwendeten Instrumente berücksichtigt werden muss. Im Hinblick auf die Validität gibt es Hinweise darauf, dass die Beurteilung durch Peers in den ersten Jahren der Ausbildung mit späteren Bewertungen, z. B. während klinischer Praktika zusammenhängen [106]. Außerdem zeigte sich, dass Studierende, die in frühen Ausbildungsabschnitten schlechtere Bewertungen durch ihre Peers erhalten hatten – etwa im Hinblick auf kooperatives Verhalten –, später häufiger durch Probleme im Bereich des professionellen Verhaltens auffielen [77]. In frühen Studienabschnitten kann sich die Beurteilung durch Peers z. B. auf das Verhalten während gruppenbezogener Lernformate wie dem problemorientierten Lernen oder dem teambasierten Lernen beziehen [49].

Das Mehrperspektiven-Feedback kann sowohl formative als auch summative Funktion haben. Allerdings zeigt sich, dass es in der praktischen Umsetzung einige Herausforderungen gibt. So kann z. B. aufgrund der notwendigen Nähe von Beurteilenden und Prüflingen die Anonymität des Feedbacks nicht immer gewährleistet werden, weil insbesondere die Freitextkommentare Rückschlüsse auf die beurteilende Person zulassen. Das kann zur Folge haben, dass sich das Feedback auf positive Aspekte beschränkt und kritische Punkte gar nicht erwähnt werden, was die Validität des Feedbacks sowohl in summativer als auch in formativer Hinsicht einschränkt [84]. Dieser Aspekt zeigt sich stärker, wenn die Beurteilenden von den Lernenden selbst ausgewählt werden und nicht von dritter Seite [7]. Insofern muss, wie bei den anderen Formaten des Workplace-based Assessment auch, gut über die Integration und Umsetzung nachgedacht werden und vor allen Dingen eine lernförderliche Feedback-Kultur aufgebaut werden [159].

5.4.8 Longitudinale Prüfungsformate

Wie in Kap. 5.2 bereits angesprochen wurde, kommt es beim kompetenzorientierten Prüfen nicht nur darauf an, das Vorhandensein bestimmter Qualitäten zu einem definierten Zeitpunkt festzustellen. Es ist ebenfalls die Kompetenz zu selbstreguliertem, lebenslangem Lernen zu fördern, wofür die Reflexion des eigenen Handelns und Verhaltens eine zentrale Voraussetzung darstellt. Außerdem ist es im Sinne des programmatischen Prüfens (s. Kap. 5.2.4) notwendig, verschiedene Leistungsproben und Beurteilungen, die über definierte Ausbildungsabschnitte angesammelt werden, in einer Gesamtschau zu bewerten, um daraus Rückschlüsse auf die individuellen Kompetenzen ziehen zu können. Insofern sind zur Ergänzung der bisher dargestellten Prüfungsmethoden, die zunächst nur Momentaufnahmen liefern können, auch longitudinale Formate notwendig, die die prozessualen Aspekte der kompetenzorientierten Ausbildung direkt unterstützen und abbilden können.

Portfolios

Als Portfolios werden im allgemeinen Sprachgebrauch Zusammenstellungen von Arbeitsproben verstanden, die ein repräsentatives Bild von der Arbeit oder der Leistung einer Person und ihrer Entwicklung über die Zeit vermitteln können. In diesem Sinne sind sie z. B. in kreativen Berufen, etwa im Bereich der Fotografie oder Architektur weit verbreitet. In ähnlicher Weise eignen sie sich aber auch, die Entwicklung, bzw. die Leistung von Lernenden abzubilden, indem entsprechend aussagekräftige Dokumente, Beurteilungen und Berichte gesammelt werden, die eine Bewertung darüber zulassen, inwieweit die Studierenden über die verschiedenen Kompetenzen verfügen, die als Ziele ihres Studiums definiert wurden. In diesem Sinne kann ein Portfolio die in Kap. 5.2.4 für das programmatische Prüfen beschriebene inhaltliche Integration verschiedener Prüfungsleistungen ermöglichen. Darüber hinaus soll ein Portfolio aber auch das selbstregulierte Lernen fördern, indem es den Lernenden ermöglicht, ihre eigenen Leistungen auf der Basis konkreter standardisierter und nicht standardisierter Rückmeldungen besser einschätzen zu können, um sich auf dieser Grundlage konkrete Ziele für die individuelle Weiterentwicklung zu setzen und zu verfolgen. Damit soll insbesondere die Reflexion des eigenen Handelns, die als eine der wesentlichsten Grundlagen von Professionalität gilt, gefördert werden [107]. Portfolios, die vor allem dieses Ziel verfolgen, werden daher auch als *reflexive Portfolios* (Reflective Portfolios) bezeichnet. Sie versammeln in erster Linie selbstverfasste Berichte der Studierenden, in denen diese ihre studienbezogenen Erfahrungen reflektieren. Allerdings werden der Nutzen und die Validität dieser Art von Portfolios kontrovers diskutiert [48]. Ein wichtiger Grund dafür ist der, dass hier ein nur schwer zu lösender Konflikt entsteht zwischen der Forderung an die Studierenden, ihre eigene Arbeit, ihre Entwicklung, ihre Stärken und Schwächen offen zu reflektieren und der Tatsache, dass diese Reflexion zugleich selbst zum Gegenstand einer (summativen) Bewertung wird [76]. Ob unter diesen Umständen eine aussagekräftige und authentische Reflexion erwartet werden kann, erscheint zumindest fraglich [39].

Vor dem Hintergrund der Überlegungen zum kompetenzorientierten Prüfen setzen sich daher mehr und mehr *umfassende Portfolios* (Comprehensive Portfolios) durch, die als Rückgrat des curricularen Prüfungssystems verstanden werden können und daher zunächst einmal die Informationen sammeln, die durch die einzelnen Prüfungsverfahren erhoben werden (MC-Prüfungen, OSCEs, praktische Prüfungen etc.). Auf der Grundlage dieser Informationen kann dann in der Regel im Dialog mit einem Mentor bzw. einer Mentorin eine Reflexion der eigenen Leistung und Entwicklung sowie des individuellen Lernbedarfs stattfinden und ein konkreter Plan zur individuellen Weiterentwicklung entworfen werden. Die Reflexion erfolgt hier also erst auf Grundlage der im Portfolio gesammelten Informationen und mit Unterstützung einer mentorierenden Person. Das ist auch insofern wichtig, als sich immer wieder gezeigt hat, dass die Selbsteinschätzung von Leistungen sehr unzuverlässig ist und gerade bei Personen mit Kompetenzdefiziten eher zu einer Überschätzung der eigenen Fähigkeiten führt [51]. Von daher erscheint es sinnvoll, die Selbsteinschätzung bzw. Reflexion der eigenen Fähigkeiten und des eigenen Weiterentwicklungsbedarfs erst auf der Grundlage diverser Fremdbeurteilungen vorzunehmen, die zudem durch Verwendung entsprechender Feedback-Instrumente etwa des Workplace-based Assessment hinreichend konkret und spezifisch sind, um damit eine sehr viel realistischere Beurteilung zu ermöglichen ([158], [218]).

Portfolios werden mittlerweile in der Regel elektronisch realisiert, weil damit auch mediale Inhalte, z. B. Audio- oder Videoaufzeichnungen von Simulationen oder Patientengesprächen, mit integriert werden können. Auch der Lernfortschritt kann so zumindest teilweise automatisiert abgebildet werden (wenn z. B. bestimmte Aufgaben erfolgreich absolviert wurden). Zudem können die Inhalte flexibler aufbereitet werden und auf verschiedene Arten miteinander verknüpft und verlinkt werden. Sie sind häufig bereits Bestandteil gängiger Lern-Management-Systeme oder als optionale Erweiterungen verfügbar (z. B. bei ILIAS oder Moodle), es sind aber auch spezifische Software-Lösungen verfügbar.

Für die konkrete Ausgestaltung von Portfolios gibt es keinen Standard, weil sie ganz an die jeweiligen curricularen Rahmenbedingungen und Ziele angepasst werden können. Vor dem Hintergrund der bisherigen Erfahrungen mit Portfolios in der medizinischen Ausbildung gibt es aber einige wichtige Aspekte, die bei der Planung und Umsetzung von Portfolios berücksichtigt werden sollten ([11], [20], [27], [47], [204]):

Sowohl die Lernenden als auch die Lehrenden müssen eine klare Vorstellung davon haben, wie und wozu Portfolios benutzt werden

Dazu müssen alle Beteiligten gezielt geschult werden. Studien zeigen z. B., dass Lehrende sehr unterschiedliche Vorstellungen davon haben, was selbstreguliertes Lernen bedeutet, teilweise sind sie der Auffassung, dass es sich um eine Persönlichkeitseigenschaft handelt, die nicht maßgeblich beeinflusst oder entwickelt werden kann [203]. Werden solche Vorstellungen durch entsprechende Qualifikationsmaßnahmen nicht problematisiert, dann ist es wenig wahrscheinlich, dass Portfolios selbstreguliertes Lernen fördern können. Aber auch die Lernenden brauchen eine klare Vorstellung davon, wozu das Portfolio dient: Sind sie z. B. der Meinung, sie müssten darin vor allem ihre Leistungen darstellen und nicht ihr Lernen bzw. ihre Weiterentwicklung, dann werden sich darin auch kaum Dokumente finden, in denen der Umgang mit Fehlern oder Schwächen dokumentiert wird [139].

Portfolios müssen auf alle Inhalte des Curriculums abgestimmt sein

Studienergebnisse zeigen dagegen, dass Portfolios häufig nicht alle Kompetenzdomänen gleichermaßen repräsentieren, sondern vor allem diejenigen, die gut operationalisiert und damit leichter abbildbar sind. Damit ist die Validität gefährdet, weil manche Konstrukte unterrepräsentiert sind (s. Kap. 5.3.4). Gut repräsentiert sind internationalen Studien zufolge vor allem die Domäne der medizinischen Expertise („Medical Expert“), die ärztliche Gesprächsführung („Communicator“) und das professionelle Handeln („Professional“), weil hier Instrumente für das Workplace-based Assessment gut etabliert sind, in denen zumindest Teilaspekte dieser Domänen vorkommen. Am wenigsten wird dagegen die Domäne Gesundheitsberatung, -förderung, Prävention und Rehabilitation („Health Advocate“) abgebildet, weil allen Beteiligten offensichtlich noch klare Vorstellungen davon fehlen, welche konkrete Inhalte sich hier zur Dokumentation von Kompetenz eignen ([112], [138], [154]).

Summative und formative Prüfungsaspekte müssen gut ausbalanciert werden

Wie einleitend in Kap. 5.2 bereits diskutiert wurde, lassen sich summative und formative Prüfungsfunktionen nicht ohne Weiteres konfliktfrei miteinander verbinden. Eine zu starke Betonung der summativen Aspekte kann zu strategischem Verhalten auf Seiten der Studierenden führen. Erfolgt dagegen gar keine summative Bewertung, besteht unter Umständen kein Anreiz, das Portfolio ernst zu nehmen. Um beiden Aspekten gerecht zu werden, sind vor allem auch prozedurale Maßnahmen notwendig,

z. B. die Trennung von mentorierenden und bewertenden Personen, wie das für das programmatische Prüfen in Kap. 5.2 beschrieben wurde.

Portfolios müssen mentoriert werden

Insbesondere um die formative Funktion von Portfolios zu unterstützen, ist es notwendig, dass die Studierenden die Inhalte des Portfolios regelmäßig mit einer mentorierenden Person gemeinsam diskutieren [8]. Das ist deshalb besonders wichtig, weil die Selbsteinschätzung ohne Unterstützung von „außen", also etwa durch eine mentorierende Person, erheblichen Verzerrungen unterliegen kann [51]. Die mentorierenden Personen müssen gut ausgebildet werden, insbesondere um angemessen Feedback geben zu können und damit sie die typischen Herausforderungen von Feedbackprozessen kennen [108]. Idealerweise begleitet die mentorierende Person ihre Mentees dabei über einen längeren Zeitraum, um Entwicklungsprozesse überhaupt beurteilen zu können [69]. Die Lehrenden müssen auf diese Aufgabe vorbereitet werden und brauchen dazu auch zeitliche Ressourcen und eine entsprechende Motivation.

Portfolios sollten Orientierung und Struktur geben, aber auch Freiräume erlauben

Portfolios können gerade in einem kompetenzbasierten Curriculum Orientierung darüber geben, welche Meilensteine in welcher Kompetenzdomäne wann erreicht werden sollen und welche Bedingungen dafür erfüllt sein müssen. Allerdings gibt es hier einen sehr schmalen Grat hin zur Überstrukturierung mit der Gefahr, dass das Portfolio dann nicht mehr als hilfreich, sondern lediglich als bürokratischer Mehraufwand wahrgenommen wird oder die dort aufgeführten Anforderungen im Sinne einer Checkliste lediglich abgearbeitet werden. Wird das Portfolio zu stark strukturiert, werden zudem individuelle Unterschiede zwischen den Studierenden z. B. hinsichtlich individueller Stärken und Interessensschwerpunkten nicht mehr gut erkennbar und damit wird das Potenzial der Methode nicht ausgenutzt.

Die summative Bewertung eines Portfolios sollte durch mehrere Prüfpersonen erfolgen und sich (auch) an Kriterien der qualitativen Forschung orientieren

Portfolios können unterschiedlichste Arten von Informationen beinhalten, z. B. Klausurergebnisse oder andere numerische Bewertungen neben narrativen Kommentaren etwa hinsichtlich einer Zutrauensentscheidung bei EPAs oder Feedbacks zur Leistung während eines praktischen Ausbildungsabschnitts. Die Einzelleistungen können also nicht einfach miteinander „verrechnet" werden, vielmehr müssen die verschiedenen Informationen zu einem schlüssigen Gesamtbild zusammengesetzt werden, auf dessen Grundlage dann eine Entscheidung getroffen werden kann. Zur Qualitätssicherung dieses Prozesses können Kriterien aus der qualitativen Forschung herangezogen werden [55]. Dazu gehört z. B. das Prinzip der Sättigung, mit dem überprüft wird, ob sich eine Bewertung durch weitere Daten noch verändert oder ob sie bereits auf einer hinreichenden Grundlage getroffen wurde [38]. Mit Hilfe der Triangulation wird überprüft, ob unterschiedliche Arten von Daten oder von Datenquellen (z. B. quantitative und qualitative, Bewertungen von ärztlicher Seite und von anderen Gesundheitsberufen) in eine ähnliche Richtung weisen oder ob umgekehrt divergierende Befunde schlüssig erklärt werden können. Durch die Beteiligung mehrerer Prüfpersonen, die ihre Beurteilungen zunächst unabhängig voneinander vornehmen, lässt sich zum einen die Interrater-Reliabilität feststellen, zum anderen werden aber auch etwaige Differenzen sichtbar, die dann geklärt werden können. Das ist vor allem auch deshalb wichtig, weil dadurch unterschiedliche Annahmen der Prüfpersonen z. B. im Hinblick auf die Aussagekraft bestimmter Informationen im Portfolio oder unterschiedliche Vorstellungen über den Prüfungsprozess insgesamt explizit thematisiert und abgeglichen werden können [139]. Wichtig z. B. im Hinblick auf die Akzeptanz von Portfolios kann auch ein „Member Check" sein, also die Rückfrage an die Studierenden, ob ihnen die Bewertung ihrer Kompetenzen nachvollziehbar, zutreffend und glaubwürdig erscheint [138].

Progress-Tests

Progress-Tests wurden etwa zeitgleich Ende der 1970er Jahre an der Universität in Maastricht (NL) und an der University of Missouri Medical School in Kansas (USA) in die Medizinische Ausbildung eingeführt [195]. Der Grundgedanke war zunächst der, ein Prüfungsverfahren für Studiengänge zu entwickeln, die nach dem Prinzip des problemorientierten Lernens organisiert sind (s. Kap. 4.3.2). Gesucht wurde ein Verfahren, das nicht wie andere etablierte Formate ein gezieltes, meist kurzfristiges und massives Prüfungslernen induziert und damit das mit dem problemorientierten Lernen verbundene übergeordnete Ziel des selbstgesteuerten und selbstverantworteten Lernens sabotieren würde [221]. Die Aufgaben beim Progress-Testing beziehen sich daher nicht auf ein bestimmtes Fach oder einen bestimmten Studienabschnitt, wie das in der Regel bei anderen Prüfungen üblich ist, sondern auf alle Inhalte des gesamten Studiums. Dennoch schreiben alle Studierenden unabhängig von ihrem Ausbildungsstand bzw. Semester denselben Test, der in der Regel mehrmals pro Studienjahr (typischerweise zwei- bis viermal) in verschiedenen parallelisierten Versionen durchgeführt wird. Studienanfänger können naturgemäß nur einen Bruchteil der Aufgaben lösen, Studierende im letzten Studienjahr wesentlich mehr. Durch die wiederholten Durchführungen wird der Wissenszuwachs der Studierenden während der Ausbildung sichtbar (Abbildung 5-5; [23], [61]).

Für die meisten Progress-Tests werden aufgrund der großen Anzahl von Teilnehmenden Antwortwahlverfahren verwendet, entweder Multiple-Choice- oder Richtig/Falsch-Formate; fallbasierte Formate oder Kurzantwortfragen sind aber ebenfalls möglich. Für die Bewertung und Punktevergabe sind unterschiedliche Methoden gebräuchlich, z. B. Punkteabzug bei falschen Punkten, Teilpunktevergabe, „Weiß-nicht"-Option [221].

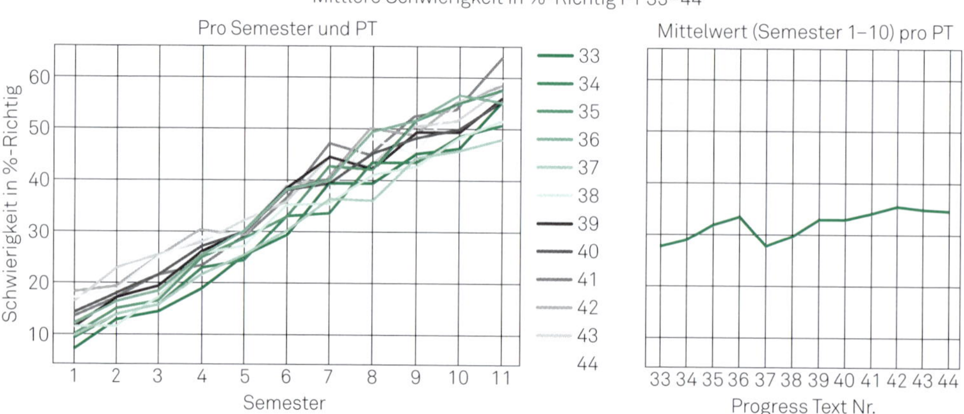

Abbildung 5-5: Wissenszuwachs, gemessen mit dem Progress-Test Medizin (https://progress-test-medizin.charite.de/blog/ergebnisse_pt_44_sommersemester_2021/, abgerufen am 20.01.2022). Ergebnisse der Progress-Tests an der Berliner Charité von Sommersemester 2016 (Test Nr. 33) bis Sommersemester 2021 (Test Nr. 44) nach Semestern. Dargestellt ist die Test-Schwierigkeit, d. h. der prozentuale Anteil der Fragen, die von den Studierenden des jeweiligen Semesters richtig beantwortet wurden. Für Studierende im ersten Semester liegen diese Werte je nach Test zwischen 5 % und knapp 20 %, für Studierende im 11. Semester zwischen knapp 50 % und etwa 65 %.

Unabhängig von den verwendeten Aufgabenformaten ist die Konstruktion von Progress-Tests sehr aufwendig. So muss zum einen sichergestellt werden, dass die Aufgaben des Tests die übergeordneten Lernziele des Curriculums ausgewogen abbilden, was in der Regel durch den Einsatz von Blueprints geschieht, damit sowohl Inhalte verschiedener Kompetenzbereiche als auch die Inhalte bzw. Fächer adäquat erfasst werden (Tabelle 5-13). Da die Tests in regelmäßigen Abständen durchgeführt werden, ist zudem eine große Anzahl von Aufgaben notwendig (der typische Umfang liegt zwischen 120 und 200 Fragen pro Test), die regelmäßig erneuert und auf ihre Qualität hin überprüft werden müssen. Aus diesem Grund haben sich in vielen Ländern Konsortien von mehreren Fakultäten gebildet, die die Progress-

Tabelle 5-13: Blueprint des studentischen kompetenzbasierten Progress-Tests aus den Jahren 2014–2017. Dargestellt ist die Anzahl der Aufgaben bzw. deren prozentualer Anteil aufgeteilt nach Fächergruppen bzw. Kompetenzbereichen. Die Fächergruppen wurden auf Grundlage der in der ÄApprO benannten Fächer gebildet, die Kompetenzbereiche auf den im NKLM benannten Kompetenzen. (nach [116]).

Kompetenz-	Fächergruppen									
bereich	**I**	**II**	**III**	**IV**	**V**	**VI**	**VII**	**VIII**	**Gesamt**	**Anteil (ca.)**
KO	2	5	5	2	2	2	2	2	22	20,0 %
KP	3	6	6	3	3	3	3	3	30	25,0 %
WI	2	3	3	2	2	2	2	2	18	12,5 %
PH	2	4	4	2	2	2	2	2	20	17,5 %
KT	3	6	6	4	3	3	3	3	30	25,0 %
Gesamt	12	24	24	12	12	12	12	12	120	
Anteil	10 %	20 %	20 %	10 %	10 %	10 %	10 %	10 %		

Kompetenzbereiche, bezogen auf die Rollen des NKLM:
KO (Kommunikative Kompetenz): Zusammenarbeit im Team, Kommunikation, Gesundheitsberatung, Prävention
KP (Klinisch-praktische Kompetenz): prakt. Fertigkeiten, Notfallmaßnahmen etc.
WI (Wissenschaftskompetenz): Gelehrter
PH (Professionelle ärztliche Handlungskompetenz): Professionelles Handeln etc.
KT (Klinisch-theoretische Kompetenz): Normale Struktur und Funktion, Pathogenese und -mechanismen etc.

Fächergruppen:
I: Anatomie, Rechtsmedizin, Bildgebende Verfahren, Strahlentherapie, Pathologie u.a.
II: Innere Medizin, Mikrobiologie & Hygiene, Infektiologie & Immunologie, Physiologie
III: Chirurgie, Orthopädie, Urologie, HNO, Augen, Anästhesiologie, Notfallmedizin, Dermatologie
IV: Medizinische Soziologie, Umweltmedizin, Arbeits- und Sozialmedizin, Epidemiologie, Med. Biometrie, GTE u.a.
V: Medizinische Psychologie, Psychiatrie, Psychotherapie, Psychosomatik, Neurologie
VI: Allgemeinmedizin, Medizin des Alterns und des alten Menschen, Palliativmedizin, Prävention, Reha u.a.
VII: Frauenheilkunde und Geburtshilfe, Kinderheilkunde, Humangenetik
VIII: Biochemie/Molekularbiologie, Klinische Chemie, Labordiagnostik, (klinische) Pharmakologie, Toxikologie u.a.

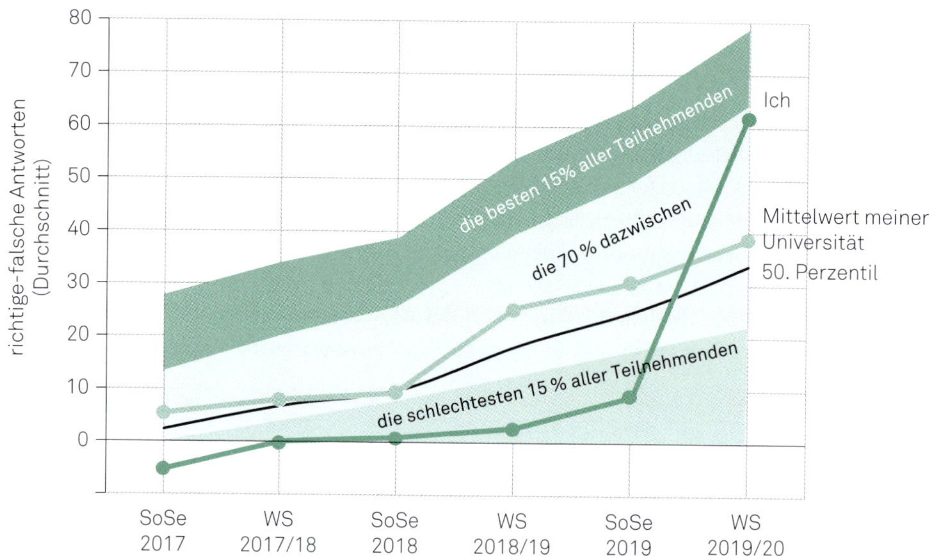

Abbildung 5-6: Individuelle Leistungsrückmeldung am Beispiel des Progress-Test Medizin (PT). Die Bereiche werden auf Basis der Ergebnisse aller Teilnehmenden berechnet, zusätzlich wird der Mittelwerte aller Teilnehmenden der eigenen Universität angegeben (orangefarbene Linie) und natürlich der eigene Leistungsverlauf (dunkelgraue Linie) (https://progress-test-medizin.charite.de/fuer_studierende/, abgerufen am 20.01.2022).

Tests gemeinsam durchführen. In Deutschland gibt es derzeit zwei solcher Verbünde: Zum einen der Progress-Test-Medizin (PTM), der von der Charité in Berlin angeboten und koordiniert wird (https://progress-test-medizin.charite.de/) [135] und zum anderen der studentische kompetenzorientierte Progress-Test, der die Besonderheit aufweist, dass er von Studierenden – in Kooperation mit dem Institut für Kommunikations- und Prüfungsforschung in Heidelberg – erstellt und organisiert wird (https://www.komp-pt.de/) [207].

Den Ergebnissen der Progress-Tests können vielfältige Informationen entnommen werden: Auf kollektiver Ebene wird die Leistung einer gesamten Studierendenkohorte sichtbar, was wichtige Rückschlüsse auf die Qualität der Lehre, den Einfluss etwaiger curricularer und didaktischer Veränderungen etc. ermöglicht. Wird an mehreren Universitäten der gleiche Test verwendet, kann darüber hinaus die Ausbildungsqualität verschiedener Institutionen bzw. der Effekt unterschiedlicher curriculare Formate miteinander verglichen werden ([136], [205]). Auf individueller Ebene sind Rückschlüsse auf den Fortschritt einzelner Studierender möglich, denen somit ein sehr differenziertes leistungsbezogenes Feedback gegeben werden kann. Sie können damit ihre eigene Kompetenzentwicklung sowohl im Vergleich zu ihren Peers als auch hinsichtlich ihres eigenen Studienverlaufs erkennen (Abbildung 5-6). In der Regel werden die Ergebnisse auch nach inhaltlichen Aspekten ausgewertet, sodass die Studierenden erfahren, in welchen Kompetenzbereichen bzw. Fächern oder Inhaltsbereichen sie welche Ergebnisse erzielt haben. So können sie sehr differenziert eigene Stärken und Schwächen erkennen und diese Informationen für ihr weiteres Lernverhalten nutzen.

Vor dem Hintergrund der in Kap. 5.2 dargestellten Überlegungen zeigt sich, dass Progress-Tests viele Anforderungen für das kompetenzorientierte Prüfen erfüllen: Sie haben primär eine formative Funktion, indem sie den Studierenden spezifisches Feedback zu ihrem Lernstand und vor allem ihrer Lernentwicklung über den gesamten Studienverlauf geben. Viele Progress-Tests, z.B. der von vielen Fakultäten in Deutschland verwendete studentische kompetenzorientierte Progress-Test werden ausschließlich zu diesem Zweck eingesetzt. Allerdings zeigt sich auch hier, dass die Frage, inwieweit die Studierenden die formative Funktion des Progress-Tests verstehen und für sich selbst auch als wichtiges Feedback für ihr Lernen verwenden, davon abhängt, wie die Lernumgebung vor Ort gestaltet ist und wie der Sinn und Zweck dieses Prüfungsverfahrens kommuniziert wird ([166], [206]). Die Ergebnisse von Progress-Tests können aber auch summativ verwendet werden, indem z.B. am Ende des Studiums die vielen Einzelleistungen in eine Gesamtbewertung einfließen bzw. die hier erbrachten Leistungen zu einem Baustein eines Prüfungsprogramms werden. Das wiederholte Prüfen des für das gesamte Studium relevanten Lernstoffs passt darüber hinaus zu den bereits dargestellten Befunden zum Testingeffekt (s. Kap. 2.2.1).

Fazit

- Prüfungen sollen den individuellen Leistungsstand der Studierenden zuverlässig ermitteln, ihnen gleichzeitig aber auch ein hilfreiches Feedback geben, damit Stärken und Schwächen bewusst werden und der eigene Lernprozess dem entsprechend angepasst werden kann.
- Prüfungen sollen Anreize geben zu sinnvollem Lernen, zumindest aber den geplanten Lernprozess nicht stören, daher müssen sie an den Lernzielen orientiert werden.
- Prüfungen sollen der einzelnen Dozentin oder dem einzelnen Dozenten, der Fakultät und darüber hinaus im Vergleich der Universitäten untereinander Rückschlüsse auf die Qualität der Ausbildung ermöglichen.
- Diese vielfältigen Anforderungen lassen sich nur durch ein auf das gesamte Curriculum zielendes Prüfungskonzept realisieren, bei dem die einzelnen Elemente unter Berücksichtigung der Lernziele sinnvoll aufeinander abgestimmt werden. Dabei müssen summative und formative Aspekte austariert werden, aber auch das Verhältnis von theoretischen und praktischen Prüfungen. Das setzt voraus, dass auf fakultärer Ebene eine Koordination der verschiedenen Inhalte, Domänen und Formate stattfindet. Prüfungen, die übergeordnete Lernziele betreffen (z.B. Portfolio, Progress-Test), lassen sich ohne zentrale Planung und Organisation kaum umsetzen.

Weiterführende Literatur

Hodges B. The objective structured clinical examination. A socio-history. Köln: LAP; 2009.

Hodges BD, Lingard L, editors. The question of competence. Reconsidering medical education in the twenty-first century. Ithaca: Cornell University Press; 2012. https://doi.org/10.7591/9780801465802

Yudkowsky R, Soo Park Y, Downing S, editors. Assessment in health professions education. 2nd edition. New York: Routledge; 2019.

Literaturverzeichnis

1. Adamo G. Simulated and standardized patients in OSCEs: achievements and challenges 1992–2003. Med Teach. 2003;25(3):262–70. https://doi.org/10.1080/0142159031000100300
2. AERA (American Educational Research Association – National Council on Measurement in Education). Standards for Educational and Psychological Testing. Washington, DC: AERA; 2014.
3. Ahmed K, Miskovic D, Darzi A, Athanasiou T, Hanna GB. Observational tools for assessment of procedural skills: a systematic review. Am Journal Surg. 2011;202(4):469–80. https://doi.org/10.1016/j.amjsurg.2010.10.020
4. Arbeitsgruppe PJ des Medizinischen Fakultätentages. Praktisches Jahr [Internet, abgerufen am 24.03.2022]. Verfügbar unter: https://medizinische-fakultaeten.de/themen/studium/praktisches-jahr/

5. Archer J, Lynn N, Coombes L, Roberts M, Gale T, Price T, et al. The impact of large scale licensing examinations in highly developed countries: a systematic review. BMC Med Educ. 2016;16(1):212.
6. Archer J, Lynn N, Roberts M, Gale T, Regan de Bere S. The medical licensing examination debate. Regul Gov. 2017;11:315–22. https://doi.org/10.1111/rego.12118
7. Archer JC, McAvoy P. Factors that might undermine the validity of patient and multi-source feedback. Med Educ. 2011;45(9):886–93. https://doi.org/10.1111/j.1365-2923.2011.04023.x
8. Arntfield S, Parlett B, Meston CN, Apramian T, Lingard L. A model of engagement in reflective writing-based portfolios: Interactions between points of vulnerability and acts of adaptability. Med Teach. 2016;38(2):196–205. https://doi.org/10.3109/0142159X.2015.1009426
9. Bandaranayake RC. Setting and maintaining standards in multiple choice examinations: AMEE Guide No. 37. Med Teach. 2008;30(9–10):836–45. https://doi.org/10.1080/01421590802402247
10. Bauer D, Holzer M, Kopp V, Fischer MR. Pick-N multiple choice-exams: a comparison of scoring algorithms. Adv Health Sci Educ Theory Pract. 2011;16(2):211–21. https://doi.org/10.1007/s10459-010-9256-1
11. Beckers J, Dolmans D, Van Merriënboer J. E-portfolios enhancing students' self-directed learning: a systematic review of influencing factors. Australasian Journal of Educational Technology. 2016;32(2). https://doi.org/10.14742/ajet.2528
12. Berberat PO, Rotthoff T, Baerwald C, Ehrhardt M, Huenges B, Johannink J, et al. Entrustable Professional Activities in final year undergraduate medical training – advancement of the final year training logbook in Germany. GMS J Med Educ. 2019;36(6):Doc70.
13. Berk RA. A consumer's guide to setting performance standards on criterion-referenced tests. Rev Educ Res. 1986;56(1):137–72. https://doi.org/10.3102/00346543056001137
14. Bok HGJ, de Jong LH, O'Neill T, Maxey C, Hecker KG. Validity evidence for programmatic assessment in competency-based education. Perspect Med Educ. 2018;7(6):362–72. https://doi.org/10.1007/s40037-018-0481-2
15. Bordage G. An alternative approach to PMPs: the „key-features" concept. In: Hart IR, Harden R, editors. Further developments in assessing clinical competence. Proceedings of the second Ottawa conference. Montreal: Can-Heal Publications; 1987. p. 59–75.
16. Bordage G, Page G. The key-features approach to assess clinical decisions: validity evidence to date. Adv Health Sci Educ Theory Pract. 2018;23(5):1005–36. https://doi.org/10.1007/s10459-018-9830-5
17. Bortz J, Döring N. Forschungsmethoden und Evaluation für Human- und Sozialwissenschaftler. 5. Aufl. Berlin: Springer-Verlag; 2016.
18. Boulet JR, McKinley DW, Norcini JJ, Whelan GP. Assessing the comparability of standardized patient and physician evaluations of clinical skills. Adv Health Sci Educ Theory Pract. 2002;7(2):85–97. https://doi.org/10.1023/A:1015750009235
19. Brannick MT, Erol-Korkmaz HT, Prewett M. A systematic review of the reliability of objective structured clinical examination scores. Med Educ 2011; 45(12):1181–9.
20. Buckley S, Coleman J, Davison I, Khan KS, Zamora J, Malick S, et al. The educational effects of portfolios on undergraduate student learning: a Best Evidence Med Educ (BEME) systematic review. BEME Guide No. 11. Med Teach. 2009;31(4):282–98. https://doi.org/10.1080/01421590902889897
21. Burton RF. Multiple-choice and true/false tests: myths and misapprehensions. Assess Eval High Educ. 2005;30(1):65–72. https://doi.org/10.1080/0260293042003243904
22. Cambron-Goulet É, Dumas JP, Bergeron É, Bergeron L, St-Onge C. Guidelines for creating written clinical reasoning exams: Insight from a delphi study. Health Prof Educ. 2019; 5(3):237–47. https://doi.org/10.1016/j.hpe.2018.09.001
23. Cecilio-Fernandes D, Kerdijk W, Jaarsma AD, Tio RA. Development of cognitive processing and judgments of knowledge in medical students: Analysis of progress test results. Med Teach. 2016;38(11):1125–9. https://doi.org/10.3109/0142159X.2016.1170781
24. Charlin B, Desaulniers M, Gagnon R, Blouin D, van der Vleuten C. Comparison of an aggregate scoring method with a consensus scoring method in a measure of clinical reasoning capacity. Teach Learn Med. 2002;14(3):150–6. https://doi.org/10.1207/S15328015TLM1403_3
25. Charlin B, Tardif J, Boshuizen HP. Scripts and medical diagnostic knowledge: theory and ap-

plications for clinical reasoning instruction and research. Acad Med. 2000;75(2):182–90.
26. Charlin B, van der Vleuten C. Standardized assessment of reasoning in contexts of uncertainty: the script concordance approach. Eval Health Prof. 2004;27(3):304–19. https://doi.org/10.1177/0163278704267043
27. Chertoff J, Wright A, Novak M, Fantone J, Fleming A, Ahmed T, et al. Status of portfolios in undergraduate Med Educ in the LCME accredited US medical school. Med Teach. 2016;38(9):886–96. https://doi.org/10.3109/0142159X.2015.1114595
28. Clauser BE, Margolis MJ, Holtman MC, Katsufrakis PJ, Hawkins RE. Validity considerations in the assessment of professionalism. Adv Health Sci Educ Theory Pract. 2012;17(2):165–81. https://doi.org/10.1007/s10459-010-9219-6
29. Coderre S, Woloschuk W, McLaughlin K. Twelve tips for blueprinting. Med Teach. 2009;31(4):322–4.
30. Colliver JA, Conlee MJ, Verhulst SJ. From test validity to construct validity … and back? Med Educ. 2012;46(4):366–71. https://doi.org/10.1111/j.1365-2923.2011.04194.x
31. Cook DA, Brydges R, Ginsburg S, Hatala R. A contemporary approach to validity arguments: a practical guide to Kane's framework. Med Educ. 2015;49(6):560–75.
32. Cook DA, Lineberry M. Consequences validity evidence: evaluating the impact of educational assessments. Acad Med. 2016;91(6):785–95. https://doi.org/10.1097/ACM.0000000000001114
33. Cronbach LJ, Meehl PE. Construct validity in psychological tests. Psychol Bull. 1955;52(4):281–302. https://doi.org/10.1037/h0040957
34. Cusimano MD. Standard setting in medical education. Acad Med. 1996;71(10 Suppl):S112–20.
35. Daelmans HEM, Hoogenboom RJI, Donker AJM, Scherpbier AJJA, Stehouwer CDA, van der Vleuten CPM. Effectiveness of clinical rotations as a learning environment for achieving competences. Med Teach. 2004;26(4):305–12. https://doi.org/10.1080/01421590410001683195
36. Daniel M, Rencic J, Durning SJ, Holmboe E, Santen SA, Lang V, et al. Clinical reasoning assessment methods: A scoping review and practical guidance. Acad Med. 2019; 94(6):902–12. https://doi.org/10.1097/ACM.0000000000002618
37. Daniels VJ, Pugh D. Twelve tips for developing an OSCE that measures what you want. Med Teach. 2018;40(12):1208–13. https://doi.org/10.1080/0142159X.2017.1390214
38. de Jong LH, Bok HGJ, Kremer WDJ, van der Vleuten CPM. Programmatic assessment: Can we provide evidence for saturation of information? Med Teach. 2019;41(6):678–82. https://doi.org/10.1080/0142159X.2018.1555369
39. de la Croix A, Veen M. The reflective zombie: Problematizing the conceptual framework of reflection in medical education. Perspect Med Educ. 2018;7(6):394–400. https://doi.org/10.1007/s40037-018-0479-9
40. Donnon T, Al Ansari A, Al Alawi S, Violato C. The reliability, validity, and feasibility of multisource feedback physician assessment: a systematic review. Acad Med. 2014;89(3):511–6. https://doi.org/10.1097/ACM.0000000000000147
41. Dory V, Danoff D, Plotnick LH, Cummings BA, Gomez-Garibello C, Pal NE, et al. Does Educational Handover Influence Subsequent Assessment? Acad Med. 2021;96(1):118–25. https://doi.org/10.1097/ACM.0000000000003528
42. Dory V, Gagnon R, Vanpee D, Charlin B. How to construct and implement script concordance tests: insights from a systematic review. Med Educ. 2012;46(6):552–63. https://doi.org/10.1111/j.1365-2923.2011.04211.x
43. Downing SM, Haladyna TM. Validity and its threats. In: Downing SM, Yudkowsky R, editors. Assessment in Health Professions Education. New York: Routledge; 2009. p. 21–55. https://doi.org/10.4324/9780203880135
44. Downing SM, Haladyna TM. Validity threats: overcoming interference with proposed interpretations of assessment data. Med Educ. 2004;38(3):327–33. https://doi.org/10.1046/j.1365-2923.2004.01777.x
45. Downing SM. Reliability: on the reproducibility of assessment data. Med Educ. 2004;38(9):1006–12. https://doi.org/10.1111/j.1365-2929.2004.01932.x
46. Downing SM. Validity: on meaningful interpretation of assessment data. Med Educ. 2003;37(9):830–7.
47. Driessen E, van Tartwijk J, van der Vleuten C, Wass V. Portfolios in Med Educ: why do they meet with mixed success? A systematic review. Med Educ. 2007;41(12):1224–33. https://doi.org/10.1111/j.1365-2923.2007.02944.x

48. Driessen E. Do portfolios have a future? Adv Health Sci Educ Theory Pract. 2017;22(1):221–8. https://doi.org/10.1007/s10459-016-9679-4
49. Emke AR, Cheng S, Chen L, Tian D, Dufault C. A novel approach to assessing professionalism in preclinical medical students using multisource feedback through paired self- and peer evaluations. Teach Learn Med. 2017;29(4):402–10. https://doi.org/10.1080/10401334.2017.1306446
50. Eva KW, Bordage G, Campbell C, Galbraith R, Ginsburg S, Holmboe E, et al. Towards a program of assessment for health professionals: from training into practice. Adv Health Sci Educ Theory Pract. 2016;21(4):897–913.
51. Eva KW, Regehr G. „I'll never play professional football" and other fallacies of self-assessment. J Contin Educ Health Prof. 2008;28(1):14–9.
52. Farmer EA, Page G. A practical guide to assessing clinical decision-making skills using the key features approach. Med Educ. 2005;39(12):1188–94.
53. Fischer MR, Kopp V, Holzer M, Ruderich F, Jünger J. A modified electronic key feature examination for undergraduate medical students: validation threats and opportunities. Med Teach. 2005;27(5):450–5. https://doi.org/10.1080/01421590500078471
54. Fischer V. Gütekriterien bei universitären Prüfungen im Lichte von Kanes Rahmenwerk. Wien Med Wochenschr. 2019;169(5–6):110–8. https://doi.org/10.1007/s10354-018-0661-z
55. Franklin CS, Cody PA, Ballan M. Reliability and validity in qualitative research. In: Thyer B, editor. The handbook of social work research methods. Thousand Oaks: Sage; 2010. p. 355–74. https://doi.org/10.4135/9781544364902.n19
56. Fromme HB, Karani R, Downing SM. Direct observation in Med Educ: review of the literature and evidence for validity. Mt Sinai J Med. 2009;76(4):365–71. https://doi.org/10.1002/msj.20123
57. Gawad N, Wood TJ, Cowley L, Raiche I. How do cognitive processes influence script concordance test responses? Med Educ. 2021;55(3):354–64. https://doi.org/10.1111/medu.14416
58. Georg W, Schirlo C. Lern- und curriculumsteuernde Effekte von Prüfungen: Eine Standortbestimmung aus der Schweiz. Wien Med Wochenschr. 2019;169:132–6. https://doi.org/10.1007/s10354-018-0665-8
59. Gierl MJ, Bulut O, Guo Q, Zhang X. Developing, analyzing, and using distractors for multiple-choice tests in education: A comprehensive review. Rev Educ Res. 2017;87(6):1082–116. https://doi.org/10.3102/0034654317726529
60. Gleeson F. AMEE Med Educ Guide No. 9: Assessment of clinical competence using the objective structured long examination record (OSLER). Med Teach. 1997;19(1):7–14.
61. Görlich D, Friederichs H. Using longitudinal progress test data to determine the effect size of learning in undergraduate medical education – a retrospective, single-center, mixed model analysis of progress testing results. Med Educ Online. 2021;26(1):1972505. https://doi.org/10.1080/10872981.2021.1972505
62. Harden RM, Gleeson FA. Assessment of clinical competence using an objective structured clinical examination (OSCE). Med Educ. 1979;13(1):41–54.
63. Harden RM. Five myths and the case against a European or national licensing examination. Med Teach. 2009;31(3):217–20. https://doi.org/10.1080/01421590902741155
64. Harden RM. Twelve tips for organizing an Objective Structured Clinical Examination (OSCE). Med Teach. 1990;12(3–4):259–64. https://doi.org/10.3109/01421599009006629
65. Harris P, Bhanji F, Topps M, Ross S, Lieberman S, Frank JR, et al.; ICBME Collaborators. Evolving concepts of assessment in a competency-based world. Med Teach. 2017;39(6):603–8. https://doi.org/10.1080/0142159X.2017.1315071
66. Harrison C, Wass V. The challenge of changing to an assessment for learning culture. Med Educ. 2016;50(7):704–6. https://doi.org/10.1111/medu.13058
67. Harrison CJ, Könings KD, Schuwirth LWT, Wass V, van der Vleuten CPM. Changing the culture of assessment: the dominance of the summative assessment paradigm. BMC Med Educ. 2017;17(1):73. https://doi.org/10.1186/s12909-017-0912-5
68. Hatala R, Cook DA, Brydges R, Hawkins R. Constructing a validity argument for the Objective Structured Assessment of Technical Skills (OSATS): a systematic review of validity evidence. Adv Health Sci Educ Theory Pract. 2015;20(5):1149–75. https://doi.org/10.1007/s10459-015-9593-1
69. Heeneman S, de Grave W. Tensions in mentoring medical students toward self-directed and reflective learning in a longitudinal portfolio-based mentoring system An activity theory anal-

ysis. Med Teach. 2017;39(4):368–76. https://doi.org/10.1080/0142159X.2017.1286308
70. Heeneman S, Oudkerk Pool A, Schuwirth LW, van der Vleuten CP, Driessen EW. The impact of programmatic assessment on student learning: theory versus practice. Med Educ. 2015;49(5): 487–98. https://doi.org/10.1111/medu.12645
71. Hill F, Kendall K, Galbraith K, Crossley J. Implementing the undergraduate mini-CEX: a tailored approach at Southampton University. Med Educ. 2009;43(4):326–34. https://doi.org/10.1111/j.1365-2923.2008.03275.x
72. Hodges B, McNaughton N, Regehr G, Tiberius R, Hanson M. The challenge of creating new OSCE measures to capture the characteristics of expertise. Med Educ. 2002;36(8):742–8.
73. Hodges B, Regehr G, McNaughton N, Tiberius R, Hanson M. OSCE checklists do not capture increasing levels of expertise. Acad Med. 1999; 74(10):1129–34.
74. Hodges B. Assessment in the post-psychometric era: learning to love the subjective and collective. Med Teach. 2013;35(7):564–8.
75. Hodges B. The objective structured clinical examination. A socio-history. Köln: LAP; 2009.
76. Hodges BD. Sea monsters & whirlpools: Navigating between examination and reflection in medical education. Med Teach. 2015;37(3):261–6. https://doi.org/10.3109/0142159X.2014.993601
77. Hoffman LA, Shew RL, Vu TR, Brokaw JJ, Frankel RM. The association between peer and self-assessments and professionalism lapses among medical students. Eval Health Prof. 2017;40(2):219–43. https://doi.org/10.1177/0163278717702191
78. Holmboe ES, Sherbino J, Long DM, Swing SR, Frank JR. The role of assessment in competency-based medical education. Med Teach. 2010; 32(8):676–82.
79. Holmboe ES, Ward DS, Reznick RK, Katsufrakis PJ, Leslie KM, Patel VL, et al. Faculty development in assessment: the missing link in competency-based medical education. Acad Med. 2011;86(4):460–7.
80. Holmboe ES, Yepes M, Williams F, Huot SJ. Feedback and the mini clinical evaluation exercise. J Gen Intern Med. 2004;19(5 Pt 2):558–61. https://doi.org/10.1111/j.1525-1497.2004.30134.x
81. Humphrey-Murto S, Shaw T, Touchie C, Pugh D, Cowley L, Wood TJ. Are raters influenced by prior information about a learner? A review of assimilation and contrast effects in assessment. Adv Health Sci Educ Theory Pract. 2021;26(3): 1133–56. https://doi.org/10.1007/s10459-021-10032-3
82. Hrynchak P, Glover Takahashi S, Nayer M. Key-feature questions for assessment of clinical reasoning: a literature review. Med Educ. 2014; 48(9):870–83. https://doi.org/10.1111/medu.12509
83. Ilgen JS, Ma IW, Hatala R, Cook DA. A systematic review of validity evidence for checklists versus global rating scales in simulation-based assessment. Med Educ. 2015; 49(2):161–73.
84. Ingram JR, Anderson EJ, Pugsley L. Difficulty giving feedback on underperformance undermines the educational value of multi-source feedback. Med Teach. 2013;35(10):838–46. https://doi.org/10.3109/0142159X.2013.804910
85. Iqbal IZ, Naqvi S, Abeysundara L, Narula AA. The value of oral assessments: a review. The Royal College of Surgeons of England Bulletin. 2010;92(7):1–6. https://doi.org/10.1308/147363510X511030
86. Kane MT. Validating the Interpretations and Uses of Test Scores. J Educ Meas. 2013;50(1): 1–73.
87. Kennedy TJ, Regehr G, Baker GR, Lingard L. Point-of-care assessment of medical trainee competence for independent clinical work. Acad Med. 2008;83(10 Suppl):S89–92. https://doi.org/10.1097/ACM.0b013e318183c8b7
88. Khan KZ, Gaunt K, Ramachandran S, Pushkar P. The Objective Structured Clinical Examination (OSCE): AMEE Guide No. 81. Part II: Organisation & Administration. Med Teach. 2013; 35(9):e1447–63. https://doi.org/10.3109/0142159X.2013.818635
89. Khan KZ, Ramachandran S, Gaunt K, Pushkar P. The Objective Structured Clinical Examination (OSCE): AMEE Guide No. 81. Part I: A historical and theoretical perspective. Med Teach. 2013; 35(9):e1437–46. https://doi.org/10.3109/0142159X.2013.818634
90. Kogan JR, Bellini LM, Shea JA. Implementation of the mini-CEX to evaluate medical students' clinical skills. Acad Med. 2002;77(11):1156–7. https://doi.org/10.1097/00001888-200211000-00021
91. Kogan JR, Hatala R, Hauer KE, Holmboe E. Guidelines: the do's, don'ts and don't knows of

direct observation of clinical skills in medical education. Perspect Med Educ. 2017;6(5):286–305.
92. Kogan JR, Holmboe ES, Hauer KE. Tools for Direct Observation and Assessment of Clinical Skills of Medical Trainees: A Systematic Review. JAMA. 2009; 302(12):1316–26.
93. Kopp V, Möltner A, Fischer MR. Key-Feature-Probleme zum Prüfen von prozeduralem Wissen: Ein Praxisleitfaden. GMS Z Med Ausbild. 2006;23(3):Doc 50.
94. Krebs R. Prüfen mit Multiple Choice. Kompetent planen, entwickeln, durchführen und auswerten. Bern: Hogrefe; 2019.
95. Kreiter C. When I say ... response process validity. Med Educ. 2015;49(3):247–8. https://doi.org/10.1111/medu.12572
96. Kreiter CD, Bergus G. The validity of performance-based measures of clinical reasoning and alternative approaches. Med Educ. 2009; 43(4):320–5. https://doi.org/10.1111/j.1365-2923.2008.03281.x
97. LaDonna KA, Hatala R, Lingard L, Voyer S, Watling C. Staging a performance: learners' perceptions about direct observation during residency. Med Educ. 2017;51(5):498–510.
98. Lienert GA, Raatz U: Testaufbau und Testanalyse. 6. Aufl. Weinheim: Beltz; 1988.
99. Lineberry M, Hornos E, Pleguezuelos E, Mella J, Brailovsky C, Bordage G. Experts' responses in script concordance tests: a response process validity investigation. Med Educ. 2019;53(7):710–22. https://doi.org/10.1111/medu.13814
100. Lineberry M, Kreiter CD, Bordage G. Script concordance tests: strong inferences about examinees require stronger evidence. Med Educ. 2014; 48(4):451–3. https://doi.org/10.1111/medu.12417
101. Lineberry M, Kreiter CD, Bordage G. Threats to validity in the use and interpretation of script concordance test scores. Med Educ. 2013;47(12): 1175–83. https://doi.org/10.1111/medu.12283
102. Lineberry M. Validity and Quality. In: Yudkowsky R, Soo Park Y, Downing SM, editors. Assessment in health professions education. 2nd edition. New York: Routledge; 2020. p. 17–32.
103. Lockyer J, Carraccio C, Chan MK, Hart D, Smee S, Touchie C, et al.; ICBME Collaborators. Core principles of assessment in competency-based medical education. Med Teach. 2017;39(6):609–16. https://doi.org/10.1080/0142159X.2017.1315082
104. Lörwald AC, Lahner FM, Greif R, Berendonk C, Norcini J, Huwendiek S. Factors influencing the educational impact of Mini-CEX and DOPS: a qualitative synthesis. Med Teach. 2018;40(4): 414–20.
105. Lubarsky S, Dory V, Duggan P, Gagnon R, Charlin B. Script concordance testing: From theory to practice: AMEE guide no. 75. Med Teach. 2013; 35(3):184–193. https://doi.org/10.3109/0142159X.2013.760036
106. Lurie SJ, Lambert DR, Nofziger AC, Epstein RM, Grady-Weliky TA. Relationship between peer assessment during medical school, dean's letter rankings, and ratings by internship directors. J Gen Intern Med. 2007;22(1):13–6. https://doi.org/10.1007/s11606-007-0117-4
107. Mann K, Gordon J, MacLeod A. Reflection and reflective practice in health professions education: a systematic review. Adv Health Sci Educ Theory Pract. 2009;14(4):595–621. https://doi.org/10.1007/s10459-007-9090-2
108. Mann K, van der Vleuten C, Eva K, Armson H, Chesluk B, Dornan T, et al. Tensions in informed self-assessment: how the desire for feedback and reticence to collect and use it can conflict. Acad Med. 2011;86(9):1120–7. https://doi.org/10.1097/ACM.0b013e318226abdd
109. McKinley DW, Norcini JJ. How to set standards on performance-based examinations: AMEE Guide No. 85. Med Teach. 2014;36(2):97–110.
110. McLeod R, Mires G, Ker J. Direct observed procedural skills assessment in the undergraduate setting. Clin Teach. 2012;9(4):228–32. https://doi.org/10.1111/j.1743-498X.2012.00582.x
111. Messick S. Validity of Psychological Assessment. Am Psychol. 1995;50(9):741–9.
112. Michels NR, Avonts M, Peeraer G, Ulenaers K, Van Gaal LF, Bossaert LL, et al. Content validity of workplace-based portfolios: A multi-centre study. Med Teach. 2016;38(9):936–45. https://doi.org/10.3109/0142159X.2015.1132407
113. Miller GE. The assessment of clinical skills/competence/performance. Acad Med. 1990: 65(9 Suppl):S63–7. https://doi.org/10.1097/00001888-199009000-00045
114. Miller DM, Linn RL, Gronlund NE. Measurement and assessment in teaching. 10th edition. Upper Saddle River, NJ: Merrill; 2009.
115. Möltner A, Schellberg D, Jünger J. Grundlegende quantitative Analysen medizinischer Prüfungen. GMS Z Med Ausbild. 2006;23(3): Doc53.
116. Möltner A, Wagener S, Burkert M. Measuring competency-relevant knowledge in the compe-

tency-oriented student progress test. GMS J Med Educ. 2020 Feb 17;37(1):Doc6.
117. Moonen-van Loon JM, Overeem K, Govaerts MJ, Verhoeven BH, van der Vleuten CP, Driessen EW. The reliability of multisource feedback in competency-based assessment programs: the effects of multiple occasions and assessor groups. Acad Med. 2015;90(8):1093–9. https://doi.org/10.1097/ACM.0000000000000763
118. Mortaz Hejri S, Jalili M, Masoomi R, Shirazi M, Nedjat S, Norcini J. The utility of mini-Clinical Evaluation Exercise in undergraduate and postgraduate Med Educ: A BEME review: BEME Guide No. 59. Med Teach. 2020;42(2):125–42.
119. Mortsiefer A, Karger A, Rotthoff T, Raski B, Pentzek M. Examiner characteristics and interrater reliability in a communication OSCE. Patient Educ Couns. 2017;100(6):1230–4. https://doi.org/10.1016/j.pec.2017.01.013
120. Mylopoulos M, Steenhof N, Kaushal A, Woods NN. Twelve tips for designing curricula that support the development of adaptive expertise. Med Teach. 2018;40(8):850–4. https://doi.org/10.1080/0142159X.2018.1484082
121. Nayer M, Glover Takahashi S, Hrynchak P. Twelve tips for developing key-feature questions (KFQ) for effective assessment of clinical reasoning. Med Teach. 2018;40(11):1116–22. https://doi.org/10.1080/0142159X.2018.1481281
122. NBME (National Board of Medical Examiners). NBME Item writing guide. Constructing written test questions for the health sciences. 6th edition. Philadelphia: NBME; 2020.
123. Newble DI. The observed long-case in clinical assessment. Med Educ. 1991;25(5):369–73. https://doi.org/10.1111/j.1365-2923.1991.tb00083.x
124. Nikendei, Jünger J. OSCE – praktische Tipps zur Implementierung einer klinisch-praktischen Prüfung. GMS Z Med Ausbild. 2006;23(3):Doc47.
125. NKLM 2.0 (Nationaler Kompetenzbasierter Lernzielkatalog Medizin). [Internet, abgerufen am 24.03.2022]. Verfügbar unter: https://nklm.de/zend/menu
126. Norcini J. Standard setting. In: Dent JA & Harden RM (Eds): A practical guide for medical teachers. 2nd edition. Edinburgh: Elsevier. 2005. p. 293–301.
127. Norcini JJ Jr. Standards and reliability in evaluation: when rules of thumb don't apply. Acad Med. 1999;74(10):1088–90. https://doi.org/10.1097/00001888-199910000-00010
128. Norcini J, Anderson MB, Bollela V, Burch V, Costa MJ, Duvivier R, et al. 2018 Consensus framework for good assessment. Med Teach. 2018;40(11):1102–9. https://doi.org/10.1080/0142159X.2018.1500016
129. Norcini J, Burch V. Workplace-based assessment as an educational tool: AMEE Guide No. 31. Med Teach. 2007;29(9):855–71. https://doi.org/10.1080/01421590701775453
130. Norcini JJ, Blank LL, Duffy FD, Fortna GS. The mini-CEX: a method for assessing clinical skills. Ann Intern Med. 2003;138(6):476–81.
131. Norcini JJ, Boulet JR, Opalek A, Dauphinee WD. The relationship between licensing examination performance and the outcomes of care by international medical school graduates. Acad Med. 2014;89(8):1157–62. https://doi.org/10.1097/ACM.0000000000000310
132. Norman G. Research in clinical reasoning: past history and current trends. Med Educ. 2005;39(4):418–27. https://doi.org/10.1111/j.1365-2929.2005.02127.x
133. Norman GR, Smith EK, Powles AC, Rooney PJ, Henry NL, Dodd PE. Factors underlying performance on written tests of knowledge. Med Educ. 1987;21(4):297–304. https://doi.org/10.1111/j.1365-2923.1987.tb00367.x
134. Norman GR, van der Vleuten CP, De Graaff E. Pitfalls in the pursuit of objectivity: issues of validity, efficiency and acceptability. Med Educ. 1991;25(2):119–26. https://doi.org/10.1111/j.1365-2923.1991.tb00037.x
135. Nouns ZM, Georg W. Progress testing in German speaking countries. Med Teach. 2010;32(6):467–70. https://doi.org/10.3109/0142159X.2010.485656
136. Nouns Z, Schauber S, Witt C, Kingreen H, Schüttpelz-Brauns K. Development of knowledge in basic sciences: a comparison of two medical curricula. Med Educ. 2012;46(12):1206–14. https://doi.org/10.1111/medu.12047
137. Öchsner W, Geiler S, Huber-Lang M. Effekte und Nachhaltigkeit von Trainingsworkshops für den mündlich-praktischen Teil des M2-Examens. GMS Z Med Ausbild. 2013;30(3):1–7.
138. Oudkerk Pool A, Jaarsma ADC, Driessen EW, Govaerts MJB. Student perspectives on competency-based portfolios: Does a portfolio reflect their competence development? Perspect Med Educ. 2020;9(3):166–2.

139. Oudkerk Pool A, Govaerts MJB, Jaarsma DADC, Driessen EW. From aggregation to interpretation: how assessors judge complex data in a competency-based portfolio. Adv Health Sci Educ Theory Pract. 2018;23(2):275–87.
140. Page G, Bordage G. The Medical Council of Canada's key features project: a more valid written examination of clinical decision-making skills. Acad Med. 1995;70(2):104–10. https://doi.org/10.1097/00001888-199502000-00012
141. Pangaro L, ten Cate O. Frameworks for learner assessment in medicine: AMEE Guide No. 78. Med Teach. 2013;35(6):e1197–210. https://doi.org/10.3109/0142159X.2013.788789
142. Patterson F, Zibarras L, Ashworth V. Situational judgement tests in medical education and training: Research, theory and practice: AMEE Guide No. 100. Med Teach. 2016;38(1):3–17. https://doi.org/10.3109/0142159X.2015.1072619
143. Pearce J. In defence of constructivist, utility-driven psychometrics for the ‚post-psychometric era'. Med Educ. 2020;54(2):99–102. https://doi.org/10.1111/medu.14039
144. Ponnamperuma GG, Karunathilake IM, McAleer S, Davis MH. The long case and its modifications: a literature review. Med Educ 2009;43(10): 936–41. https://doi.org/10.1111/j.1365-2923.2009.03448.x
145. Prediger S, Schick K, Fincke F, Fürstenberg S, Oubaid V, Kadmon M, et al. Validation of a competence-based assessment of medical students' performance in the physician's role. BMC Med Educ. 2020;20(1):6. https://doi.org/10.1186/s12909-019-1919-x
146. Preusche I, Schmidts M, Wagner-Menghin M. Twelve tips for designing and implementing a structured rater training in OSCEs. Med Teach 2012; 34(5):368–72. https://doi.org/10.3109/0142159X.2012.652705
147. Price T, Lynn N, Coombes L, Roberts M, Gale T, de Bere SR, et al. The international landscape of medical licensing examinations: a typology derived from a systematic review. Int J Health Policy Manag. 2018;7(9):782–90. https://doi.org/10.15171/ijhpm.2018.32
148. Pugh D, Regehr G. Taking the sting out of assessment: is there a role for progress testing? Med Educ. 2016;50(7):721–9. https://doi.org/10.1111/medu.12985
149. Raymond MR, Grande JP. A practical guide to test blueprinting. Med Teach 2019;41(8):854–61. https://doi.org/10.1080/0142159X.2019.1595556
150. Regehr G, MacRae H, Reznick RK, Szalay D. Comparing the psychometric properties of checklists and global rating scales for assessing performance on an OSCE-format examination. Acad Med. 1998;73(9):993–7. https://doi.org/10.1097/00001888-199809000-00020
151. Rencic J, Durning SJ, Holmboe E, Gruppen LD. Understanding the assessment of clinical reasoning. In: Assessing competence in professional performance across disciplines and professions. Cham: Springer; 2016. p. 209–35. https://doi.org/10.1007/978-3-319-30064-1_11
152. Ricci M, St-Onge C, Xiao J, Young M. Students as stakeholders in assessment: how students perceive the value of an assessment. Perspect Med Educ. 2018;7(6):352–61. https://doi.org/10.1007/s40037-018-0480-3
153. Rietmeijer CBT, Blankenstein AH, Huisman D, van der Horst HE, Kramer AWM, de Vries H, et al. What happens under the flag of direct observation, and how that matters: A qualitative study in general practice residency. Med Teach. 2021; 43(8):937–44. https://doi.org/10.1080/0142159X.2021.1898572
154. Rietmeijer CB, Teunissen PW. Good educators and orphans: the case of direct observation and feedback. Med Educ. 2019;53(5):421–3. https://doi.org/10.1111/medu.13835
155. Rotthoff T, Kadmon M, Harendza S. It does not have to be either or! Assessing competence in medicine should be a continuum between an analytic and a holistic approach. Adv Health Sci Educ Theory Pract. 2021;26(5):1659–73.
156. Rotthoff T. Standing up for subjectivity in the assessment of competencies. GMS J Med Educ. 2018;35(3):Doc29.
157. Sambell K, McDowell L. The construction of the hidden curriculum: messages and meanings in the assessment of student learning. Assess Eval High Edu. 1998;23(4):391–402. https://doi.org/10.1080/0260293980230406
158. Sargeant J, Armson H, Chesluk B, Dornan T, Eva K, Holmboe E, et al. The processes and dimensions of informed self-assessment: a conceptual model. Acad Med. 2010;85(7):1212–20. https://doi.org/10.1097/ACM.0b013e3181d85a4e
159. Sargeant J, Mann K, Sinclair D, van der Vleuten C, Metsemakers J. Challenges in multisource feedback: intended and unintended outcomes.

Med Educ. 2007;41(6):583–91. https://doi.org/10.1111/j.1365-2923.2007.02769.x

160. Schauber SK, Hecht M, Nouns ZM. Why assessment in Medical Education needs a solid foundation in modern test theory. Adv Health Sci Educ Theory Pract. 2018;23(1):217–32. https://doi.org/10.1007/s10459-017-9771-4
161. Schickler A, Brüstle P, Biller S. Mündlich-praktischer Teil des Zweiten Abschnitts der Ärztlichen Prüfung in Freiburg 2012 – Analyse der Notenvergabe zur Überprüfung von Qualitätssicherungsmaßnahmen. GMS Z Med Ausbild 2015; 32(4):Doc39.
162. Schmidmaier R, Eiber S, Ebersbach R, Schiller M, Hege I, Holzer M, et al. Learning the facts in medical school is not enough: which factors predict successful application of procedural knowledge in a laboratory setting? BMC Med Educ. 2013;13:28.
163. Schrauth M, Weyrich P, Kraus B, Jünger J, Zipfel S, Nikendei C. Lernen am späteren Arbeitsplatz: Eine Analyse studentischer Erwartungen und Erfahrungen im „Praktischen Jahr". Z Evid Fortbild Qual Gesundhwes. 2009;103(3):169–74. https://doi.org/10.1016/j.zefq.2008.05.005
164. Schut S, Driessen E, van Tartwijk J, van der Vleuten C, Heeneman S. Stakes in the eye of the beholder: an international study of learners' perceptions within programmatic assessment. Med Educ. 2018;52(6):654–63. https://doi.org/10.1111/medu.13532
165. Schut S, Maggio LA, Heeneman S, van Tartwijk J, van der Vleuten C, Driessen E. Where the rubber meets the road – An integrative review of programmatic assessment in health care professions education. Perspect Med Educ. 2021;10(1):6–13. https://doi.org/10.1007/s40037-020-00625-w
166. Schüttpelz-Brauns K, Hecht M, Hardt K, Karay Y, Zupanic M, Kämmer JE. Institutional strategies related to test-taking behavior in low stakes assessment. Adv Health Sci Educ Theory Pract. 2020;25(2):321–35. https://doi.org/10.1007/s10459-019-09928-y
167. Schüttpelz-Brauns K, Nühse K, Strohmer R, Kaden JJ. Training OSCE examiners: minimal effort with far-reaching results. Med Educ. 2019; 53(11):1153–4. https://doi.org/10.1111/medu.13970
168. Schuwirth L, van der Vleuten C, Durning SJ. What programmatic assessment in medical education can learn from healthcare. Perspect Med Educ. 2017;6(4):211–5. https://doi.org/10.1007/s40037-017-0345-1
169. Schuwirth LW, van der Vleuten CP, Donkers HH. A closer look at cueing effects in multiple-choice questions. Med Educ. 1996;30(1):44–9. https://doi.org/10.1111/j.1365-2923.1996.tb00716.x
170. Schuwirth LW, van der Vleuten CP. A plea for new psychometric models in educational assessment. Med Educ. 2006;40(4):296–300. https://doi.org/10.1111/j.1365-2929.2006.02405.x
171. Schuwirth LW, van der Vleuten CP. Changing education, changing assessment, changing research? Med Educ. 2004;38(8):805–12. https://doi.org/10.1111/j.1365-2929.2004.01851.x
172. Schuwirth LW, van der Vleuten CP. Different written assessment methods: what can be said about their strengths and weaknesses? Med Educ. 2004;38(9):974–9.
173. Schuwirth LW, van der Vleuten CP. Programmatic assessment: From assessment of learning to assessment for learning. Med Teach. 2011;33(6):478–85. https://doi.org/10.3109/0142159X.2011.565828
174. Schuwirth LWT, van der Vleuten CPM. A history of assessment in medical education. Adv Health Sci Educ Theory Pract. 2020;25(5):1045–56. https://doi.org/10.1007/s10459-020-10003-0
175. Schuwirth LWT, van der Vleuten CPM. Assessing competence: extending the approaches to reliability. In: Hodges BD, Lingard L, editors. The question of competence. Reconsidering medical education in the twenty-first century. Ithaca: Cornell University Press; 2012. p. 113–30.
176. Schuwirth L, van der Vleuten CP, Donkers HH. Open ended questions versus multiple choice questions, an analysis of cueing effects. In: Harden R, Hart IR, Mulholland H, editors. Approaches to the assessment of clinical competence. Norwich: Page Brothers; 1992. p. 486–91.
177. Scott IM. Beyond ‚driving': The relationship between assessment, performance and learning. Med Educ. 2020;54(1):54–9. https://doi.org/10.1111/medu.13935
178. Scouller KM, Prosser M. Students' experiences in studying for multiple choice question examinations. Studies in Higher Education. 1994;19(3):267–79. https://doi.org/10.1080/03075079412331381870
179. Scully D. Constructing Multiple-choice items to measure higher-order thinking. Practical As-

sessment, Research, and Evaluation. 2017;22(4): Article 4.

180. Setyonugroho W, Kennedy KM, Kropmans TJ. Reliability and validity of OSCE checklists used to assess the communication skills of undergraduate medical students: a systematic review. Patient Educ Couns. 2015;98(12):1482–91. https://doi.org/10.1016/j.pec.2015.06.004
181. Shumway JM, Harden RM. AMEE Guide No. 25: The assessment of learning outcomes for the competent and reflective physician. Med Teach. 2003;25(6):569–84. https://doi.org/10.1080/0142159032000151907
182. Stalenhoef-Halling BF, van der Vleuten CP, Jaspers TA, Fiolet JFBM. The feasibility, acceptability and reliability of open-ended questions. In: Bender W, Hiemstra RJ, Scherpbier AJ, Zwiestra RP, editors. Teaching and assessing clinical competence. Groningen: Boekwerk; 1990. p. 552–7.
183. Swan Sein A, Rashid H, Meka J, Amiel J, Pluta W. Twelve tips for embedding assessment for and as learning practices in a programmatic assessment system. Med Teach. 2021;43(3):300–6. https://doi.org/10.1080/0142159X.2020.1789081
184. Swanson DB, Roberts TE. Trends in national licensing examinations in medicine. Med Educ. 2016;50(1):101–14. https://doi.org/10.1111/medu.12810
185. Swanson DB, van der Vleuten CP. Assessment of clinical skills with standardized patients: State of the art revisited. Teach Learn Med. 2013;25(S1):S17-S25. https://doi.org/10.1080/10401334.2013.842916
186. Tavares W, Brydges R, Myre P, Prpic J, Turner L, Yelle R, et al. Applying Kane's validity framework to a simulation based assessment of clinical competence. Adv Health Sci Educ Theory Pract. 2018;23(2):323–38.
187. Tekian A, Norcini J. Overcome the 60 % passing score and improve the quality of assessment. GMS Z Med Ausbild. 2015;32(4):Doc43.
188. Tekian A, Watling CJ, Roberts TE, Steinert Y, Norcini J. Qualitative and quantitative feedback in the context of competency-based education. Med Teach. 2017;39(12):1245–9.
189. ten Cate O, Carraccio C, Damodaran A, Gofton W, Hamstra SJ, Hart DE, et al. Entrustment Decision Making: Extending Miller's Pyramid. Acad Med. 2021;96(2):199–204.
190. ten Cate O, Regehr G. The power of subjectivity in the assessment of medical trainees. Acad Med. 2019;94(3):333–7. https://doi.org/10.1097/ACM.0000000000002495
191. ten Cate O, Snell L, Carraccio C. Medical competence: the interplay between individual ability and the health care environment. Med Teach. 2010;32(8):669–75. https://doi.org/10.3109/0142159X.2010.500897
192. ten Cate O. Entrustability of professional activities and competency-based training. Med Educ. 2005;39(12):1176–7. https://doi.org/10.1111/j.1365-2929.2005.02341.x
193. Thomas CS, Mellsop G, Callender K, Crawshaw J, Ellis PM, Hall A, et al. The oral examination: a study of academic and non-academic factors. Med Educ. 1993;27(5):433–9.
194. Till H, Ker J, Myford C, Stirling K, Mires G. Constructing and evaluating a validity argument for the final-year ward simulation exercise. Adv Health Sci Educ Theory Pract. 2015; 20(5):1263–89. https://doi.org/10.1007/s10459-015-9601-5
195. Tio RA, Schutte B, Meiboom AA, Greidanus J, Dubois EA, Bremers AJ; Dutch Working Group of the Interuniversity Progress Test of Medicine. The progress test of medicine: the Dutch experience. Perspect Med Educ. 2016;5(1):51–5. https://doi.org/10.1007/s40037-015-0237-1
196. Uijtdehaage S, Schuwirth LWT. Assuring the quality of programmatic assessment: Moving beyond psychometrics. Perspect Med Educ. 2018;7(6):350–1.
197. van Der Vleuten C, Heeneman S, Schut S. Programmatic assessment: an avenue to a different assessment culture. In: Yudkowsky R, Soo Park Y, Downing S, editors. Assessment in health professions education. 2nd edition. New York: Routledge; 2019. p. 245–56. https://doi.org/10.4324/9781315166902-16
198. van der Vleuten CP, Norman GR, De Graaff E. Pitfalls in the pursuit of objectivity: issues of reliability. Med Educ. 1991;25(2):110–8. https://doi.org/10.1111/j.1365-2923.1991.tb00036.x
199. van der Vleuten CP, Schuwirth LW, Scheele F, Driessen EW, Hodges B. The assessment of professional competence: building blocks for theory development. Best Pract Res Clin Obstet Gynaecol. 2010;24(6):703–19. https://doi.org/10.1016/j.bpobgyn.2010.04.001
200. van der Vleuten CP, Schuwirth LW. Assessing professional competence: from methods to programmes. Med Educ. 2005;39(3):309–17.

201. van Der Vleuten CP. The assessment of professional competence: Developments, research and practical implications. Adv Health Sci Educ Theory Pract. 1996;1(1):41–67. https://doi.org/10.1007/BF00596229
202. van Der Vleuten CPM, Schuwirth LWT, Driessen EW, Govaerts MJB, Heeneman S. Twelve tips for programmatic assessment. Med Teach. 2015;37(7):641–6. https://doi.org/10.3109/0142159X.2014.973388
203. van Schaik S, Plant J, O'Sullivan P. Promoting self-directed learning through portfolios in undergraduate medical education: the mentors' perspective. Med Teach. 2013;35(2):139–44. https://doi.org/10.3109/0142159X.2012.733832
204. van Tartwijk J, Driessen EW. Portfolios for assessment and learning: AMEE Guide no. 45. Med Teach. 2009;31(9):790–801. https://doi.org/10.1080/01421590903139201
205. Verhoeven BH, Snellen-Balendong HA, Hay IT, Boon JM, van der Linde MJ, Blitz-Lindeque JJ, et al. The versatility of progress testing assessed in an international context: a start for benchmarking global standardization? Med Teach. 2005;27(6):514–20. https://doi.org/10.1080/01421590500136238
206. Wade L, Harrison C, Hollands J, Mattick K, Ricketts C, Wass V. Student perceptions of the progress test in two settings and the implications for test deployment. Adv Health Sci Educ Theory Pract. 2012;17(4):573–83. https://doi.org/10.1007/s10459-011-9334-z
207. Wagener S, Möltner A, Tımbıl S, Gornostayeva M, Schultz JH, Brüstle P, et al. Development of a competency-based formative progress test with student-generated MCQs: Results from a multicentre pilot study. GMS Z Med Ausbild. 2015;32(4):Doc46.
208. Wakeford R, Southgate L, Wass V. Improving oral examinations: selecting, training, and monitoring examiners for the MRCGP. Royal College of General Practitioners. BMJ. 1995;311(7010):931–5.
209. Wass V, Jones R, van der Vleuten C. Standardized or real patients to test clinical competence? The long case revisited. Med Educ. 2001;35(4):321–5. https://doi.org/10.1046/j.1365-2923.2001.00928.x
210. Wass V, van der Vleuten C. The long case. Med Educ. 2004;38(11):1176–80. https://doi.org/10.1111/j.1365-2929.2004.01985.x
211. Wass V, Wakeford R, Neighbour R, van der Vleuten C; Royal College of General Practitioners. Achieving acceptable reliability in oral examinations: an analysis of the Royal College of General Practitioners membership examination's oral component. Med Educ. 2003;37(2):126–31.
212. Watling C, LaDonna KA, Lingard L, Voyer S, Hatala R. ‚Sometimes the work just needs to be done': socio-cultural influences on direct observation in medical training. Med Educ. 2016;50(10):1054–64. https://doi.org/10.1111/medu.13062
213. Watling CJ, Ginsburg S. Assessment, feedback and the alchemy of learning. Med Educ. 2019;53(1):76–85. https://doi.org/10.1111/medu.13645
214. Weinert FE. Concept of Competence: A conceptual clarification. In: Rychen S, Salganik LH, editors. Defining and selecting key competencies. Seattle: Huber; 2001. p. 45–65.
215. Wijnen-Meijer M, Van der Schaaf M, Booij E, Harendza S, Boscardin C, Van Wijngaarden J, et al. An argument-based approach to the validation of UHTRUST: can we measure how recent graduates can be trusted with unfamiliar tasks? Adv Health Sci Educ Theory Pract. 2013;18(5):1009–27.
216. Wilkinson TJ, Campbell PJ, Judd SJ. Reliability of the long case. Med Educ. 2008;42(9):887–93. https://doi.org/10.1111/j.1365-2923.2008.03129.x
217. Wilkinson TJ, Frampton CM, Thompson-Fawcett M, Egan T. Objectivity in objective structured clinical examinations: checklists are no substitute for examiner commitment. Acad Med. 2003;78(2):219–23. https://doi.org/10.1097/00001888-200302000-00021
218. Wolff M, Stojan J, Cranford J, Whitman L, Buckler S, Gruppen L, et al. The impact of informed self-assessment on the development of medical students' learning goals. Med Teach. 2018;40(3):296–301. https://doi.org/10.1080/0142159X.2017.1406661
219. Wood L, Wall D, Bullock A, Hassell A, Whitehouse A, Campbell I. ‚Team observation': a six-year study of the development and use of multi-source feedback (360-degree assessment) in obstetrics and gynaecology training in the UK. Med Teach. 2006;28(7):e177–84.
220. Wood TJ, Humphrey-Murto SM, Norman GR. Standard setting in a small scale OSCE: a comparison of the Modified Borderline-Group

Method and the Borderline Regression Method. Adv Health Sci Educ Theory Pract. 2006;11(2): 115–22. https://doi.org/10.1007/s10459-005-7853-1

221. Wrigley W, van der Vleuten CP, Freeman A, Muijtjens A. A systemic framework for the progress test: strengths, constraints and issues: AMEE Guide No. 71. Med Teach. 2012;34(9):683–97.

222. Zoanetti N, Pearce J. The potential use of Bayesian Networks to support committee decisions in programmatic assessment. Med Educ. 2021;55 (7):808–17. https://doi.org/10.1111/medu.14407

6 Lehrevaluation

6.1 Hintergrund

Die Evaluation der Lehre wird von der ÄApprO seit 2002 verbindlich vorgegeben und ist mittlerweile an den medizinischen Fakultäten flächendeckend etabliert [19]. Auch wenn mit der Lehrevaluation ganz unterschiedliche Ziele verfolgt werden, geht es aus didaktischer Sicht in erster Linie darum, möglichst spezifische, aber auch verlässliche Informationen darüber zu gewinnen, wie die Lehrqualität und damit auch das Lernen der Studierenden verbessert werden kann.

In welcher Form die Lehrevaluation durchgeführt wird, hängt von verschieden Faktoren ab:

- Wer führt die Evaluation durch?
- Wer oder was wird evaluiert?
- Welche Ziele werden mit der Evaluation verfolgt?
- Welche Funktion hat die Evaluation für die Fakultät, für die Lehrenden, für die Politik etc.?

In der Regel sind diese verschiedenen Aspekte nicht ohne Weiteres auf einen Nenner zu bringen, ganz im Gegenteil können sich verschiedene Funktionen von Evaluation gegenseitig ungünstig beeinflussen. Wird etwa der Kontrollaspekt von Evaluation zu stark betont (z. B. durch Anreize und Sanktionen), dann besteht die Gefahr, dass ihre Informationsfunktion für die Lehrenden ins Hintertreffen gerät. In manchen Ländern, vor allem in den USA, wo bislang auch die meisten wissenschaftlichen Studien zur Evaluation gemacht werden, stehen solche administrativen Aspekte, z. B. für die Frage, welche Lehrenden dauerhaft weiterbeschäftigt werden, sehr stark im Vordergrund, insbesondere weil dort private Hochschulen, die um zahlungskräftige „Kunden" konkurrieren, eine ganz andere Rolle spielen als hierzulande. Diese Unterschiede im Hochschulsystem müssen bei der Rezeption der wissenschaftlichen Erkenntnisse zur Evaluation mit bedacht werden, da sonst manche Zuspitzung in der Diskussion, z. B. hinsichtlich der potenziell negativen Auswirkungen von Evaluation, kaum verständlich ist. In den folgenden Abschnitten werden verschiedene Ziele, Funktionen, Formen und Methoden von Lehrevaluation dargestellt.

Die Evaluation der Hochschullehre hat also in den letzten Jahren an Bedeutung gewonnen, wobei das Spektrum der eingesetzten Vorgehensweisen sehr breit ist. Im einfachsten Fall können das die Rückmeldungen sein, die eine Lehrperson am Ende ihrer Lehrveranstaltung informell von den Studierenden einholt und die sie darüber informieren, wie der Unterricht bei den Studierenden angekommen ist, welche Aspekte eventuell verbessert werden können etc. (s. Kap. 6.6.3). Etabliert sind darüber hinaus an den meisten Fakultäten zentral (zunehmend online) mittels Fragebögen durchgeführte standardisierte Erhebungen zur Qualität der Lehre, deren Ergebnisse mehr oder weniger ausführlich an die Lehrenden zurückgemeldet und auch veröffentlicht werden (vgl. Kap. 6.6.2). An die Ergebnisse dieser Bewertungen werden vielerorts auch materielle Konsequenzen geknüpft, indem etwa die am besten bewerteten Lehrpersonen oder Fächer (teilweise dotierte) Preise erhalten oder indem die Evaluationsergebnisse neben anderen Faktoren zur leistungsbezogenen Mittelvergabe herangezogen werden, was bislang allerdings eher in geringem Umfang geschieht [54]. Schließlich kann Evaluation aber auch ein von externen Evaluatoren durchgeführtes, mehrstufiges Verfahren bezeichnen, bei dem verschiedene Methoden (Lehrberichte, Peer-Review, Befragung der Studierenden etc.) miteinander kombiniert werden. Die Evaluation der Lehre kann also unterschiedlichste Formen annehmen, deren Umfang und Tiefe sich nach den damit verfolgten Zielen und Zwecken bemisst.

Die Gründe für die gewachsene Bedeutung der Lehrevaluation sind ebenfalls vielschichtig. Zunächst gibt es eine ganze Reihe von externen Faktoren, die mit der Entwicklung der Hochschulen im Allgemeinen und der medizinischen Ausbildung im Besonderen zu tun haben. So wird das Hochschulsystem einerseits quantitativ ausgebaut, andererseits sind die verfügbaren Ressourcen aber beschränkt, was zu einem wachsenden Wettbewerb der Hochschulen untereinander um Studierende, Wissenschaftler und Finanzen führt. Gleichzeitig besteht auch ein großes Interesse der Öffentlichkeit, über die Ergebnisse der investierten Steuermittel informiert zu werden. Unter diesen Bedingungen wird es für die Hochschulen zunehmend wichtig und üblich, ihre Qualität nicht mehr nur in der Forschung, sondern auch in der Lehre unter Wettbewerbs- und Marketing-Aspekten zu betrachten und nach außen darzustellen [24]; das setzt entsprechende Evaluationsmaßnahmen voraus. Aber auch andere politische Entscheidungen, z. B. die leistungsbezogene Mittelvergabe um lehrbezogene Parameter zu erweitern, zwingen die Universitäten dazu, die Lehre umfangreicher als bisher zu evaluieren. Für die Lehre im Medizinstudium kommt schließlich noch hinzu, dass die Approbationsordnung zur Bewertung der Lehre verpflichtet.

Angesichts dieser zahlreichen externen, teils mit massiven Konsequenzen bewehrten Gründe für die gewachsene Bedeutung der Evaluation geht ihre didaktische Funktion, die in erster Linie darin besteht, eine auf die Optimierung des Unterrichts fokussierte Kommunikation zwischen Lehrenden und Lernenden zu etablieren, mitunter fast verloren. Der Erfolg dieses Dialogs hängt nämlich entscheidend davon ab, ob alle Betroffenen bereit sind, sich offen daran zu beteiligen und keine strategischen Interessen zu verfolgen. Wo sich Evaluationsergebnisse sowohl auf Abteilungs- als auch auf Fakultätsebene buchstäblich bezahlt machen bzw. wo finanzielle Einbußen drohen, oder – wie in manchen Ländern etwa den USA – gar die eigene Existenz davon abhängen kann, wie die Bewertung der Lehre ausfällt, sind diese Voraussetzungen ernsthaft gefährdet. Das gilt umso mehr, wenn die zur Evaluation verwendeten Kriterien bestimmte Aspekte des Lehr-Lern-Geschehens einseitig betonen. Deshalb ist es z. B. nicht unproblematisch, Prüfungsergebnisse oder die Ergebnisse der schriftlichen Staatsexamina als Kriterium für die Lehrleistung heranzuziehen (vgl. Kap. 6.5.4). Denn der Erfolg zumindest in den frühen Examina (M1-Prüfung) wird am besten von der Abiturnote der Studierenden vorhergesagt, einem Parameter also, der von den Lehrenden nicht beeinflusst werden kann. Darüber hinaus ist auch unsicher, welchen Beitrag die universitäre Lehre überhaupt zu diesen Examina leistet. Unter den Studierenden jedenfalls ist seit Jahren eine „doppelte Buchführung" verbreitet: Neben dem Lernen im Rahmen des jeweiligen lokalen Curriculums erfolgt die Vorbereitung auf die staatlichen Prüfungen nahezu ausschließlich mit externen Lernmaterialien, die sowohl hinsichtlich ihres didaktischen Aufbaus (alte Prüfungsfragen mit kurzen Lerntexten) als auch hinsichtlich ihrer Inhalte genau auf diese Examina abgestimmt sind. Auch wenn offen bleiben muss, welche Auswirkungen dieses Lernverhalten auf die Wissensbasis der Studierenden hat, ob etwa lediglich ein partikularisiertes träges Faktenwissen entsteht, das für komplexe Problemlösungen, wie sie bei der späteren beruflichen Tätigkeit zu bewältigen sind, nicht zur Verfügung steht (vgl. Kap. 2), kann man angesichts dieser Entkopplung von Prüfung und

Lehre vermuten, dass die Staatsexamensergebnisse nicht unbedingt eine unmittelbare Folge des jeweils vor Ort durchgeführten Unterrichts sind. Angesichts dieser Verhältnisse ist zu befürchten, dass eine doppelte Buchführung auch in der Lehre um sich greifen könnte, dass also neben der „normalen" Lehre zunehmend Veranstaltungen angeboten werden, die einzig dem Zweck der Examensoptimierung dienen, um die an gute Prüfungsergebnisse geknüpften Gratifikationen zu vermehren, ähnlich wie es in der juristischen Ausbildung mit den von externen Dienstleistern angebotenen Repetitorien längst üblich ist. Um solche Entwicklungen zu verhindern, muss genau reflektiert werden, welchen Zielen und Zwecken die geplanten Evaluationsmaßnahmen dienen sollen, welche methodischen Konsequenzen sich daraus ergeben und – am allerwichtigsten – ob die Evaluation mit den Zielen und der Philosophie des jeweiligen Curriculums in Einklang steht.

6.2 Ziele und Zwecke von Lehrevaluation

Mit der Evaluation von Lehre werden also unterschiedlichste Ziele und Zwecke verfolgt, wobei sich die wichtigsten wie folgt charakterisieren lassen ([2], [27], [49]):

6.2.1 Optimierungsgrundlage

Die naheliegendste Funktion der Evaluation ist die Verbesserung der Lehre, für die verschiedene „Wirkmechanismen" angenommen werden [48]: Durch eine *Sensibilisierung* der Lehrpersonen, die allein aufgrund der Tatsache, dass sie evaluiert werden, ein Qualitätsbewusstsein für die Lehre entwickeln sollen. Durch gezieltes *Feedback*, indem den Lehrenden ihre individuellen Evaluationsergebnisse im Sinne einer *Stärken-Schwächen-Analyse* mitgeteilt werden, um ihnen konkrete Hinweise zu geben, wie sie die Lehre optimieren können. Durch einen umfassenden *didaktischen Diskurs* zwischen den Studierenden und Lehrenden, wobei die Evaluationsergebnisse vertieft und erörtert werden, um Verbesserungsmöglichkeiten aufzuzeigen und gemeinsam zu entwickeln. Schließlich sollte die Lehrevaluation auch mit einem umfassenden *Personal- und Organisationsentwicklungsprogramms* (Faculty Development) verbunden sein, das die Lehrenden dabei unterstützt, ihre Lehrkompetenz zu erweitern und damit ihren Unterricht zu verbessern. Gerade Letzteres ist sehr wichtig: Empirische Studien zeigen, dass tiefgreifende und nachhaltige Veränderungen durch Lehrevaluation nur dann zu erwarten sind, wenn sie mit gezielter Beratung und konkreten Hinweisen auf Verbesserungsmöglichkeiten verbunden wird [12]. Zwar sind Verbesserungen der Lehre auch durch Sensibilisierung und Feedback nicht ausgeschlossen (z. B. [45]); in der Regel treten diese Effekte aber eher sporadisch auf und sind dann klein [37].

6.2.2 Wissenschaftliche Klärung und Bewertung, Erkenntnisfunktion

Die Evaluation der Lehre kann Erkenntnisse darüber liefern, was bestimmte Formen von Unterricht bewirken, für welche Inhalte welche Methode besonders geeignet ist etc. Somit trägt sie zur Klärung der Frage bei, was „gute" Lehre eigentlich ist (s. Kap. 6.4), wobei zur Formulierung der für die Evaluation verwendeten Fragen oder Items bereits ein Vorverständnis von guter Lehre existieren muss ([4], [25]). Denn nur auf der Grundlage einer solchen Vorstellung lassen sich überhaupt Kriterien definieren, mit denen der Erfolg beziehungsweise Misserfolg von Unterricht gemessen werden kann [61].

6.2.3 Kontrollfunktion

Gerade im Hinblick auf die zunehmende Ergebnis- und Kompetenzorientierung von Bildungs- und Unterrichtsprozessen ist eine wichtige

Funktion der Evaluation die Kontrolle, inwieweit es gelungen ist, die vorher definierten Ziele zu erreichen. Versteht man Unterricht als Work-in-Progress, bei dem die Schritte Planung, Durchführung und Evaluation iterativ aufeinanderfolgen (s. Kap. 3.4), dann ist die Evaluation nicht ein nachträglich von außen eingeführtes Element, sondern ein integraler Bestandteil, der von Anfang an mitgeplant werden muss (s. Kap. 3.4, [29]). Die zentrale Forderung, Ausbildungsziele so zu formulieren, dass sie überprüfbar sind, bezieht sich somit nicht nur auf die individuelle Leistung der Studierenden, sondern auch auf das Lehr-Lern-Geschehen insgesamt. Denn letztendlich kann nur anhand präzise formulierter Ziele bewertet werden, welche Qualität der Unterricht hat.

Die Kontrollfunktion von Evaluation kann aber auch noch eine andere Dimension haben, die mehr mit Überwachung zu tun hat, etwa dann, wenn Evaluationsergebnisse mit (positiven wie negativen) Sanktionen verknüpft werden. Ob ein solcher Einsatz von Evaluationsmaßnahmen allerdings förderlich für Lehr-Lern-Prozesse ist, erscheint fraglich. Naheliegend ist vielmehr, dass dadurch strategisches Verhalten gefördert wird, sodass die Lehrenden nicht mehr in erster Linie an guter Lehre interessiert sind, sondern an guten Evaluationsergebnissen, was – je nach den eingesetzten Zielkriterien – nicht unbedingt das Gleiche ist. Diese Gefahr besteht möglicherweise auch bei Anreizsystemen, mit denen gute Evaluationsergebnisse belohnt werden. Solche Aspekte sind auch deshalb von Bedeutung, weil die Bereitschaft der Studierenden, an der Evaluation mitzuwirken sowie die Qualität ihrer Antworten auch davon abhängt, wie die Lehrperson diese Maßnahmen ankündigt und durchführt. Eine unvoreingenommene oder positive Einstellung der Lehrperson zur Evaluation ist daher besonders wichtig.

Ganz generell muss der Frage, wie mit Evaluationsergebnissen umgegangen wird, die auf Defizite in der Lehre verweisen, viel Aufmerksamkeit geschenkt werden. Denn gerade dort, wo durch die Evaluation Schwächen aufgedeckt werden, besteht Veränderungsbedarf, der möglicherweise zusätzlichen Ressourceneinsatz erfordert. Von daher sollten nicht nur gute Evaluationsergebnisse z. B. durch Preise oder finanzielle Anreize belohnt werden, sondern zusätzlich sollten schlechte Ergebnisse Unterstützungs- bzw. Beratungsmaßnahmen auslösen.

6.2.4 Entscheidungshilfe

Eine wichtige Funktion von Evaluation kann der Vergleich verschiedener Alternativen sein, z. B. wenn es darum geht, unterschiedliche didaktische Konzepte, etwa problemorientiertes und fachbezogenes Lernen, zu bewerten, um daraus Schlüsse für die weitere Gestaltung des Curriculums zu ziehen. Solche Fragen sind sehr komplex, nicht nur, weil die relevanten Zielkriterien sehr vielfältig sein können (z. B. erreichter Wissensstand, Fähigkeit zum klinischen Problemlösen, Ressourcenaufwand), sondern auch, weil diese verschiedenen Parameter im Sinne einer Kosten-Nutzen-Analyse zu einer Gesamtbewertung zusammengefasst werden müssen, die dann der Entscheidung zugrunde gelegt werden kann.

6.3 Formen und Methoden der Evaluation

Die verschiedenen Ziele, die mit Evaluation verfolgt werden, bedingen eine Vielfalt von Formen und Methoden. Ganz allgemein wird, wie bei Prüfungen, zwischen formativer und summativer Evaluation unterschieden. Während die formative Evaluation mittels unmittelbarer Rückmeldungen eine Verbesserung laufender Prozesse zum Ziel hat, wird mit der summativen Evaluation im Nachhinein das Ergebnis und die Wirkungen bestimmter Maßnahmen beurteilt bzw. die Leistung einer Person bewertet (Tabelle 6-1). Die formative

Tabelle 6-1: Funktionen und Bezugsebenen der Evaluation (nach [29]).

	Individuelle Ebene	Programmbezogene Ebene
formativ	Evaluation einer Lehrperson mit dem Ziel, die individuelle Leistung zu verbessern.	Evaluation einer Lehrveranstaltung, eines Moduls, Curriculums etc. mit dem Ziel, die Qualität zu verbessern.
	Funktionen: • Verbesserungspotenzial identifizieren • gezielte Möglichkeiten für Verbesserungen aufzeigen	
summativ	Evaluation einer Lehrperson, um eine Bewertung oder Entscheidung vorzunehmen.	Evaluation einer Lehrveranstaltung, eines Moduls, Curriculums etc., um eine Bewertung oder Entscheidung bezüglich des Programms bzw. der Programmentwicklung vorzunehmen.
	Funktionen:	
	• individuelle Leistungen bestätigen • zu Leistungserhalt bzw. Leistungssteigerung motivieren • individuelle Leistungen für Dritte dokumentieren • Noten, Bewertungen vergeben	• Effektivität und Erfolg bewerten • über Ressourcenverteilung entscheiden • Studierende und Lehrende motivieren bzw. anwerben • programmbezogene Einstellungen und Bewertungen beeinflussen • externe Ansprüche befriedigen • Prestige, Macht, Einfluss sichern • Öffentlichkeit schaffen

Evaluation hat also eher erkundenden Charakter: Sie soll Erkenntnisse über die Determinanten, den Verlauf und die Möglichkeiten der Beeinflussung eines Prozesses erbringen, um damit letztlich das Handlungsrepertoire der Beteiligten zu erweitern. Mit Hilfe der summativen Evaluation dagegen wird der Erfolg eines Programms oder Curriculums sowie auch die Leistung von Personen (Individuen und Gruppen) bewertet. Außerdem können Annahmen und Hypothesen geprüft werden, die sich auf das Programm beziehen, z.B. ob eine bestimmte Maßnahme zum erwarteten Ergebnis geführt hat. Sollen jedoch solche wissenschaftlichen Fragestellungen untersucht werden, ist zwingend auch ein entsprechendes methodisch wissenschaftliches Vorgehen erforderlich.

Ähnlich wie für Prüfungen gilt auch für die Evaluation, dass der Zweck die Mittel bestimmt. So können für formative Zwecke in der Routineevaluation die studentischen Beurteilungen (quantitativ und qualitativ) ausreichend sein, weil sich daraus bereits hinreichend zuverlässig und spezifisch Hinweise auf didaktisches Verbesserungspotenzial ableiten lassen. Soll dagegen die Lehrleistung einer Lehrperson summativ bewertet werden, z.B. im Rahmen eines Habilitations- oder Berufungsverfahrens, dann sollten aufgrund der in Kap. 6.5 geschilderten Einflussvariablen nicht nur studentische Beurteilungen, sondern auch andere Quellen herangezogen werden, z.B. Fremdbeurteilungen durch Fachpersonen, kollegial begutachtete Lehrmaterialien, gegebenenfalls lehrbezogene Veröffentlichungen und Projektberichte etc. [6].

6.4 Zur Frage der Zielkriterien: Was ist gute Lehre?

Wie in Kap. 6.2 bereits ausgeführt wurde, kann Lehrevaluation auch zu einem besseren Verständnis von guter Lehre beitragen. Der Idee des „hermeneutischen Zirkels“ entsprechend ist dazu aber bereits ein Vorverständnis von guter Lehre erforderlich, das heißt, Lehrevaluation setzt bereits ein Konzept von guter Lehre voraus, damit definiert werden kann, wonach gefragt werden muss bzw. nach welchen Kriterien die Qualität der Lehre festgestellt werden soll.

So analysierte z. B. Marsh [34] für die Konstruktion seines SEEQ-Inventars (Students' Evaluation of Educational Quality), das mittlerweile auch als deutschsprachige Version vorliegt [11] und einer der am häufigsten eingesetzten Fragebögen für die Lehrevaluation ist, bereits bestehende Instrumente und forderte dann Studierende und Lehrende auf, die Items nach ihrer Wichtigkeit einzuschätzen. Dabei zeichneten sich neun Faktoren ab, die mit dem auf dieser Grundlage konstruierten Fragebogen bestätigt werden konnten (Tabelle 6-2).

Zu inhaltlich ähnlichen Ergebnissen gelangte Rindermann [51], der mit dem Heidelberger Inventar zur Lehrveranstaltungs-Evaluation (HILVE, bzw. HILVE-II vgl. [49]) einen ebenfalls mehrdimensionalen Fragebogen entwickelt hat. In einer Studie forderte er Studierende und Lehrende verschiedener Fachrichtungen

Tabelle 6-2: Ergebnisse empirischer Herleitungen von Dimensionen/Faktoren guter Lehre.

Marsh [34]: Faktoren des SEEQ-Inventars (Students' Evaluation of Educational Quality)	Rindermann [51]: Merkmale guter Dozent:innen aus Sicht von Lehrenden und Studierenden, Ergebnisse einer qualitativ-quantitativen Studie
• Lernen/Wert (Studierende haben etwas gelernt, Kurs hat sich gelohnt, Interesse wurde geweckt etc.) • Begeisterung/Engagement der Lehrperson (anregende Präsentation, dynamisches Auftreten, Humor etc.) • Organisation/Struktur (Lernzielorientierung, gute Vorbereitung, klare Vermittlung etc.) • Interaktion der Gruppe (Anregung zur Diskussion, Interaktion, Ermutigung zu Fragen etc.) • Individuelle Beziehung (Wertschätzung, Interesse für individuelle Studierende etc.) • Inhaltliche Breite (verschiedene Sichtweisen werden dargestellt, aktuelle Entwicklungen diskutiert etc.) • Prüfung und Benotung (Fairness, Angemessenheit, Bezug zum Inhalt, Feedback-Funktion etc.) • Materialien (lohnende Ergänzungen, Materialien tragen zu vertieftem Verständnis bei) • Umfang/Schwierigkeit (Anforderungsniveau, Workload, Tempo, etc.)	• Persönlichkeitsfaktoren (Menschlichkeit, Freundlichkeit etc.) • Engagement (Interesse und Enthusiasmus, gute Vorbereitung etc.) • Sprache (Rhetorik und inhaltliche Verständlichkeit etc.) • Fachkompetenz • Interaktion und Motivierung (Motivierung, Anregung der Studierenden, Offenheit, Kooperativität etc.) • Didaktische Kompetenzen (verständliche Erklärungen etc.) • Material und Medien (anschauliche Beispiele aus der Praxis, angepasster Material- und Medieneinsatz etc.) • Themenbehandlung (sinnvolle Themenauswahl, Praxisrelevanz etc.) • Anforderungen (angepasste Anforderungshöhe etc.) • Struktur (Strukturiertheit, themenlogischer Aufbau etc.)

auf, sich eine gute Dozentin oder einen guten Dozenten vorzustellen und anzugeben, durch welche Charakteristika sich diese Person auszeichnet (Tabelle 6-2).

Die wichtigste Erkenntnis solcher empirischer Herleitungen (Übersicht in [49]) ist die, dass gute Lehre offensichtlich multidimensional ist. Es gibt also nicht den einen Indikator für gute Lehre, sondern es müssen viele verschiedene Aspekte berücksichtigt werden, wenn die Qualität von Lehre beurteilt werden soll. Außerdem zeigt sich, dass die Vorstellungen, die Lehrpersonen und Studierende von guter Lehre haben, nahe beieinander liegen. Beide Gruppen stimmen darin überein, dass hohe Lehrqualität vor allem von drei Aspekten abhängt:

1) Von der didaktischen Kompetenz der Lehrperson, wozu vor allem eine gute Strukturierung, Methodenvielfalt und -sicherheit gehört.
2) Von der sozialen Kompetenz der Lehrperson, womit die Fähigkeit gemeint ist, ein angenehmes und (lern-) förderliches „Sozialklima" zu schaffen.
3) Von bestimmten Persönlichkeitsvariablen der Lehrperson wie Freundlichkeit, Offenheit und Engagement, wobei sich vor allem Letzteres als ein besonders wichtiger Parameter von Lehrqualität herausgestellt hat.

Lediglich hinsichtlich der Bedeutung, die die fachliche Kompetenz der Dozierenden für gute Lehre hat, gehen die Bewertungen von Studierenden und Lehrenden auseinander: Die Lehrpersonen gewichten sie höher als die Studierenden.

Insgesamt fällt an diesen Dimensionen auf, dass sie sich weitgehend auf die Lehrenden bzw. deren Verhalten beziehen, vor allem auf ihre Instruktionsqualität und die begleitenden sozialen Kompetenzen. Eine zentrale, empirisch bestätigte Annahme der Alltagstheorie von guter Lehre ist also die, dass die Qualität des Unterrichts vor allem von der Lehrperson und ihrem Verhalten abhängt. Tatsächlich zeigen empirische Ergebnisse, dass die Korrelation von Ergebnissen der studentischen Lehrevaluation derselben Lehrperson aus zwei inhaltlich oder methodisch unterschiedlichen Kursen wesentlich größer ist als die Korrelation von zwei verschiedenen Lehrpersonen, die denselben Kurs unterrichten. Die studentische Lehrevaluation eignet sich also vor allem dazu, die Qualitäten von Lehrpersonen zu bewerten, weniger dagegen für die Qualität von Inhalt und Design der Lehrangebote [33].

Evaluation: Auf der Höhe didaktischer Konzepte?

Die Vorstellung, die Qualität von Lehre hänge in erster Linie von der Lehrperson ab, kollidiert in gewisser Hinsicht mit neueren Konzepten der Hochschuldidaktik, die dem eigenverantwortlichen und selbstgesteuerten Lernen der Studierenden gegenüber den traditionellen dozentenzentrierten Vermittlungsformen eine zentrale Bedeutung zumessen. „Dozierende" im eigentlichen Sinn gibt es in diesen Modellen nicht mehr, da nicht mehr doziert wird, sondern die Aufgabe der Lehrenden darin gesehen wird, bei den Studierenden einen Lernprozess anzuregen und zu begleiten. Insofern kann hier eigentlich auch nicht mehr von „Lehr"-Evaluation gesprochen werden, da es ja vielmehr um den Lernprozess geht, für den die Lehrperson nicht (mehr) hauptverantwortlich sein sollte. Hinsichtlich personenbezogener Variablen müsste demnach bewertet werden, ob er oder sie auch tutorieren bzw. mentorieren kann und die damit beabsichtigte Begleitung und Unterstützung der Studierenden beim Lernen realisiert. Die in Tabelle 6-2 dargestellten Modelle berücksichtigen dies explizit immerhin durch jeweils einen Faktor („Interaktion der Gruppe" bzw. „Interaktion und Motivierung"). Will man dagegen stärker auf den Lernprozess in der Gruppe fokussieren, bzw. die Eigenleistung der Studierenden berücksichtigen, müssen möglicherweise andere Verfahren eingesetzt werden. Ein wichtiger übergeordneter Aspekt ist dabei, inwieweit es den Studierenden gelingt, zu selbstverantwortlichen Lernern zu werden. Bewertet werden müssten dafür Aspekte der Lernumgebung, das heißt, ob etwa ausreichende Ressourcen für den Lernprozess vorhanden sind, welche Qualität die Stimulus-Materialien für den Unterricht haben (z.B. die Fälle beim problemorientierten Lernen) etc.

Das rein empirische Vorgehen birgt also die Gefahr, dass wichtige Aspekte von guter Lehre gar nicht erfasst werden, etwa deshalb, weil sie den Befragten beziehungsweise den für die Entwicklung der Instrumente verantwortlichen Personen nicht bewusst sind. Diese konzeptuelle Schwäche bestehender Evaluationsinstrumente führt daher nicht selten dazu, den Wert der Lehrevaluation, insbesondere der studentischen Veranstaltungskritik überhaupt in Frage zu stellen. Vermeiden ließe sich dieses Problem durch ein deduktiv-theoretisches Vorgehen, bei dem die zu evaluierenden Aspekte aus einer übergeordneten Theorie der Hochschullehre hergeleitet würden und somit alle als relevant erkannten Bereiche abgedeckt werden könnten ([2], [25]). Obwohl eine solche Theorie bis heute fehlt, ist ein theoriegeleitetes Vorgehen nicht von vornherein ausgeschlossen. Möglich wäre ein Rückgriff auf theoretische Modelle „mittlerer Reichweite" etwa der pädagogischen oder kognitiven Psychologie, wie sie in Kap. 2 beschrieben werden. Insgesamt zeigt sich, dass es für die Evaluation der Lehre entscheidend darauf ankommt, die dem betreffenden Programm bzw. Curriculum zugrundeliegende Philosophie beziehungsweise die mit ihm verfolgten Ziele zu reflektieren, damit möglichst aussagekräftige Ergebnisse zustande kommen können.

6.5 Studentische Veranstaltungskritik

Die Bewertung des Unterrichts durch die Studierenden ist aus verschiedenen Gründen die bedeutendste und am häufigsten angewandte Form der Lehrevaluation. Der wichtigste Grund ist der, dass die Studierenden die eigentliche Zielgruppe der Lehre sind; daher ist ihre Wahrnehmung der Lehre, ihr Erleben des Unterrichts auch besonders wichtig. Zudem gibt es in praktischer Hinsicht keine wirkliche Alternative. Die Selbstbeurteilung durch die Lehrperson ist wenig objektiv und unterliegt der Gefahr von selbstdienlichen Verzerrungen. Die Fremdbeurteilung durch entsprechend geschulte Fachpersonen ist für bestimmte Aspekte sicherlich sinnvoll, z.B. um die inhaltliche Qualität oder die Didaktik einer Lehrperson aus professioneller Sicht zu beurteilen. Für den Routineeinsatz ist sie aber zu aufwendig und für manche Unterrichtsformen kaum praktikabel, weil die dazu erforderlichen Hospitationen den Unterricht zu stark stören könnten. Eine Fremdbeurteilung durch Peers könnte zudem darunter leiden, dass Forschungs- und Lehrkompetenz nicht ausreichend differenziert werden.

6.5.1 Können Studierende die Qualität von Lehre beurteilen?

Trotz oder vielleicht auch wegen ihrer prominenten Rolle ist die studentische Lehrevaluation allerdings nicht unumstritten. Im Gegenteil werden ihre Nützlichkeit und Validität immer wieder in Frage gestellt. Ganz grundsätzlich wird den Studierenden teilweise sogar die Kompetenz abgesprochen, Lehre überhaupt beurteilen zu können: Begründet wird dies u.a. damit, dass die Studierenden als „Alltags-Evaluatoren" im Gegensatz zu geschulten Beurteilern „irgendetwas", „irgendwie" unter „irgendwelchen Gesichtspunkten" bewerteten und ihre Urteile damit kein differenziertes Bild der komplexen Vorgänge des Lehr-Lern-Geschehens ergeben könnten. Ihr Urteil bezöge sich vielmehr auf Aspekte wie Arbeitsbelastung oder Themenschwierigkeit [27]. Manche Autoren befürchten sogar, die Evaluation könne negative Auswirkungen haben und schlechte Lehre statt guter Lehre befördern [58]. Wie allerdings bereits die oben dargestellten Herleitungen guter Lehre zeigen, können Aspekte wie Arbeitsbelastung und Themenschwierigkeit durchaus als wichtige Dimensionen angesehen werden, wenn es um die Beurteilung der Qualität von Lehre geht. Aus Sicht der Studierenden wird es hier vor allem darauf ankommen, dass diese in einem angemessenen Verhältnis etwa zu Lernerfolg und Wert der Lehrveranstaltung stehen. Insofern scheint bereits die Frage, ob Studierende die Qualität von Lehre überhaupt valide beurteilen können, falsch gestellt. Vor dem Hintergrund der in Kap. 5 dargestellten Überlegungen zu argumentationsbasierten Validitätskonzepten müsste vielmehr überprüft werden, welche Aussagen auf Grundlage der Ergebnisse studentischer Lehrevaluationen verlässlich und plausibel sind und – darauf aufbauend – welche Entscheidungen und Konsequenzen sich damit rechtfertigen lassen.

Eine wichtige Voraussetzung für die Validität ist zunächst die Zuverlässigkeit, also die Reliabilität der studentischen Beurteilungen. Unter der Voraussetzung, dass geeignete Evaluationsinstrumente benutzt werden, zeigt sich, dass die individuellen Beurteilungen von zwei zufällig ausgewählten Studierenden zwar nur wenig miteinander korrelieren (Größenordnung: r = .20). Die durchschnittliche Bewertung einer Gruppe von Studierenden (sog. Class-Average Response [31]) dagegen weist aber sehr gute Reliabilitätswerte auf: Bei 5 Studierenden liegt sie bei etwa .60, bei 10 Studierenden bei .74, bei 25 Studierenden bereits bei .90 und bei 50 Studierenden bei .95. Für die Evaluationspraxis folgt daraus, dass erst ab einer Gruppengröße von mehr als 10 Studierenden mit zuverlässigen Werten gerechnet werden kann [33].

Weitere Hinweise auf die Zuverlässigkeit der studentischen Bewertungen ergeben sich aus dem Vergleich mit Urteilen von geschulten Fachpersonen bzw. mit der Selbstbeurteilung von Lehrenden. Bezogen auf dieselbe Veranstaltung zeigen sich zwischen Studierenden und geschulten Fachpersonen Korrelationen in der Größenordnung von etwa r = .54 ([47], [49]). Werte in dieser Größenordnung (.40 bis .60) gelten als Ausdruck einer mittelmäßigen, gerade noch ausreichenden Messgenauigkeit. Vergleicht man damit allerdings die Korrelation der Urteile von Fachpersonen bzw. von Studierenden mit den Selbstbeurteilungen durch die Lehrpersonen selbst, dann liegen diese in den meisten Studien deutlich niedriger, weisen aber ebenfalls in die gleiche Richtung. Das heißt: Studierende, Fachpersonen und Lehrende bewerten die Qualität der Lehre grundsätzlich ähnlich, wobei die Beurteilungen der Studierenden und der Fachpersonen stärker miteinander übereinstimmen [48]. Die stärksten Übereinstimmungen finden sich, wenn man die Bewertungen von Studierenden mit retrospektiven Bewertungen von Absolventinnen und Absolventen vergleicht. Hier zeigen Ergebnisse, die sowohl in Quer- wie in Längsschnittstudien gewonnen wurden Korrelationen in der Größenordnung von .80 und damit eine sehr gute Konsistenz [33].

6.5.2 Unterhaltungswert vs. Lehrqualität?

Allerdings belegen diese Ergebnisse noch nicht, dass die Studierenden tatsächlich die Lehrqualität bewerten können, sondern nur, dass ihre Bewertungen – von was auch immer – sehr zuverlässig sind. Kritisch wird aber gegen die studentische Evaluation beispielsweise eingewandt, dass deren Ergebnisse mehr vom Unterhaltungswert einer Veranstaltung oder der Beliebtheit einer Lehrperson beeinflusst würden als von der inhaltlichen oder didaktischen Qualität. Tatsächlich lässt sich ein Zusammenhang zwischen der Popularität und anderen, lehrbezogenen Dozentenvariablen in der Größenordnung von r = .50 bis r = .60 feststellen ([13], [49]).

Allerdings stellt diese Korrelation allein den Wert der studentischen Evaluation noch nicht in Frage. Denn die Beurteilung könnte zwar durch die Beliebtheit der Lehrperson beeinflusst werden; ebenso plausibel ist aber, dass hohe Sympathiewerte eine Folge von hoher Lehrqualität sind oder dass ein offenes, freundliches Verhalten nicht nur zu einer größeren Beliebtheit der Lehrperson, sondern auch zu einer besseren Lehrqualität führt [48]. In diesem Zusammenhang sind die Ergebnisse der „Dr. Fox-Studien" interessant, mit denen der Einfluss von Unterhaltungswert und Inhalten auf die studentische Lehrevaluation näher untersucht worden ist (Übersicht in [2], [35]). Hier zeigte sich, dass Studierende die gleiche Vorlesung (dargeboten als Videoaufzeichnung von jeweils derselben „Lehrperson", die durch einen professionellen Schauspieler gemimt wurde) bei höherem Unterhaltungswert besser beurteilten als die „trockenere" Variante. Darüber hinaus ergab sich aber, dass die Inhalte des lebendigeren Vortrags auch besser behalten wurden, sodass die positivere Evaluation auch aus didaktischer Sicht gerechtfertigt ist. Wurde zusätzlich berücksichtigt, ob die Studierenden das vermittelte Wissen für eine Prüfung benötigten oder ob keine solche extrinsische Motivation vorlag, dann ergab sich, dass Studierende mit Prüfungsmotivation für die Evaluation der Veranstaltung die inhaltliche Qualität gegenüber dem Stil des Vortrags als relevanter erachteten, im Vergleich zu Studierenden ohne solche zielgerichteten Interessen.

Aus diesen Ergebnissen folgt zum einen, dass der Unterhaltungswert keine Biasvariable im eigentlichen Sinn darstellt, da er zur Lehrqualität und zur Lerneffektivität der Veranstaltung beitragen kann. Wie Replikationsstudien zum Dr. Fox-Effekt zeigen, lässt sich zum anderen aber auch schlussfolgern, dass Studierende durchaus in der Lage sind, zwischen Unterhaltungswert und inhaltlicher Qualität einer Veranstaltung zu differenzieren: Auch wenn sie die unterhaltsamere Vorlesung besser bewerten, meinen sie dennoch nicht zwangsläufig, dass sie dort auch viel gelernt hätten [43]. Diese Befunde verdeutlichen nochmals, wie wichtig es ist, die Qualität der Lehre mittels dazu geeigneter Instrumente mehrdimensional zu erfassen, um etwa den Unterhaltungswert von einer lernförderlichen Präsentation der Inhalte zu differenzieren, was mit entsprechenden Evaluationsinstrumenten durchaus möglich ist.

6.5.3 Weitere Einflüsse auf die Evaluation (Bias-Variablen)

Wenn die Lehrqualität einer Lehrperson beurteilt werden soll, gibt es verschiedene Faktoren, die als Verzerrungsvariablen berücksichtigt werden müssen [32]. Eine wichtige Unterscheidung in diesem Zusammenhang ist die zwischen Fairnessvariablen auf der einen und Biasvariablen auf der anderen Seite [49]. Mit *Fairnessvariablen* werden Faktoren beschrieben, die von der Lehrperson nicht beeinflusst werden können (z. B. Rahmenbedingungen wie die Veranstaltungsgröße und der Veranstaltungstyp, Uhrzeit), die aber Auswirkungen auf den Lehr-Lern-Prozess haben können. Sie beeinflussen damit das Geschehen in der Veranstaltung, d. h. das Lehren und Lernen insgesamt und nicht nur dessen Beurteilung durch die Studierenden. Soll die Lehrqualität verschiedener Lehrpersonen miteinander verglichen werden, dann wäre die Fairness gefährdet, wenn die Bewertungen von Lehrenden, die nur Vorlesungen halten, mit den Evaluationsergebnissen von Lehrenden verglichen werden, die nur Kleingruppenformate unterrichten.

Biasvariablen sind demgegenüber solche Faktoren, die zwar die Beurteilung der Veranstaltung durch die Studierenden beeinflussen, die aber nicht mit dem Lehr-Lern-Geschehen in der Veranstaltung zusammenhängen. Dazu gehören u. a. die Bedingungen, unter denen die Evaluation durchgeführt wird. Wird für die Evaluation ausreichend Zeit innerhalb der Lehrveranstaltung zur Verfügung gestellt und unterstreicht die Lehrperson zusätzlich noch die Bedeutung der Evaluation für die Verbesserung der Lehre, dann sind aussagekräftigere Ergebnisse zu erwarten, als wenn die Evaluation von der Lehrperson als lästiges Übel empfunden und angekündigt wird und in entsprechend kurzer Zeit „abgehakt" werden soll.

In der Literatur sind zahlreiche Variablen beschrieben, die im Sinne von Bias- oder Fairnessvariablen auf die studentische Evaluation einwirken. Bereits angeklungen ist, dass die

Sympathie für eine Lehrperson bzw. deren wahrgenommenes Charisma die Evaluation bzw. das Lehr-Lern-Geschehen beeinflussen kann. So zeigte sich z. B. in einer deutschen Studie mit fast 2000 Studierenden verschiedener Fächer, dass die – zusätzlich abgefragte – Sympathie für die Lehrperson noch vor dem Interesse den stärksten Zusammenhang mit der Beurteilung der Lehrqualität zeigte [16]. Allerdings wirkte sich die Sympathie nicht auf alle vier erfassten Dimensionen der Lehrqualität (Trierer Inventar zur Lehrveranstaltungsevaluation: Struktur/Didaktik, Veranstaltungsklima, Anregungsgehalt, Anwendungs-Praxisbezug) gleichermaßen aus, sondern am stärksten auf das Veranstaltungsklima, was inhaltlich ja auch plausibel ist und zudem zeigt, dass das Urteil der Studierenden differenziert ausfällt. Zudem kann aus methodischen Gründen – wie häufig in solchen Studien – kein Schluss auf die Wirkrichtung gezogen werden. Es könnte also auch sein, dass eine hohe Lehrqualität die Sympathie für die Lehrperson beeinflusst hat. Studien im Kontext der medizinischen Ausbildung ergaben zudem, dass Variablen der Lehrperson (Attraktivität, Charisma, Intellekt) sich möglicherweise nicht in allen Lehr-Lern-Umgebungen (z. B. Vorlesung/Seminar vs. klinischer Unterricht) gleichermaßen auswirken ([22], [46]).

Zahlreiche Studie haben den Einfluss des *Geschlechts* untersucht. Die Befunde sind uneinheitlich (Übersicht in [9]): Korrelationsstudien zeigen tendenziell, dass Dozentinnen schlechtere Evaluationsergebnisse erhalten als Dozenten. Allerdings gibt es auch Studien, die das Gegenteil belegen und Studien, in denen keine solchen Verzerrungen festgestellt wurden. In experimentellen Studien wurde darüber hinaus festgestellt, dass es Unterschiede zwischen dem wahrgenommenen und dem tatsächlichen Geschlecht der Lehrperson gibt: Kannten Studierenden das tatsächliche Geschlecht der Lehrperson nicht – weil sie mit dieser nur über E-Mail und andere elektronische Medien kommunizierten –, dann bewerteten sie die Lehrqualität höher, wenn sie durch die experimentell manipulierten Vornamen annahmen, es handele sich um einen Mann und schlechter, wenn sie glaubten, von einer Frau unterrichtet worden zu sein. Das tatsächliche Geschlecht hatte demgegenüber keinen Einfluss auf die Bewertungen [30].

Auch die Neigung von Lehrpersonen, eher *gute bzw. schlechte Noten* zu vergeben hat offensichtlich Einfluss auf die Evaluation, und zwar dergestalt, dass bessere Noten auch zu besseren Evaluationsergebnissen führen. Dieser Aspekt wird insbesondere in den USA intensiv diskutiert, weil dort seit Jahren beklagt wird, dass es an den Colleges und Universitäten zu einer Inflation von guten Noten gekommen sei, die auch auf die flächendeckende studentische Evaluation zurückgeführt wird, vor allem auf die Tatsache, dass Evaluationsergebnisse für die individuelle Hochschulkarriere entscheidend sein können [58]. Allerdings gibt es auch hier wieder Studienergebnisse, die diese Einflüsse nicht belegen können und zudem könnten gute Noten auch auf eine bessere Lehrqualität zurückzuführen sein, sodass bessere Evaluationsergebnisse dann auch gerechtfertigt wären [33].

Eine weitere potenzielle Biasvariable ist das *Vorabinteresse* der Studierenden. Grundsätzlich bewerten Studierende, die sich stärker für die Inhalte einer Lehrveranstaltung interessieren die Lehrqualität höher als Studierende mit einem geringeren Vorinteresse. Außerdem werden Veranstaltungen, die von den Studierenden als interessanter erlebt werden, besser bewertet und auch die Lehrenden, deren Veranstaltungen von den Studierenden als interessanter wahrgenommen werden, erhalten bessere Bewertungen [57]. Allerdings ist auch hier nicht bei allen Studienergebnissen klar, inwieweit das Interesse tatsächlich bereits vor der Veranstaltung bestand oder – zumindest teilweise – erst durch die Veranstaltung gewachsen ist, was dann nicht als Verzerrung, sondern als ein Aspekt von Lehrqualität interpretiert werden müsste [33].

Schließlich können auch die *Rahmenbedingungen* die studentische Lehrevaluation beeinflussen ([49], [50]). Dazu gehören Faktoren wie

Gruppengröße, Uhrzeit, Anforderungsniveau und der Charakter der Veranstaltung, d.h. ob sie verpflichtend ist oder nicht. Wie bei allen anderen beschriebenen Variablen auch, gibt es hier ebenfalls keine ganz eindeutigen Ergebnisse. Tendenziell werden freiwillig besuchte Veranstaltungen besser bewertet als Pflichtveranstaltungen, was angesichts der Tatsache, dass Interesse bereits an sich einen Einfluss auf die Evaluation haben kann, nicht weiter verwundert. Zusätzlich muss hier bedacht werden, dass möglicherweise Lehrende in Pflichtveranstaltungen weniger motiviert sind als in Veranstaltungen, die sie aus eigenem Interesse anbieten. Umso erstaunlicher ist es, dass es auch Studienergebnisse gibt, die in die entgegengesetzte Richtung weisen [5], wobei hier allerdings verschiedene Veranstaltungsformate – Vorlesung (freiwillig) und Seminar (verpflichtend) – verglichen wurden, was die Aussagekraft der Ergebnisse einschränkt. Manche Rahmenbedingungen, z.B. die Uhrzeit, müssen allerdings eher als Fairnessvariablen betrachtet werden. So kann z.B. eine sehr früh am Morgen stattfindende Veranstaltung tatsächlich negative Auswirkungen auf den Lehr-Lern-Prozess oder die Lernmotivation haben, was – etwa vermittelt über den Lernerfolg – dann wiederum zu einer schlechteren Bewertung führen könnte.

Um den Stellenwert der Einflussvariablen insgesamt zu bewerten, sind zwei Aspekte wichtig: Zum einen wäre es erstaunlich, wenn die studentische Evaluation nicht durch die hier geschilderten Variablen beeinflusst und verzerrt würde. Menschliche Urteile unterliegen bekanntermaßen einer Reihe von Beobachtungs- und Beurteilungsfehlern und die studentische Evaluation ist davon selbstverständlich nicht ausgenommen (Expertenurteile und erst recht die Selbstbeurteilung allerdings auch nicht) [7]. Zudem wird der Gesamteffekt der Biasvariablen eher gering veranschlagt: Ihr Beitrag zur Varianzaufklärung – das ist Anteil, der zur Erklärung von Unterschieden in der Evaluation direkt auf diese Variablen zurückgeführt werden kann – liegt in etwa bei 10 % ([56], [57]). Die Ergebnisse der studentischen Lehrevaluation sind somit nicht frei von Verzerrungen, diese sind aber nicht größer als bei vergleichbaren Verfahren der Psychologie bzw. der personenbezogenen Bewertung. In seiner umfassenden Übersichtsarbeit zur studentischen Evaluation von Lehre zieht Marsh [35] diesbezüglich folgenden Schluss:

„Wahrscheinlich gehören studentische Evaluationen der Lehre zu den am gründlichsten untersuchten Formen personenbezogener Bewertung und zu den besten im Hinblick auf die Fundierung durch empirische Forschung.“ ([35], S. 369)[4]

Die dennoch der studentischen Evaluation vielerorts entgegengebrachte Skepsis hängt vermutlich eher damit zusammen, dass die damit verbundenen Chancen, nämlich den lehrbezogenen Dialog zwischen Lehrpersonen und Studierenden zu fördern, angesichts teilweise bereits recht massiver Konsequenzen ins Hintertreffen zu geraten drohen. Insofern ist

„bei der Lehrevaluation [...] weniger die Validität des studentischen Urteils ein Problem als die Art der Nutzung oder Nichtnutzung der Ergebnisse durch die Universität.“ ([49] S. 207)

Um die Lehrqualität verschiedener Lehrpersonen miteinander vergleichen zu können, sollten aufgrund der Einflüsse von Fairness- und Biasvariablen allerdings möglichst mehrere Veranstaltungen berücksichtigt werden, die verschiedene Themen, unterschiedliche Formate und unterschiedliche Semester (z.B. Studierende am Studienbeginn und aus höheren Semestern) umfassen [49].

---

4 *Probably, students' evaluations of teaching effectiveness are the most thoroughly studied of all forms of personnel evaluation, and one of the best in terms of being supported by empirical research.*

6.5.4 Lernerfolg als Kriterium für die Lehrevaluation?

Um die Validität der Lehrevaluation zu bestimmen, kann außer dem bereits geschilderten Vergleich mit Selbst- und Fremdbeurteilungen auch der Lernerfolg der Studierenden z.B. in Form von Prüfungsergebnissen herangezogen werden. In einigen Studien wurde beispielsweise untersucht, ob es einen Zusammenhang gibt zwischen den Bewertungen von Lehrpersonen in der studentischen Evaluation und dem Lernerfolg der Studierenden. Neuere Metaanalysen und Übersichtsartikel zeigen, dass dies vermutlich nicht der Fall ist (die Ergebnisse ältere Metaanalysen werden in diesem Zusammenhang in Frage gestellt, weil die – meist geringe – methodische Qualität der darin eingegangenen Studien nicht hinreichend berücksichtigt worden sei). Das heißt: Die Studierenden zeigen keinen größeren Lernerfolg, wenn sie von Lehrenden unterrichtet werden, die von ihnen positiv evaluiert werden [60]. Weitere Studienergebnisse zeigen zudem, dass Studierende tatsächlich nur sehr schlecht in der Lage sind, die Effektivität von Lehre bzw. ihren eigenen Lernerfolg einzuschätzen [9]. Vermutlich sind es vor allem zwei Gründe, die diese Ergebnisse erklären können: Zum einen der Effekt der Selbstüberschätzung, zum anderen das Phänomen der Flüssigkeitsillusion. Wie im Zusammenhang mit Prüfungen in Kap. 5 dargestellt wird, neigen Menschen im Allgemeinen dazu, ihre eigenen Fähigkeiten zu überschätzen, und zwar leider umso mehr, je weniger kompetent sie in dem jeweiligen Inhaltsbereich tatsächlich sind. So zeigen verschiedene Studien etwa, dass Studierende typischerweise wesentlich bessere Prüfungsergebnisse erwarten, als sie dann tatsächlich erreichen [15]. Verstärkt wird dieses Phänomen durch die Flüssigkeitsillusion (s. Kap. 2.2.1), die dazu führt, dass Studierende den Eindruck haben, sie hätten etwas gelernt, was tatsächlich aber nicht oder nicht in dem erwarteten Umfang der Fall ist. Diese Illusion tritt vor allem dann auf, wenn Inhalte sehr strukturiert, gut verständlich, anschaulich und damit leicht „verdaulich" dargeboten werden, z.B. in einer besonders gut aufbereiteten Vorlesung oder in einem gut aufbereiteten Skript oder Lehrbuch. Die gute Verständlichkeit bzw. die Tatsache, dass man dem Gehörten oder Gelesenen mühelos – also flüssig – folgen konnte, kann dann den Eindruck erwecken, man hätte allein durch das Lesen bzw. Zuhören viel gelernt, was sich bei näherer Überprüfung, z.B. durch einen Test oder eine Klausur aber als Illusion herausstellt. Da eine solche Überprüfung – obwohl sie ihrerseits eine der effektivsten Lernstrategien ist (s. Kap. 2.2.1) – allerdings kaum regelmäßig und zeitnah stattfindet, wird diese Illusion erst zu spät bemerkt und führt dann im wahrsten Sinne des Wortes zu einer Enttäuschung angesichts von Klausurergebnissen, die schlechter ausfallen als erwartet. Die Flüssigkeitsillusion kann somit auch das Phänomen erklären, dass Studierende Unterrichtsformate, bei denen sie sich Inhalte selbst erarbeiten müssen – was als mühsam wahrgenommen wird und möglicherweise auch viele Fragen aufwirft, die nicht unmittelbar und mit einem hinreichenden Gefühl von Sicherheit geklärt werden können – weniger gut evaluieren, als Formate, bei denen ihnen die Inhalte gut aufbereitet dargeboten werden, obwohl der tatsächliche und messbare Lernerfolg bei ersteren größer ist [55]. Manche Autoren befürchten vor diesem Hintergrund, dass studentische Evaluationen dazu führen könnten, die Lehre insofern zu verschlechtern, als die Lehrenden, um besser evaluiert zu werden, weniger effektive Lehrmethoden einsetzen, weil diese bei den Studierenden besser ankommen [58].

Bevor man allerdings vor dem Hintergrund dieser Erkenntnisse die studentische Evaluation gleich für obsolet erklärt, sollten folgende Aspekte bedacht werden: In den meisten Studien, die einen Zusammenhang zwischen Evaluationsergebnissen und Lernerfolg untersucht haben, wurde aus Gründen der besseren Messbarkeit der Lehr- bzw. Lernerfolg eher eingeschränkt operationalisiert – entweder als Ergebnis in einem Wissenstest am Ende der entsprechenden Lehrveranstaltung oder als Erfolg in einer nachfolgenden Lehrveranstaltung, der erneut durch Wissenstests ermittelt wird. Das ist aus mehreren Gründen ungünstig: Zunächst wird damit meist nur Wissen geringen Elaborationsgrades (z. B. Reproduktion oder Wiedererkennen bei einfachen Multiple-Choice-Fragen) abgefragt, vor allem deshalb, weil solche Aufgaben leichter zu konstruieren sind. Viele Lehrende sehen aber gerade höherrangige kognitive Lernziele (Verständnis, Anwendung etc.), praktische Fertigkeiten oder gar affektive Lernziele (etwa die Veränderung von Einstellungen) als das eigentliche Ziel ihres Unterrichts an. Damit entsteht das Problem, dass längst nicht alle Lernziele in einer Prüfung bzw. einem Testverfahren im Rahmen einer Studie auch erfasst werden, was wiederum Rückwirkungen auf das Lernverhalten der Studierenden haben kann, die sich grundsätzlich eher an den Anforderungen der Prüfungen als an den deklarierten Lernzielen orientieren. Insofern kann nicht ohne Weiteres von Prüfungsergebnissen auf die Lehrqualität geschlossen werden. Zudem ist unklar, inwieweit und in welchem Umfang das individuelle Lernen der Studierenden, das gerade an der Universität für den Wissenserwerb eine zentrale Rolle spielt, überhaupt durch die Lehrenden beeinflusst werden kann. Schließlich gibt es auch Hinweise darauf, dass Studierende – und leider auch manche Lehrpersonen – nicht hinreichend über günstige bzw. ungünstige Lehr- und Lernstrategien informiert sind bzw. diese nicht in nötigem Umfang in ihrem universitären Alltag einsetzen ([23], [40]).

Vor diesem Hintergrund ist es also nicht erstaunlich, dass es vermutlich keinen eindeutigen Zusammenhang zwischen der durch die Studierenden wahrgenommenen Lehrqualität und den bisher untersuchten Testergebnissen als Maß für den Lernerfolg gibt. Insofern darf weder aus fehlendem Lernerfolg ohne Weiteres auf schlechte Lehre geschlossen werde, noch dürfen umgekehrt gute Lernergebnisse unbesehen als Indikator guter Lehre gewertet werden. Allerdings kann und sollte gute Lehre natürlich auch zu gutem Lernerfolg führen, was vor allem dann zu erwarten ist, wenn Prüfungen auf das Lehr-Lern-Geschehen im Sinne des Constructive Alignments sinnvoll abgestimmt sind. Daher ist es auch plausibel, dass der Lernerfolg in den oben dargestellten Herleitungen guter Lehre als eine Dimension angeführt wird. Gute Lehre umfasst aber wesentlich mehr als gute Prüfungsergebnisse und erreicht möglicherweise erst auf lange Sicht Ziele etwa im affektiven oder motivationalen Bereich, die durch standardisierte Prüfungsverfahren nur schwer abzubilden sind [42].

6.5.5 Kann die Evaluation die Lehre verbessern?

Indizien für die Validität der studentischen Evaluation können auch aus den Konsequenzen bzw. den Entscheidungen gewonnen werden, die auf Grundlage der Evaluationsergebnisse erfolgen. Die entscheidende Frage wäre somit, ob die Lehrevaluation tatsächlich dazu beiträgt, die Lehrqualität zu verbessern.

Zunächst einmal ist die Akzeptanz der Evaluation für diesen Zweck sowohl bei den Studierenden als auch bei den Lehrenden grundsätzlich hoch. Studierende sehen in der Verbesserung der Lehrqualität bzw. in der Verbesserung von Kursinhalten und -methoden den wichtigsten Grund für die Evaluation ([10], [53]). Auch die Lehrenden sehen die studentische Evaluation grundsätzlich positiv, vor allem, was ihre Verwendung im Sinne eines formativen Feedbacks zur Verbesserung der Lehrqualität angeht [3]. Sie halten die studentische Evaluation grundsätzlich auch für glaubwürdig und nützlich und meinen, dass sie ihre Lehrqualität adäquat abbildet. Allerdings gibt es hier durchaus Unterschiede je nachdem, wie stark die Selbst- und Fremdwahrnehmung der Lehrqualität auseinanderfallen [20]. Daher ist es wichtig – wie bei Feedback-Prozessen generell – bei der Diskussion von Evaluationsergeb-

Tabelle 6-3: Matrix von Nutzen und Risiken bei Konvergenz bzw. Divergenz von Selbstwahrnehmung und studentischer Evaluation [39].

Selbstwahrnehmung \ studentische Evaluation	positiv	negativ
positiv	**Nutzen:** Verstärkung des bisherigen Vorgehens	**Nutzen:** Abwehrmechanismen zum Selbstschutz; Annahme von Wertdifferenzen zwischen Studierenden und Lehrenden
	Risiken: Selbstzufriedenheit, keine Weiterentwicklung der Lehre	**Risiken:** Verleugnung tatsächlich bestehender Probleme
negativ	**Nutzen:** Bereitschaft kleinere Probleme anzugehen	**Nutzen:** Bereitschaft zu realistischer Analyse und Veränderung
	Risiken: zu starke Gewichtung nachrangiger Details (z.B. beim Präsentationsdesign) zu Lasten wichtigerer Aspekte (z.B. Constructive Alignment)	**Risiko:** Niedergeschlagenheit, Entmutigung, Rückzug aus der Lehre

nissen mit Lehrpersonen deren Selbstwahrnehmung mit einzubeziehen und mögliche Reaktionen im Vorhinein zu antizipieren, was mit Hilfe der in Tabelle 6-3 dargestellten Matrix erfolgen kann.

Eine differenzierte Diskussion der Evaluationsergebnisse mit den Lehrpersonen ist vor allen Dingen deshalb wichtig, weil sich gezeigt hat, dass die die studentischen Bewertungen neben positiven Gefühlen auch sehr heftige, negative Emotionen hervorrufen können, die Veränderungen eher unwahrscheinlicher machen [26]. Das trifft insbesondere auf negative Freitextkommentare zu, die – wenn sie wenig konstruktiv oder gar unqualifiziert sind – leicht als verletzend erlebt werden können [8]. Insbesondere negative Freitextkommentare haben zudem das Potenzial, die Wahrnehmung auch von insgesamt positiven quantitativen Ergebnissen zu verzerren und können damit insgesamt zu einer Fehlwahrnehmung der studentischen Bewertungen führen [41].

Vor diesem Hintergrund ist es wenig überraschend, dass die studentische Lehrevaluation nicht ohne Weiteres zur Verbesserung der Lehrqualität führt. So belegen auch Ergebnisse aus mehrjährigen longitudinalen Studien, dass sich die Lehrqualität trotz kontinuierlichen Feedbacks nicht veränderte [33]. In Metaanalysen konnte zwar gezeigt werden, dass die Lehrqualität von Lehrpersonen, die regelmäßiges Feedback auf der Grundlage studentischer Evaluationen erhielten etwas besser war als bei Lehrenden ohne Evaluation, deutliche Verbesserungen zeigten sich aber erst dann, wenn das Feedback mit konkreten Beratungs- und Unterstützungsangeboten verbunden wurde [61]. Denn trotz der grundsätzlichen Wertschätzung des studentischen Feedbacks wissen viele Lehrende oft nicht, was sie ganz konkret in ihrer Lehre verändern können, wenn sie entsprechende Rückmeldungen bekommen. Insofern ist es wichtig, dass Evaluationsergebnisse nicht einfach nur an die

Lehrenden zurückgemeldet werden, sondern dass sie in einen wirklichen Feedback-Prozess eingebettet sind, in dem auch spezifische Hinweise darauf gegeben werden, was die Lehrenden tun können, um ihre Lehre zu verbessern [12]. Idealerweise sollten dazu auch dementsprechende medizindidaktische Qualifizierungsangebote gemacht werden oder zumindest die Teilnahme an andernorts angebotenen Kursen oder Programmen niedrigschwellig ermöglicht werden.

Fazit

Welchen Stellenwert hat die studentische Lehrevaluation?

Insgesamt zeigen die hier dargestellten Befunde, die nur einen Bruchteil der Studienergebnisse umfassen, dass sich der studentischen Lehrevaluation tatsächlich valide Aussagen zur Qualität der Lehre entnehmen lassen. Die Beurteilung der Studierenden unterliegt zwar verschiedenen verzerrenden Einflüssen, das trifft aber auch auf andere Beurteilungsverfahren zu. Angesichts der Fülle an empirischen Befunden kann die studentische Evaluation – vorausgesetzt, sie wird mit geeigneten Instrumenten durchgeführt – insofern als valide gelten, als sie ein zuverlässiges Bild davon liefert, wie die Studierenden die Lehre erlebt haben. Da die Studierenden die eigentliche Zielgruppe der Lehre sind, ist ihre Bewertung des Lehrgeschehens daher unverzichtbar. Allerdings führt die Evaluation nicht ohne Weiteres auch zu Verbesserungen der Lehrqualität, sondern nur dann, wenn sie durch Maßnahmen zur medizindidaktischen Beratung und Unterstützung der Lehrenden flankiert wird. Wird die studentische Evaluation tatsächlich auch benutzt, um die Lehre zu verbessern, sind insgesamt mehr positive als negative Effekte zu erwarten: Für die Studierenden auf der einen Seite ist allein die Tatsache, dass auf ihre Bewertungen Wert gelegt wird, ein wichtiger Indikator für prozedurale Fairness und Gerechtigkeit. Auf der anderen Seite kann die studentische Evaluation die Lehrenden und auch die Fakultät und Universität insgesamt dazu motivieren, sich mit der Qualität ihrer Lehre systematisch, differenziert und kritisch auseinanderzusetzen, um sie auf dieser Grundlage kontinuierlich zu verbessern.

6.6 Formen und Methoden der Lehrevaluation

6.6.1 Zeitpunkt

Mit der (studentischen) Evaluation von Lehre werden meist sowohl formative als auch summative Aspekte erfasst. Die Lehrenden bekommen einerseits eine Rückmeldung zu Stärken und Schwächen ihres Unterrichts, andererseits werden aber die Ergebnisse vielerorts auch benutzt, um Ranglisten von Fächern oder Lehrpersonen zu bilden. Wie gut die Evaluation diese beiden Funktionen erfüllen kann, wird bereits durch den Zeitpunkt der Datenerhebung beeinflusst. Wird z. B. erst zum Abschluss der Veranstaltung, das heißt am Ende des Studienjahres oder des Semesters evaluiert, dann können die Ergebnisse nicht mehr genutzt werden, um die laufende Veranstaltung zu optimieren. Damit reduziert sich aber möglicherweise die Motivation der Studierenden, sich an der Evaluation zu beteiligen, weil sie selbst keinen direkten Nutzen mehr davon haben und in der Regel auch nicht erfahren, ob ihre Rückmeldungen von den Lehrpersonen tatsächlich wahr- und ernstgenommen wurden. Aus didaktischer Sicht ist es daher besser, die Vorlesung, das Seminar, den Kurs bereits mitten im Semester evaluieren zu lassen, die Ergebnisse mit den Studierenden zu diskutieren und die daraus abgeleiteten Veränderungen transparent zu machen. Falls eine Evaluation erst am Ende des Semesters durchgeführt wird, sollten die Ergebnisse und die daraus resultierenden Anpassungen und Veränderungen auf jeden Fall den nachfolgenden Studierenden mitgeteilt werden.

6.6.2 Fragebögen

Die Verwendung von standardisierten Fragebögen für die studentische Lehrevaluation ist sicherlich die am häufigsten eingesetzte Evaluationsmethode. Dies hat zum einen ökonomische Gründe, weil es mit Hilfe von Fragebögen möglich ist, eine große Anzahl von Studierenden in kurzer Zeit zu befragen und die Ergebnisse schnell auszuwerten und zu analysieren z. B. über maschinell lesbare Antwortbögen oder gleich über eine vollständig computerbasierte Evaluation. Viel wichtiger ist aber, dass Fragebögen sich besonders gut eignen, um mehrere Dimensionen von Lehrqualität zuverlässig zu erfassen, was die zentrale Voraussetzung für eine valide Bewertung der Lehrqualität ist. Allerdings besteht hier ein ähnliches Problem, wie es in Kap. 5 im Zusammenhang mit Prüfungen beschrieben wurde: Zuviel Objektivierung und Standardisierung kann die Aussagekraft der Ergebnisse auch schmälern. Hier kann es zu einem Konflikt kommen zwischen dem Wunsch der Universität oder Fakultät, verschiedene Veranstaltungen, Fachbereiche oder Lehrpersonen miteinander zu vergleichen und der Notwendigkeit, den Spezifika der Lehre in unterschiedlichen Studiengängen bzw. Fächern gerecht zu werden. Diese Schwierigkeiten lassen sich dadurch lösen, dass neben standardisierten Fragen („Basisfragen"), die für alle Fächer bzw. Veranstaltungsformen (z. B. Vorlesungen) gleich sind, zusätzliche Fragen aufgenommen werden, die sich auf einzelne, spezifische Aspekte individueller Veranstaltungen beziehen. Zusätzlich können auch offene Fragen verwendet werden, die etwa nach den Stärken und Schwächen der Veranstaltung fragen und den Studierenden Raum geben, aus ihrer Sicht konkrete Verbesserungsvorschläge zu machen.

Wie in Kap. 6.4 bereits dargestellt wurde, sollten Fragebögen so konstruiert sein, dass sie eine mehrdimensionale Bewertung zulassen, das heißt, dass sie zwischen didaktischen Variablen (z. B. Methodik, Strukturierung, Darstellung, Medieneinsatz), der allgemeinen sozialen Kompetenz der Lehrperson (z. B. Offenheit, Freundlichkeit) sowie anderen Variablen (z. B. dem Anforderungsniveau) differenzieren [35]. Nur dann lässt sich die Bewertung einer Veranstaltung wirklich nachvollziehen. Werden dagegen die Werte verschiedener Items nur zu einem Mittelwert (z. B. einer Gesamtnote) verrechnet, lässt sich kaum eine Aussage darüber treffen, was eigentlich gemessen worden ist. Differenzierte Aussagen und Vergleiche verschiedener Veranstaltungen untereinander sind auf einer solchen Grundlage nicht möglich und werden daher zu Recht kritisiert. Um zu überprüfen, inwieweit bestehende oder neu konstruierte Instrumente Mehrdimensionalität tatsächlich gewährleisten, bietet sich als statistisches Verfahren z. B. die Faktorenanalyse an [28]. Hinsichtlich der Theoriebildung in der Hochschuldidaktik („Was ist gute Lehre?") wäre es zudem wichtig, vermehrt Replikationsstudien durchzuführen, das heißt, bereits bestehende Fragebögen, die an einer Fakultät oder in einem Fach erfolgreich eingesetzt und statistisch überprüft wurden, an anderen Standorten unter anderen Bedingungen einzusetzen und zu überprüfen, inwieweit sich ihre Faktorenstruktur reproduzieren lässt ([17], [18]).

Vor diesem Hintergrund sollte für die Lehrevaluation insbesondere im Bereich der allgemeinen „Basisfragen" möglichst auf bereits bestehende Instrumente zurückgegriffen werden, für die auch Angaben zu Gütekriterien vorliegen. Dabei können für viele Fragestellungen auch Instrumente eingesetzt werden, die nicht primär für den Gebrauch in der Medizin und den Gesundheitsberufen entwickelt wurden, wenn es z. B. um die Bewertung von Vorlesungen geht. Für den klinischen Unterricht gilt das allerdings nicht, da diese Veranstaltungsform spezifische Merkmale aufweist, z. B. die Beteiligung von Patient:innen, die in dieser Form in anderen Studiengängen nicht gegeben sind. Daher ist es wichtig, hier auf Instrumente aus der Medizin zurückzugreifen (Übersicht in [52]).

Ein praktisches Problem mehrdimensionaler Fragebögen ist häufig ihre Länge. So weisen etwa die in der Übersicht von Schiekirka [52] für die Evaluation im Medizinstudium aufgeführten Fragebögen Itemzahlen zwischen 9 und 65 auf. Insbesondere größere zweistellige Itemzahlen sind für die Routineevaluation nicht praktikabel, vor allem dann, wenn die Studierenden diese Fragebögen zu einem Evaluationszeitpunkt mehrfach für verschiedene Veranstaltungen ausfüllen sollen. Schon aus diesem Grund ist es daher sinnvoll, nicht jede Lehrveranstaltung in jedem Semester zu evaluieren, sondern z.B. ein rollierendes Evaluationssystem zu etablieren, bei dem eine Veranstaltung nur alle zwei bis drei Semester evaluiert wird oder dann, wenn signifikante didaktische oder inhaltliche Veränderungen vorgenommen wurden.

6.6.3 Direkte Evaluation im Unterricht

Der Nutzen der Evaluation hängt nicht nur davon ab, ob eine geeignete Methode zur Datenerhebung eingesetzt wird, sondern entscheidend ist auch, wie die Bewertungen der Studierenden an die Lehrenden zurückgemeldet werden. Hier zeigen sich in der Praxis immer wieder Defizite. Diese sind z.B. darin begründet, dass bei einer zentral von der Fakultät durchgeführten Evaluation kein geeigneter Prozess etabliert ist, um die Ergebnisse, die sich etwa auf einzelne Lehrpersonen beziehen, zeitnah und konkret an diese weiterzuleiten. Dabei hat sich immer wieder gezeigt, dass Evaluation nur dann zu Veränderungen führt, wenn eine zeitnahe und möglichst mit konkreten Verbesserungsvorschlägen angereicherte Rückmeldung an die Lehrenden erfolgt.

Dialogische Evaluation

Dieser Rückmeldungsprozess steht im Zentrum der sogenannten „dialogischen Evaluation" ([36], [44]). Die Grundidee dieses Modells besteht darin, die Evaluation mittels einer moderierten Diskussion zwischen Studierenden und Lehrenden durchzuführen. In dem von Martens und Wege [36] beschriebenen Modell für Seminarveranstaltungen im Studienfach Psychologie diskutierten die Studierenden zunächst in kleinen Gruppen und ohne Beteiligung der Dozierenden zu verschiedenen Aspekten des Unterrichts (Lehrinhalte, Vermittlungsformen, Mitwirkungsmöglichkeiten, Leistungsanforderungen und Rückmeldungen, Verhalten der Studierenden, Rahmen, Resümee). Die Ergebnisse dieser Gruppenarbeit wurden dann in eine anschließende Diskussion mit den Lehrenden eingebracht, die von Studierenden aus höheren Semestern moderiert wurde. Mit der Diskussion wurden zwei Ziele verfolgt: Zum einen sollte eine Stärken-Schwächen-Analyse der Veranstaltung erarbeitet werden. Zum anderen sollte eine Vereinbarung zwischen Lehrenden und Studierenden getroffen werden, in der festgehalten ist, welche konkreten Änderungen im weiteren Verlauf umgesetzt werden sollten (die Evaluation fand in der Mitte des Semesters statt). Zusätzlich wurden alle Lehrende und Studierende des Fachbereichs am Ende des Semesters zu einem „Forum Lehrevaluation" eingeladen, bei dem zum einen Kritikpunkte, die übergeordnete Aspekte (z.B. der Studienorganisation) betrafen, besprochen wurden und zum anderen Kritik am Evaluationsverfahren geäußert werden konnte. Insgesamt wurde dieses Verfahren sowohl von den Studierenden als auch von den Lehrenden positiv bewertet, vor allem konnte es die zuvor im konkreten Fall aufgetretene „Evaluationsmüdigkeit" der Studierenden durchbrechen, die sich in geringer Beteiligung und Rücklaufquote und damit einer unzureichenden Datenbasis niedergeschlagen hatte.

Dieses Beispiel verdeutlicht, dass das aus Sicht der Lehrenden wichtigste Ziel der Evaluation, Feedback zu ihrer Lehre zu erhalten und sie darauf aufbauend zu optimieren, nicht unbedingt Fragebogenerhebungen voraussetzt. Im Gegenteil können solche dialogischen Formate den Studierenden häufig sehr viel glaubwürdiger vermitteln, dass ihre Rückmeldungen mit Interesse aufgenommen werden und tatsächlich Konsequenzen haben [38].

Classroom Assessment Techniques

Ein weiteres Beispiel für eine Form der Lehrevaluation, die unmittelbar in den Lehr-Lern-Prozess integriert werden und von den Lehrenden selbst durchgeführt, ausgewertet und interpretiert werden kann, sind sogenannte Classroom Assessment Techniques (CATs, Werkzeugkasten 17, [1]). Die Studierenden profitieren von diesen Methoden in zweierlei Hinsicht:

- Zum einen lassen sie dabei ihr Lernen Revue passieren und reflektieren somit ihren eigenen Lernfortschritt, ihre Stärken und Schwächen. Dieser Aspekt dient auch der Entwicklung metakognitiver Kompetenzen (s. Kap. 2.3).
- Für die Lehrenden liefern die Aussagen der Studierenden zum anderen wichtige Informationen darüber, was diese in der Lehrveranstaltung lernen, woraus sich wichtige Erkenntnisse über Wirkungen und Wirksamkeit des Unterrichts ableiten lassen, die zur Grundlage für Veränderungen und Verbesserungen gemacht werden können.

Wie Studienergebnisse zeigen, können CATs tatsächlich nicht nur die Evaluation, sondern auch das Lehr-Lern-Geschehen verbessern, weil sie ein aktivierendes, partizipatives Element darstellen [21]. Allerdings gilt auch hier wieder, dass solche Effekte nur dann zu erwarten sind, wenn CATs im Sinne des Constructive Alignment in die Lehrveranstaltung eingebunden sind [59].

Von Prüfungen unterscheiden sich diese Verfahren darin, dass keine individuelle Bewertung durch die Lehrenden erfolgt – sie dienen somit ausschließlich formativen Zwecken. Sie können auch anonymisiert durchgeführt werden, insbesondere dann, wenn es explizit darum geht, kritische Punkte zu identifizieren. Die Grenze zu formativen Prüfungen (s. Kap. 5.2.3) ist allerdings fließend, weil natürlich auch Prüfungsergebnisse unter bestimmten Voraussetzungen Rückschlüsse auf die Lehrqualität zulassen (vgl. Kap. 6.5).

Werkzeugkasten 17

Beispiele für Methoden der direkten Evaluation in Lehrveranstaltungen
(vgl. [1], [14])

Ein-Minuten-Arbeit (One Minute Paper)
Die Studierenden schreiben am Ende der Veranstaltung in zwei bis drei Minuten in freier Form Antworten zu folgenden Fragen:

1) „Was ist für Sie das Wichtigste, das Sie heute gelernt haben?“ und
2) „Welche Frage beschäftigt sie am meisten?“ bzw. „Was ist noch unklar geblieben?“

Die Antworten werden von der Lehrperson eingesammelt und ausgewertet. Die Ergebnisse geben wichtige Hinweise auf das Wissensniveau, etwaige Missverständnisse, etc. In der „Urform“ wird die Ein-Minuten-Arbeit bezüglich Form und Inhalt bereits zu Beginn der Lehrveranstaltung angekündigt, um die innere Beteiligung der Studierenden zu vergrößern, sie kann aber auch „spontan“ durchgeführt werden.

Punkt der größten Verwirrung (Muddiest Point)
Die technische Durchführung erfolgt wie bei der Ein-Minuten-Arbeit. Die Frage lautet hier: „Was war für sie der am wenigsten klare (verworrendste, am wenigsten verständliche) Punkt der heutigen Veranstaltung/Vorlesung?“ Die Antworten geben wichtige Hinweise auf Erklärungsdefizite bzw. Verständnisschwierigkeiten. Aus der Häufigkeit, mit der derselbe Aspekt benannt wird, lassen sich entsprechende Maßnahmen ableiten, z. B. diesen Aspekt erneut mit allen Studierenden besprechen (viele gleiche Rückmeldungen) oder ein Handout mit Erklärungen zum Selbststudium vorbereiten (wenig gleiche Rückmeldungen).

Sätze ergänzen
Die Studierenden ergänzen vorbereitete Sätze zu verschiedenen Aspekten des Lernprozesses, z. B.: „Für mich war besonders interessant, dass …“, „Ich empfand Langeweile, als …“, „Ich konnte nicht mehr folgen, als …“, „Für mich war hilfreich, dass …“.

Kartenabfrage

An der Pinnwand (alternativ auch am Flipchart) werden verschiedene Überschriften angebracht (z. B. „Ich habe heute gelernt, dass ...", „Mir fehlt noch ..." oder „Vorschläge für kommende Veranstaltungen ...". Dann schreiben die Studierenden dazu Stichworte auf Moderationskarten und pinnen diese zur entsprechenden Kategorie. Diese Methode eignet sich gut für den Abschluss z. B. einer Seminarveranstaltung, weil die Gruppe nochmal gemeinsam sowohl inhaltlich als auch mit Bezug zum Lernprozess diskutiert.

Visuelle Evaluation

Einfach zu realisierende und zugleich aufschlussreiche Methoden sind grafische Rückmeldungen. Dazu wird auf ein Flipchart-Blatt ein Koordinatensystem aufgezeichnet (Abbildung 6-1), wobei die Achsen verschiedene Aspekte des Lernprozesses bezeichnen, z. B. X-Achse: Lernerfolg (klein vs. groß), Y-Achse: Interessantheit (gering vs. hoch) oder X-Achse: eigene Aktivität (wenig vs. viel), Y-Achse: Qualität der Gruppenarbeit (gering vs. gut). Die Studierenden markieren mit Klebepunkten, wo sie sich einordnen würden. Auf diese Weise entsteht ein unmittelbares Stimmungsbild der Gruppe, dass zum Ausgangspunkt einer Diskussion gemacht werden kann.

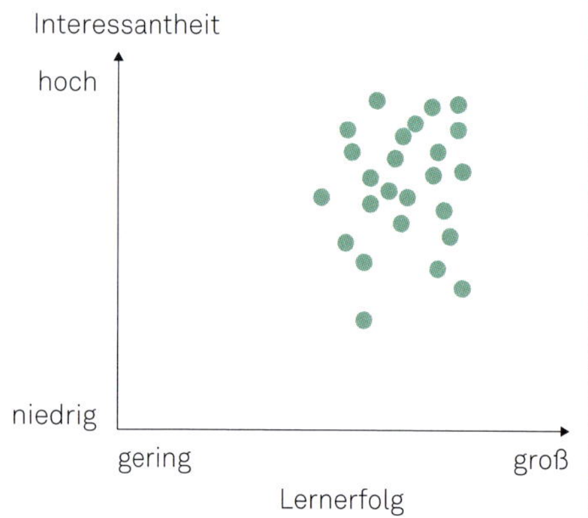

Abbildung 6-1: Beispiel einer visuellen Evaluation.

Fazit

Evaluation ist eine wertvolle Informationsquelle für Lehrende, mit der sie ihre Lehrveranstaltungen auf die Voraussetzungen und den Bedarf der Studierenden abstimmen können. Damit Evaluation diese Funktion erfüllen kann, darf sie nicht in erster Linie als ein Kontrollinstrument wahrgenommen werden. Vielmehr muss sie ein selbstverständlicher Bestandteil des Lehr-Lern-Prozesses sein.

Die Qualität der Evaluationsergebnisse hängt entscheidend von der Akzeptanz der Evaluation bei allen Beteiligten ab. Für die Studierenden spielt dabei die Sichtbarkeit der durch die Evaluation ausgelösten Veränderungen eine wichtige Rolle.

Die Akzeptanz der Evaluation bei den Lehrenden hängt zum einen davon ab, ob sie zeitnah spezifische und konkrete Informationen zu ihrer Lehre erhalten. Zum anderen aber auch davon, welche Konsequenzen mit guten Ergebnissen vor allem aber auch mit schlechten Ergebnissen verbunden sind (z. B. Unterstützungs-, Hilfsangebote vs. Bestrafung).

Studierende sind die Adressaten der Lehre, daher ist ihre Beurteilung der Lehrqualität auch besonders relevant. Zudem kann sie auch als ausreichend reliabel und valide gelten, sodass sie insgesamt die wichtigste Grundlage der Lehrevaluation ist (und zudem von der ÄApprO vorgeschrieben wird).

Evaluationsergebnisse sollten möglichst differenziert ausgewertet werden, damit sie konkrete Anhaltspunkte für die Optimierung von Lehre geben können. Der Informationsfunktion sollte immer der Vorzug vor dem Wunsch nach Ranglistenbildung (z. B. Lehrenden- oder Fächer-Top-Ten) gegeben werden, insbesondere aufgrund der hier wirksamen Verzerrungen (z. B. Vorinteresse der Studierenden).

Literaturverzeichnis

1. Angelo TA, Cross KP. Classroom Assessment Techniques. A handbook for college teachers. 2nd edition. San Francisco: Jossey-Bass; 1993.
2. Bargel T, El Hage N. Evaluation der Hochschullehre. Modelle, Probleme und Perspektiven. Zeitschrift für Pädagogik. 2000;41. Beiheft: Qualität und Qualitätssicherung im Bildungsbereich: Schule, Sozialpädagogik Hochschule:207–24.
3. Beran T N, Rokosh JL. Instructors' perspectives on the utility of student ratings of instruction. Instructional Science. 2009; 37(2):171–84. https://doi.org/10.1007/s11251-007-9045-2
4. Berendt B. Was ist gute Hochschullehre? Zeitschrift für Pädagogik. 2000;41. Beiheft: Qualität und Qualitätssicherung im Bildungsbereich: Schule, Sozialpädagogik, Hochschule: 247–60.
5. Berger U, Schleußner C. Hängen Ergebnisse einer Lehrveranstaltungs-Evaluation von der Häufigkeit des Veranstaltungbesuchs ab? Zeitschrift für Pädagogische Psychologie. 2003;17(2):125–31. https://doi.org/10.1024//1010-0652.17.2.125
6. Berk RA. Should student outcomes be used to evaluate teaching? The Journal of Faculty Development. 2014;28(2):87–96.
7. Blumenthal-Barby JS, Krieger H. Cognitive biases and heuristics in medical decision making: a critical review using a systematic search strategy. Med Decis Mak. 2015;35:539–57. https://doi.org/10.1177/0272989X14547740
8. Carmack HJ, LeFebvre LE. „Walking on eggshells“: traversing the emotional and meaning making processes surrounding hurtful course evaluations. Communication Education. 2019; 68(3):350–70. https://doi.org/10.1080/03634523.2019.1608366
9. Carpenter SK, Witherby AE, Tauber SK. On Students' (Mis)judgments of Learning and Teaching Effectiveness. J Appl Res Mem Cogn. 2020;9 (2):137–51.
10. Chen Y, Hoshower LB. Student Evaluation of Teaching Effectiveness: An Assessment of Student Perception and Motivation. Assess Eval High Educ. 2003;28(1):71–88. https://doi.org/10.1080/02602930301683
11. Daumiller M, Grassinger R, Engelschalk R, Dresel M. SEEQ-DE. Konstruktion und Überprüfung einer deutschsprachigen Adaption des Instruments „Student Evaluation of Educational Quality“ (SEEQ; Marsh, 1982, 2007). Diagnostica. 2021;67(4):176–88. https://doi.org/10.1026/0012-1924/a000274
12. Dresel M, Rindermann H. Counseling University Instructors Based on Student Evaluations of Their Teaching Effectiveness: A Multilevel Test of its Effectiveness Under Consideration of Bias and Unfairness Variables. Res High Educ. 2011; 52(7):717–37.
13. Feistauer D, Richter T. Validity of students' evaluations of teaching: Biasing effects of likability and prior subject interest. Studies in Educational Evaluation. 2018; 59:168–78. https://doi.org/10.1016/j.stueduc.2018.07.009
14. Fengler J. Feedback geben. Strategien und Übungen. Weinheim: Beltz; 2004.
15. Finn B, Tauber SK. When Confidence is Not a Signal of Knowing: How Students' Experiences and Beliefs About Processing Fluency Can Lead to Miscalibrated Confidence. Educ Psychol Rev. 2015;27(4):567–86. https://doi.org/10.1007/s10648-015-9313-7
16. Fondel E, Lischetzke T, Weis S, Gollwitzer M. Zur Validität von studentischen Lehrveranstaltungsevaluationen. Diagnostica. 2015; 61(3): 124–35. https://doi.org/10.1026/0012-1924/a000141
17. Giesler JM, Fabry G, Silbernagel W. Zur Evaluation eines Seminars in der Medizinischen Psychologie. In: Krampen G, Zayer H, Hrsg. Didaktik und Evaluation in der Psychologie. Göttingen: Hogrefe; 2006. S. 130–41.
18. Giesler JM, Giesler M, Silbernagel W, Fabry G. Die Evaluation eines Seminars der Medizinischen Psychologie mit einer Kurzform des VB-Psych. Replikationsversuche. In: Krämer M, Preiser S, Brusdeylins K, Hrsg. Psychologiedidaktik und Evaluation. Göttingen: V&R UNI Press; 2007. S. 357–66.
19. Giesler M, Kunz K. „Closing the Gap“: Ergebnisse einer Bestandsaufnahme zu Qualitätssicherungsmaßnahmen der Lehre an medizinischen Fakultäten. Z Evid Fortbild Qual Gesundhwes. 2021;164:51–60. https://doi.org/10.1016/j.zefq.2021.05.008
20. Hammer R, Peer E, Babad E. Faculty attitudes about student evaluations and their relations to self-image as teacher. Social Psychology of Education. 2018;21(3):517–37. https://doi.org/10.1007/s11218-018-9426-1

21. Hanson JM, Florestano M. Classroom Assessment Techniques: A Critical Component for Effective Instruction. New Directions for Teaching and Learning. 2020;164:49–56.
22. Haws J, Rannelli L, Schaefer JP, Zarnke K, Coderre S, Ravani P, et al. The attributes of an effective teacher differ between the classroom and the clinical setting. Adv Health Sci Educ Theory Pract. 2016;21(4):833–40. https://doi.org/10.1007/s10459-016-9669-6
23. Hunter AS, Lloyd ME. Faculty Discuss Study Strategies, but Not the Best Ones: A Survey of Suggested Exam Preparation Techniques for Difficult Courses Across Disciplines. Scholarsh Teach Learn Psychol. 2018;4(2):105–14. https://doi.org/10.1037/stl0000107
24. KMK (Kultusministerkonferenz). Qualitätssicherung/Evaluation der Lehre: Die deutsche Position im europäischen Kontext. Bonn: KMK; 2000.
25. Koch E. Gute Hochschullehre – Theoriebezogene Herleitung und empirische Erfassung relevanter Lehraspekte. Hamburg: Dr. Kovac; 2004.
26. Kogan LR, Schoenfeld-Tacher R, Hellyer PW. Student evaluations of teaching: Perceptions of faculty based on gender, position, and rank. Teaching in Higher Education. 2010; 15(6):623–36. https://doi.org/10.1080/13562517.2010.491911
27. Kromrey H. Qualität und Evaluation im System Hochschule. In: Stockmann R, Hrsg. Evaluationsforschung. Grundlagen und ausgewählte Forschungsfelder. Opladen: Leske + Budrich; 2004. S. 233–58.
28. Landes T, Ziegler M. Ein Praxisbeispiel zur Konstruktion eines Lehrevaluationsinstruments: Berliner Lehrevaluationsinventar für Vorlesungen (BLEI-VL). Diagnostica. 2015;61(3):136–43. https://doi.org/10.1026/0012-1924/a000138
29. Lindeman BM, Lipsett PA. Step 6: Evaluation and feedback. In: Thomas PA, Kern DE, Hughes MT, Chen BY, editors. Curriculum Development for Medical Education: A Six-Step Approach, 3rd Edition. Baltimore: Johns Hopkins University Press; 2015. p. 121–67.
30. MacNell L, Driscoll A, Hunt AN. What's in a Name: Exposing Gender Bias in Student Ratings of Teaching. Innov High Educ. 2015;40(4):291–303. https://doi.org/10.1007/s10755-014-9313-4
31. Marsh HW, Overall JU. Long-term stability of students' evaluations. Res High Educ. 1979;10(2):139–47. https://doi.org/10.1007/BF00976226
32. Marsh HW, Roche LA. Making students' evaluations of teaching effectiveness effective – The critical issues of validity, bias, and utility. Am Psychol. 1997;52(11):1187–97. https://doi.org/10.1037/0003-066X.52.11.1187
33. Marsh HW. Students' evaluations of university teaching: dimensionality, reliability, validity, potential biases, and utility. In: Perry RP, Smart JC, editors. The Scholarship of Teaching and Learning in Higher Education: An Evidence-Based Perspective. Dordrecht: Springer; 2007. p. 319–83.
34. Marsh HW. Students' evaluations of university teaching: Dimensionality, reliability, validity, potential biases, and utility. J Educ Psychol. 1984;76(5):707–54. https://doi.org/10.1037/0022-0663.76.5.707
35. Marsh HW. Students' evaluations of university teaching: Research findings, methodological issues, and directions for future research. International Journal for Educational Research. 1987;11(3):253–388.
36. Martens T, Wege M. Die „dialogische Evaluation" als Instrument zur Qualitätssicherung in der Lehre. In: Krampen G, Zayer H, editors. Didaktik und Evaluation in der Psychologie. Göttingen: Hogrefe; 2006. S. 105–18.
37. McKeachie WJ. Student ratings. Am Psychol. 1997;52(11):1218–25. https://doi.org/10.1037/0003-066X.52.11.1218
38. Merkator N, Welger A. Neue Formen der Qualitätssicherung – dialogische Evaluation in Lehre und Studium. Zeitschrift für Hochschulentwicklung 2013;8(2):167–74. https://doi.org/10.3217/zfhe-8-02/16
39. Moore S, Kuol N. A punitive bureaucratic tool or a valuable resource? Using student evaluations to enhance your teaching. In: O'Neill G, Moore S, McMullin B, editors. Emerging issues in the practice of university learning and teaching. Dublin: AISHE; 2005. p. 141–48.
40. Morehead K, Rhodes MG, DeLozier S. Instructor and student knowledge of study strategies. Memory. 2016;24(2):257–71. https://doi.org/10.1080/09658211.2014.1001992
41. Nowakowski A, Hannover B. Wie Lehrende die Ergebnisse studentischer Evaluationen wahrnehmen. Diagnostica. 2015;61(3):144–52. https://doi.org/10.1026/0012-1924/a000144
42. Oppenheimer DM, Hargis MB. If teaching evaluations don't measure learning, what do they

do? J Appl Res Mem Cogn. 2020;9(2):170–4. https://doi.org/10.1016/j.jarmac.2020.03.001

43. Peer E, Babad E. The Doctor Fox Research (1973) Rerevisited: „Educational Seduction" Ruled Out. J Educ Psychol. 2014;106(1):36–45. https://doi.org/10.1037/a0033827
44. Peter L, Wawrzinek A. „Dialogische Evaluation". Ein studentisches Evaluationsverfahren. Handbuch Hochschullehre Highlights Band 1: Evaluation der Lehre. Ziele – Akzeptanz – Methoden. Stuttgart: Raabe; 1995. S. 1–18.
45. Peus V, Valerius G, Schärer L, Freyer T, Berger M, Voderholzer U. Lehrevaluation an der Medizinischen Fakultät Freiburg, Teil II: Formative Lehrveranstaltungsevaluation. GMS Z Med Ausbild. 2005;22(2):Doc17.
46. Rannelli L, Coderre S, Paget M, Woloschuk W, Wright B, McLaughlin K. How do medical students form impressions of the effectiveness of classroom teachers? Med Educ. 2014;48(8):831–7. https://doi.org/10.1111/medu.12420
47. Renaud RD, Murray HG. Factorial Validity of Student Ratings of Instruction. Res High Educ. 2005;46(8):929–53.
48. Rindermann H, Kohler J. Lässt sich die Lehrqualität durch Evaluation und Beratung verbessern? Psychologie in Erziehung und Unterricht. 2003;50(1):71–85.
49. Rindermann H. Lehrevaluation. 2. Auflage Landau: Verlag Empirische Pädagogik; 2009.
50. Rindermann H. Lehrveranstaltungsevaluation an Hochschulen Der Einfluss der Rahmenbedingungen auf Qualität von Lehre und Ergebnisse von Lehrevaluation. In: Evaluation von Studium und Lehre. Wiesbaden: Springer; 2016. S. 227–62. https://doi.org/10.1007/978-3-658-10886-1_7
51. Rindermann H. Was zeichnet gute Lehre aus? Ergebnisse einer offenen Befragung von Studierenden und Lehrenden nach Merkmalen guter Dozenten und Veranstaltungen. Zeitschrift für Hochschuldidaktik. 1999;23(1):136–56.
52. Schiekirka S, Feufel MA, Herrmann-Lingen C, Raupach T. Evaluation im Medizinstudium: Zielgrößen, Erhebungsinstrumente und Störfaktoren – eine Annäherung. Ger Med Sci. 2015; 13:Doc15:10–9.
53. Schiekirka S, Reinhardt D, Heim S, Fabry G, Pukrop T, Anders S, Raupach T. Student perceptions of evaluation in undergraduate medical education: A qualitative study from one medical school. BMC Med Educ. 2012;12(1):1–7.
54. Schiekirka-Schwake S, Barth J, Pfeilschifter J, Hickel R, Raupach T, Herrmann-Lingen C. Bundesweite Erhebung zur Lehrevaluation und Leistungsorientierten Mittelvergabe in der Lehre an den medizinischen Fakultäten in Deutschland. Ger Med Sci. 2019;17:Doc04:7–13.
55. Seidel SB, Tanner KD. „What if students revolt?" – Considering Student Resistance: Origins, Options, and Opportunities for Investigation. CBE – Life Sciences Education. 2013;12(4):586–95. https://doi.org/10.1187/cbe-13-09-0190
56. Spooren P, Brockx B, Mortelmans D. On the Validity of Student Evaluation of Teaching: The State of the Art. Rev Educ Res. 2013;83(4):598–642. https://doi.org/10.3102/0034654313496870
57. Staufenbiel T, Seppelfricke T, Rickers J. Prädiktoren studentischer Lehrveranstaltungsevaluationen. Diagnostica. 2015;62(1):44–59.
58. Stroebe W. Why Good Teaching Evaluations May Reward Bad Teaching: On Grade Inflation and Other Unintended Consequences of Student Evaluations. Perspectives on Psychological Science. 2016;11(6):800–16.
59. Thomas J, Hornsey PE. Adding Rigor to Classroom Assessment Techniques for Non-Traditional Adult Programs: A Lifecycle Improvement Approach. Journal of Instructional Research. 2014;3:27–37.
60. Uttl B, White CA, Gonzalez DW. Meta-analysis of faculty's teaching effectiveness: Student evaluation of teaching ratings and student learning are not related. Studies in Educational Evaluation. 2017;54:22–42. https://doi.org/10.1016/j.stueduc.2016.08.007
61. Wright SL, Jenkins-Guarnieri MA. Student evaluations of teaching: Combining the meta-analyses and demonstrating further evidence for effective use. Assess Eval High Educ. 2012;37(6): 683–99.

Autorenvita

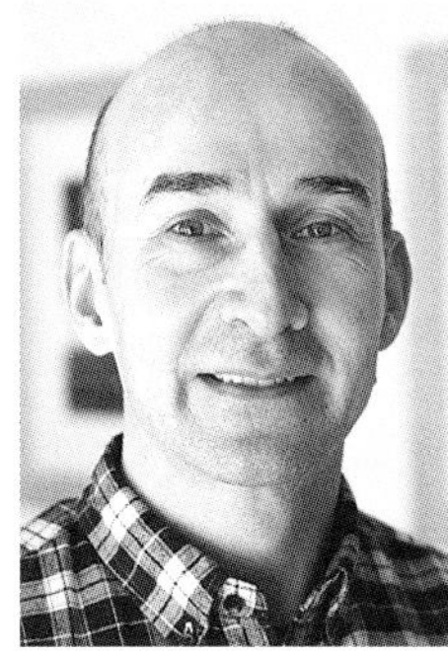

Dr. med. Götz Fabry, MHPE

Götz Fabry hat in Freiburg und London Medizin studiert, sowie Health Professions Education an der University of Illinois in Chicago. Nach mehrjähriger klinischer Tätigkeit in der Inneren Medizin, Psychiatrie und Psychotherapie ist er seit 2001 wissenschaftlicher Mitarbeiter am Institut für Medizinische Psychologie und Medizinische Soziologie der Albert-Ludwigs-Universität Freiburg. Seine Arbeits- und Forschungsschwerpunkte sind: Medizindidaktik, Personal- und Organisationsentwicklung in der medizinischen Lehre, kommunikative und professionelle Kompetenzen in der ärztlichen Aus- Fort- und Weiterbildung.

Verzeichnis der Werkzeugkästen

Sachwortverzeichnis

C

D

E

M

N

O

P

Q

R

S

Z